GLPとは

―信頼性確保の軌跡―

日本QA研究会GLP部会　監修

薬事日報社

序

　わが国の医薬品や農薬、食品添加物等の化学製品への信頼は、その品質や製品情報の確かさに支えられている。Made in Japan の文字は、たとえ小さなポイントの箱の片隅のものであっても、それは文字に注目した人の脳裏に、製品に込められたであろう厳しい製造・品質管理や安全性の確認プロセスなどを思い起こさせる。目には見えないが、作る人の大変な財産であり、日々のモチベーションであり、さらに今やこの特徴は「日本」の基本的なアセットとなっている。

　そのような状況は一朝一夕にできたものではない。前世紀の半ばまではMade in Japan は安モノまたは模倣品という代名詞であった。その後の先人、諸先輩の血のにじむような努力により、今日の日本製品の信頼が形作られ、築かれてきたのである。

　本文にも記述されているが、製品の信頼性の構造は大きく二つに分けることができる。自動車や電化製品などのように、求められる特性や安全基準があらかじめ分かっており、それを満たすことが基本となるものと、同じ製品であっても化学物質の毒性試験データなどのように、その特性が基準を満たすかどうかではなく、どのような特性でどのようなデータであったかが製品となり、その調べられた特性やデータを支える信頼性が品質を構成しているものの二つである。

　すなわち後者にあっては、そのプロダクトの品質と信頼性は、製品としてのデータが直接示す「毒性が高いか低いか」ではなく、データを産み出すプロセスの品質管理と品質保証がしっかり機能し、繰り返し信頼できる

データ（製品）が得られる仕組みとなっている事実に依存する。これが本書で取り上げるGLPとQAの眼目である。

　形のある製品を作る技術やノウハウの伝承は「やって見せ、やらせてみること」が基幹となるように思う。形の無い製品（データなど）であってもそれは同じように思われるが、さらに「では、なぜそうなったのか」を知ることの役割が大きく働くように思っている。「なぜ、QA部門はあれほどこだわるのか？」である。また応用問題に直面した場合、基本原理の理解と古来の経験を知ることは誤りの無い解決に導く第一歩となる。ともすれば「マニュアル」流行であり、「これさえ守れば・・・」式のガイドブックが全盛だが、やはりここに至る先人の苦心やその克服、「なぜこんなことが求められるようになったか」や、大失敗とそこから生まれた対策を学ぶことは、必ずや日々の業務や学生にあっては将来の職業を考える上で役立つと信じる。

　本書は経験ある複数の著者により、歴史を描こう、記録を残そうという気概をバックボーンに据え、そこに人間的な暖かみや感情をほのかに漂わせる展開が採用されている。また要すれば充実した年表により相互関係も正確に理解できるよう構成されている。製造やラボの経験と本書訪問の繰り返しにより、本書が一層読みやすく、さらに共感でき、加えて自身の成長も実感できる仕掛けを組み込んだ著者らの力量に脱帽である。

　著者らに改めて深い敬意を表し、また若い読者の本書の積極的なご活用を期待する。

2015年1月

前日本QA研究会会長
慶應義塾大学薬学部教授
黒 川 達 夫

はじめに

　日本に GLP(Good Laboratory Practice：適正動物試験実施規範)が導入されて30年あまりの歳月が過ぎ去っている。医薬品・化学品・農薬・医療機器・食品添加物など、国民生活に必要な様々な製品に対する国の許認可に係る申請資料のデータの信頼性向上に、GLP の導入・普及・発展が深く関わってきたことは間違いないことである。これらのデータは、様々な科学研究をベースに得られている。しかし、研究者の判断は時として自己の科学的仮説の立証に好都合なデータに目が向き、意図しない恣意的判断に傾き、見えないものが見えてしまうこともある。この結果は、科学論文として公表することにより追試され、検証されることで、科学的真実と誤謬あるいは特定の条件の下に出現する真実の一部として長い時間をかけて選別されていく。そして、新規の科学的発見であり人類や社会に大きく貢献するものであれば、その科学者の社会的名声と巨万の富が付随することもある。

　一方、意図しない誤謬や見過ごされた危険(リスク)あるいは意図した誤謬、すなわちデータの改ざんや論文の捏造などによる「誤った科学的事実」に基づいて、申請され許可された製品が人々の社会生活や環境に与える影響は、時として人の生命を脅かし社会生活と環境を破壊するものとなる。特に、医薬品は人の生命に直接関わるナイーブな製品であり、現代においてもしばしば思わぬ副作用の発現や用法・用量の誤りにより人を死に至らしめる事故・事件が発生している。死に至らないまでも、予期せぬあるいは見落とされたリスク(副作用)により健常人としての生活を送るこ

とができない状況に陥れてしまうことがある。「不正確な科学」、「ぞんざいな科学」あるいは「詐欺的な科学」は、国民の健康を損ない社会生活を危険に陥れる可能性のあるものである。

　このような問題に対し、「科学者は嘘をつかない」、「科学者の良心を信じる」的な盲信では解決できないことは明らかである。また、検証に長い時間をかけることもできない。データの恣意的改ざん、論文の捏造など、現代において枚挙にいとまがない。それは科学に限ったことではなく、信頼性を失った社会において何が正しいかをトレースする基準が失われていると考えられる。目まぐるしく変わる社会状況と氾濫する情報の中で、我々は確かなものが何であるかを示していかなければならない。信頼性を求める基準は、世の中に様々ある。特に、世に出回る生活に欠かせない製品には様々な基準が設けられており、利用者の安全、安心を保証している。事故や不具合があるたびに改善、改良され、より安全・安心が求められる基準となっている。医薬品、化学品、農薬、医療機器、食品添加物などについて、製造販売許可の申請には様々な科学的データを添付しなければならない。特に、医薬品は人の命に直結するため、その申請のための科学的データの信頼性をいかに確立するかが重要な問題となる。

　1978年米国食品医薬品局（FDA：Food and Drug Administration）が、世界で初めて科学的データの信頼性を確保するためにGLPを法制化した。実験の計画から結果報告、施設の状況、使用した試薬・器材や動物、実施した手順や研究者の履歴、そして全ての実験データがどのようにして生成されたかをトレースできる確認のシステムである。そして、これらのシステムを支えるための試験ガイドライン（TG）も次々に確立されていった。

　GLPは、「不正確な科学」、「ぞんざいな科学」あるいは「詐欺的な科学」から生み出されるデータを排除するシステムであり、それを支える行政の仕組みと「科学的データ」の信頼性を確保する信頼性保証機能（QAU：Quality Assurance Unit）のシステムである。幾多の議論と試行錯誤の末、米国に遅れること5年、1983年（昭和58年）にGLPは日本へ導入された。それ以降、30余年の歳月をかけて、GLP創成期の行政と民間の多くの関係者は様々な事態に遭遇し、対処して発展と深化の歴史の中から今日の日

本のGLPシステムを確立してきた。

　日本QA研究会GLP部会の有志は、猪好孝氏が個人的に執筆していたGLPの歴史に関する未発表原稿の提供を受け、それを成書となすために特別プロジェクトを起ち上げた。日本QA研究会支援会員である降矢強氏を特別編集顧問として招き、資料の追加調査、未発表原稿への加筆、修正と再構成・編集を行った。本書は、今忘れ去られようとしている日本のGLPの歴史を作り上げてきた人々の「記憶」を確かな「記録」とするために、関連ある様々な歴史的な事件・事故と行政の数々の対応、法令の発出と改訂・改正の流れの中から、時代毎のワンピースを1つ1つ拾い集め、紡ぎ、織り合わせた日本で最初のGLP歴史書である。

　本書が、GLPの理解を必要とする全ての方々、初心者からGLPを職業としている専門の方々にとって有用な資料の1つとして少しでもお役に立てれば幸いである。

2015年2月吉日

　　　　　　　　　　　　　　　　　　　　　　　　　　筆者一同

目　次

序　i
はじめに　iii

第1章　FDA GLP の創成

1 サリドマイド事件（1962年） ─── 2
- 1-1　サリドマイド事件の概要　2
- 1-2　なぜ米国では市販されなかったのか？　4

2 米国における承認審査制度の厳格化 ─── 5
- 2-1　連邦食品・医薬品・化粧品法の制定（1938年）　5
- 2-2　キーフォーバー・ハリス改正法（1962年）　8
  - 2-2-1　キーフォーバー上院議員　8
  - 2-2-2　ハリス下院議員　9
  - 2-2-3　キーフォーバー・ハリス改正法　9
  - 2-2-4　GMP　10
  - 2-2-5　臨床試験（GCP）　11

3 GLP 創設の背景 ─── 12
- 3-1　GLP の創設過程における2人の登場人物　13
  - 3-1-1　エドワード・ケネディ上院議員　13
  - 3-2-2　アレクサンダー・シュミット（FDA 長官）　13

vii

4 不適切な承認申請資料 ——————————————— 16
- 4-1 サール社事件　16
- 4-2 IBT 社事件　17

5 FDA による施設調査 ——————————————— 18
- 5-1 サール社の施設査察　18
- 5-2 IBT 社の施設査察　19

6 上院の動き ——————————————————— 22

7 GLP の創成に向けた動き ——————————————— 24
- 7-1 FDA が考えた改善 3 案　24
  - 7-1-1 FDA 改善策第 1 案　24
  - 7-1-2 FDA 改善策第 2 案　25
  - 7-1-3 FDA 改善策第 3 案　26
- 7-2 問題点の洗い出し　26
- 7-3 結果の分類　27
- 7-4 業界の動き　28
- 7-5 GLP（案）の公表（1976 年）　29
- 7-6 GLP（最終版）の公表（1978 年）　30
- 7-7 IBT 事件のその後　33

8 FDA の施設査察制度 ——————————————— 36
- 8-1 FDA GLP ポリシー　36
- 8-2 査察官の教育訓練　36
- 8-3 FDA が行う査察の種類　37
- 8-4 査察チーム　37
- 8-5 施設査察の実施　37
  - 8-5-1 月曜日　38
  - 8-5-2 火曜日　39
  - 8-5-3 水曜日から金曜日　40
  - 8-5-4 査察評価　41
  - 8-5-5 査察結果に付随する行政処置　41

第2章 食品添加物問題からスモン事件

1 安全性試験とは ——————————————— 44
1-1 広義の安全性試験　44
1-2 狭義の安全性試験　45
1-2-1 一般毒性試験　47
1-2-2 生殖発生毒性試験　54
1-2-3 遺伝毒性試験　56

2 米国を中心とした規制の動き ——————————— 59
2-1 1800年代後期　59
2-2 1900年代初頭　60
2-3 1900年代中期　61
2-4 1900年代後期　63

3 WHOを中心とした規制の動き ——————————— 66
3-1 米国占領統治下での日本の動き　66
3-2 WHO加盟後の日本の動き　67

4 赤色2号とGLP ————————————————— 70
4-1 FDAによる試験の不正実施（1976年）　70
4-2 学術研究とGLP　76

5 日本の医薬品規制の動き ————————————— 77
5-1 業界の動き　77
5-2 承認申請基準の明確化　82
5-2-1 薬発第645号通知（1967年）　82
5-2-2 薬発第747号通知（1967年）　84

6 スモン事件（1953年—1970年）———————————— 88
6-1 スモン事件の経緯　88
6-2 難治性疾患対策（1960年—1962年）　90
6-3 国会と薬事二法（1975年—1979年）　91
6-4 医薬品副作用被害救済基金法　93

  6-5　薬事法の一部を改正する法律　94

第3章　厚生省 GLP の発出

1　毒性試験とその信頼性 ──────── 97
  1-1　学術研究に求められるもの　97
  1-2　毒性試験法ガイドラインの歴史　98
  1-3　動物試験施設の信頼性（薬発第 970 号通知）(1976 年)　99

2　明治から昭和初期にかけての動き ──────── 102
  2-1　ドイツ医学の採用（1870 年）　102
  2-2　医制の公布（1874 年）　103
  2-3　司薬場の開設（1874 年）　104
  2-4　着色料の規制（1878 年）　105
  2-5　医薬品の国産化に向けた動き（1883 年）　106
  2-6　日本薬局方の公布（1886 年）　106
  2-7　化学肥料の国産化（1887 年）　107
  2-8　薬律の公布（1889 年）　108
  2-9　染料医薬品製造奨励法（1915 年）　109
  2-10　理化学研究所の設立（1917 年）　110
  2-11　第 2 次世界大戦中　111
  2-12　第 2 次世界大戦後　112

3　GLP の導入作業 ──────── 114
  3-1　当局の動き（1976 年～）　114
  3-2　製薬協の動き　118

4　厚生省 GLP の発出 ──────── 120
  4-1　医薬品 GLP 基準（薬発第 313 号）の発出（1982 年）　120
  4-2　海外データの取扱い　122
    4-2-1　薬発第 970 号通知（1976 年）　122
    4-2-2　薬発第 315 号通知（1982 年）　123

 4-3 FDA GLP と厚生省 GLP との違い 125
 4-4 GLP の適用試験 127
 4-5 FDA との協定（1983 年） 127

5 民間企業の対応 ───130
 5-1 動物飼育施設 130
 5-2 SOP 131

6 査察制度 ───133
 6-1 査察制度の立ち上げ（薬発第 400 号通知）（1984 年） 133
 6-2 GLP 査察の頻度 134
 6-3 チェックリスト（薬審第 60 号）（1986 年） 136
 6-4 査察結果の評価 138

7 実際の GLP 査察の概要 ───139
 7-1 受託研究機関の置かれた立場 139
 7-2 受託研究機関への GLP 査察 141

8 承認申請試験の不正実施 ───146

9 医薬品 GLP 基準の改正 ───146
 9-1 薬発第 870 号通知（1988 年） 146
 9-2 改正ポイント 148

10 QAU の役割 ───152
 10-1 QA と QC 152
 10-2 QAU 組織 152
 10-3 QAU の責務 155

第 4 章 医薬品 GLP の省令化と相互承認

1 ICH の動き ───161
 1-1 ICH の設立（1990 年） 161
 1-2 毒性試験法の歴史 162

2 日本QA研究会の設立（1992年） —— 166
3 薬事法改正（1993年） —— 171
4 医薬品副作用被害救済・研究振興調査機構（OPSR）の設立（1993年） —— 173
4-1 調査制度　173
4-2 承認審査制度　175
5 海外との相互承認（1993年） —— 176
6 FDAによる日本の施設査察（1993年・1994年） —— 178
7 GLPの運用ルールの変更（1995年—1997年） —— 179
8 ソリブジン事件 —— 181
8-1 ソリブジン事件の概要　181
8-2 承認申請資料に関する問題点　183
8-2-1 ベルギーの論文　183
8-2-2 併用毒性試験の実施　184
8-2-3 治験担当医師への説明　184
8-2-4 臨床試験結果　185
8-3 添付文書に関する問題点　185
8-4 市販後の対応　186
8-5 インサイダー取引　187
8-6 誓いの碑　187
9 薬害事件と薬事法改正（1996年） —— 188
9-1 国会の動き　188
9-2 薬事法改正　189
9-3 承認申請資料の信頼性　190
10 GXPの省令化（1997年） —— 191
10-1 GLPの省令化　192
10-1-1 法令の位置づけ　192
10-1-2 GLP基準各項の統合　193

10-1-3 GLP 基準各項の切り分け　194
10-1-4 GLP 省令の発出　196
10-1-5 GLP 用語の変更　198
10-2 GCP の省令化　201
10-2-1 米国における臨床試験の歴史　201
10-2-2 日本における臨床試験の歴史　203
10-2-3 GCP 通知と省令化　205
10-3 GPMSP の省令化　207
10-3-1 副作用報告制度　207
10-3-2 企業報告制度　210
10-3-3 再審査制度　210
10-3-4 再評価制度　212
10-3-5 GPMSP の省令化　214

11 GMP の動き ──── 216

12 OPSR による書面調査（1997 年）──── 220
12-1 医薬審第 1058 号　220
12-2 医薬審第 357 号　221
12-3 薬理試験の自主規制　224

第5章 2000 年代の動き

1 規制緩和／改革推進 3 か年計画（1998 年～）──── 233
1-1 規制緩和　233
1-2 GLP に関する規制緩和　235

2 中国における GLP の立ち上げ（2000 年～）──── 237
2-1 日中友好プロジェクトの経緯　237
2-2 概要　238
2-3 詳細　238

3 日・欧州共同体相互承認協定（2002 年） ─ 242
- 3-1 協定の締結　242
- 3-2 総則規定　243
- 3-3 分野別付属書　244
- 3-4 医薬品 GMP　245

4 OECD ドキュメント No.13 の発行（2002 年） ─ 246

5 OECD MJV の本格運用（2002 年） ─ 247

6 複数場所試験の実施に向けた動き ─ 247
- 6-1 SQA の講演（2003 年）　247
- 6-2 OPSR の講演（2003 年）　248
- 6-3 OPSR による追加講演（2004 年）　249
  - 6-3-1 日本 QA 研究会での発表　249
  - 6-3-2 講演後の会合　251
- 6-4 業界の反応　251

7 医薬品医療機器総合機構（PMDA）の設立（2004 年） ─ 252

8 改正薬事法の施行（2005 年） ─ 254
- 8-1 製造販売承認制度への移行　254
- 8-2 GXP　257
- 8-3 GMP 適合性調査　259

9 米国の動き（2006 年） ─ 262
- 9-1 分担報告書に対する指摘　262
- 9-2 FDA GLP の改正に向けた動き（2007 年）　264

10 GLP 省令改正に向けた動き ─ 264
- 10-1 GLP 講演会（2006 年）　264
- 10-2 OECD 文書 15（案）のチェック（2006 年）　267
- 10-3 OECD 関連文書の翻訳（2007 年）　268
- 10-4 GLP 省令改正に向けた動き（2007 年）　272
- 10-5 GLP 省令改正作業（2007 年—2008 年）　273

10-6 日本への OECD MAD MJV（2008 年・2012 年） 282
  10-6-1 日本の 6 つの GLP プログラム 282
  10-6-2 OECD MAD MJV（2008 年・2012 年） 284
10-7 OECD イベント（2008 年） 285
10-8 改正 GLP 省令の翻訳（2008 年） 288

11 FDA GLP の改正ポイント（2010 年) ——— 289

第6章 化学物質の安全性—医薬品以外のGLP—

1 化学物質産業の発達とその副作用 ——— 295
1-1 化学染料 295
1-2 合成医薬品 297
1-3 化学肥料 304
1-4 農薬 306
1-5 樹脂化学 309
1-6 人工甘味料 310
1-7 産業用化学物質 313

2 公害と食品公害 ——— 321
2-1 公害問題 321
2-2 食品公害問題 323

3 化学物質の法規制 ——— 326
3-1 日本の動き 326
3-2 安全性試験の国際調和 331

4 一般化学物質の安全性 ——— 333
4-1 人と環境への安全性 333
4-2 化審法での安全評価フロー 334
4-3 OECD 試験法ガイドライン 335
  4-3-1 物理化学的特性 336

  4-3-2 生態系に対する影響　336
  4-3-3 分解と蓄積　336
  4-3-4 健康に対する作用　337
 4-4 化審法 GLP　338
 4-5 化審法 GLP と適合性調査　340

5 労働者の安全性 ─────────── 342
 5-1 安衛法 GLP と適合性調査　342

6 農薬の安全性 ─────────── 343
 6-1 農薬の分類　343
 6-2 農薬の開発　344
 6-3 圃場試験　345
  6-3-1 薬効薬害試験　345
  6-3-2 作物残留性試験　346
 6-4 農林水産省所管の GLP　347
  6-4-1 農薬 GLP　348
  6-4-2 飼料添加物 GLP　350
  6-4-3 動物用医薬品 GLP　351

7 食品の安全性 ─────────── 353
 7-1 食品安全基本法　353
 7-2 食品衛生法　353
 7-3 コーデックス委員会と HACCP　354
 7-4 食品分析 GLP　356
 7-5 薬事・食品衛生審議会と食品安全委員会　357

8 医療機器の安全性 ─────────── 358
 8-1 医療機器の発達と規制　358
 8-2 GHTF による国際調和　361
 8-3 規制緩和と規制の調和　363
 8-4 日・欧州共同体相互承認協定　364
 8-5 薬事法改正　365
  8-5-1 医療用具の名称変更　365

8-5-2 通知 GLP 基準と省令 GLP　365

　　　8-5-3 GLP 適用範囲の相違　368

　　　8-5-4 試験法ガイドライン　373

　　　8-5-5 医療機器クラス分類　375

　　　8-5-6 第三者登録認証機関　376

　　　8-5-7 QMS（Quality Management System）省令　378

　　　8-5-8 承認申請書に添付すべき資料　378

　　8-6 米国の医療機器 GLP 事情　379

　　8-7 アジアの医療機器 GLP 事情　382

　　　8-7-1 中国　382

　　　8-7-2 台湾　384

　　　8-7-3 ASEAN　385

9 国内の 8 つの GLP ―――――――――――――――― 388

第 7 章 海外における動き

1 米国の動き ―――――――――――――――――――― 395

　　1-1 米国環境保護庁（EPA）　395

　　　1-1-1 化学物質の安全性　395

　　　1-1-2 EPA の設立　396

　　　1-1-3 食品の安全性　397

　　　1-1-4 EPA GLP の制定経緯　398

　　　1-1-5 EPA GLP の制定　399

　　1-2 食品医薬品庁（FDA）　400

　　　1-2-1 FDA GLP の改正　400

　　　1-2-2 生データの定義の除外規定　402

2 欧州の動き ―――――――――――――――――――― 406

　　2-1 欧州の歴史と OECD の設立　406

　　2-2 EC/EU の行政・立法体系　409

2-3　EUにおける医薬品承認審査制度　411
　　2-4　EMAとは　413
　　2-5　EMAの役割　414

3　OECDの動き ───────── 419
　　3-1　OECDの目的　419
　　3-2　日本の参加（1964年）　420
　　3-3　OECD GLPの制定（1981年）　420
　　　　3-3-1　OECD GLP原案の作成経緯　420
　　　　3-3-2　OECD GLPの発出　423
　　　　3-3-3　欧州の出遅れ　425
　　　　3-3-4　EU域内の相互査察の実施　426
　　　　3-3-5　OECD GLPの改正　427
　　　　3-3-6　その後の欧州の動き　429
　　3-4　OECD GLPの特徴　431

4　医薬品に適用する場合の意見の不一致 ───── 432

5　OECD GLPの相互訪問（MJV）による現地評価制度 ── 436
　　5-1　パイロットMJV　436
　　　　5-1-1　パイロットMJVの実施決定（1997年）　436
　　　　5-1-2　日本へのパイロットMJV（1998年）　438
　　5-2　日本の規制当局の対応（1999年）　440

6　ICHとの決裂（1999年） ──────── 444

7　MJVの本格運用（2008年） ──────── 445

8　GLPの解釈と運用の違い ──────── 447

おわりに──得られたことと失われたこと──　457
年表　460

添付資料　国立医薬品食品衛生研究所安全性生物試験センター
　　　　　毒性部50周年資料（抜粋）　483

COLUMN

- 世界で最初の GLP は？ ── 14
- 信頼性保証システム ── 21
- FDA GLP；§58.215 と日本の医薬品 GLP ── 34
- Form FDA 482 と 483 について ── 42
- 多くの薬害事件 ── 57
- 分析試験法の歩み ── 86
- 1970 年代後半から 1980 年代の安全性評価研究 ── 95
- 信頼性保証部門：QAU ── 117
- データ捏造事件 ── 147
- ある CRO の閉鎖──GLP 施設のゆりかごから墓場まで── ── 158
- 日本の医薬品 GLP と FDA GLP の罰則の違い──ある QA の述懐 ── 229
- 西暦 2000 年問題 ── 240
- 2000 年代のアジアの GLP 事情 ── 271
- 病理プレパラートの貸し出し ── 292
- 卵が先か鶏が先か ── 367
- Footnote #34 問題（Cadaver への GLP 適用 !?） ── 370
- 69 条調査と検体の収去 ── 377
- QMS 制度の合理化 ── 379
- 日本の複数 GLP の不思議 ── 392
- 試験計画書と SOP ── 412
- 米国におけるデータ捏造事件 ── 442
- 再測定に★を付けろ ── 455

編注：本書における「薬事法」は、平成 25 年法律第 84 号（平成 26 年 11 月 25 日施行）による改正後の法律（「医薬品、医療機器等の品質、有効性及び安全性の確保等に関する法律」）を意味する。

第 1 章

FDA GLP の創成

　FDA が GLP を創成するまでは、規制研究や学術研究などの分類は存在しなかった。すなわち、承認申請に使用する試験の品質も学術研究の品質も同じレベルであった。サリドマイド事件により、キーフォーバー・ハリス改正法（Kefauver-Harris Amendment）が可決された。法改正により FDA は十分な審査期間を得ることができた。そして、FDA の審査官は承認申請資料のおかしな点に気がつき、民間試験施設の現地査察を行った。その結果、ひどい状況であることが確認され、GLP が創成されるに至った。民間施設での試験の不正実施が契機になって GLP が創成されたわけであるが、施設査察で FDA が見出した問題点は、そのまま学術研究でも見出される可能性があった。

　実際、FDA の研究所で実施されていた赤色 2 号の毒性試験でも、試験の不正実施が見つかった（**第 2 章**参照）。この時代に米国の国立衛生研究所（NIH：National Institute of Health）は、巨額の経費を使用して標準的がん原性試験法を作っていた。毒性試験法ガイドラインは科学の粋を集めて

作り出されたものであるが、科学そのものの信頼性が問題になった場合には、科学によって化学物質の安全性を確保することができなくなる。このような背景事情を知ったうえで本章を読んでいただけると、大学関係者等も含めて全ての読者のお役に立てることであろう。

1 サリドマイド事件（1962年）

1-1 │ サリドマイド事件の概要

　日本では「サリドマイド事件がGLP創設の契機である」と記載する書物を多く見る。確かに、米国ではサリドマイド事件を契機として、薬事行政が厳格化していった。その理由は、この事件を調べていくうちに他の医薬品や食品添加物などとの申請資料の質の問題にも広がり、薬事行政の欠陥が多々あることが明らかになったためである。

　サリドマイドは、西ドイツ（当時）のグリューネンタール社が1957年に発売した睡眠薬である。もともとはてんかん患者の抗痙攣剤として開発されていたが、この薬の効能・効果として早く深い眠りにつけることがあったうえに、副作用が少ないため大量に服用しても死亡することはなく、服用による自殺も防止できるといった理由から、当時の一般的な睡眠薬となった。また、妊娠中の悪阻（つわり）を軽減するためにも用いられていた。

　1960年代になり、今まで人類が経験したことのないような障害児が産まれることが報告されはじめた。アザラシ肢症である。このとき、サリドマイドは米国を除く世界46ヵ国ですでに販売されていた。しかし、アザラシ肢症とサリドマイド服用との間に因果関係があるかがわからないまま、この薬の販売が続けられた結果、世界各国で3,900人にも及ぶとされるアザラシ肢症の新生児が誕生してしまった。

　この事件に決着をつけたのが、1961年11月に西ドイツで開催されたライン・ウェストファーレン小児科医師会会議でハンブルグ大学のW・レン

ツ（Widukind Lenz）博士が発表したサリドマイドと四肢奇形（アザラシ肢症）の因果関係に関する研究報告とされている。欧州ではこのレンツ発言が新聞に大きく取り上げられ、直ちにサリドマイドの発売中止と回収へと動いたのである。

米国の国立生物工学情報センター（NCBI：National Center for Biotechnology Information）が運営する医学・生物学分野の学術文献検索サービスPubMedにてサリドマイド関係の学術論文を検索した範囲では、非臨床安全性試験において初めてサリドマイドの投与による胎児の障害を報告した論文は、1962年にフランス語で書かれた以下の論文ではないかと推測される。

> GIROUD A, *et al.*
> Observations on the teratogenic repercussions of thalidomide in the mouse and rabbit. *C R Seances Soc Biol Fil.* 1962；156：765-8.

この論文を皮切りに、胎児発達に対するサリドマイドの影響に関する論文が数多く発表された。すなわち、欧州においては、1961年のレンツ博士の発言により、まず薬剤の回収と非臨床安全性試験による確認が同時に実施され、1962年になって非臨床安全性試験の結果が報告されていったことになる。

日本においてサリドマイドの回収が開始されたのは、これらの論文が発表された1962年からである。さらに、日本では胃腸にも良いという宣伝がされ、サリドマイドを胃薬として市販し、一般に購入することもできた環境にあった。薬剤回収が約半年もヨーロッパから遅れたため、結果として日本での被害者を増やしてしまうことになり、日本の薬事行政に大きな影響を与えることになった。

ちなみに、『医薬品非臨床試験ガイドライン解説』（2013年）の生殖発生毒性試験の項には、「非げっ歯類としてウサギを例示しているのは、体型がやや大きく胎児の観察が比較的容易であることに加えて、サリドマイドの投与によってヒトと類似の奇形が認められたこと」と記載されている。現在では、サリドマイドの光学異性体による副作用（d体に催奇形性毒性

がある)が、アザラシ肢症の原因であったとされている。

なお、サリドマイドはその後も開発が続けられ、1998年にハンセン病の治療薬として、さらに2006年には多発性骨髄腫の治療薬として、FDAから承認されている(欧州及び日本では多発性骨髄腫治療薬として2008年に承認)。

1-2 なぜ米国では市販されなかったのか?

先述のとおりサリドマイドは米国を除く世界46ヵ国で販売されたが、米国だけは許可申請中の段階で、その被害者は治験実施中に発生した数名にとどめられた。これは、FDAの審査官であったフランシス・ケルシー(Frances Kathlee Oldham Kelsey)博士がサリドマイドの毒性・副作用に疑問を抱き、継続審査にしていたためである。

1960年にFDAに入局した1ヵ月後、ケルシー博士はサリドマイドの承認審査を担当することになる。当時のFDAは承認申請が行われた場合、明確な異議がなければ60日以内に承認の結論を出さなければならなかった。しかし、ケルシー博士の目には、安全性を示す動物実験が不十分に見えたため、開発企業に追加データの提出を求め、この薬の承認を保留したのである。当時について、ケルシー博士は「頑固とか、本当は申請資料を失くしたのではないかと言われた」と朝日新聞の記者に語っていた。ケルシー博士がサリドマイドの承認を拒み続けて1年が過ぎ、「もう持ちこたえられない」と感じていたときに、「妊娠中にサリドマイドを服用した母親から障害児が生まれている」と企業側から製品回収の報告があった。この時の心境について、ケルシー博士は「大変だ、というより、もう戦わなくてすむとホッとした気持ちの方が強かった」と振り返っている。さらに、「当時の治験制度のもとでは、こういった薬害はいつか必ず起きていた」とも述べている。ここで重要なのは、サリドマイド事件に関して、ケルシー博士は「当時の米国における治験制度の不備と結びつけて考えていた」ということである。

なお、彼女が承認申請資料の不備を指摘し、サリドマイドを承認しな

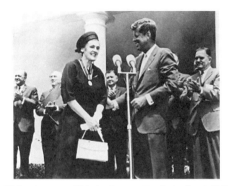

図1　ケルシー博士とジョン・F・ケネディ大統領

かったことに対して、当時のジョン・F・ケネディ大統領から連邦市民勲章が授与されている（図1）。

Reference
- 『朝日新聞』1994年11月1日

2　米国における承認審査制度の厳格化

2-1　連邦食品・医薬品・化粧品法の制定（1938年）

　サリドマイド事件は米国の医薬品等の審査体制にも一石を投じることになったが、それ以前の審査はどのように行われていたのか、簡単に触れてみることにする。

　FDAの前身は農務省化学局（The Bureau of Chemistry）である。1906年に「連邦食品・医薬品法（Pure Food and Drug Act）」が議会を通過した。

　連邦食品・医薬品法により、米国内の粗悪な食物、飲料及び医薬品の流通と不正表示が禁止されたとともに、没収や処罰を含めた権限が農務省に

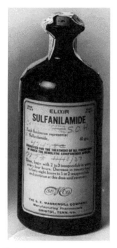

図2　エリキシール・スルファニルアミド

与えられることになった。しかし、この法律では、市販前にFDAに対して各種情報を提出することを求めてはおらず、薬剤については唯一、力価と純度が標準品に合致することのみが求められていた。政府の検証責任は、市販される前に薬剤の表示（ラベル）が不正に表示されていたり誤解されたりしないことを示すことのみであった。そのため、1910年にJohnson's Mild Combination Treatment for Cancerと呼ばれる価値のない医薬品が全米に流通した際にも、連邦食品・医薬品法の下では、このような効果のない薬剤を禁止することができなかった。そのため、米国の最高裁判所は有効性のない薬剤について規制するよう政府に求め、最高裁判所からの指摘に応じて、1912年に議会はSherley Amendmentを制定した。この法改正により、医薬品における虚偽の効能効果の表示が禁止されたものの、この法律は完全なものではなかった。なぜなら、政府は「申請者が大衆をだます気があった」ことを証明しなければならなかったからである。

　1927年に農務省化学局は、食品・医薬品・農薬局（Food, Drug, and Insecticide Administration）に改称・昇格し、さらに1930年には現在の食品医薬品局（Food and Drug Administration）に改称された。この頃、テネシー州

ブルストールにあった製薬会社 S.E. マッセンギル社は、抗菌剤シロップとしてエリキシール・スルファニルアミド（図2）を市販していた。S.E. マッセンギル社の科学者は、10%スルフォンアミド溶液と70%ジエチレングリコールを混合して、エリキシール・スルファニルアミドの最終製剤とした。ジエチレングリコールは自動車の不凍液に使用する化学物質であり、このシロップ剤に甘味剤として添加したのではないかと思われる。

この薬剤を7日以上飲むと尿が出なくなり、激しい腹部痛、嘔気・嘔吐やけいれんが発症した。しかし、エリキシール・スルファニルアミドに添加されていたジエチレングリコールによる腎不全が原因であるとは誰にもわからなかった。結果として、1937年までに107人が腎毒性で死亡したが、その多くは子供であった。死亡者の中にオクラホマ州に住む6才の少女がいた。この少女の母親は、フランクリン・ルーズベルト大統領に深い悲しみを手紙にして送った。これらのことを契機に、連邦食品・医薬品・化粧品法（Federal Food, Drug, and Cosmetic（FD&C）Act）が1938年に米国議会を通過し、同年6月25日にルーズベルト大統領はこの法律に署名を行った。この法律のことをFDAは、Original Pure Food and Drugs Act（1938年）と呼んでいる。

この法律は、医薬品の製造者に対して市販前に薬剤の安全性を示すことを要求する初めての法律であった。この法律により、承認申請者は非臨床の毒性試験及び臨床試験を通じて承認申請を行う薬剤の安全性を証明しなければならなくなった。また、医薬品の製造者は、市販前にFDAに承認申請を行わなければならなくなった。しかし、この法律下でもFDAに許された承認審査期間は30日間しかなかった。そのため、この期間内にFDAが明確な理由をもって「不承認」という行動を示さないかぎり、承認申請された薬剤は自動的に承認されることになっていた。このような薬事行政のもと、サリドマイド事件（1962年）が起きたわけである。

2-2 キーフォーバー・ハリス改正法（1962年）

2-2-1 キーフォーバー上院議員

1950年代後半、テネシー州選出の民主党上院議員のキーフォーバー（Carey Estes Kefauver）（図3）は、すでに組織犯罪、自動車業界、鉄鋼業界に対する公聴会を開いて有名になっていたが、新たな改革運動のネタを探していたようだった。そこで、キーフォーバー上院議員が目をつけたのが医薬品の値段である。1959年12月から1960年10月にかけて断続的に小委員会が開催され、大手製薬会社の幹部が公聴会に呼ばれた。「なぜ1錠あたりの製造コストが1.6セントしかかからない薬を17.9セントで売るのか」と医薬品業界が攻撃され、さらに薬の宣伝なども問題視され、徹底的に追求された。

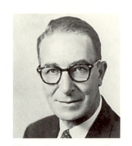

図3 キーフォーバー上院議員

このような公聴会を通じて、キーフォーバー上院議員はFDA改革につながる様々なアイデアを得た。その改革案の中に、「医薬品が市販許可を受けるには、FDAはその薬の安全性だけでなく、実際にその薬が効くのかどうかについても評価すべきである」というものもあった。当時の法律Original Pure Food and Drugs Act（1938年）において、製薬企業は薬剤の安全性を証明するだけで済んだわけであるが、キーフォーバー上院議員の提唱に従えば薬剤の有効性も証明しなければならなくなる。当然ながら、製薬業界はこれに反対した。当時のFDA長官であったジョージ・P・ラリック（George P. Larrick）はさほど政治力は持っておらず、またジョン・F・ケネディ大統領もキーフォーバー上院議員を支持しようとしなかった。

そうした中で、前述のサリドマイド事件が起きた。1961年11月にグリューネンタール社が欧州でサリドマイドの販売を中止した勢いに乗って、キーフォーバー上院議員は、強力な食品・医薬品法改正案を通す機会を得たのである。

2-2-2　ハリス下院議員

ハリス（Oren Harris）下院議員（図4）はアーカンソー州の出身であり、1940年に同州の地区代表に当選した。1960年代になって、州際通商委員会（Committee on Interstate and Foreign Commerce）の委員長となった。下院議員としての最後の任期中に「薬物乱用規制法（Drug Abuse Control Act）」の法案を発起人として提出しようとした。同法は、特定の覚醒剤、鎮静剤、幻覚剤の販売・流通前には許可を必要とするよう求めるものである。

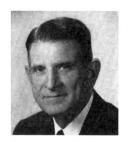

図4　ハリス下院議員

サリドマイド事件以降、キーフォーバー上院議員が提唱する連邦食品・医薬品・化粧品法の改正案を受け、下院ではハリス議員が中心となってその改正作業に lead House sponsor として働き、下院からキーフォーバー・ハリス改正法の法案が提出されることになった。なお、従来、処方箋薬の宣伝に関する法律は、連邦取引委員会（Federal Trade Commission）に属していたが、キーフォーバー・ハリス改正法以降はFDAの管轄下に移行されている。

2-2-3　キーフォーバー・ハリス改正法

キーフォーバー上院議員とハリス下院議員の努力により、連邦食品・医薬品・化粧品法（Original Pure Food and Drugs Act）は大幅に改正された。すなわち、「キーフォーバー・ハリス改正法（Kefauver-Harris Amendment to the 1938 Food, Drug and Cosmetic Act）」である。この法案は1962年に両院の全会一致で可決された。なお、この改正法のことを日本ではキーフォーバー・ハリス医薬品改正法と呼ぶことがある。

キーフォーバー・ハリス改正法は、現行の医薬品行政の基礎となるとともに、各種 Good Practice（GXP）が生まれる礎となった。また、この法律によりFDAの規制上の権限に大変革がもたらされた。キーフォーバー・ハリス改正法の改正ポイントを以下に示す。

①米国内で医薬品を販売しようとする場合には、適切かつ良くコント

ロールされた科学的な研究によって前もってその安全性と有効性を証明しなければならない。
②臨床試験開始に当たって医薬品製造業者は FDA に対してそのことを報告し、許可を得なくてはならない。
③臨床試験におけるインフォームド・コンセントを義務化した。
④医薬品製造業者に対して副作用の迅速な報告を義務化した。
⑤医薬品 GMP の確立。医薬品の製造、加工、個別包装、保管において製造業者が遵守しなければならない内容を明確化した。

現在では当たり前の「当局による安全性と有効性に関する審査と承認」というものが、キーフォーバー・ハリス改正法で明示された。申請から承認までの期間は、それまでは 30 日であったものが 180 日となった。そして非臨床毒性試験としては、「催奇形性試験（Teratogenic testing）」が求められるようになった。

それまでの Original Pure Food and Drugs Act（1938 年）では、承認申請者は前もって薬の安全性を評価する必要があったが、キーフォーバー・ハリス改正法では、薬の有効性についても前もって示すことが求められるようになった。臨床試験は、信頼できる専門家によって実施された Well controlled study であることが求められるようになった。さらに、FDA による臨床試験の許可とインフォームド・コンセントの取得が義務づけられた。

キーフォーバー・ハリス改正法では、特定の医薬品の潜在的な危険性について、消費者に確実に伝えるために必要な 2 つの重要な規定があった。すなわち、製薬会社はあらゆる有害事象（副作用）を記録し、速やかに FDA に報告しなければならなくなった。また、製薬会社は薬の宣伝の中に、その薬のリスクに関する全ての情報を盛り込まなければならないと決められた。

2-2-4　GMP

「工場の査察」については、Original Pure Food and Drugs Act（1938 年）においてすでに正当化されていたが、キーフォーバー・ハリス改正法において、GMP（Good Manufacturing Practice）を確立するよう求められた。そこ

で、FDA はキーフォーバー・ハリス改正法が公布された翌年の 1963 年 6 月 20 日、GMP（28 FR 6385）を制定した。

この法律では、最終製剤の製造、プロセッシング、パッキング等について現在の GMP の基礎となるような記載がなされたが、医薬品の製造に特化したものではなかったようである。その後、GLP が法制化されたのと同じ年の 1978 年に、「人員、施設、製品、プロセスに関する項目」に関する大幅な改訂が加えられ、Drug GMPs Final Rule（21 CFR 210-211）が公表された。

2-2-5　臨床試験（GCP）

キーフォーバー・ハリス改正法により直ちに GMP は施行されたが、臨床試験の場合にはそうはいかなかった。キーフォーバー・ハリス改正法では、被験者に試験を目的として当該薬剤が使用されることを説明したうえで、その同意を得ることを製薬会社に確証する（certify）よう医師に義務づけた。しかし、医師がそれを実行可能でないと考える場合、または、専門家としての判断において被験者の最善の利益に反すると考える場合にはその適用が除外された。

キーフォーバー・ハリス改正法（1962 年）の翌年に FDA は、GMP と同様に新薬の臨床試験に関する要件を制定したが、同意要件及びその適用除外に関しては、法の規定がそのまま規則に織り込まれた。免除が認められるための要件として規則が定めたものは、主として手続上の要件（試験用薬剤であることのラベル表示、配布量・配付先の記録など）であり、インフォームド・コンセントの取得など実際的な要件は設けられていなかった。そして、この適用除外規定がこの法律の要件の実効性を大きく低下させた。臨床試験に関するその後の動きについては、**第 4 章 10-2-1 項**を参照されたい。

Reference
- FDA："Promoting Safe and Effective Drugs for 100 Years"
  http://www.fda.gov/AboutFDA/WhatWeDo/History/ProductRegulation/PromotingSafeandEffec

tiveDrugsfor100Years/
- http://www.fda.gov/Drugs/NewsEvents/ucm320924.htm
- フラン・ホーソン『FDA の正体　上―レギュラトリーサイエンスの政治学』、栗原千絵子・斉尾武郎監訳、第 3 章　最初の 100 年、キーフォーバー上院議員の記載部分 (p108-117)、篠原出版新社 (2011)
- 『医薬品安全性情報』Vol.10, No.26 (2012/12/20)、国立医薬品食品衛生研究所 安全情報部
- Immel, Barbara K. "A Brief History of the GMPs for Pharmaceuticals", Pharmaceutical Technology July 2001；44-52.
- 丸山英二「臨床試験をめぐる倫理的・法的諸問題の比較法的研究」(2001 年 3 月)
  http://www2.kobe-u.ac.jp/~emaruyam/medical/work/papers/monbu/99monbu1.pdf

3　GLP 創設の背景

　サリドマイド事件を契機として発出されたキーフォーバー・ハリス改正法により、米国において GMP と臨床試験に関する要件が確立されていった。では、GLP はなぜ作られることになったのであろうか。

　当時、Original Pure Food and Drugs Act (1938 年) において、製薬企業は毒性試験を実施することが求められていた。先述のとおり、ケルシー博士は製薬企業が提出した毒性試験の結果に懸念を持ち、米国でのサリドマイドの承認をストップさせた。そして、キーフォーバー・ハリス改正法において、催奇形性毒性試験の実施が義務づけられた。しかし、これらは GLP の創成とは直接的には結びつくものではない。

　GLP の制度は試験データの信頼性を確保するために FDA が世界で最初に作り出したものではあるが、「ケルシー博士が毒性試験データの信頼性に疑問を持った」とは伝えられていない。また、キーフォーバー・ハリス改正法でも毒性試験データの信頼性については何も触れていない。つまり、GLP 創成のきっかけは、GMP や臨床試験 (後の GCP) とは異なっているのである。

3-1 GLP の創設過程における 2 人の登場人物

3-1-1　エドワード・ケネディ上院議員

米国議会は日本と同じように、上院と下院からなる二院制で構成されている。民主党の所属議員であったエドワード・ケネディ（Edward Moore Kennedy）上院議員（図5）は、ジョン・F・ケネディ大統領や、司法長官や連邦上院議員を務めたロバート・ケネディを兄に持つケネディ・ファミリーの一員であった。兄たちが政治家として活躍したのと同様に、エドワード・ケネディ氏自身も連邦

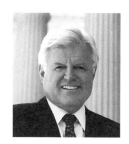

図 5　エドワード・ケネディ上院議員

上院議員（マサチューセッツ州選出）を 1963 年から 2009 年に亡くなるまで 47 年間の長きにわたって務めた。公式文書の署名には「エドワード」の短縮形である「テッド（Ted）」を使用し、一般にもテッド・ケネディの名で知られていた。また、親しみを込めて「テディ（Teddy）」と呼ばれることも多かった。兄のジョン・F・ケネディ大統領時代にサリドマイド事件が発生し、また、大統領がケルシー博士に連邦市民勲章を授けたことが影響してか、エドワード・ケネディ上院議員は、米国議会の中でも特に新医薬品の審査認可問題に強い関心を示していた。彼が GLP の創設に至る過程での立法府側の主要人物となる。

3-2-2　アレクサンダー・シュミット（FDA 長官）

一方、行政府側において、新医薬品の審査・認可に関わっているのは FDA である。日本の厚生労働省に相当する米国の政府機関は保健社会福祉省（DHHS：Department of Health and Human Services）であり、FDA は DHHS に属する一機関である。FDA は、食品や医薬品、さらに化粧品、医療機器、動物薬、玩具など、消費者が通常の生活を行うに当たって接する機会のある製品につい

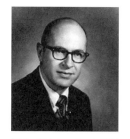

図 6　FDA シュミット長官

/// COLUMN ///
世界で最初の GLP は？

　世界で最初に "good laboratory practice" という言葉を公式に使用したのはニュージーランドであると言われている。1972 年にニュージーランドは、Testing Laboratory Act 1972, No.36 を公布した。この法律は、試験施設の登録とその目的を達成するための試験施設登録委員会（Testing Laboratory Registration Council）の設立並びにその委員会の機能及び能力を記載したものである。この法律の第 12 項（委員会の機能）には、「この委員会は、試験における good laboratory practice を開発するとともにその維持に努めなければならない」と記載されている。すなわち、この法律では具体的な GLP 基準を示していない。

　また、第 2 項（言葉の定義、Interpretation）では、「試験施設（Testing laboratory）には、機器、施設、スタッフ、記録、手順及び試験に使用される計画書を含む」と記載されている。これらは今日の GLP にも規定されている基本要件であるが、QAU や QA program といった GLP に欠かすことのできない信頼性保証に係る要素は記載されていない。さらに同項では、「試験（Testing）とは、物質や製品の組成や物理化学的性質を測定すること、機器を検査すること、もしくは、物質・製品・機器にその要求事項を満たす性能があるかを判定することである」と述べている。したがって、1972 年に発出されたニュージーランドの法律では、化学物質や製品の理化学分析とこれに使用する測定機器の検査を適用対象としていたようである。

　ニュージーランドに続いて、翌 1973 年にはデンマークの法律（Danish National Testing Board Act No.144, 21st March, 1973）が公布され、ここにも "good laboratory practice" との言葉が用いられていたという。このような両国の動きは、OECD GLP（The principle of GLP）の制定や ISO（International Organization for Standardization）における試験施設の認定指針 ISO Guide 25（現在の ISO/IEC 17025）の制定に向けた伏線となったのではないかと推測される。また、FDA GLP の創設にも影響を与えたものと推測される。

　本書を執筆するにあたって、筆者らがニュージーランドの法律の位置づけについて議論した結果、①FDA の GLP は国内法ながら日本をはじめとする全世界に大きな影響力を発揮したこと、②ニュージーランドの法令（1972, No.36）が

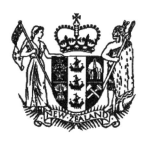

ニュージーランドのGLP

その後どのように世界のGLP制定に影響を与えたのかについて報告している論文が見つからなかったこと、③FDAのGLPには、詳細な要求項目が記載されていること、④ニュージーランドの法令（1972, No.36）とは異なり、FDA GLPはその適用範囲が非常に広いことなどを勘案し、FDAのGLPを世界最初のGLPとして本書に記載することとした。ただし、"good laboratory practice"という言葉を世界で最初に公式に使用したのはニュージーランドであることを知っておくことは重要である。

────────────────────────────────

て、その許可や違反品の取締りなどを専門的に行う米国の政府機関である。FDAは、自らの研究所を複数持っている。

　GLPの創設の主役になった行政側の登場人物は、アレクサンダー・シュミット（Alexander M. Schmidt）（図6）である。FDAの長官は、歴代そのほとんどが医師か博士号取得者で、FDAの長官であったシュミットも医師（M.D.）であった。彼は1930年にノースダコタ州のジェームスタウンで誕生し、1955年にユタ大学（University of Utah）で医師となった。軍隊で2年間過ごした後に、ユタ大学医学部の講師として復職した。1967年から1968年にかけて国立衛生研究所（NIH）で活動した後、1973年7月20日にFDAの長官に指名された。彼の指導のもと、FDAは自らの研究所内で

実施された後述する人工色素「赤色2号」の問題に取り組むこととなった（第2章4項参照）。その後、1976年11月30日にFDAを退官した。

シュミット氏の経歴を見ると、彼は米国議会でエドワード・ケネディ上院議員がFDAを攻撃し始めたころにFDAの長官となり、臨床試験の規制体制の不備を是正するNational Research Act of 1974（1974年7月12日）の成立に寄与するとともに、GLP制度の設立にも寄与し、GLP案が米国官報に掲載（1976年11月19日）された後にFDAを退官したことになる。

Reference
- FDA："About FDA, Commissioners page"
  http://www.fda.gov/AboutFDA/CommissionersPage/ucm113416.htm

4 不適切な承認申請資料

4-1 サール社事件

　G.D.Searle & Company（以下、サール社という）は、この当時イリノイ州スコーキーに拠点を置いていた製薬企業であり、Flagyl（抗菌剤）、Aldactone（抗アルドステロン薬）等の医薬品のほかに、Aspartame（人工甘味料）等の食品添加物の製造も行っていた。サール社は、1963年にFlagylの短期使用の承認をFDAから得ていた。

　米国ではキーフォーバー・ハリス改正法（1962年）の下で、1962年より米国国立がん研究所（NCI：National Cancer Institute）ががん原性スクリーニングプログラムの作成を開始した（第2章1-2-1項参照）。これに伴い多くの科学者が医薬品、食品添加物等の化学物質の発がん性に関する試験を実施した。シュービック（Philippe Shubik）はこれらの試験結果をまとめ、「化学物質の発がん性に関する最近の知見」とのタイトルの総説を発表した（*Proc Nat Acad Sci USA*. 1972 Apr；69（4）：1052-1055）。この総説でシュー

ビックはルスチア（Rustia M.）らの論文（*J Natl Cancer Inst.* 1972 Mar；48(3)：721-729）を引用し、「マウスで発がん性が認められているとの結果が得られているが、ヒトでの発がん性を予測するためにはさらなる試験が実施されるべきである。」と述べた。まだがん原性試験法が確立される前で、明確なことが言えない時代であった。

　この年（1972年）にサール社は、FDAに対してFlagylの長期使用に関する承認申請を行った。サール社の承認申請資料では、これらの学術研究結果に関する記載がなされていなかった。そこでFDAの審査官は、Flagylの長期毒性試験結果を詳細に調査した。サール社は、それぞれの動物に関する詳細な記述を提出しており、調査の間に「何かおかしいのではないか」と感じる部分が発生した。そこで、サール社に対して、もう一度評価して再提出するよう指示した。新しくサール社が出してきた書類を見ると、なんとサマリーではなく、生データの方が変わっていた。そこで、動物1匹1匹をたどって行くと、今度はたった1匹のラットしかいなかったということになった。また、様々な統計分析を行ったところ、「相違点を過小評価する」という傾向が見られた。データの入力段階にあって、データの転記ミスや写し間違えが多数あった。そもそも、本当に写し間違えたのかどうかも怪しかった。また、複数の病理報告書が作成され、その中で都合の良いものだけがFDAに提出されていた。ある腫瘍については、報告書から完全に脱落していたが、その腫瘍こそが試験において最も重要な観察項目であった。サール社の場合、最終的に正確な最終報告書に修正されるまでに、8回、10回と書き直さなければならなかった。なお、「人工甘味料のAspartameの長期毒性試験データに問題があった」とする報告もある。

4-2　IBT社事件

　Syntex Corporation（以下、シンテックス社という）は、メキシコシティに拠点を置く製薬企業である。シンテックス社がIndustrial Bio-Test Laboratories（以下、IBT社という）に委託した試験で問題が起きた。IBT社は、米国イリノイ州ノースブルックに拠点を置く受託研究機関（CRO：Contract Research Organization）である。IBT 社は、米国政府からの委託試験の他に、全米並びに諸外国からの化学物質並びに医薬品の受託試験を実施しており、米国内に3つの研究所を保有し、毎年2,000もの試験を受託していた。また、IBT 社が実施した毒性試験データは多くの連邦機関に申請されていた。IBT 社のデータは、医薬品、殺虫剤、除草剤、食物添加物、農薬、化粧品、洗濯剤など多くの化学物質の承認申請に用いられていた。この当時の10年間において、米国における全ての毒性試験のうち35〜40%の試験がIBT社により実施されていた。

1975年、FDA はシンテックス社が承認申請した Naprosyn（抗炎症薬）の審査を行っていた。この試験は IBT 社が実施していた。FDA の査察官は、サマリーに記載されている内容と、試験結果に記載されている内容との間に整合性が取れないことを発見したため、シンテックス社の担当者に「サマリーと試験結果が合致しないので、良く見直してから再提出せよ」と命じた。すると、シンテックス社の担当者は、サマリーに合わせて試験結果の方を修正してきた。FDA の審査担当者が最終報告書の再調査を行った結果、試験結果と個体別表とが整合しないことを発見したため、再度シンテックス社の担当者に「サマリー、試験結果と個体別表間の整合が取れないので、良く見直してから再提出せよ」と命じた。FDA の審査担当者が最終報告書を再度調査した結果、サマリーに合わせて個体別表が修正されていたことを発見した。FDA の審査官は、何が真実なのか、わけがわからなくなった。

5 FDA による施設調査

5-1 サール社の施設査察

1972年の段階で、FDA はサール社の申請データに疑義があることに気がついていた。そこで、FDA は1975年7月からサール社の施設を査察す

ることにした。FDA のフランシス・ケルシー博士とエイドリアン・グロス（Adrian Gross）博士がサール社の査察を開始し、彼らの見出したことに基づいて、より詳細な査察が必要だと判断した。そこで、追加の査察が 1975 年 10 月 6 日から 12 月 19 日まで実施された。彼らは、1968 年以降に申請されたサール社の製品についての全ての試験を調査した。FDA の調査官 6 チームがサール社の施設と、同社が委託していた Hazleton Laboratories で行われた 25 の毒性試験を調査することになった。これらの査察を完結させるためには、年間 11 人が必要だと見積もられた。

5-2 IBT 社の施設査察

前項で述べたとおり、IBT 社は当時全米で実施された毒性試験のうちの 35～40% を実施していた受託研究機関である。病理学者でもある FDA のエイドリアン・グロス博士は、FDA に提出された報告書の抜き取り検査を開始した。そこで目にとまったのが IBT 社の Naporyn の報告書である。この報告書の中に、長期試験にもかかわらず自然発症によるがんの死亡例のない表を発見した。おかしいと感じた彼は、生データを調査するために 1976 年 4 月 11 日に初めて IBT 社を訪れ、7 月 12 日までの間に、死亡したはずのラットが生き返っていることや、同社で使用されている "TBD" や "TDA" という略語を初めて見ることになった。

当時、IBT 社の動物施設は全米一の優良動物施設であると言われていた。FDA の担当者が IBT 社を訪問し、職員から情報収集を行った結果、彼らは動物室に入ることを恐れていることがわかった。そこで、FDA の担当者は動物飼育施設内に入ることを決めた。IBT 社が「クリーンルーム」と呼ぶところの飼育室は、確かにごみ一つ落ちておらず、床はピカピカであった。また、動物は適切に飼育されていた。

一方、FDA の担当者が他の飼育室に立ち入ったときに、「ひどい状況である」ことを知らされた。毒性試験が行われていたこの部屋では、自動給水システムの不具合により、ケージに入れられた動物の上から水が常時霧状となってまかれていた。床は 4 インチ（10 cm）の深さで水浸しになって

おり、ケージ内では動物が溺死していた。実験技術者は長靴を履き、腐敗した動物の臭いを防ぐためのマスクをして部屋に入っていた。このような状況を彼らは、「Swamp（沼地）」と呼んでいた。多くの動物は体温低下が原因で死亡し、急速に腐敗していたため、それらの死体を検査することができなかった。動物が死亡すると、死亡動物はホールの反対側にある部屋（クリーンルーム）でまとめ飼いされている健康な動物と交換されていたが、そのような行為は文書に記録されていなかった。同様の状況が他の4つの動物室でも認められた。飼育担当者に聞くと、自動給水システムは壊れたまま3年間も使い続けられていることがわかった。動物実験技術者は、このような状況を社内のラット毒性試験の責任者に警告していたが、問題はほとんど改善されなかった。

　IBT社の動物実験技術者は、「IBT社は委託者に対してこのような状況を通知することもせず、試験の中止を提案することもせず、試験を取り繕うために『Swamp』の死亡動物を新しい動物と置き換えていた」と述べていた。「Swamp」における動物の健康と福祉の問題以外に、IBT社では科学的に不適切な行為も広く認められた。データの偽造、健康への影響に関する所見の報告書からの削除、死亡動物の隠蔽（薬を投与されていない健康な動物への交換）、組織病理標本の解釈の変更、より好ましく見えるような報告書の結論の変更などが繰り返し行われていた。また、混餌投与試験の動物に対して2年間にわたり間違った被験物質が投与され、それを隠していたことが複数回認められた。IBT社のデータには、"TBD (too badly decomposed；とてもひどく腐っている)"とか、"TDA (technician destroyed animal；実験技術者が損なった動物)"といった略語が使われていた。

　これらのデータが使われた最終報告書には、本当は製品に関連した所見があったかもしれないが、「組織が腐敗したため、意味のある評価ができない」と記載されていた。このほかにも、ある農産物長期摂食試験ではマウス1,000匹の置き換え、得られていないデータを埋めるためにわずかに関係している試験からのデータ借用、得られていないデータの明らかな捏造が行われていた。

第1章──FDA GLP の創成

///// COLUMN /////

信頼性保証システム

　FDA が考えた試験の信頼性保証システム（GLP）を図に示す。FDA GLP の第1の特徴は、GLP 上必要とされる責任者とその責任範囲（実施すべきこと）を明記したことである。IBT 社の「Swamp」において動物施設の担当者は、自動給水装置が壊れていることを施設の責任者にも伝えたし、試験責任者にも伝えた。しかし、事態は全く改善されなかった。GLP 下では、動物施設の担当者がすぐにその状況を試験責任者に伝えなかった場合には、試験責任者による試験従事者の指導・監督違反と運営管理者による試験従事者の教育違反が問われる。QAU 担当者が試験現場の調査で自動給水装置が壊れていることを発見した場合、QAU 担当者は試験責任者と運営管理者にその旨を報告する。自動給水装置が修繕されていなかったら、運営管理者の責務違反になる。このような状況は全て記録に残される。FDA は、試験施設の定期査察を行い、運営管理者、試験責任者、QAU 担当者による連絡・改善・改善確認体制の運用状況を査察し、必要に応じて指摘を行う。

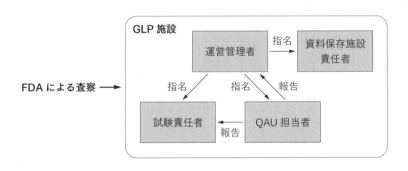

図　信頼性保証システム

6 上院の動き

　シンテックス社が不適切な承認申請資料をもってFDAに承認申請を行ったことは、すぐに上院にも伝わった。前述のとおり、米国議会の中でも特に新医薬品の審査・認可に関する問題に強い関心を示していたエドワード・ケネディ上院議員を委員長とする上院保健小委員会は、1974年にシンテックス社の調査を開始した。

　1975年7月に開催された小委員会において、前年の調査結果をもとに、シンテックス社の申請した新医薬品の実験動物データにはいくつかの問題があり、不適当ではないかと製薬企業及びFDAを追及した。エドワード・ケネディ上院議員は、厚生労働委員会の健康小委員会と司法委員会のAdministrative Practice and Procedure小委員会の合同委員会において、製薬に関わる試験の公聴会を開いた。

　エドワード・ケネディ上院議員は、公聴会を始めるにあたって、米国の製薬研究の状態について次のように述べた。「正確な科学はアメリカ国民を危険で効果のない薬から守る最も優れた手段である。一方、不正確な科学、ぞんざいな科学、詐欺的な科学は、アメリカ国民の健康と安全に対する重大な脅威である。原因が事務的な間違い、貧弱な技術、無能あるいは犯罪的怠慢による場合は、科学が間違っているという事実より重要ではない。もし科学が間違っているなら、実際には現制度の下では知ることができなかったのだが、この事件のようにFDAが間違っていることを知らなければ、潜在的に危険な薬から患者を守っている規制の壁が除かれた状態になっているとのことになる。」と。

　サール社が1976年1月にFDAに送付した自主的GLP規定案は、直ちに議会に提出された。サール社の副社長であったバザード（A. Buzzard）博士とFDAのシュミット長官は議会の公聴会に呼ばれて説明させられた。この公聴会は1976年1月の水曜日から金曜日の3日間にかけて行われた。この公聴会によって、サール社の施設における科学的完全性と品質管理に関する多くの問題が暴露され、FDAは対策を求められることとなったのである。この時の状況を当時獣医学センター（Center of Veterinary Medicine）

に勤めていたルポア（Paul D. Lepore）博士は以下のように述べている。

「FDAを含め、我々米国の政府役人の大半は議会を恐れている。官僚にとって人生最悪のときは議会の公聴会に呼び出されて座らねばならないときである。FDAでは議会の公聴会からは、ほめられるようなことは何も生まれてこないと言っていた。FDA長官の公聴会は3日間かかり、34人の証人が証言した。FDA長官は議会に対して何らかの対策を講じることを約束した。公聴会の最終日は金曜日で、午後6時に終了したが、その後シュミット博士はFDAに戻り、幹部を集めてミーティングを行った。当時の幹部は34人いた。私（ルポア博士）もその会議室にいた。長官は私たち一人ひとりを指して、『私の人生に二度とこんなことは起こさせたくない。二度と公聴会に呼ばれたくない。』と言った。彼はToxicology Laboratory Monitoring Program（毒性試験室の査察プログラム）を説明し、これから6ヵ月でこのGLPプログラムを作成するよう命令した。さらに、GLPのための研究所査察を行い、FDA査察官を研修、育成し、FDAに提出する試験のデータが最高の質であることを確かなものにするようにという指示も出した」と。

すなわち、1976年1月の金曜日の夜、以下の2点が決定されたことになる。
　①サール社が提出した自主的GLP規定案は採用せずにFDAが自らGLP規定を作ること
　②民間にGLP規定を遵守させるために査察制度を作ること

1976年4月にシュミット長官は上院開会前の声明において、「IBT社とサール社で見られたことは査察された研究所のみの特別なことだったのか、それとも国中に存在する体系的問題なのか」との疑問を表明した。それとともに、FDAに606の役職を創設するとともに、Bioresearch monitoring programと命名した査察プログラムを発表し、企業査察を開始した。同年7月には、パイロット的に実施した査察の結果が芳しくなかったことから、さらに広範な査察プログラムを実施することを約束した。

Reference
- 『日本QA研究会講演記録』(JSQA内部資料)、1995年12月12日

7 GLPの創成に向けた動き

7-1 FDAが考えた改善3案

　FDAのシュミット長官は、相次いで発生する不祥事事件に対して対策を講じるようFDAの幹部に命令した。そしてFDAは、以下に示す3つの案を提示した。
　第1案：全ての医薬品等の毒性試験を、FDA／国立試験機関で実施する。
　第2案：FDAは、全ての医薬品等の毒性試験結果等を徹底的に調査する。
　第3案：産業界で自主的にデータの信頼性を高める。

7-1-1　FDA改善策第1案

　第1案は、「全ての医薬品等の毒性試験を、FDA／国立試験機関で実施する」というものであった。1975年10月、米国会計監査院(GAO：General Accounting Office)は、FDA研究所で実施されたラットを用いた人工色素「赤色2号」の発がん性実験について、問題点の指摘を行った。その主な点は次の2点であった。

①責任技術者の転任に伴い、責任者不在の期間が発生。その間に動物飼育担当者が実験途中、動物を間違ったケージに戻し、多数のラットで対照群と薬物投与群との混同が見られたこと。

②実験途中で死亡したラットの取り扱いが不適当であったため、瀕死ラットの全てが組織学的検査対象として役に立たず、そのため詳細な病理組織学的検査がなされたのは全実験動物500匹中、実験終了まで生存し屠殺された96匹のみであったこと。

　本実験は、米国における「赤色2号使用禁止措置」の根拠となったもの

であったためFDAは、国内はもとより世界各国の科学者や規制当局から指摘を受けるところとなった。なお、「赤色2号問題」については、第2章4項で詳述している。

このように、規制当局の研究所そのものが腐りきっている状況下では、FDAが示した「第1案」は有名無実のものであった。このことに関してFDAのシュミット長官は、1976年4月の上院議会開会前の声明で、「IBT社とサール社で見られたことは査察された研究所のみの特別なことだったのか、国中に存在する体系的問題なのか」との疑問を表明したわけである。

米国の国立衛生研究所(NIH)はFDAと同様にDHHSに属するが、機能的には独立しており、20の研究所、情報テクノロジーセンター、クリニカルセンターなどからなる巨大な研究機関である。NIH所内でも大学や他の研究所と同じような研究が行われているが、特徴的なのは、NIHの予算の75%はNIH以外での研究の支援に使われるということである(これを所外活動という)。NIHの研究所自らが腐りきっていたらどうであろうか。また、NIHが研究費を出して実施されている大学等の研究や委託実施されるCROでの試験実施体制自体が腐りきっていたらどうであろうか。国民の税金をドブに捨てるような行為になるだけでなく、科学の進歩にも逆行する行為になる。このようなことから、FDAによる改善策というものは、米国中の全ての研究機関に対応できるものでなくてはならなかったわけである。

7-1-2　FDA改善策第2案

第2案は、「FDAは、全ての医薬品等の毒性試験結果等を徹底的に調査する」というものであった。しかし、この案も有名無実のものであった。FDAには、世界中の国々で実施された試験結果を元に作成された申請書が持ち込まれるわけであるし、FDAが世界中の試験施設を査察し、全ての毒性試験結果をチェックすることは不可能であったからである。なお、この第2案は40年前の当時では不可能なことであったが、現在においては電子承認申請が急速に進歩し、FDAの40年前の構想が実現化されることも不可能ではなくなりつつある。

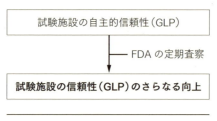

図7　GLPと施設査察制度

7-1-3　FDA改善策第3案

　第3案は、「産業界で自主的にデータの信頼性を高める」というものである。FDAが施設査察を終了させた後にシュミット長官は、査察を繰り返せば繰り返すほど、産業界での非臨床試験の質の悪さが明らかになることを予期し、国中の全ての研究所を完全に調査することはせず、監視プログラムを始めるべきだと決断した。要は、「規制当局がいくら査察を強化したとしても腐りきった現状が露わになるだけであり、産業界で自主的にデータの信頼性を高めるという気運が高まらないかぎり、データの信頼性は向上しない」というものである（図7）。

　すなわちFDAは、①試験施設の信頼性を自主的に向上させるための規制（GLP）と、②GLPを査察するための基準（Bioresearch monitoring Program）のブラッシュアップを同時に開発することになった。

7-2　問題点の洗い出し

　サール社やシンテックス社／IBT社で発生した問題はあまりにも多く、Form FDA 483（査察指摘所見）で決められた形式には記載できなかった。この時の査察で見出された問題事例は、これを防ぐべく対策がGLP条文上に反映されるとともに、現在でも起こりうることとして、施設のQAU担当者や各国の査察当局の着眼点にもなっている。

　例えば、現在のGLP施設において「Swamp（沼地）」というのはありえないであろう。それでも査察当局は、ラボツアーにおいてGLP区域の全域を見ていくであろう。死亡動物が発見された場合やその他の異常（予期せ

ぬ事態も含む）が発生した場合、その連絡や対処について詳細な調査がなされるであろう。被験物質が試験計画書に従い動物に投与されていたことを確認するために、一連の流れについて詳細なチェックが行われるであろう。試験責任者が試験全体を掌握していたかどうかもチェックされるであろう。特に複数場所試験においてはこれが着目点の1つになる。

現在では「試験終了後に試験計画書が作成される」ということは考えられないが、一方、試験計画変更書が適切に作成されていたかがチェックされる。試験中の記録に署名や日付がなされているか、記録の作成に経時的な問題がないかどうか、訂正内容が適切かどうかについてチェックされるであろう。FDA が施設調査で見出した事例を表1に示す。

7-3 │ 結果の分類

『GLP 基準解説』（1983 年）に記載されている FDA が指摘した問題点の分類結果を以下に示す。
　①動物、組織標本、オリジナルデータの紛失
　②転記ミス
　③プロトコールの不備
　④担当職員のトレーニング不足
　⑤動物管理手順の不適切さ
　⑥動物識別の混乱
　⑦データの恣意的選択

さらに、『GLP 基準解説』の分類結果では示されていないが、以下の点についても報告されている
　①試験計画書からの逸脱
　②正確で適切で即時的な文書化に関する問題
　③説明されていない矛盾やデータの変更
　④報告されたデータの品質管理の欠如
　⑤品質保証手順の欠如
　⑥被験物質の特性分析・投与の問題

表1 FDAが施設調査で見出した事例

動物飼育施設に関する問題	試験責任者に関する問題	試験従事者に関する問題点
・「Swamp（沼地）」で数年間も動物飼育施設が運営されていた。 ・動物が飼育されている状況下で殺虫剤が使用されていた。 ・自動給水システムの不具合による動物の水死とその記録がなかった。 ・試験中に死亡した動物と健康な動物とが入れ替えられており、その記録もなかった。 ・間違った被験物質が2年間にわたって投与されていた。 ・動物飼育の担当者は、このような状態を動物飼育の責任者及び試験責任者に報告していたが、適切な対応が取られなかった。	・試験責任者なしで試験が実施されていた。 ・複数の試験責任者が存在していた。 ・試験計画書なしで試験が実施されていた。 ・試験責任者が口頭指示を行うばかりでなく、その指示に一貫性がなかった。 ・試験終了後に試験計画書が作成されていた。 ・観察結果と最終結果との間の不一致が見られた。 ・データの明らかな創作と、最終報告書内部（個別表／結果／サマリー）の不整合が見られた。	・教育・訓練がなされていなかった。特に剖検者は訓練を十分に受けていなかったため、病理学者の言いなりになって剖検所見を書き換えていた。 ・記録を誰がとったのかわからないし、わかっても実質を伴っていたのかは疑問であった。 ・記録に署名があっても、その記録のプロセスに全く関係しない人物の署名だった。 ・記録の抹消があった。 ・組織の自己融解により、欠損率が14％にもなった。 ・計画書とは異なる組織の切り出し方がなされていた。 ・指定された組織切片が作製されていなかった。 ・標本の作製方法が支離滅裂だった。何らの処理もせずに動物を丸ごとホルマリンに漬けてしまったり、丸ごと凍結してしまったり、剖検実施まで最長1年近くも保管していた。 ・データの入力ミスと不適切な判断が見られた。

7-4 業界の動き

米国製薬工業協会（PMA：Pharmaceutical Manufacturers Association）は、ケネディ委員会でサール社の問題が指摘された時点で対応に着手している。すなわち、1975年にPMA自主規制GLPガイドライン原案を制定し、

1976年3月には最終ガイドラインを制定した。

　一方、サール社の副社長であるバザード博士は、一連の不祥事に対する対応責任者だった。1976年1月にバザード博士は、サールの社員が作成した改善策（GLP規定案）とともに、「自らの施設での実施と業界への規定の採用を提唱するという誓約」をFDAに提出した。サール社が示したGLP規定案が扱っている範囲は、職員、被験物質の取扱い、動物管理、施設と機器、試験設計、試験の実施、結果の報告、データの修正と保存及び法令遵守だった。これらの規定案は、非臨床試験に携わる企業が採用すべき基準を提供することを目的に、また、非臨床試験の質を改善するために書かれていた。

　しかし、FDAは自主規制だけでは不十分と判断し、法規制に着手しGLP（案）を公表するに至った。この案が公表された後も、業界側はパブリックコメントにおいてガイダンスにするなど法規制にしないよう要望を出している。

7-5 GLP（案）の公表（1976年）

　1976年11月19日の金曜日、米国官報（Federal Register）にFDA GLP（案）が掲載された。このFDA GLP（案）は序文及び条文案で構成されており、序文の中には、今まで述べてきたようなGLP創設の理由が記載されていた。

　現行のGLPの骨子となったこの案の注目すべき点の1つは、この案に対するパブリックコメントで最も多くの意見を集め、そのうち100以上の反対意見が寄せられたQuality Assurance Unit（QAU：信頼性保証部門）の設置にあったことは疑う余地がない。このQAUという第三者として試験のモニタリングを行う部門が、品質保証というGLPの目玉となった。以下にGLP案のポイントを記載する。

　①全米にある各種研究施設はその規模も、実施している試験内容も大きく異なる。そこで、GLPの運用はフレキシビリティーに富んだものとする。

②FDA は査察は行うものの、GLP 適合施設の認定は行わない。その理由は、前項の理由により認定制度を作るにはバリエーションが多すぎるため個々に対応しなければならず、認定には多くの時間が必要となりコスト的にその効果とあわないためである。

③GLP は法律でなければならない。今まで、同様のガイドラインやガイダンスが存在したにもかかわらず、民間側はそれを守らず不祥事を引き起こしたからである。

④この FDA GLP（案）の段階では、GLP の主要責任者である運営管理者、試験責任者、信頼性保証部門のうち、「運営管理者（Testing Facility Management）は存在しなかったが、パブリックコメントの結果、FDA GLP に運営管理者を設けることとした。

⑤GLP 案において規定された Quality Assurance Unit (QAU) は、先に法制化して効果を収めていた GMP において Quality Control 部門 (QC) が有効に機能しているのを参考にしたものである。

⑥「QAU は主計画表を維持管理しなければならない」とされている。これは、各試験の現在の状況を QAU が把握し、必要なモニタリングを行うためである。

⑦「GLP の概念の中には Animal Welfare の概念が含まれる」とされている。条文中に The Animal Welfare Act に従うよう記載されていた。

⑧この案の段階では、データの作成者以外の者が、データのチェックを行うよう求められていた。

7-6 GLP（最終版）の公表（1978 年）

1977 年初頭から FDA は GLP（案）に対するパブリックコメントを募集したところ、174 の書面によるコメントが寄せられた。1977 年 2 月 15 日と 16 日にかけて公聴会が開催され、22 の口頭発表がなされた。これらの意見を総括し、1978 年 12 月 22 日の金曜日に FDA GLP（最終版）が米国官報に掲載された。この FDA GLP（最終版）の序文には、FDA GLP の理解の仕方が述べられているので、一読することをお勧める。以下に序文で

触れられている内容の一部を紹介する。
　①「法律ではなく、ガイドラインやガイダンスにして欲しい」との意見があったが、却下する。
　②「この法律（GLP）を施行すると、零細企業では経費がかかって経営できなくなる」との意見があった。この意見に対して、FDA は「コストは増加するが試験の信頼性も向上する」と回答した。
　③FDA は、「GLP に従って実施されていない自国及び他国からのデータの受け入れを拒否するであろう」と述べた。FDA は、「米国民の健康を守るためにあり、国内外であるかは関係なく、科学的完全性、妥当性の保証が必要である。国外の試験に別の基準を適用することは、米国企業に対する差別効果しかない。」とコメントしている。このことは、今となっては世界的な GLP への発展の一助となっていると言えるが、当時としては、日本を含め各国が GLP 対応を強いられることにつながった。
　④GLP（案）では従業員の病気に関する記載があったが、「医療記録の公開は、プライバシーの侵害である」との意見により、個人の疾病に関する書類調査は不当な侵害になることに同意しこの規定を削除したが、上司への報告義務等、試験系を汚染から守る項目については削除しなかった。

GLP 案に対するパブリックコメントについては、QAU に関するコメントが最も多く、この案に反対する 100 以上のコメントが寄せられた。FDA はコメントに対し序文の中で回答しているので、その主なものを以下に記載する。
　①他の試験の試験責任者が、別の試験の QA を実施することは可能である。そこで「QAU が主計画表を維持管理（Maintain）する」とした。QAU 担当者として指名されたら、自分がモニターする試験に関する主計画表の部分を維持管理しなければならない。このことから、数名が主計画表の維持管理に責任を持ちうることになる。
　②「QAU に関し、ユニット（Unit）ではなく機能（Function）あるいはプログラム（Program）を使用したほうが良い」との意見があったが、

GMPとの兼ね合いからUnitという言葉を使用した。実質的には、QAUの機能が重要である。

③QAU担当者の教育訓練や資格に関する多数の意見が寄せられた。これに対してFDAは、「QAUの役割は、手続きや管理上の規定を遵守していることを確認することなので、必ずしも科学者や専門家に限られるものではない。したがって、有資格者が足りないという意見については同意しない。」と回答した。

④QAUの外注（Contract QAU）については、容認するとした。

⑤「なぜFDAはQAUを設置する代わりに施設認定あるいは証明をしないのか」という意見があった。これに対しFDAは、「GLPとは自主的矯正プログラムであり、QAUがそのきっかけを作る。FDAが施設認定をしても、同じような結果を得ることができない。」と回答した。

⑥「なぜQAUが主計画表を維持管理（Maintain）するのか」という多くの質問が寄せられた。これに対してFDAは、「QAUの機能として主計画表の維持管理は必須であり、この機能によってのみ、試験を実施するにあたり施設が適切であり、十分な人員がいることを保証できるため」と回答している。

⑦QAUの調査方法としてQAUの作業量を低減するために試験あるいは試験の段階を選択するためのランダム・サンプリングが提案された。しかしFDAは、様々な方法、異なる人々が関与するため、その試験が他の試験の段階を代表するというような仮説は成立しないと考え「ランダム・サンプリングを推奨しない」と述べた。同一の試験が数多く流れていればランダム・サンプリングも有効であるが、異なった試験が数多く流れている場合には、見逃しがあるためとした。そこでFDAは、「試験の重要段階（Critical Phase）については最低1回は試験ごとに調査すること」とした。

⑧FDAは、「自主矯正プログラムを弱体化させないための配慮として、施設のQAUを調査しない」とした。

7-7 IBT 事件のその後

1977 年に FDA は、IBT 事件を司法省に引き渡した。広範な証拠の隠滅が IBT 社の従業員により行われたにも関わらず、司法省は約 30,000 件の不正の証拠をつかむことができた。1981 年 5 月、IBT 社の社長、ラット毒性部門の責任者及びラット毒性部門の主席グループリーダーがシカゴ大陪審に起訴された。これら会社の責任者のうち、3 人は郵便詐欺（mail fraud）と政府に虚偽の陳述をした罪に問われた。最終的には、被告人 1 人が懲役 1 年・執行猶予 4 年、2 人が懲役 6 ヵ月・執行猶予 2 年の判決を受けた。しかし、IBT 社により行われたいくつかの薬剤についての試験は受け入れられることになった。

Reference

- 厚生省薬務局審査課 監修『GLP 基準解説』、薬事日報社（1983）
- Baldeshwiler, Anne M："History of FDA Good Laboratory Practices", *Qual Assur J.* 2003；7：157-161.
- FDA："Promoting Safe and Effective Drugs for 100 Years"
  http://www.fda.gov/AboutFDA/WhatWeDo/History/ProductRegulation/PromotingSafeandEffectiveDrugsfor100Years/
- FDA："50 Years：The Kefauver-Harris Amendments"
  http://www.fda.gov/Drugs/NewsEvents/ucm320924.htm
- Novak, Roger A："The long arm of the lab laws", *Qual Assur J.* 2002；6：87-89.
- Schneider, Keith："Faking it：The Case against Industrial Bio-Test Laboratories", PlanetWaves.net.
- "Good Laboratory Practice Regulations", Third Edition, Revised and Expanded, edited by Sandy Weinberg, New York, 2003, Marcel Dekker, Inc.
- Cook, Janine Denis "Good Laboratory Practice versus CLIA", Westgard QC.
  http://www.westgard.com/guest16.htm
- Robinson, Kevin "GLPs and the Importance of Standard Operating Procedures", BioPharm International（Aug 1, 2003）.
  http://www.biopharminternational.com/biopharm/article/articleDetail.jsp?id=73842
- Nonclinical Laboratory Studies, Proposed Regulations for Good Laboratory Practice Regulations, Federal Register, Vol. 41, No. 225, Friday, November, 19, 1976.
- Nonclinical Laboratory Studies, Good Laboratory Studies, Federal Register, Vol. 43, No. 247, Friday, December 22, 1978.

COLUMN

FDA GLP；§58.215 と日本の医薬品 GLP

　日本の医薬品 GLP は、FDA GLP を詳細に検討されて作られたが、FDA GLP にあって日本の医薬品 GLP にはない部分がある。それは、21CFR 58 の Subpart K：Disqualification of Testing Facilities（試験施設の不適格処分）にある。Subpart K の内容は、日本でも GLP 調査の結果「不適合」＝ C 評価があり、その試験施設で実施した試験が、医薬品の申請手続きにおいて受理されない処分で、多くは Subpart K の内容が取り込まれているが、§58.215　Alternative or Additional Actions to Disqualification（不適格処分への代替的または追加的措置）については、触れられていない。

　§58.215 には、FDA が試験施設に対して不適格（不適合）を宣告するが、その宣告の前後で FDA が不適格処分の根拠となる部分に法令違反がある場合、連邦、または州の行政機関や地方官庁の法律行政機関に適切な司法手続きを取らせることができるようになっている。すなわち、FDA は行政機関または取締機関に違反者を適切な法令に基づいて訴追し、措置を取らせることができる。筆者と元 FDA Office of Enforcement 部門の Nonclinical Laboratory Compliance Director のジェームズ・F・マコーマック（James F. McCormack）氏とのコミュニケーションで、彼はこの条項に対して、以下のように説明している。

　"21 CFR 58.215 does leave open the possibility of additional actions that the FDA could take, e.g., criminal prosecution in the case of fraud, or referral to another government agency. The purpose of this provision of the regulations is not to limit FDA or any other government agency to just the disqualification action."

　では、「FDA は違反者に対して何でもできる権利がある」という「伝家の宝刀」を抜いたことがあるのか？答えは YES である。上述のマコーマック氏によると、この事例としては、The Coulston Foundation（Coulston 財団、以下 TCF という）に対する FDA の不適格処分であったとしている。TCF は、1993 年にフレッド・クルストン（Fred Coulston）博士によって設立された霊長類（チンパンジーなど）を用いた試験研究センターである。財団の前身となったのは、彼自身が 1980 年代にニューメキシコ州のアラゴモード（Alamogordo）に設立した White Sands Research Center である。この施設では、米国空軍の宇宙研究プログラムやエイズの

ほか、様々な病気と医薬・化学品（農薬を含む）、化粧品などの人への影響に関する研究がなされていた。FDA は、すでに 1991 年からこの施設に査察に入っており、再三にわたり OAI（Official Action Indicate：**本章 8-5-4 項**参照）を出し、改善警告を出していた。しかし、米国政府関連の研究をしており、その資金源は民間企業だけでなく、米国空軍や NIH にまで及んでいた。1997 年には TCF の収入の 50％は、米国政府の関連研究費であった。もちろん、FDA だけが TCF の問題について警告していたわけではない。動物愛護団体 IDA（In Defense of Animals）も、内部告発者を通じその残虐な行為について告発を続けていた。1995 年頃から米国農務省が徐々に TCF に対し動物保護法の違反について告発の方向に動き始めた。FDA や EPA による査察も多くなり、FDA だけでも 1991 年から 6 回行われそのうち OAI は 3 回に及んでいた。そのほかにも NIH、USDA（U.S. Department of Agriculture：米国農務省）、OSHA（Occupational Safety and Health Administration：労働安全衛生庁）、AAALAC（Association for the Accreditation and Assessment of Laboratory Animal Care：国際実験動物ケア評価認証協会）、IACUC（Institutional Animal Care and Use Committee：動物実験委員会）も査察をして、TCF がそれぞれの規則と動物福祉法に違反していることを示した。米国農務省は TCF を動物保護法違反で告発し、FDA は TCF の金脈であった政府各機関に違法の情報を提供して資金援助をやめるように働きかけた。外に対しては GLP の査察による Warning Letter の発出で顧客に不適格施設であることを公表した。結果、TCF の経営は立ち行かなくなり、2000 年 5 月、NIH は 288 匹のチンパンジーの所有権を TCF から引き継ぎ、動物ディーラー、ブリーダー、輸入業者などと施設を管理する契約を結び、FDA にその最終処理の確認をさせた。TCF は、多くの問題を残して 2002 年に倒産した。

8 FDA の施設査察制度

　1995年にルポア博士が日本QA研究会の講演会において、当時のGLP施設査察の方法を述べているので、以下にそれを紹介する。

8-1 FDA GLP ポリシー

　①FDAの第1のポリシーは、1978年及び1987年のGLPのファイナル・ルールの序文に書いてある。
　②FDAの第2のポリシーは、企業内QAUによって書かれた報告書は、FDAにより査察されないというものである。
　③FDAの最後のポリシーは、FDA長官から議会への手紙という形態になっており、「FDA査察官が安全性試験の最終報告書を査察するまでは、どの新薬申請も承認しない」というものである。

8-2 査察官の教育訓練

　FDAの査察官は、通常理系大学卒で理学士の学位を持っている。最近では医療機器の分野が出てきたので、エンジニアの採用数を増やしている。他に医師、Ph.D. や化学者もいる。査察官は、広範なOJT（on the job training）を受ける。FDAに配属後、最初の6ヵ月間はフルタイムの訓練を受ける。また、新任の査察官が最初に査察を行うときは、必ず先輩の査察官が同行する。さらに、新任査察官はサンプル収集のようなFDAの査察の中でも最も簡単な仕事を行い、4～5年の経験を積んだ後に初めて本格的な査察官となる。
　海外での査察を行う査察官は、FDAの中でも最も優秀かつ経験がある査察官ばかりである。日本をたびたび訪れるデビッド・ダンカン（David L. Duncan）氏はFDAに30年間勤務し、「GLPの生き字引」と言われている。最近では、一部の査察官はジョージア州のFBI研修所でも訓練を受けている。査察官は、以下の資料について勉強する。
　①GLP Compliance Program Guidance Manual

②査察官の研修マニュアル
③Compliance Policy Guide
④Regulatory Procedure Manual
⑤Inspection Operation Manual

8-3 FDAが行う査察の種類

通常は2種類ある。Surveillance Inspection と Directed Inspection である。米国では2年に1回の査察（Surveillance Inspection）を受けるが、FDAはいつでも Directed Inspection を行うことができる。Directed Inspection は、①要となる安全性試験、②疑義が生じた試験について行われる。

8-4 査察チーム

GLP査察の半数以上が複数の査察官により行われる。海外査察の場合には、常に2人もしくは2人以上で行われる。米国内で査察を行う場合は施設に対して事前通告は行わないが、海外で査察を行う場合には事前通告を行う。自分の研究所が査察を受けるときには、査察官が誰なのかを事前に調べておくべきである。なぜなら、査察官が誰なのかがわかれば、どのような内容の査察になるかが推測できるからである。

例えば、査察官が病理学者であれば、病理スライドを査察するであろう。化学者であれば、分析や被験物質を調べるであろう。統計の専門家であれば、最終報告書を詳細に調べるであろう。薬理の専門家であれば、試験の手順を非常に詳しく調べるであろう。査察官によって、どこを詳しく調べるか、強調するかは、査察官の所属するセクションによって異なってくる。ちなみに、先ほど名前を挙げたダンカン氏は、施設の査察に強い。

8-5 施設査察の実施

通常の査察は、5日間にわたって行われる。

8-5-1　月曜日

　査察官は月曜日の朝8時半にやってくる。それから自分たちのIDを見せる。施設側は査察官のIDをチェックする必要がある。なぜなら過去にIDが盗まれて、研究所に違法に入るのに使われたからである。それゆえ施設側は、IDにある写真と本人とを確認する必要がある。日付の有効期限も確認すること。

　月曜日の午前中、査察官チームは施設の一般的な情報を得ようとする。研究所の図面（Floor Plan）、組織図（Organization Chart）を要求する。彼らが集めようとする情報は、その研究所の職員数、試験の種類、研究所の専門分野、科学的な強さ、活躍している方面である。すなわち、査察官は頭の中でこれから1週間、どのように査察していくかの計画を立てているのである。また、査察官チームは研究所の職員に対して面接を行い、一部の職員に関して履歴書や職務経歴書のレビューを行う。さらに、その人たちの研修記録も見る。

　次に、査察官はQAUの活動に着目する。QAU部長及び担当者全員に面接する。これを通して査察官は、施設内QAU活動が効率的かつ有効に機能しているかどうかを見極めようとしている。QAUのSOPをチェックし、主計画表をチェックし、QAUが試験実施部門から独立しているかどうかを見る。「QAU活動が有効ではない」と判断された場合、研究所にとっては非常に厳しい1週間となる。

　査察官はSOP等のコピーを要求する場合がある。コピーを要求された場合、施設側はその資料の中にGLP違反があるかどうか考えてみるべきである。そうすれば、査察官の質問に適切に答えられるであろう。査察官にコピーを渡す場合、施設側も同じコピーをとっておくこと。また、査察官に渡すコピーには「Confidential」のスタンプを押すこと。

　以上のことが行われると、月曜日はほぼ終了する。午後4時半頃になったら施設側は、「どんな所見があったか」、「何かわかったか」、「何か質問があるか」、「他に必要な文書はあるか」、「明日の予定は何か」を聞くこと。QAUの方々の役割は、週の終わりまでに答えの出ていない質問が残されていない状態にすることである。

8-5-2　火曜日

　朝、査察官が会議室に入ってきたときに最初に行うことは、月曜日に出された質問に答えることである。火曜日はほぼ1日かけてラボツアー活動が行われる。FDAは「パトロール」と呼んでいる。査察官は前日に要求した施設の図面を持っているので、これを見ながら、それぞれの部門がどのように機能しているかを見ていく。査察官は非常に早いペースで施設査察を行っていくが、査察官は歩きながらも常に観察していることに注意すること。問題点を見つけた場合、彼らはその問題点を覚えておいて、最終日にその場所に行って再度チェックするであろう。

　査察官がチェックする項目は以下のとおりである。

- 環境管理
- 一般的な清掃管理
- 害虫管理
- 作業の流れ
- 代表的な機器のSOPと管理記録
- 標準化されたキャリブレーションの手順
- 機器を標準化するために使われる標準品の品質
- 機器の生データ
- 機器を使用する者へのインタビュー
- 設備運転に関するインタビュー
- SOPの索引を調べて代表的なSOPに目を通す
- 適切なSOPの承認手続きがなされているかどうか
- SOPの旧版の保管
- SOPに関して職員がOJTを受けているかどうかを質問してまわる
- 職員がSOPに従って作業をしているか
- 試薬や溶液を調べる。目にする化学物質のラベルは全てチェックするとともに、適切な保管がなされているかどうかをチェックする。
- 実験動物の管理を担当している獣医師に対して面接を行う
- 動物室の害虫管理の手順、動物識別の手順、ケージや架台の洗浄手順、動物室の環境管理、飼料や飲水の分析に関する記録もチェック

する
- 被験物質の特性データを調べる。最も重要なのは、被験物質を誰がいつどれだけ使ったのかという記録が残っていることを調べることである。
- 現在保管されている被験物質の残量が、使った量を引いた値におおよそ合致していることを確認する
- 検体の安定性や有効期限に関する日付
- FDAはセキュリティーレベルについて、①社外の者が入れないレベルと、②社内でも特定の者しか入れないレベルとを求めている。資料保管室をチェックし、②であることを確認する。

以上で2日目の査察は終了する。終了前に、査察官に「何があったのか」を聞くこと。

8-5-3　水曜日から金曜日

水曜日から金曜日にかけて、試験査察（Study Audit）が行われる。試験査察の方法は非常に多い。私（ルポア博士）は以下のように実施している。

　①100％チェック：病理、剖検、被験物質の収支計算
　②1％チェック：その他
　③普通でない出来事については詳細に調べる。例えば土曜日の死亡、午前2時の死亡などは調べる。ある研究所では、平日の5日間と週末の2日間の症状所見の取り方が異なっていたことを経験していたからだ。

施設側は、ときどき査察官に対して「何かわかったか」、「何か変わったことがあったか」と聞くこと。最終的に何か所見があった場合、査察官は施設側と話し合うことになっている。これをExit Discussionと呼んでいる。査察官の発言に対して、施設側は全て回答すること。GLP違反として査察官が読み上げたことが間違っていると思ったら、はっきりと否定すること。しかし、違反事項が正しい場合には、どのような是正措置をとるのか説明すること。査察官は、Exit Discussionの間に出てくる発言を全てメモ

している。

　査察官が査察報告書を作成する際には、会社側の発言の要約を入れる。施設側が何も言わない場合、査察報告書に「GLP 違反について説明したが、研究所側からは何も発言がなかった」と記載されてしまう。そうすると、その研究所は何が起ころうが気にしないという印象を与えてしまう。施設側は、Exit Discussion に出席するメンバーを選べるが、FDA の査察に対応した者全員が参加すれば、FDA は「この企業は GLP に本当に関心がある」との印象を持つ。

8-5-4　査察評価

　査察後、査察チームは査察報告書を作る。この報告書は、FDA によって次のように分類される。

　　①NAI（No Action Indicated）：GLP 違反なし。（全査察の約 50％）
　　②VAI（Voluntary Action Indicated）：軽微な GLP 違反があるため、自主的検討を要する。（全査察の約 45％）
　　③OAI（Official Action Indicated）：深刻な GLP 違反あり。（全査察の約 5％）

8-5-5　査察結果に付随する行政処置

　以下のフォロー・アップが行われる。

　　①警告文書（Warning Letter）の送付
　　②再査察の実施
　　③第三者機関によるバリデーションの実施
　　④試験の却下

Reference
- 『日本 QA 研究会講演記録』（JSQA 内部資料）、1995 年 12 月 12 日

COLUMN

Form FDA 482 と 483 について

　第1章8項「FDAの施設査察制度」で、ルポア博士の日本での講演の内容を紹介したが、博士が講演の中で触れなかったGLP査察の査察令状と査察報告があるので紹介する。

　日本では、PMDAのGLP調査の場合は、調査の申請をPMDAにして、その後、日程を相談してから調査に来てもらうわけであるが、FDAのGLP査察の場合はFDAの都合である朝突然やって来る。月曜日の朝、突然FDAの査察官がやって来るわけであるから、FDAの査察官であることの証明として身分証明書を示し、なぜ来たのかという理由を示す必要がある。査察に来た理由と法的根拠、いわゆる「査察令状」である。これがForm FDA 482：Notice of Inspection である。Form 482の記載事項には、査察官の名前やGLP査察の法的根拠、査察施設の名称や住所、責任者の氏名などが記載されている。査察を受ける施設の担当者は、これらをしっかりと確認してから査察官を施設に招き入れることになる。査察令状（Form 482）の記載に誤りがあれば、施設は査察を拒否することができるわけであるから。

　ルポア博士も述べているように、査察官は査察が終了するとその施設や査察をした試験で見出された所見について施設側の確認を取り、施設の同意が得られた所見にはその旨を記述した報告書をその場で作成し、日付を記し署名をしてそのコピーを施設の責任者に手渡して引き上げる。この報告書のFormをForm FDA 483と言う。いずれもGLPで言うところの「決められたレコードシート」のような書式であり、公的文書となる。FDAの公式記録用紙であり、その番号が482：Notice of Inspection と483：Inspection Observation となっているため、Form 482とForm 483と呼ばれている。査察関連のFormとしては、Form FDA 484：Receipt for Sample（査察中に必要とされるSampleを要求する書類）やForm FDA 482b：Request for Information（査察中に必要とされる情報のコピーを要求する書類）なども決められている。Form 483については、いずれの施設でもいただきたくない書類である。

第 2 章

食品添加物問題から
スモン事件

　人類が最初に入手した化学物質は合成染料である。合成染料は発明されるやいなや食品の着色剤として使用され、中毒や死亡事故を引き起こした。色素添加物の誕生から100年ほど後の1949年にFDAの科学者は、標準的毒性試験法を提唱した。この標準的毒性試験法は、色素添加物から医薬品に適用範囲が拡大され、WHO（World Health Organization：世界保健機関）にも継承されていった。WHOにおける安全性試験の考え方は、日本に引き継がれた。サリドマイド事件で信頼が失墜した日本の業界団体はWHOのレポートを参考にして、俗に言う「イロハニホヘト」の基礎となる非臨床試験の自主規制ガイドラインを作成し、これが1967年（昭和42年）の薬事行政に反映された。日本特有の薬害事件であるスモン事件は、1975年（昭和50年）の国会でも取り上げられ、薬事規制はより厳しくなっていった。時期を同じくして米国では、毒性試験の不正実施事件が発覚し、GLPが創成される契機となった。本章ではこれらの経緯を伝えるために、安全性試験に関する内容から話を始めていくこととする。

1 安全性試験とは

1-1 | 広義の安全性試験

　第1章ではFDA GLP制度の設立経緯を述べたが、「FDA GLPとは医薬品GLPのことを意味する」と誤解している方がいるので、まずこの点を訂正しておく。FDAが管轄するのは医薬品だけでなく医療機器、化粧品、動物用医薬品、食品添加物（色素添加物）等がある。GLPはこれらにも適用されるので、「FDA GLPとは化学物質（特殊用途）の安全性試験に適用される規制である」と考えるべきである。特殊用途とは、人が直接暴露されることを目的にして製造される化学物質等である。

　米国にはFDA GLP以外にも、EPA（Environmental Protection Agency：米国環境庁）が所管する2つのGLPがある。有害物質規制法（Toxic Substances Control Act：TSCA）GLPと殺虫剤・殺菌剤・殺鼠剤法（Federal Insecticide, Fungicide, and Rodenticide Act：FIFRA）GLPである（**第7章参照**）。前者は一般化学物質に適用されるGLPであり、後者は動植物等に適用される化学物質に適用されるGLPである。EPA GLPの適用対象化学物質は、人が直接暴露されることを目的として製造される化学物質ではない。

　化学物質の安全性を評価するためには、「安全性試験（Safety Study）」が実施される。安全性試験という言葉は、狭義と広義の両方の意味で使用される場合がある。狭義の意味で使用した場合には、「毒性試験（Toxicology Study）」を意味する。一方、広義の意味で使用した場合には、「非臨床試験全て（理化学試験、薬理試験、ADME試験及び毒性試験）」を意味する。FDA GLPの適用範囲は広義の意味での非臨床試験全てであるが、その序文において実際の適用対象範囲を毒性試験に限定している。同様に日本の医薬品GLPの表題は「医薬品の安全性に関する非臨床試験の実施の基準」であるが、第1条においてその適用対象を毒性試験に限定している。現在では、医薬品の承認申請に際して理化学試験、薬理試験、ADME試験等の実施が求められており、これらの試験についてGLPは適用されない。しかし、農薬の場合にはこれらに相当する試験の全てに対しGLPが適用

されていること（第 6 章 6-2 項参照）を知っておくべきであろう。

広義の安全性試験も狭義の安全性試験も、最初は食品添加物の安全性を確保するために生まれ、その後、医薬品や化粧品分野に拡大されていった。狭義の安全性試験（毒性試験）のガイドラインは FDA が中心になって動き出し、その後に食品添加物に関する WHO のテクニカルレポートや OECD（Organisation for Economic Co-operation and Development：経済協力開発機構）の毒性試験法ガイドラインに拡大されていった（**本章 1-2 項及び 2 項**参照）。広義の安全性試験という考え方は、まず食品添加物に関する WHO のテクニカルレポートで示され（**本章 3 項**参照）、それが日本の業界団体の自主規制ガイドラインに反映された（**本章 5-1 項**参照）。次に厚生省の通知により、俗に言う「イロハニホヘト」の非臨床試験部分として発出された（**本章 5-2 項**参照）。また、食品添加物であるところの赤色 2 号の毒性試験で発生した不祥事事件（**本章 4 項**参照）が FDA GLP の創出に影響を及ぼした（**第 1 章**参照）。

2020 年（平成 32 年）に日本は、2 回目の東京オリンピックを開催することになる。1 回目の東京オリンピックは 1964 年（昭和 39 年）に開催された。ちょうどその頃にスモン病薬害事件が発生し、社会的問題となった。この薬害事件を契機として、1979 年（昭和 54 年）に薬事法が改正され、医薬品 GLP の制定に向けた動きが加速された（**本章 6 項**参照）。

本章では、FDA GLP が創設される以前に時代を戻し、これらの動きについて説明するが、この時代には FDA、WHO、OECD のそれぞれが化学物質の安全性に関して動いており、それらが日本に影響を与えているので話が複雑になる。表 2 に年表を示すので、参考にされたい。

1-2 ｜ 狭義の安全性試験

狭義の意味での安全性試験とは、動物を用いた毒性試験を意味する。毒性試験法ガイドライン（TG）と GLP は車の両輪に例えられることがある。TG に従った毒性試験の信頼性を確保するために GLP が生まれた。学術研究であれば TG は必要ない。研究者個人が最適だと考える実験方法を採

表2 第2次世界大戦終結から厚生省GLPが発出されるまでの間の年表

西暦(年)	FDAの動き	WHOの動き	OECDの動き	日本の動き
1945	第2次世界大戦終結			
1946		61ヵ国が設立署名		
1947				食品衛生法が制定
1948		WHOの効力が発揮		
1949	ブラック・ブックを発出			
1951		日本が参加		
1954		食品添加物専門委員会が発足		
1955	ブラック・ブックを改訂し、医薬品にも適用			
1957		TRS No.129を発出		
1958	食品添加物改正法	TRS No.144を発出		
1959	グレー・ブックを発出	農薬使用に関する専門委員会を発足		食品添加物等の規格基準を発出
1960		国際癌学会開催		現行薬事法が制定
1961	サリドマイド事件が勃発	TRS No.220（がん原性試験）を発出	OEECがOECDに改組	薬事法施行規則が制定
1962	・キーフォーバー・ハリス改正法が可決 ・がん原性試験TGの作成開始			医薬品製造指針
1963				胎児毒性試験TG（暫定）を公表
1964			日本が加盟	
1965				・胎児毒性試験TGを公表 ・業界団体が安全評価に関する自主ガイドラインを公表
1966	Seg 1～3からなる胎児毒性試験TGを公表			
1967				薬発第645号及び747号通知を発出
1971	Ames試験が論文発表			
1975			TGの作成開始	
1976	・NCIはがん原性試験TGを作成 ・FDAはGLP案を公表			厚生省GLPの作成検討を開始
1978	FDAはGLP（最終）を公表			
1979			GLPの作成開始	薬事法改正
1981			OECD GLPを発表	
1982	レッド・ブックを発出			厚生省GLP基準を発出
1983				医薬品GLP施行
1984		赤色2号を最終評価		毒性試験ガイドラインを公表

用し、試験を実施することが可能である。研究者個人には、毒性変化が認められるような実験方法を採用することも可能になるし、逆に毒性変化が認められないような実験方法を採用することも可能になる。すなわち、試験設計の適切性は、研究者個人の良心とその結果を投稿した際のレフリーの判断に委ねられることになる。TG が存在した場合、試験設計に関する自由度は低下するが、多くの実験結果を同じ土俵で集計解析し、1 つの結論を導き出すことが可能になる。このような考え方から FDA は、GLP が創成される（**第 1 章**参照）よりも以前から TG の作成を開始した。その分野は、食品添加物である。以降、時代を約 300 年前に戻し、毒性試験の歴史的経緯について述べていくこととする。

1-2-1　一般毒性試験

　毒性試験の歴史を語るときに多くの研究者は、中世の医師であり錬金術師でもあるパラケルスス（Paracelsus：1493 年—1541 年）の名前を最初に挙げている。パラケルススは、「物質にはすべて毒性がある：毒性のないものはない。量が毒か薬かを区別する」と述べている。つまり、パラケルススは「用量依存性」を述べたことになる。パラケルススの考え方に相対する考え方として、ホメオパシーの存在を紹介する研究者がいる。ホメオパシーは、ドイツの医師であるザームエル・クリスティアン・フリードリヒ・ハーネマン（Samuel Christian Friedrich Hahnemann：1755 年—1843 年）によって創始されたと言われている。ホメオパシーに用いる物質（薬剤）を「レメディー」と呼ぶ。ホメオパシーの考え方では、「レメディー（薬剤）の量は少なければ少ないほど良く効く」とされている。ナチスドイツ下でホメオパシーは優遇され、1900 年代後半まで正当な医療行為として保険が適用されていた国もあった。いずれにしても、多くの医薬品が生まれた 1800 年代後半から 1900 年代初頭にかけて、パラケルススの考え方とホメオパシーの考え方の 2 つが存在していたことになる。

　1800 年代後半から 1900 年代前半において、合成染料、合成医薬品など多くの分野において様々な化学物質が生まれていった。筆者はこの年代を「化学物質のカンブリア期」と呼んでいる。この年代において、1910 年（明

治43年)の秦佐八郎によるサルバルサンの動物試験(第6章1-2項参照)以外は、動物試験が実施されたという記録は見出せなかった。また、秦佐八郎による動物試験も薬効薬理試験(感染実験)であり、毒性試験ではなかった。ある有望化合物が見出された場合、まず動物に投与して急性中毒症状を観察したかもしれない。しかし、その化合物を見出した本人が服薬して安全性を確認するという行為が主流であったものと推測される。ホメオパシーの考え方に従えば、服薬量が少なければ少ないほど良く効くことになり、「動物に投与して急性中毒症状を観察する」との行為でさえ実施されていなかったのかもしれない。また、例え動物に被験物質を単回もしくは反復投与して一般症状(生死も含む)を観察したにしても、このようなものを「毒性試験」として位置づけて良いものかとの疑問も生まれる。

現在に通じるような毒性試験法の始めとして、1920年のトレバン(J.W. Trevan)による50%致死用量(LD_{50})の提唱を挙げている研究者がいる。この考え方の後にFDAの研究者が動き出し、眼粘膜や皮膚に対する刺激性を検定する方法として「ドレーズ法」が編み出されたからである。

1930年代の米国では、エリキシール・スルファニルアミド薬害事件(第1章2-1項参照)が発生した。しかし、この前後において本事件に対応した動物試験が実施されたという報告は見つけられなかった。また、『メルクマニュアル』では、スルファニルアミド系薬剤(スルフィソキサゾール及びスルファメチゾール)の情報を公開しているが、毒性試験の結果は示していない。つまり、1930年代において、現在に通じるような一般毒性試験というものは存在しなかったものと推測される。

現在では医薬品等の承認申請を行うためには数多くの種類の毒性試験の実施が求められているが、この中で最も長い歴史を刻んできた試験はがん原性試験である。『東大病院だより』(No.60、平成20年1月31日)には、「山極勝三郎(教授;1895-1923)は人工的発がん実験に初めて成功した研究者として世界的に知られている。産業革命のイギリス、ロンドンの煙突掃除人に陰嚢がんが発生することが、既に1775年に記載されていた。1910年頃より、山極はウサギの耳にコールタールを塗布する実験を開始し、市川厚一研究員とともに'塗擦'を3ヵ月以上続けることによって、

1915年、ついに癌を発生させることに成功した。」と記載されている。山極らの報告内容は直ちに追試され、多くの化学物質が塗布もしくはそれ以外のルートで投与され、発がん性の有無がチェックされた。その過程において毒性病理学は進歩したが、多くの学術研究者が実施していた試験方法がTGに反映されるには、まだまだ多くの時間がかかった。

　食品添加物の安全性が懸念される中で、1949年にFDAは初めて「産業に対するガイダンス（Guidance for Industry）」を公表した。このガイダンスの表題は、「食品中の化学物質の毒性評価の手順」である。その後、このガイダンスはブラック・ブックと呼ばれるようになった。ブラック・ブックには、「2種の動物を用い、アルビノラットの場合には生涯（約2年間）被験物質を投与し、非げっ歯類（イヌもしくはサル）の場合には最低1年間投与せよ」と記載されていた。つまり、このガイダンスで述べるところのげっ歯類慢性毒性試験とは、現在で言えばがん原性試験に相当する。毒性評価パラメターとしては、3ヵ月間隔での血液生化学及び血液学検査の実施、剖検における臓器重量の測定と組織病理検査の実施を指定していた。また、組織病理検査を行う臓器としては、肺、心臓、脾臓、膵臓、胆嚢、リンパ節、胃、小腸、結腸、腎臓、副腎、膀胱、精嚢もしくは卵巣、精巣もしくは子宮、甲状腺、副甲状腺、顎下腺、脳の4部位、脳下垂体、骨、骨髄、随意筋を挙げていた。毒性評価パラメターとしては、現在の一般毒性試験に類似する内容である。いずれにしても、1949年に発出されたこのガイダンスにより、現在に通じるような一般毒性試験法及びがん原性試験法の基礎が打ち出されたわけである。

　1955年にFDAは、医薬品の承認申請に使用するためにブラック・ブックを改訂した。これにより急性毒性試験、亜急性毒性試験、慢性毒性試験の区分が生まれた。ただし、慢性毒性試験における投与期間はブラック・ブックと同じであり、げっ歯類については2年間の投与が求められた。この時点でがん原性試験というものはまだ確立されておらず、慢性毒性試験で代替させようと考えたためである。がん原性試験を独立させなかった理由としては、自然発生腫瘍の遺伝的傾向、餌の組成、被験物質の媒体等の数多くの問題があった。また、試験で腫瘍が認められた場合の人への予測

性も問題になっていた。この問題に取り組んだ研究者は、「動物で腫瘍形成が認められた場合には、たぶん (may be) 人でも腫瘍形成を起こす可能性がある。ただしこのことは証明されていない。」と述べた。ブラック・ブックにより民間側は慢性毒性試験（げっ歯類がん原性試験）を実施しなければならなくなったわけであるが、実施する意義がまだ不明瞭であった。

1954 年に WHO は、安全性確保のための方策を討議するための食品添加物専門委員会を設置した。1957 年になって WHO と国際連合食糧農業機関 (FAO：Food and Agriculture Organization) の共同専門家委員会 (JECFA：Joint Expert Committee on Food Additives) は、「食品添加物の使用を管理するための基本原則」という表題のテクニカルレポート (TRS No.129) を発出した。米国では、1958 年に食品添加物改正法が議会を通過し、動物もしくは人でがんを引き起こす食品添加物の使用を禁止すると決められた。しかし、この改正法の適用範囲は食品添加物のみに限られており、医薬品にも安全性の確保が求められるようになったのは、1962 年のキーフォーバー・ハリス改正法（**第 1 章 2-2 項**参照）からである。

1959 年に FDA の毒性部門及び薬理部門の科学者たちは、俗にグレー・ブックと言われる書物を発出した。この書物のタイトルは『食品、医薬品及び化粧品中の化学物質の安全性評価』である。このグレー・ブックで重要なのは、①従来あった食品添加物の安全性評価という考え方が医薬品や化粧品にまで拡大されたことと、②この本の中の慢性毒性試験の項に催奇形性（発生毒性）試験のことが述べられていたことである。特に後者に関しては、親子 3 世代にわたる慢性毒性試験の中で被験物質による発生毒性やがん原性を評価するよう求めた。FDA はさらに、「化学物質がパンやミルクなどの重要な部分成分になったり、あるいは広く国民の栄養に関与する場合には催奇形性試験を実施すべきである。また、分娩遅延を起こし、その生殖に影響を与える抗酸化剤であるジフェニルフェニレンジアミンや産卵鶏でカルシウム代謝に影響を与えるテトラメチルチウラムジスルフィドなどの安全性検討には特に意味がある。」と述べた。FDA は、「国民の主食（パンやミルク）などに化学物質が残留する可能性がある場合、多世代生殖発生毒性試験を実施せよ」と述べたものと推測される。このことによ

り、人工色素等の食品添加物に関しては、3世代慢性毒性試験を実施して催奇性（発生毒性）や発がん性を確認しなければならなくなった。実際、赤色2号問題（**本章4項**参照）でも3世代慢性毒性（発生毒性）試験は実施されており、最近では低用量ビスフェノールAの内分泌攪乱作用疑惑に対して3世代慢性毒性（発生毒性）試験が実施されている。げっ歯類のライフサイクルは2年程度である。親子3世代の慢性毒性試験を実施するためには、単純計算でも1つの試験を実施するためには6年間を費やすことになる。そのため、非常に複雑かつ大規模な試験が求められることになるとともに、巨額の費用が必要になる。新規医薬品の承認申請に対して3世代慢性毒性（発生毒性）試験を実施することは、実質的な行為であるとは言えない。しかし、当時はこれに代わる試験法TG（生殖発生毒性試験、がん原性試験）は存在しなかった。

　第1章で述べたとおり、1961年11月にハンブルグ大学のW・レンツ博士がサリドマイドと四肢奇形（アザラシ肢症）の因果関係に関する研究報告を行った。欧州ではこのレンツ発言が新聞に大きく取り上げられ、直ちにサリドマイドの発売中止と回収へと動いた。それと同時に、このようなことを防ぐためのTGの作成が求められた。

　千葉大学の佐藤哲男名誉教授は日本毒性学会のホームページの中で「トキシコロジーが学問として認知されたのは1960年代初頭で、その頃のトキシコロジー研究者は、薬理学、病理学、生化学などの研究者が集まったいわばヘテロ集団でした。」と述べている。1960年代は、食品添加物の安全性に関する考え方が医薬品にも拡大されるとともに、3世代慢性毒性試験（発生毒性試験）からがん原性試験や発生毒性試験とを切り離し、それぞれに対して短期間で間違いのない詳細な結果が得られるよう試験方法の改良が開始された年代でもあった。また、日本では、サリドマイド事件を契機として学会及び業界内においても安全性に関する研究がより活発に行われるようになった時代でもある（**本章5項**参照）。

　1960年（昭和35年）には東京において国際癌会議が開催され、「長期間にわたる動物実験によって、添加物の慢性毒性の研究を早急に行うべきである」と勧告した。1961年になるとFAO委員会とWHOの「残留農薬専

門委員会」の合同会議が開催され、JECFA は「食品添加物の発がん性の評価」という表題のテクニカルレポート（TRS No. 220）を発出した（**本章 3-2 項**参照）。その後、各国は協力して、次々と食品添加物の発がん性の評価を行っていくことになる。この中に、赤色 2 号（**本章 4 項**参照）があった。

米国ではキーフォーバー・ハリス改正法（1962 年）の下で、米国国立がん研究所（NCI）が 1962 年からがん原性スクリーニングプログラムの作成を開始した。NCI は国家の資金提供を受けて活動していたが、がん原性試験の規模、期間及びその実施経費は時とともに非常に大きくなっていった。1961 年段階では 10,000 ドルから 15,000 ドルと見積もられていた経費が、1972 年段階では 75,000 ドルに膨らんでしまった。がん原性試験の TG を設定するうえで話を難しくしていた背景には、経口避妊薬のがん原性試験がある。それまで FDA は、慢性毒性試験としてマウスでは 18 ヵ月投与、ラットでは 2 年投与、非げっ歯類（ビーグル犬）では 12 ヵ月投与を主張していた。しかし、1973 年にはげっ歯類慢性毒性試験の投与期間を 12 ヵ月でも良いとした。このことにより、げっ歯類慢性毒性試験とがん原性試験とが切り離されることになった。

FDA が GLP 案を公表した 1976 年になって NCI は、最初の標準化がん原性試験プログラムを発表した。この標準化がん原性試験プログラムは 1981 年に OECD により出版され、次いで 1982 年のレッド・ブックに反映されていくことになる。1982 年のレッド・ブックにより、毒性試験法 TG のラインアップが完成したようである。

ここで国立衛生試験所（現在の国立医薬品食品衛生研究所）を中心とした当時の動きについて述べる。国立衛生試験所の前身は、厚生省東京衛生試験所との名称であった。1947 年（昭和 22 年）の当該施設には、合成化学部、分析試験部、生物化学部、細菌部、生薬部、調査部、植物部及び庶務部が置かれていた。これらの部が、戦後の混乱期における食品問題や医薬品問題等に対応していた。1949 年（昭和 24 年）5 月に厚生省設置法が制定され、厚生省東京衛生試験所は、国立衛生試験所と改称された。国立衛生試験所の中にいつ薬理部が設立されたのかは不明であるが、当時の薬理部は発熱性物質試験等の動物試験を手がけていたようである（巻末の添付

資料参照)。1959 年に FDA は、グレー・ブックを公表した。この書物により、食品添加物における毒性試験の考え方が、医薬品にも適用されるようになった。FDA は毒性試験のプロパガンダに務めた。このような動きの中で、同年 (1959 年) には学術雑誌である Journal of Pharmacology and Toxicology が発行された。この雑誌が発行されると、「薬理学の中の一分野として毒性学が存在していて良いのか」とか、「薬理学と毒性学とは異なるのではないか」とかの議論がなされるようになった。そして 1961 年に Society of Toxicology (米国毒性学会) が設立された。薬理学から毒性学が分離独立しようとしている時代であった。

1963 年 (昭和 38 年) にサリドマイド事件を受けて日本では、「医薬品の胎児に及ぼす影響に関する動物試験法」が発出された。このガイドラインは暫定ガイドラインであった。翌年の 1964 年 (昭和 39 年) に、国立衛生試験所の中に毒性部が設立され、サリドマイドのウサギでの催奇形性試験が開始された。そしてこの成果によりこのガイドラインは 1965 年 (昭和 40 年) 5 月に改訂された。アカデミアの世界でも動きがあった。毒性部が設立された年 (1964 年) に昭和大学薬学部が創立し、毒物学研究室 (初代教授: 黒岩幸夫氏) が発足した。この研究室は、毒物学というものを研究対象にする日本で唯一の研究室であった。しかし日本において毒性学に関する学術学会が発足するまでには時間がかかった。1967 年 (昭和 42 年) に薬発第 645 号通知 (**本章 5-2-1 項**) が発出され、医薬品の承認申請基準が明確化された。承認申請に際して実施すべき毒性試験も明らかにされた。1973 年 (昭和 48 年) には、現在の日本トキシコロジー学会の前身となる日本毒性研究会が発足した。国立衛生試験所の毒性部の諸先生方は、学会の設立に関しても傾注されたものと推測される。

1976 年に FDA は、FDA GLP 案を公表した。当時の国立衛生試験所では、安全性生物試験研究センターの設立準備中であった。FDA GLP 案を読んだ大森義仁氏 (薬理部長) は、安全性生物試験研究センターの動物飼育施設の設計にそれを反映させた (『ファルマシア』Vol.20, 423 (1984))。1978 年に FDA は、GLP (最終) を公表した。同年 (1978 年、昭和 53 年) には国立衛生試験所の毒性部、薬理部、病理部、変異遺伝部から成る安全性

生物試験研究センターが設置され、近代的な動物実験施設とともに、わが国における安全性試験研究の中心的役割を果たす責務が課せられることとなった。初代センター長は、それまで毒性部長であった池田良雄氏であり、2代目センター長は大森義仁氏（元薬理部長）であった。1981年（昭和56年）には日本毒性研究会が日本毒科学会になり、民間の毒性研究者に門戸を広げた。また大森義仁氏は、日本へのGLPの導入に努めた（**第3章3-1項**参照）。1982年（昭和57年）には医薬品GLP基準が通知され、1983年（昭和58年）から施行された。医薬品GLP基準の解説書も出版された。この解説書の執筆者の中には、安全性生物試験研究センターの薬理部や毒性部の諸先生方の名前が見受けられる。1984年（昭和59年）頃より厚生省は、GLP査察を開始した。これにも安全性生物試験研究センターの毒性部の諸先生方が関与した。そして1987年（昭和62年）には、安全性生物試験研究センターの3代目センター長として、戸部満寿夫氏（元毒性部長）が就任した。降矢強氏（元国立衛生試験所）は、国立衛生試験所の毒性部に関する資料を我々に提供してくれた。当時の毒性部の諸先生方が実施した研究内容等を顧みることにより、当時の社会問題も見えてくる。毒性部の諸先生方の功績については、巻末の添付資料を参照されたい。

1-2-2 生殖発生毒性試験

1960年頃までには、被験物質の催奇性を動物において判断するための被験物質の投与時期、投与経路、用量及び暴露期間が重要であることがわかっていた。そして、ある種の化合物では、動物試験において奇形を発生させることがわかっていた。しかし、現在にまで通じるような催奇形性試験の方法が現れたのはサリドマイド事件によるとされている。1961年に動物を用いたサリドマイドの催奇形性に関する論文が公表された。この論文は、現在に通じるような催奇形性試験方法の基礎となるようなものであり、サリドマイドの催奇形性試験において、マウスとウサギの2種が用いられていた（**第1章1-1項**参照）。そこで現在では、げっ歯類及び非げっ歯類の2種の動物を試験に用いるようガイドラインで決められている。

サリドマイド事件を受けて米国では、1962年にキーフォーバー・ハリ

第 2 章──食品添加物問題からスモン事件

ス改正法が公布された(**第 1 章 2-2 項**参照)。当時の日本の動きについて、『国立衛生試験所百年史』(1975 年)には次のように記載されている。「厚生省は 1962 年 5 月にサリドマイド系催眠薬の販売停止を通達した。そして翌 1963 年 3 月に、中央薬事審議会の中に安全対策特別部会を設置した。同部会は動物実験によって胎児への影響を試験する方法、その試験を行うべき医薬品の範囲等について審議し、1963 年(昭和 38 年)4 月に『医薬品の胎児に及ぼす影響に関する動物試験法の暫定基準』を作った。そして今後は新医薬品の製造承認を申請する場合に、この動物実験法を基準として行った試験成績を提出しなければならないこととした。」と。さらに同書は、「サリドマイド事件は予想しなかった悲劇的薬禍であった。これまでややもすればみすごされ勝ちであった医薬品の副作用、特に予期せざる副作用が保健衛生上の重要な問題として取上げられ、医薬品の安全性を確保するための対策が、真剣に考えられる気運が生じてきた。」と伝えている。

1963 年(昭和 38 年)4 月に厚生省が発出した「医薬品の胎児に及ぼす影響に関する動物試験法の基準」は、日本における最初の毒性試験法ガイドラインとして引用されることがある。しかし、『国立衛生試験所百年史』によると、このガイドラインは「暫定基準」であったようである。このガイドラインが発出された後の動きについて、同書は次のように述べている。「暫定基準を発出したものの、医薬品と胎児の催奇形性の関連については、学問的背景が浅く、当時は制定に急を要した事情もあったので、動物実験法については、なお精密な研究を行う必要があった。そのためウサギ胎児催奇形性実験基準に関する特別研究班が組織され、当所もこれに参加し研究を行った。」と。また、「実験動物はマウス、ラット、ウサギの初妊母動物が使用された。国立衛生試験所の薬理部(後に毒性部)は、ウサギについての研究を担当したが、従来の動物試験法とは比較にならないほどデリケートな飼育環境と技術的諸条件が必要で、そのためよく飼育管理された動物を使用し、妊娠動物の充分な供給態勢を整えることが先決問題であった。そして本実験を行うために、新たに金属製繁殖ケージ(産室個別自在取付)を考案し使用した。そして実験の結果、サリドマイドがウサギで顕著な催奇形性を示すことを確認し、ウサギによる催奇形性試験実施

の基礎が確立された。このようにして実施された研究結果はまとめられ、医薬品の胎児に及ぼす影響に関する動物試験法は1965年5月に改訂された。」とも伝えている。まだまだ日本では、動物試験に関するインフラが整備されていない状況であった。

米国では、それまで3世代慢性毒性試験の中で化学物質の発生毒性（developmental toxicity）を観察していた。サリドマイド事件を受けて1963年にFDAは医薬品に関して催奇形性試験の実施を要求し、カナダがこれに追従した。1966年にFDAは3世代慢性毒性試験法を大幅に改定し、3つのセグメント（Seg 1、Seg 2、Seg 3）からなる生殖・発生毒性試験を制定した。

このような新たな毒性試験法ガイドラインの制定に向けた動きと並行するように、従来から存在する食品添加物の毒性に関する再検討も1960年代に入って本格的に実施されていった。このときの状況を『国立衛生試験所百年史』では、次のように述べている。「添加物の毒性再検討も大きな業務で、毒性部でマウスに投与して、肝腫瘍を認めた赤色101号は、アメリカFDAが肝腫瘍を認めた赤色1号とともに、1965年使用が禁止された。この赤色101号の毒性研究が端緒となって、後に紫1号やズルチン等の食品添加物が安全性に疑問をもたれ、使用が禁止された。」と。

1-2-3　遺伝毒性試験

以上で述べてきた毒性試験法と比較して、遺伝毒性試験法の歴史は新しい。前述（**1-2-1項**）したように、山極らによる1915年（大正4年）のコールタール塗布発がん性試験以降、様々な化学物質の発がん性試験について学術試験が実施されていた。そして、ある種の発がん物質は、遺伝子の突然変異を引き起こすことが知られていた。1950年代から1960年代にかけて、大腸菌やサルモネラ菌を用いて様々な化学物質の遺伝子突然変異誘発能に関する検討が加えられた。

1971年に肝ミクロゾームを用いた代謝活性化法が見出され、ジメチルニトロソアミンがサルモネラ菌に対して突然変異を引き起こすことが発表された。国際科学技術財団のホームページには、「エームス博士は長年のサルモネラ菌を用いたヒスチジン合成系の研究を基に、1971年サルモネ

第 2 章――食品添加物問題からスモン事件

============ COLUMN ============

多くの薬害事件

　第1章ではサリドマイド事件（1958年―1962年）の詳細を、第2章ではスモン（キノホルム）事件（1953年―1970年）の詳細を述べている。しかし、この時代には、これらの薬害事件以外にも多くの薬害事件が起きていた。第2次世界大戦後の薬害事件第1号として、ジフテリア予防接種禍事件（1948年―1949年）が知られている。この事件は、製造企業がワクチンの無毒化に失敗するとともに、国家検定の試験品の抜き取りに誤りがあったため発生したと言われている。

　抗生物質の誕生により、不治の病が治る病になった。しかし、ペニシリン・ショック、アミノグリコシド系抗生物質（ストレプトマイシン、カナマイシン、ゲンタマイシン等）による第8脳神経障害（難聴等）やクロラムフェニコールによる再生不良性貧血が問題になった。これらの抗生剤による副作用は、日本だけではなく全世界的に起きていた。できるだけ早く副作用を発見し、薬剤の投与を中止していれば、不可逆的な変化にまでは至らなかった。さらに抗生物質等の注射により、被害者は1万人にも上ると言われる大腿四頭筋拘縮症（1979年頃）が起きた。抗生物質の溶解性と安定性を高めるために注射液のpHを強酸性とし、痛みを抑えるために局麻剤を混入していたことが原因の1つとして考えられている。注射剤に求められる毒性試験などない時代であった。

　これらの薬害事件と時を同じくして、クロロキン網膜症事件（1959年―1975年）が起きた。クロロキンは当初、抗マラリア薬として米国で開発され、その後に自己免疫疾患、腎疾患及びてんかんへと適用追加がなされた。クロロキンは局方収載薬剤であった。1966年段階で8例の網膜症発症者が生まれた。1967年（昭和42年）に厚生省はクロロキン製剤を劇薬指定、要指示医薬品指定するとともに、1969年（昭和44年）には添付文書の改訂を行わせた。そして1972年（昭和47年）から再評価が開始され、再評価結果は1976年（昭和51年）に報告された。自己免疫疾患の適用に対しては「有用」とされたが、腎疾患に対しては「副作用が有効性を上回る」とされ、てんかんに関しては、「有効と判定する根拠がない」とされた。さしたる臨床試験の証拠がないのに薬剤の適用症が認可されている時代のことであった。

　スモン（キノホルム）事件と同様、日本特有の薬害が発生した。当時の医師は、

風邪に対して解熱剤等の注射を行うのが一般的であった。即効性があり、すぐに熱が下がった。製薬企業は、注射のイメージを大衆感冒薬に持ちこんだ。患者は薬局に行き、ハート型のヤスリで注射剤アンプルに似せた容器をカットし、ストローで液剤（風邪薬）を飲んだ。このようなアンプル入り風邪薬は爆発的なヒットとなり、当時の薬局や製薬会社の大きな収益源になった。1965年（昭和40年）3月4日までの累積死亡数は50人に達した。この副作用の大部分はアミノピリン、スルピリンに対するピリン・ショックが原因とされている。中央薬事審議会は「水溶性のアンプル剤は錠剤、粉末に比べて吸収速度が極めて早いため、血中濃度が急速に高値に達し、毒性の発現が強く出たのであろう」とコメントを述べた。まだADME（吸収・分布・代謝・排泄）試験というものが存在しない時代であった。

　以上で述べたような様々な薬害事件が起きている中で1967年（昭和42年）に、薬発第645号通知と薬発第747号通知が発出されて、承認申請基準が明確化された（**本章5-2項**参照）。同年3月のモニター病院制度を皮切りに副作用報告制度が確立されていくとともに、再評価・再審査制度が生まれていくことになる（**第4章10-3項**参照）。

ラ菌を用いた試験管内での効率的な変異原物質の検出法を作製した。」と記載されている。エームス（Bruce N. Ames）による1971年の発表では、代謝活性化法は実施されていなかった。1972年に、エームスは代謝活性化法を自らの試験方法に取り入れて、既知の発がん物質はDNAに反応性を有した代謝物を作ることを報告した。それまでの方法（直接法）では、多くの発がん性がある化学物質はin vitro試験で陰性反応を示したが、代謝活性化法を取り入れることにより、in vitroの反応（Ames試験）とin vivoの発がん性試験の結果が結びつくことになった。

Reference
- Parasuraman S：Toxicological screening. *J Pharmacol Pharmacother* 2011 Apr；2（2）：74-79.
- Jacobs AC, Hatfield KP：History of chronic toxicity and animal carcinogenicity studies for pharmaceuticals. *Vet Pathol* 2013 Mar；50（2）：324-33.（Epub June 13, 2012）
- FDA HP（日本語版）：FDAの歴史における食品安全に関する重要な出来事の概略

http://www.fda.gov/Food/GuidanceRegulation/FSMA/ucm243815.htm
- Diener R：Design of carcinogenicity studies：a backward glance. *Toxicol Pathol* 1983；11（1）：37-40.
- Mortelmans K, Zeiger E：The Ames Salmonella/microsome mutagenicity assay. *Mutat Res* 2000 Nov 20；455（1-2）：29-60.
- 公益財団法人国際科学技術財団 HP（http://www.japanprize.jp/）
- 『国立衛生試験所百年史』、国立衛生試験所創立百周年記念事業東衛会実行委員会（1975）

2 米国を中心とした規制の動き

　第1章ではFDA GLPの創設経緯を述べた。本章第1項では、標準的毒性試験法、すなわち毒性試験法ガイドラインの歴史について述べた。これらは車の両輪として医薬品等の規制に応用される。本項では、1800年代後期からの米国の規制の経緯について記載する。

2-1 | 1800年代後期

　エイブラハム・リンカーン大統領（1809年―1865年）は、米国農務省の中に化学物質に対応するための新たな部署を作るよう化学者のチャールス・ウエザリル（Charles M. Wetherill）を指名した。そして1878年に「農務省化学局」が発足した。この農務省化学局がFDAの前身である。ここで、リンカーン大統領はどのような化学物質を怖れて新たな部署を作るよう命じたのかとの疑問が起きる。

　合成染料は1856年にすでに生まれており、衣類の染色目的以外にも食物（食品）に添加されていた。これに対応するために明治政府は、1878年（明治11年）4月に「内務省達乙第35号」を発出して色素添加物の規制を行った（**第3章2-4項**参照）。内務省達乙第35号が発出された背景として、日本において色素添加物による中毒が多発しており、死亡者も出ていたことが挙げられる。なお、日本の動きと米国の動きは同時に起きているが、

それぞれ別々の独立した動きであろう。なぜなら、第2次世界大戦に敗戦するまでの日本は、ドイツ型医療を目指していたからである。つまり、米国でも日本でも色素添加物による中毒が多発しており、これに対応するために米国では農務省化学局が新設されたものと推測される。なお、この時点において合成医薬品は世の中にまだ存在していなかった。1859年（安政6年）に解熱鎮痛薬を目指してサリチル酸が合成されたものの、人が飲めるような代物ではなかった（第6章1-2項参照）。しかしサリチル酸は、防腐剤として飲食物に添加されるようになった。

1880年代になり、米国の化学者や消費者は未試験の化学物質が食品防腐剤に使用されていることに対する懸念を増大させていった。サリチル酸をはじめとして多くの化学物質が品質未定のままに食品に添加されていたようである。現在の日本の農林水産省のホームページには、「消費・安全局では、農場から食卓までの安全管理の徹底を通じた食品の安全性の向上や食品表示の適正化による消費者への的確な情報の伝達・提供等に取り組んでいます。」と記載されている。おそらく米国農務省化学局（後のFDA）は、このような目的を持って設立されたのであろう。

2-2 | 1900年代初頭

1900年代になって、食品への有毒な防腐剤・染料の使用が報道機関で報じられ、アプトン・シンクレア（Upton Sinclair）の小説『ジャングル（原題：The Jungle）』（1906年）に取り上げられた。医薬品としては、アスピリン、アミノピリン、テオブロミン、アンフェタミン、キノホルム、サルバルサン等が生まれてきた（第6章1-2項参照）。スモン病の原因になったキノホルムがすでにこの時代に生まれていたことに注意を要する。贋薬や粗悪品に対応するため、日本ではすでに1874年（明治7年）に司薬場（現在の国立医薬品食品衛生研究所）が設立され、輸入薬の分析を開始していた。このような食品添加物や医薬品の問題（有毒、贋薬、粗悪品等）を背景に、米国では1906年に連邦食品・医薬品法（Pure Food and Drug Act）が議会を通過した（第1章2-1項参照）。しかし、この法律では不純

物混入の食品、飲料及び医薬品の州際通商を禁止することと、これらの不正表示（ラベル）を禁止することしかできなかった。

1927年に農務省化学局が改称され、1930年には農務省食品医薬品局（FDA）が設立された。すなわち、「医薬品の規制」というものが農務省化学局に付加されたことになる。1900年代初頭になると、医薬品の適用対象が急速に広がるとともに、医薬品の種類も急速に増えていったことがその理由として挙げられる。

1930年代になってエリキシール・スルファニルアミド薬害事件が発生した（第1章2-1項参照）。この薬剤の主薬効成分はスルファニルアミドである。1933年にドイツのバイエル社は「プロントジル」を見出した（第6章1-2項参照）。その直後にフランスのパスツール研究所は、プロントジルの主薬効物質はスルファニルアミドであることを発見した。スルファニルアミドは既知の化学物質であった。つまり、欧州でスルファニルアミドが発見されるやいなや、米国ではエチレングリコールを添加したエリキシル剤の市販が開始され、薬害事件が発生していたことを意味する。なお、日本薬局方ではエリキシル剤を「甘味・芳香をもち、エタノールを含む透明な内用液剤」と定義している。すなわち、S.E.マッセンギル社は甘味を持たせるために、エタノールの代わりにエチレングリコールを添加したわけである。この事件からもわかるように、当時の米国では無審査・無承認に近い形で医薬品が販売されていたことが推測される。

2-3 | 1900年代中期

第2次世界大戦（1939年—1945年）が開戦する1年前の1938年に、連邦食品医薬品化粧品法（Original Pure Food and Drugs Act）が連邦議会で可決され、1906年法に差し替えられた（第1章2-1項参照）。この法律により、承認申請者は非臨床の毒性試験及び臨床試験を通じて承認申請を行う薬剤の安全性を証明しなければならなくなった。また、医薬品の製造者は、市販前にFDAに承認申請を行わなければならなくなった。しかし、この法律がすぐに機能したとは思えない。なぜなら、この法律が制定され

た1年後には欧州において第2次世界大戦が始まり、その3年後の1941年12月8日（日本時間）に日本軍は真珠湾を攻撃したからである。

戦時下の日本では、化学物質（医薬品も含む）は国家統制下におかれ、民間に対する規制はなくなってしまった（**第3章2-11項**参照）。米国においても似たような状況ではなかったかと推測される。第2次世界大戦下の英国ではペニシリンが生まれた。また、ドイツではサリドマイドが生まれた（**第6章1-2項**参照）。

第2次世界大戦終戦後の米国占領統治下の日本において、新たな2つの法律が制定された。食品衛生法（1947年）と農薬取締法（1948年）である。1948年（昭和23年）には新たな薬事法（法律第197号）も制定されたが、第2次世界大戦中の国家統制からの反発から、国の許認可権限は大幅に縮小されてしまった（**第6章3-1項**参照）。一方、戦勝国の米国は、規制を強化する方向で動いた。

現在、我々は様々なFDAのガイダンスやガイドラインを参考にしている。これらのガイドライン／ガイダンスには、例えば「産業界に対するガイドライン（Guideline for Industry）」と記載されている。これらはFDAの科学者たちの考え方を記載したものであり、これに従う法的根拠はない。一方で、従わない場合にはその理由と正当性を尋ねられるため、一般的に産業界はこれらのガイドライン／ガイダンスに従って試験等を実施する。FDAはこのような方法で間接的な規制を行っているわけであるが、このような方法はまず食品添加物の分野で始まった。1949年にFDAは初めて「産業に対するガイダンス（Guidance for Industry）」を発出した。このガイダンスのタイトルは、「食品中の化学物質の毒性評価の手順」であり、ブラック・ブックと呼ばれる（**本章1-2-1項**参照）。

1958年には食品添加物改正法が議会を通過し、「動物もしくは人でがんを引き起こす食品添加物の使用を禁止する」と決められた。人で発がん性を示すかどうか、因果関係を明らかにするのは困難である。発がん性を明らかにするためには、動物試験を実施するしかない。この改正法の下でFDAは安全食品認定（GRAS：Generally Recognized As Safe）された約200の物質を最初のリストとして公表した。人工色素については、1907年段

階でそれまで流通していた80種類にも及ぶタール色素の中で7種類のみを食品添加物として承認し、それ以外のものは使用を禁止していた（**第6章1-1項**参照）。承認された7つのタール色素の中の1つに赤色2号（FD&C Red No.2）が含まれていた。この時点でFDAは、動物試験を実施して7つのタール色素の安全性を確認したのではなく、従来からの使用経験によりこれらの7つの色素を承認したのである。1958年に公表したGRASリストに掲載された約200の物質も、同様の理由で許可されたものと推測される。

　サッカリンについて、当初FDAは「70年間の使用経験に基づき安全な食品添加物である」としてGRASリストに掲載したが、1969年になって「発がん性あり」との科学論文が公表され、その使用を禁止した。その後、FDAはGRASリストに掲載された全ての化学物質について最先端の科学技術を用いた見直しを開始した。その後の実験によって「問題なし」との結果が出たため、サッカリンはGRASリストに再掲載されたが、その背景には米国における糖尿病患者の増加に対する懸念があったと述べる者もいる。サッカリンは、糖尿病患者の代替甘味料として使用されていたからである。一方、人工色素の必要性については意見が分かれるところである。このような状況下で赤色2号の問題が発生した（**本章4項**参照）。また、サール社が承認申請した人工甘味料（アスパルテーム）等の申請データに問題が生じた（**第1章4-1項**参照）。FDAが施設調査を行ったところ、ひどい状況であることが判明し、これらの事件がFDA GLPの創成に向けた原因になったのである。

2-4 | 1900年代後期

　1976年にFDAはGLP案を公表し、2年後の1978年にGLP（最終版）を制定した（**第1章7項**参照）。FDAがGLP案を公表すると同時に日本の厚生省は、医薬品GLPの導入に向けて動き出した（**第3章3項**参照）。1982年（昭和57年）に医薬品GLP基準（昭和57年3月31日；薬発第313号）を発出し、翌1983年（昭和58年）から施行した。

一方、OECDは1975年から試験方法（TG：Test Guideline）の確立作業を開始していた（第7章3-3項参照）。米国メンバーがリードする中、スイスGLPをベースに1979年からOECD GLP案の実質的な検討を開始した。1981年にOECD理事会（Council）は、データの相互受理（Mutual Acceptance of Data）に関する決定を下し、その中のAnnex IIにGLP原則が記載された。これが「OECD GLP原則（1981年）」である。この理事会決定の中には、「OECD加盟国においてOECD試験法ガイドラインとOECD GLP原則に則って実施された化学物質に関する試験結果は、他のメンバー国が評価目的並びにヒト及び環境の保護に関する使用を行う場合には、そのデータを受け入れる必要がある」と記載されていた。

　OECD GLPが発出された1981年段階で、OECDは毒性試験法ガイドライン（TG）も保有していた。FDAはOECD GLPワーキンググループの重要メンバーである。しかし、FDAはOECD GLPが発出された1年後の1982年にすでに発出されていたブラック・ブック（1949年）及びグレー・ブック（1959年）を改正し、レッド・ブック（1982年）と呼ばれる新たな毒性試験法ガイドラインを発出した。FDAは、自らが管轄する化学物質（特殊化学物質）の毒性試験の評価について、OECD TGではなくレッド・ブックを参考にするよう求めたわけである。このガイドラインのタイトルは、「食品に利用される添加物及び色素添加物の安全評価のための毒性試験原則（Toxicological Principle）」である。

　同年（1982年）に日本の厚生省は、医薬品GLP基準を発出した。その2年後の1984年（昭和59年）には、「医薬品の製造（輸入）承認申請に必要な毒性試験のガイドラインについて」（昭和59年2月15日；薬審第118号）を発出した（第3章1-2項参照）。当時について、元厚生省査察官の稲荷恭三氏は、「厚生省は、化学物質は人に適用されるものや動植物に適用されるものがあり、また長期にわたって使用されるものや必要の都度使用されるものがあることから、TGはその化学物質の性質や用途によって適切なデザインが考慮されるべき、すなわち異なる点があってしかるべきと考えていた。しかし、OECDは全ての化学物質に適用されるTGとGLPの作成に動き出していたし、日本は1981年のOECD理事会決定に賛成し

ていた。国際的に調和のとれた基準に基づいてデータの相互受入を可能とする基本的なスタンスに異論はなかったが、どれを基本にすべきかは議論の余地があった。TG は、医薬品については、その後 ICH という国際的枠組みの中で調和が図られていくことになるが、個々の分野において検討されるべきものと思っていた。GLP はデータの信頼性保証体制に関する事項であり、分野によって大きな違いはないとは思っていたが、医薬品に関する GLP は OECD GLP よりも先行していた状況にあった。また、OECD GLP が適用されるべき物質は Chemicals となっていたのだが、当初 Chemicals について明確な定義はされていなかった。正確な年月が思い出せないが、OECD 理事会決定以降の早い段階であったが、私が参加した GLP に関する OECD 会合では、Chemicals に医薬品が含まれるかどうか、あるいはどのような化学物質まで含まれるのかという議論もあった。しかしながら、Chemicals の範疇について議論のフォーカスをあてるよりも、医薬品に関する FDA GLP も日本の GLP も OECD GLP に匹敵する基準であると考えていること、そしてこれらの基準に沿って作成されたデータは相互受入を可能にするというフィロソフィーについて共通認識を持つことが重要ではないかという意見を述べた記憶がある。その後の議論の経過は承知していないが、当初 Chemicals の範疇についてギリギリした議論とはならず、各国の判断に委ねられるという形になったように思う。すでに施行されていた医薬品に関する FDA GLP の存在も大きかったと思うし、また、GLP 未制定の分野もあった胎動期であった。日本においては、その後、医薬品 GLP、農薬 GLP、飼料添加物 GLP、化学物質 GLP 等々が作成される訳であるが、国により、あるいは物質の性質や用途を超えて、一言一句同じ統一的な基準というのは GLP についても難しいことのように思えた。また、データ相互受入は同等以上の基準あれば良いというだけではない。基準を担保する査察制度を含むものであって、相互認証にはなおハードルがある。」と述べている。すなわち、厚生省は 1982 年（昭和 57 年）に医薬品の GLP 基準を発出するとともに、FDA が発出したレッド・ブック（1982 年）を参考にして 1984 年に毒性試験法ガイドライン（薬審第 118 号）を発出したものと推測される。

1990年からICH (International Conference on Harmonisation of Technical Requirements for Registration of Pharmaceuticals for Human Use：日米EU医薬品規制調査国際会議) が動き出し、医薬品に関する毒性試験のガイドライン作成が開始された（**第4章1-1項**参照）。なお、2014年（平成26年）現在、厚生労働省は、食品添加物に関する「食品添加物の指定及び使用基準改正に関する指針（別添）」の中で、次の2点を述べている。

　①毒性試験データの信頼性を確保するため、これらの試験は医薬品の安全性試験の実施に関する基準等、適切なGLP (Good Laboratory Practice) に従って実施されなくてはならない。
　②各々の毒性試験については、食品添加物の安全性の適正な評価に資するよう、標準的な実施方法を第V章に示した。必ずしも第V章に定めた方法に固執するものではない。例えば、OECDガイドライン、米国FDAガイドラインに準拠した試験は、食品添加物の安全性評価にとって基本的に問題ないものと考えられる。

3 WHOを中心とした規制の動き

　狭義の意味での安全性試験、すなわち毒性試験法ガイドラインの作成は米国において食品添加物の規制から始まり、医薬品にも展開されていった。それとともにWHOに場を移して世界に広がっていった。広義の意味での安全性試験という概念は、食品添加物に対するWHOの取り組みから生まれ、それが日本の規制に反映された。本項ではWHOを中心とした動きについて記載する。

3-1 │ 米国占領統治下での日本の動き

　戦中戦後を通じて砂糖の入手難による甘味不足から、染料に用いるパラニトロオルトトルイジンの強烈な甘味に目を付けた悪徳業者が、これを甘味料

として「爆弾糖」などの名称で販売したため、ついに中毒死者を出す事件が発生した。厚生省は悪質有害甘味質の規制を強化するとともに、切実な甘味不足を補う応急施策として、1946年（昭和21年）5月11日付の省令第19号で日本薬局方収載の溶性サッカリンの使用を届出制により許可する主旨の「人工甘味質取締改正」の件を公布し、即日施行した。サッカリンは1941年（昭和16年）よりたくあん漬に限り、許容量の範囲内での添加が認められていた。1946年7月5日には、日本薬局方ズルチンも使用許可の人工甘味質に追加された。1947年（昭和22年）12月24日には食品衛生法（法律第233号）が公布された。その翌年の1948年（昭和23年）7月には、食品衛生法施行規則（厚生省令第23号）が公布された。この食品衛生法施行規則では、厚生大臣が製品検査を行うべき添加物として、溶性サッカリン、ズルチン、合成着色料中タール色素、ロダン酢酸エチルエステル及びその製剤が指定された。化学物質の分野の中でも特に食品添加物は、食品の製造加工技術が進むにつれて、合成品である防腐剤、漂白剤、着色料、保存料その他の用途のものが開発され、その種類が増える傾向にあった。これら添加物を含む食品が広く流通するにつれ、食品添加物の品質を確保することと、それらの生体への影響を解明し安全性を確認することが保健衛生上緊要の問題となった。

3-2 │ WHO加盟後の日本の動き

　1946年（昭和21年）7月22日に米国・ニューヨークで61ヵ国の代表により署名され、1948年（昭和23年）4月7日よりWHOの効力が発生した。米国占領統治下にあった日本は、サンフランシスコ講和条約に調印する直前の1951年（昭和26年）5月にWHOに加盟した。

　1957年になってWHOと国際連合食糧農業機関（FAO）の共同専門家委員会（JECFA）は、「食品添加物の使用を管理するための基本原則」という表題のテクニカルレポート（TRS No.129）を発出した。このレポートの中でJECFAは、「食品添加物にとって安全性というものは最も重要なことであるが、人類にとって安全であることを証明できるような確立された方法は存在しない。しかし動物を用いた生理学、薬理学、生物化学的方法によっ

て総合的に食品添加物の安全性を示唆するような合理的な証明をすることができるであろう。」と述べた。さらに、毒性試験法の改良の必要性についてもこのレポートで述べられている。1957 年に JECFA が作成したこのテクニカルレポートは、「勧告文」として WHO と FAO に提出された。このテクニカルレポートは、次の 2 点において重要である。すなわち、①広義の安全性試験により食品添加物の安全性を確保せよと述べた点と、②毒性試験法を改良する必要があると述べた点である。

翌 1958 年に JECFA は、「食品添加物を使用する上での安全性を意図した試験手順」という表題の新たなテクニカルレポート（TRS No.144）を発出した。このテクニカルレポートの中で JECFA は、食品添加物の化学的・物質的同定試験と動物試験について記載した。動物試験としては、急性毒性試験、短期（亜急性）毒性試験、長期（慢性）毒性試験及び生物化学試験を挙げ、それぞれの試験実施方法の概略を述べた。生物化学試験とは、現在の ADME 試験（吸収・分布・代謝・排泄試験）に相当するものである。JECFA は生物化学試験の実施の必要性は述べたものの、その具体的な実施方法については何も記載しなかった。なお、このテクニカルレポートで述べるところの長期毒性試験とは、現在におけるがん原性試験に近いものであり、「短寿命の動物を用いた場合には、予想される寿命期間にわたり被験物質を投与せよ」と記載されていた。FDA の毒性試験法ガイダンスを参考にして WHO は、テクニカルレポート（TRS No.144）を発出したようである。

このような食品添加物の安全性についての動きを追うように、食品中の残留農薬の問題が国際的に取り上げられ、1959 年に FAO は「農薬使用に関する専門委員会」を設置した。同年（1959 年）に日本では、「食品、添加物等の規格基準」（昭和 34 年 12 月 28 日；厚生省告示第 370 号）が告示された。1960 年（昭和 35 年）には東京において国際癌会議が開催され、「長期間にわたる動物実験によって、添加物の慢性毒性の研究を早急に行うべきである」と勧告した。1961 年になると FAO 委員会と WHO の「残留農薬専門委員会」の合同会議が開催され、JECFA は「食品添加物の発がん性の評価」との表題のテクニカルレポート（TRS No. 220）を発出した。その

後に各国は協力して、次々と食品添加物の発がん性の評価を行っていくことになる。

　このような食品添加物や残留農薬の安全性に関する動きとは別に、1960年（昭和35年）には薬事法（昭和35年8月10日；法律第145号）が、翌1961年（昭和36年）には薬事法施行規則（昭和36年2月1日；厚生省令第1号）が公布された。薬事法施行規則が公布された1961年（昭和36年）には、欧州においてサリドマイド薬害に関するレンツ発言がなされ、海外の製薬企業は一斉にサリドマイドの発売中止と回収に動き出すことになった（**第1章1-1項参照**）。

　1964年（昭和39年）に東京オリンピックが開催されるまでの日本は、まだまだ貧しい時代であった。1950年代初頭の日本は戦後復興期で、人々の食料を確保することがやっとの時代であった。その後、徐々に食料事情は改善されていったが、庶民は練炭火鉢で暖を取る時代でもあった。そのような時代に実験動物は、農家の副業として片手間で作られていたため、品質などは問うこともできないほど粗悪であった。1958年にはパリで第1回国際実験動物会議が開催された。この会議に参加した日本の実験動物供給業者はSPF動物（Specific Pathogen-Free Animals）の本格的な生産が米英連携で始まろうとしていることを知り、日本でもSPF動物の実現と供給を目指そうと考えた。このような時代を『国立衛生研究所百年史』では、「医薬品をはじめとする化学物質については、新しいものばかりでなく、すでに使用されている医薬品や添加物などについても、その安全性を充分確認することが要求され始めた。また一方ではこれらの研究に用いる実験動物の確保と、一定条件を備えた環境において多数の動物を飼育管理することも緊急に必要となった。」と伝えている。

Reference

- General principles governing the use of food additive, First Report. WHO Technical Report Series No.129, Geneva 1957.
- Procedure for the testing of intentional food additives to establish their safety for use, Second Report. WHO Technical Report Series No.144, Geneva 1958.
- Appraisal of the safety of chemicals in foods, drugs, and cosmetics, by the staff of the Division of

Pharmacology, Food and Drug Administration Dept. Health, Education and, Welfare.
- Evaluation of the carcinogenic hazards of food additives (Fifth report of the Joint FAO/WHO Expert Committee on Food Additives). WHO Technical Report Series, No. 220, 1961
- 公益財団法人実験動物中央研究所 HP (http://www.ciea.or.jp/)
- 『国立衛生試験所百年史』、国立衛生試験所創立百周年記念事業東衛会実行委員会 (1975)

4 赤色2号とGLP

　過去の GLP 解説書には、FDA GLP の創設経緯がごく簡単に記載されている。その中に FDA の研究所が実施した食品添加物（色素添加物）である赤色2号の毒性試験に関する不正実施事件が記載されている。そこで本項では、FDA 研究所による赤色2号の試験内容の詳細を記載するとともに、GLP の設立に対する影響を記載する。

4-1 │ FDA による試験の不正実施（1976年）

　1906年に FDA は、7つの人工色素を承認した。その中の1つに赤色2号（FD&C Red No.2）が含まれていた。赤色2号は別名「アマランス（Amaranth）」とも呼ばれる。赤色2号という名称は FDA の登録番号のため、アマランスの名前の方が一般的に使用されているようである。赤色2号は食用タール系色素であり、値段が安く無味であり、ほんの少量を使用するだけで暗赤色を呈したため、キャンディー等の食品の他に口紅等の化粧品にも多用された。なお、日本では赤色2号は食品衛生法が公布された翌年の1948年（昭和23年）に認可されている。

　赤色2号の安全性については長い間問題になっており、毒性試験の結果が出るたびに FDA は GRAS 上の位置づけを変え、その変更は10数回にも及んだ。JECFA による赤色2号の評価会議は、数度にわたって実施された。最初の評価会議は1964年4月に、次の評価会議は1972年に行われた。1972年の会合では、世界各国で実施された16報の赤色2号に関す

る毒性試験結果が供され、「投与期間が未達の試験がほとんどであるため、赤色2号の発がん性について現時点で評価するのは難しい」との判断がなされた。また、赤色2号の催奇形性についてもさらなる検討が必要とされた。さらに、同年に旧ソビエト連邦の研究者が「動物実験の結果、死産や妊娠率の低下など遺伝上悪影響がある」と報告を行った。このため、赤色2号の催奇形性に関する結論も急がれた。

1975年4月に開催されたJECFAの評価会議では、赤色2号の発がん性と催奇形性について、新規データによる評価が行われた。いくつかの試験において委員会で設定した規格とは異なる規格のアマランスが用いられていたため評価が困難であったが、規格に適合するものの場合、毒性学的根拠に基づき暫定ADIは0〜0.75mg/kg体重とすることが適正とされ、JECFAは標準的なサンプルを用いた国際的な共同研究を実施するよう要求した。

1975年時点でFDAは、すでに赤色2号の催奇形性試験と長期毒性試験（がん原性試験）を実施していたが、この試験結果は1975年4月に開催されたJECFAの評価会議には供されず、その次の1978年の評価会議に提出されることとなった。赤色2号の催奇形性試験はFDAがスポンサーになり、FDAの研究所、FDAのブランチである国立毒性研究センター（NCTR: National Center for Toxicological Research）及び米国の巨大受託試験機関であるIBT社（**第1章5-2項参照**）の3施設で実施された。赤色2号は、飲水に混ぜて1群20匹から30匹の妊娠ラットに200mg/kgとなるように与えられた。投与期間は妊娠0〜19日、6〜15日もしくは7〜9日とした。その結果、いずれの試験施設でも胎児の骨異常や内臓異常は認められなかったものの、その他の観察項目では大きな施設間差が認められた。FDAの研究所ではOsborne-Mendel系ラットを、IBT社はCharles Riverのラットを、そしてNCTRは両系のラットを用いて催奇形性試験を実施したため、試験結果は、2つの論文にまとめられて学術雑誌に投稿された。この試験では赤色2号の作用は「陰性」とされた。

次に、長期毒性試験（がん原性試験）が実施された。この試験に使用した動物であるが、WHOの報告書には、「赤色2号を処置した親動物のF2a同腹児（litter）からランダムに選出した」と記載されている。当時の催奇形

表3 赤色2号の長期毒性試験の試験設計

群	混餌濃度(%)	投与量(mg/kg)	例数
Control 群	0	0	雌雄各 50 匹
赤色 2 号投与群	0.003	1.5	雌雄各 50 匹
	0.03	15	雌雄各 50 匹
	0.3	150	雌雄各 50 匹
	3	1,500	雌雄各 50 匹

性試験法では、ラットは2度交配を行い、第2世代のF1aとF1bを得ていたようである。F1bにはさらに被験物質の投与が続けられ、また2度交配を行い第3世代のF2aとF2bを得る。催奇形性試験のみでも非常に複雑なのに、F2aの動物を長期毒性試験(がん原性試験)に使用したわけである。そして、催奇形性試験で得られた第2世代(F2a)の胎児が乳離れした後に、表3に記載する内容で赤色2号が2年半にわたり混餌投与された。

FDA GLPの序文に記載されている内容から考えて、この長期毒性試験はFDAの研究所で実施されたものと推測される。この長期毒性試験で問題が起きた。ある科学者が異動になったのである。現在でいうところの試験責任者に相当する者だと推測される。このことにより、試験のコントロールが効かなくなり、以下に示す問題が発生した。

①十分な管理が実施されず、不特定数のラットを誤ったケージに入れてしまった。
②実験途中で死亡したラットに対して速やかな剖検が実施されなかったため、途中死亡ラットに関する評価可能なデータが収集できなかった。
③途中死亡したラットが非常に多く、実験終了まで生存し正当に剖検が実施されたラット数は500匹中96匹に過ぎなかった。

赤色2号の毒性に関しては「問題あり」と「問題なし」の両方の報告が出

されていた。このような問題に対応するため、1975年10月にFDAは毒性アドバイザリーコミッティー（TAC：Toxicology Advisory Committee）を設置した。この委員会は、全ての化学物質（医薬品、添加物を含む）の毒性を評価する委員会であり、FDAのメンバーと外部委員から構成されていた。TACの第1回会合は1975年11月に開催され、上述した「問題のある試験データ」を用いて、赤色2号には発がん性のおそれはなさそうだと結論づけた。FDAの食品局の病理部門はTACメンバーの同意を得たうえで、「ラットにおいて赤色2号は副作用を発現しなかった」とシュミット長官に報告した。その後、TACは委員会のメンバーであるデビッド・W・ゲイラー（David W. Gaylor）に対して統計解析を実施するよう求めた。アーカンソー州にあるNCTRの主生物統計解析者であったゲイラーは、「問題が起きていない最高用量の3%混餌群の動物と、それ以外の群の中で問題が起きていない動物とを2群間比較すれば、赤色2号のがん原性評価は可能である」と考えて統計解析を行った結果、「赤色2号の最高用量の雌群で発がん性がある」との結論を得た。FDAはこの結果を1976年1月にシュミット長官に報告した。シュミット長官は相反する見解に対して悩んだ末に同年1月19日に赤色2号の使用を禁止することを決断し、FDAは1月28日にFD & C Red No.2（赤色2号）及び当該色素添加物を含有する全ての混合物について、発行済の認可証を取り消したのである。

　このようなFDAの研究所のぶざまな内情は新聞にて公表され、会計検査院（GAO）が動き出した。そして、FDAは議会（**第1章6項参照**）とGAOからの攻撃を受けてGLPを創設することになった。FDAが赤色2号の認可を取り消した理由もぶざまであった。シュミット長官は、①疑わしき物は使用しない、②米国は赤色2号の代替色素を保有していたとの2点により赤色2号を取り消したわけであるが、JECFAにおいては赤色2号の毒性について結論は得られていなかった。また米国においても赤色2号の毒性試験に関する正確なデータが得られていなかった。科学的根拠がないのにシュミット長官は赤色2号の取り消しを決断したことになる。FDAが赤色2号を禁止した翌日に、以上の経緯は『ニュー・サイエンティスト』誌（New Scientist, 1976年1月29日、p.234）にて公表されてしまった。さ

らに翌月の 1976 年 2 月になり、以上で述べた FDA の内情が『サイエンス』誌のニュース欄に掲載されてしまった。ニュースのタイトルは、「色素添加物：赤色 2 号を禁止するに至ったぶざまな実験」というものであった。『サイエンス』誌の中で、この問題に接したある科学者は「私の人生の中で最も不潔な経験であった」と述べている。この事件の問題点は、以下の 3 点になると思われる。

　①不適切な試験が実施されてしまったこと。
　②不適切な試験が実施されたことを知りつつ、FDA は得られたデータから結論を得ようとしたこと。
　③不適切な試験結果を統計解析し、赤色 2 号を禁止したこと。

　日本においても米国における赤色 2 号の禁止を受けて、厚生省は直ちに赤色 2 号の使用禁止措置を取った。同年（1976 年）に厚労省の食品衛生調査会は、米国のデータに関する検討を行い、『サイエンス』誌等に掲載された内容を精査した。そして、以下の理由から、「米国における当該データは発がん性を疑う根拠とはならず、食用赤色 2 号は人の健康を損なうおそれがない」と結論した。

　①試験が適切に実施されていなかったこと。
　② FDA の生物学統計学者は、高用量群と低用量群において観察された良性腫瘍及び悪性腫瘍の総数に有意な差は認められないが、高用量群の雌では低用量群雌との比較において悪性腫瘍数に有意な増加が認められると報告している。しかしながら、良性腫瘍と悪性腫瘍をどのように算定したのか不明であること及び個々のラットと各腫瘍との関係が不明であるため、統計処理についての正否を判断することができないこと。

　1978 年 4 月になり JECFA は、赤色 2 号に関する 4 回目の会議を開催した。この会議において、FDA が実施した「おそまつな実験結果」が報告された。JECFA は「この実験には技術的な不備があったために適切な評価ができなかった」とした。また、JECFA は、この化合物の構造から判断して、

経口的に摂取される場合には発がん性は有さないだろうとの見解を示した。しかしながら、赤色2号は広く使用される可能性があることから、長期投与による追加試験を要求し、以前に設定された「暫定ADI（Acceptable Daily Intake：一日摂取許容量）：0～0.75mg/kg 体重」を1982年まで延長するとした。米国が赤色2号の使用を禁止したためか、赤色2号の追加試験は欧州で実施された。

1984年にJECFAは、欧州において追加実施された長期投与による動物試験の成績を基に赤色2号（アマランス）の最終評価を行った。JECFAでは、ラットにおける子宮内暴露期間を含んだ長期混餌投与試験の結果を考察した。その試験では、用量依存性の腎盂石灰沈着症は認められたものの、発がん性は認められなかった。最も高用量である2つの群（250及び1,250mg/kg）においては盲腸肥大が見られており、これによりミネラルの吸収率が変化し、腎盂石灰沈着の生成に影響を及ぼした可能性がある。2つの動物種における長期試験が要請されていたものの、JECFAでは既存のいくつかの混餌試験の結果が入手可能であった。JECFAは、これらの全ての試験のデータ及びラットにおける長期試験から得られたデータにより、アマランスの評価を完了させることが可能であるとし、ラットにおける長期試験の無作用量である50mg/kgから、「ADI：0～0.5mg/kg 体重」を設定した。

現在、日本では菓子、清涼飲料水、冷菓などの着色料として赤色2号（アマランス）の使用を許可している。しかし、食品（カステラ、きなこ、魚肉漬物、鯨肉漬物、こんぶ類、しょう油、食肉、食肉漬物、スポンジケーキ、鮮魚介類（鯨肉を含む）、茶、のり類、マーマレード、豆類、みそ、めん類（ワンタンを含む）、野菜及びわかめ類）については使用を許可していない。欧州（EU）では赤色2号を使用可能とし、アルコール15％未満のアペリティフ・ワイン類、スピリッツ類での使用基準を設定している。しかし、米国では赤色2号は禁止されたままである。

4-2 学術研究と GLP

赤色2号禁止の内情が『サイエンス』誌で発表された2ヵ月後の1976年4月11日からFDAは、IBT社の施設査察を実施し、同年11月19日にFDA GLP案を公表した（第1章参照）。同時期にNCIは莫大な国家予算を用いて標準化がん原性試験プログラムを作成していた（**本章1-2-1項参照**）。NCIは自らの研究所で実施された試験、委託実施した試験や多くの学術論文等を使用して標準化がん原性試験プログラムを作成していたわけであるが、これらの試験の信頼性についても疑念が起こるのは当然のことである。GLPが生まれる前のことであり、当時の試験は全て学術研究の範囲を超えるものではなかった。そこで、エドワード・ケネディ上院議員は、「**正確な科学**はアメリカ国民を危険で効果のない薬から守る最も優れた手段である。一方、**不正確な科学**、ぞんざいな科学、詐欺的な科学は、アメリカ国民の健康と安全に対する重大な脅威である。」とGLPが設立される契機となった議会の公聴会で述べたわけである（**第1章6項参照**）。FDAは学術研究に対する管轄権を持っていない。そこでGLPはFDAが管轄権を保有する21 CFRに記載され、医薬品等の承認申請試験への要求事項になった。しかし、学術研究の信頼性向上に対する願いがFDA GLPには存在する。このことに関してFDAは、「FDA GLPは大学等への適用も可能な規制である」と述べている。

Reference
- Evaluation of Mercury, Lead, Cadmium and the Food Additives Amaranth, Diethylpyrocarbonate, and Octyl Gallate. WHO Food Additives Series, No. 4, Geneva, 4-12 April 1972.
- Toxicological evaluation of some food colours, thickening agents, and certain other substances. WHO Food Additives Series No. 8, Geneva, 14-23, April 1975.
- Summary of Toxicological Data of Certain Food Additives and Contaminants. WHO Food Additives Series No. 13, Rome, 3-12, April 1978.
- Collins TF, Ruggles DI, Holson JF Jr., et al.：Teratological evaluation of FD&C red no.2-a collaborative government-industry study. I. Introduction, experimental materials, and procedures. *J Toxicol Environ Health* 1976 May；1(5)：851-6.
- Collins TF, Black TN, Ruggles DI, et al.：Teratological evaluation of FD&C red no. 2.-a collabo-

rative government-industry study. II. FDA's study. *J Toxicol Environ Health* 1976 May；1（5）： 857-62.
- Color Additives：Botched Experiment Leads to Banning of Red Dye No. 2, *Science* 6 February 1976；191（4226）：450-451.
- Gordon LA, Taylor JM：Chronic feeding study of amaranth in rats, **unpublished data** from FDA-US（1975）
- 薬事・食品衛生審議会食品衛生分科会　毒性・添加物合同部会：食用赤色2号及び臭素酸カリウムについて（2001年9月25日）

5　日本の医薬品規制の動き

　第3項で「WHOが広義の意味での安全性試験との概念を作った」と述べた。本項では、この概念がどのようにして日本の規制に取り込まれて行ったのかを解説する。

5-1 ｜ 業界の動き

　サリドマイド事件により、厚生省や国立衛生試験所ばかりでなく、医薬品業界も動き出した。日本製薬工業協会（製薬協）の資料によると、1962年（昭和37年）に厚生省が監修した『医薬品製造指針』（初版）には、「新医薬品の臨床使用に際し、薬理学的研究により、その効果および毒性に関する資料を必要とする」と記載されていたようである。1962年当時の動きについて製薬協は、「生理機能に影響をおよぼさない医薬品はほとんど存在せず、その影響も好ましいもののみならず、時には好ましくないものが現れることがある。医薬品の安全性については、古くから種々の検討が行われてきたが、予測されなかったサリドマイド問題を契機として特に1962年ごろから、この問題に関する関心は世界的に高まり、各国において行政当局により種々の措置が講じられるとともに、学会および業界内においても安全性に関する研究がより活発に行われるようになった。」と伝えている。

これらの資料から、次のような状況を伺い知ることができる。
 ①厚生省は薬事法施行規則を発出（昭和36年）した翌年には『医薬品製造指針』を発行し、その中で薬理研究のことを述べたこと。
 ②当時は薬理研究の中に毒性評価が含まれていたこと。
 ③被験物質を投与した場合には、可逆的な変化と非可逆的変化が発生する可能性があるが、当時はその区別はなく、両者とも薬理作用として考えられていたこと。
 ④サリドマイド事件を契機にして1962年頃から毒性学というものが次第に発展していったこと。

　国内外の動きを受けて日本製薬団体連合会（日薬連）の医薬品安全性委員会は、医薬品の安全性に関する評価ガイドラインの作成を開始した。厚生省からの指示もしくは依頼により日薬連が動いたのか、日薬連が独自で動いたのかは不明であるが、筆者は前者であろうと推測している。なぜなら日薬連の医薬品安全性委員会は、**食品添加物**に関するWHOのテクニカルレポート（TRS No.144、**本章3-2項**参照）を参考にして**医薬品**の安全性評価に関する自主的ガイドラインの作成を開始したからである。現在とは異なり、当時は簡単に様々な情報が得られる時代ではない。製薬企業のメンバーが畑違いの食品添加物に関する情報を持っていたとは思えない。また、1976年（昭和51年）に厚生省はWHOの勧告に従ってGMPを日本に導入した経緯がある。

　日薬連の医薬品安全性委員会は1965年（昭和40年）に、「新医薬品の有効性ならびに安全性に関する薬理学的検討」との表題の自主的ガイドラインを発出した。この自主的ガイドラインに記載されたフローチャートを**図8**に示す。現在の「俗に言うところのイロハニホヘト」の基礎試験の部分が初めて日薬連のガイドラインで打ち出されたことを理解できるであろう。このガイドラインでは、薬理学的研究Ⅱ（薬効薬理）以外の試験は全て広義の安全性試験として位置づけられていることになる。

　日薬連が自主的ガイドラインを公表してから2年後の1967年（昭和42年）にWHOは、「**医薬品のための新たなテクニカルレポート（TRS No.341）**」

第 2 章── 食品添加物問題から スモン事件

```
┌─────────────────────────────────────────┐
│   新医薬品の有効性並びに安全性に関する薬理学的検討   │
└─────────────────────────────────────────┘
                  ┌──────────┐  ※   ┌日薬連医薬品安全性委員会┐
                  │ 検   体  │      │   昭和 40 年 5 月      │
                  └──────────┘      └─────────────────────┘
                  ┌──────────┐
                  │ 薬学的研究 │
                  └──────────┘
                      ├─ 試験規格
                      ├─ 試験方法
                      ├─ 安定性
                      ├─ 配合変化
                      └─ その他

                  ┌────────────┐   薬理作用の検討
                  │ 薬理学的研究 I │
                  └────────────┘
                      ├─ 薬力学的検討
                      │    1. 心血管系
                      │    2. 中枢神経系および神経筋機能
                      │    3. 自律神経系
                      │    4. その他
                      ├─ 生化学的検討
                      │    1. 生体に及ぼす生化学的影響
                      │    2. 吸収, 排泄, 分布
                      │    3. 生体内変化
                      │    4. その他
                      └─ その他検体の特性に応じて必要な検討
```

薬理学的研究 II	一般毒性試験	特殊毒性研究
効果の検討	臨床適用を考慮	必要に応じて実施
─ 既存薬剤との比較試験 ─ 動物種差による検討 ─ 模型病像による試験 ─ 用法並びに用量に関する検討 ─ その他	─ 急性毒性 　1. 症状観察 　2. LD_{50} または MLD ─ 亜急性毒性又は慢性毒性 　1. 観察所見 　2. 血液学的検査 　3. 機能検査 　4. 剖検	─ 胎児におよぼす影響に関する試験 ─ 局所用剤の毒性 ─ 発癌性 ─ 耽溺性

```
                  ┌──────────┐
                  │  総合評価  │
                  └──────────┘
※Screening Test の結果,    ┌──────────────┐   小規模, 十分に管理できる条件
  医薬品としての可能性を    │  初期臨床実験  │   のもとで, 安全, 副作用の検討
  有するものをいう。        └──────────────┘
                          ┌──────────────┐
                          │   臨床実験    │
                          └──────────────┘
```

図 8　業界団体が公表したフローチャート

を発出した。この報告書において新たに「薬理試験(Pharmacological Study)」という言葉が盛り込まれた。その項では、「通常、薬理試験は2つに分類される。最初は薬物の一般的な作用(General Pharmacological Action)を明らかにする試験であり、2番目は治療上の特性を決めるための試験である。これらの方法については薬物のクラスにより異なるため、本書では言及しない。」と述べられていた。つまり、日薬連は、「医薬品のための新たなテクニカルレポート(TRS No.341)」の記載内容を先取りしていたことになる。

しかし、日薬連の自主的ガイドラインと TRS No.341 の間で、その後に影響を及ぼすような大きな違いが生じた。TRS No.341 ではケース・バイ・ケースとしていたものが、日薬連の自主的ガイドラインでは具体的な実施試験項目が挙げられていた点である。日薬連のガイドラインの中の薬力学的検討の項では、「心血管系、中枢神経系及び神経筋機能、自律神経系、その他」と記載されていた。また、薬効薬理(薬理学的研究Ⅱ)の項には、「既存薬剤との比較試験、動物種差による検討、模型病像による試験、用法及び用量に関する検討、その他」と記載されていた。日薬連の自主的ガイドラインに従えば、どのような薬剤であろうが一律にこのような試験の実施を求められることになる。

業界団体による自主的ガイドラインとは、業界団体に参加する各社が自らそれに従うと宣言した文書になる。厚生省がこのガイドラインを規制に取り込んだ場合には、さらに強制力が発揮される。業界団体による自主的ガイドラインが公表された2年後の1967年(昭和42年)に厚生省は、薬発第645号通知(**本章 5-2-1 項**参照)を発出し、その中で「俗に言うイロハニホヘト」を公表した。承認申請資料の8には、「一般薬理に関する試験資料」と記載されていた。日薬連のガイドラインでは、「薬力学的検討」と記載されていた試験である。日薬連は TRS No.144(食品添加物)に従い薬力学的検討(Pharmacodynamics)と記載していたものを、厚生省は TRS No.341(医薬品)に記載されている「薬物の一般的な作用(General Pharmacological Action)」に従い、このような試験に対して「一般薬理試験(General Pharmacology)」との名称を付けたのであろう。

「一般薬理試験の実施を求めているのは日本だけである」と述べる方がいる。TRS No.341（医薬品）では、「薬物の一般的な薬理作用（General Pharmacological Action）を検討せよ」と述べているが、諸外国では日本と同様の試験は実施されてこなかった。筆者はその理由として、以下の2点を考えている。

①1972年当時の日本ではまだ毒性学が育っておらず、薬理学者が中心になって医薬品の安全性に関する討議を行ったこと。
②諸外国では、毒性試験における一般症状観察により、TRS No.341（医薬品）の要求事項（被験物質の一般的な薬理作用）を充足できると考えたこと。

一般薬理試験はその後30年以上にわたってその実施が要求されてきた。そして1990年から始まったICHにて取り上げられ、2001年（平成13年）6月21日に厚生労働省医薬局審査管理課長通知「安全性薬理試験ガイドラインについて」（医薬審発第902号）が発出された。ただし、一般薬理試験が完全になくなったわけではない。このガイドラインでは、「なお、副次的薬理試験に関する部分については、平成3年1月29日薬新薬第4号薬務局新医薬品課長通知の別添「一般薬理試験ガイドライン」を参考として実施すること」と記載されている。

一般薬理試験だけでなく、薬効薬理試験でも海外との違いが発生した。日薬連は薬効薬理試験の具体的な実施項目を挙げた。例えば「既存薬剤との比較試験」がある。構造ゾロを新薬申請していた時代には、このような薬効薬理試験も必要だったであろう。しかし、ファースト・イン・クラスの薬剤ではどのように試験を実施すれば良いのであろうか。「動物種差による検討」がある。当時はADME試験のガイドラインが存在しなかったため、種差の検討が必要とされたかもしれない。しかし、ラットとモルモットで薬効量が異なったからといって、何が問題になるのであろうか。「模型病像による試験」がある。現代の言葉に直せば、病態モデルを用いた薬効薬理試験になる。当時の臨床試験にはGCPは適用されておらず、その規模が小さかった（**本章5-2-2項参照**）ため、このような試験は必要

だったであろう。しかし、現在においてどこまで必要とされるのかはケース・バイ・ケースになる。ある企業の研究者は次のように語っていた。「臨床試験で有効性が示されているのに、承認申請時に病態モデルでの薬効薬理試験をやり直せと当局から言われた。」と。次に日薬連は、「用法及び用量に関する検討」を求めている。臨床試験に移行する場合には、薬効薬理試験での有効投与量（血中濃度）が重要になる。しかし、この時点で病態モデルを用いた薬効薬理試験はまだ進行中であることが多い。また別の研究者は次のように語っていた。「病態モデルでの有効投与量と臨床試験での有効投与量が大きく異なる原因について尋ねられたので回答したが、当局側は納得してくれなかった」と。いずれにしても、日薬連のガイドラインは、その後の薬事行政に大きく影響を与えたようである。

5-2　承認申請基準の明確化

5-2-1　薬発第645号通知（1967年）

　第1章で述べたとおり、サリドマイド事件を契機としたキーフォーバー・ハリス改正法（1962年）により米国の医薬品等における審査基準が明確化した。サリドマイド事件の影響は米国内外に広がった。国内製薬企業であるT社の社内報には次の記載がある。「昭和37年（1962年）及び昭和38年（1963年）に業界団体の欧州視察団に加わった。ちょうどその頃サリドマイドの奇形の発生を機に、医療用医薬品の安全性が議論されており、今後研究開発費は莫大な額となり、欧米においては、早々に医薬品企業は採算が取れなくなると極言する人もあった。」と。米国の動きに同調して、欧州でも医薬品の承認基準が明確化するとともにそれへの厳格な適合が求められるようになっていったわけである。

　日本では1967年（昭和42年）に、1つの通知が発出された。厚生省薬務局長通知「医薬品の製造承認等に関する基本方針について」（昭和42年9月13日；薬発第645号）である。この通知のことを、薬発第645号通知と呼ぶことにする。筆者は、「薬発第645号通知は米国のキーフォーバー・ハリス改正法に匹敵する通知である」と考えている。この通知には、製薬

企業に対する以下の8項目の要求事項が記載されていた。
- 第1項：医療用医薬品であるか否かを承認申請書に記載すること。薬務局長は、医療用医薬品とするか否かの認定を行う。
- 第2項：医薬品の製造承認申請者は、原則として、別表に定める資料を提出すること。
- 第3項：薬務局長が必要と認めたときは、当該医薬品の使用上の注意の案等の提出を求めることができる。
- 第4項：提出を求められた資料のうち主なものは、原則として学会もしくは学会誌にて発表されていること。
- 第5項：新規薬効成分含有医薬品については、承認を得た後少なくとも2年間は副作用情報を収集し、薬務局長に報告すること。
- 第6項：医療用医薬品については、一般広告を行ってはならない。
- 第7項：製薬企業は相互に混同しやすい販売名をつけてはならない。
- 第8項：製薬企業は薬価基準に収載された場合においては、その収載された日から3ヵ月以内に医療機関に供給を始め、継続して1年以上供給しなければならない。

　この通知の実施日は第9項により、1967年（昭和42年）10月1日以降に承認申請されるものとした。また、第11項ではこの通知の発出以前に承認され、薬価基準に収載されている医薬品については、「この方針における医療用医薬品と見なす」とされた。すなわち、既承認医薬品についても副作用情報の収集と薬務局長への報告が義務づけられた。また、薬価基準に収載されていない医薬品については第12項において、「今後行われる薬価基準収載の際に、適否の判定を行うものとする」とされた。すなわち、再評価が義務づけられたわけである。これらの基準は現在からみると当たり前のことであるが、昭和40年代初期にはこのようなことでさえ明確化されていなかったわけである。
　GLPを語るときに重要なのは、第2項で述べている「別表」（表4）である。
　表4に示されるように、薬事法施行規則第40条で述べるところの、「俗に言うイロハニホヘト」の基礎は、1967年（昭和42年）の薬発第645号通

表4 「薬発第645号通知」第2項別表

資料1	医薬品についての起原又は発見の経緯及び外国での使用状況に関する資料
資料2	医薬品についての構造決定、物理的・科学的恒数及びその基礎実験資料並びに規格及び試験方法設定に必要な資料
資料3	医薬品についての経時的変化等製品の安定性に関する資料
資料4	急性毒性に関する試験資料
資料5	亜急性毒性及び慢性毒性に関する試験資料
資料6	胎児毒性(人体に直接使用しない場合を除く)その他特殊毒性試験に関する資料
資料7	医薬品についての効力を裏付ける試験資料
資料8	一般薬理に関する試験資料
資料9	吸収、分布、代謝及び排泄に関する試験資料
資料10	臨床試験成績資料(精密かつ客観的な考察がなされているものであること。)

知で示されたことが理解できるであろう。この通知の特徴として、新たに①胎児毒性を要求事項に入れたこと、②臨床試験に対して「精密かつ客観的な考察がなされているもの」と規定したことが挙げられる。

5-2-2　薬発第747号通知(1967年)

　薬発第645号通知が発出された1ヵ月後の1967年(昭和42年)10月21日に、「医薬品の製造承認等に関する基本方針の取扱いについて」(薬発第747号;薬務局長通知)が発出された。この通知により、申請区分ごとに必要とされる資料(図9)が明示された。また、新医薬品については、5ヵ所以上150症例以上の臨床資料を要求した。なお、臨床試験例数については、翌1968年(昭和43年)3月15日に発出された厚生省薬務局製薬課長通知「医薬品の製造承認等に関する基本方針にかかる別紙2の取扱いについて」(薬製第112号)により、「臨床試験資料については、適応、疾患の症例総数自体が少ないものについては、実施可能な例数でよいものとす

第2章──食品添加物問題から スモン事件

左欄			右欄									
区分			起源又は発見の経緯	化学的試験	物理的・化学的試験	毒性試験			薬理試験		臨床資料	備考
		資料番号	1	2	3	4	5	6	7	8	9	10	
新医薬品（そのくすりの本質・化学構造組成又はその適応が一般的に知られていないもの）	A	化学構造又は本質、組成が全く新しいもの（日本局方収載医薬品及び法第14条第1項の規定による承認をうけている医薬品のいずれにも有効成分として含有されていない成分をその有効成分として含有している医薬品）	○	○	○	○	○	○	○	○	○	○ 五カ所以上 一五〇例以上 主要効能当たり二カ所以上一カ所二〇例以上	
	B	既に医薬品として製造承認されているものと同一成分であるが、その投与方法が承認されているものと異なるもの	×	○	○	○	○	○	○	×	○	○ 五カ所以上 一五〇例以上	
	C	既に医薬品として製造承認されているものと同一成分であるが、その用量が承認されているものと異なるもの、及び、その効能効果が承認されているものと異なるもの。ただし効能効果としては同一であるが、表現方法のみ異なるものを除く	×	×	×	×	×	×	○	×	○	○ 同上	ただし、効能効果のみの変更の場合の臨床資料は、1主要効能当たり一カ所20例以上2カ所以上の資料とする。
配合剤（二種以上の有効成分を配合する製剤（新医薬品を除く））	D	既に医薬品として製造承認されている配合剤とその組成が異なるもの	×	○	○	○	○	×	○	○	○	○ 四カ所以上 一三〇例以上	
	E	既に医薬品として製造承認されている配合剤の用法、用量、効能又は効果を変更するもの。ただし、効能効果としては同一であるが、単に表現方法のみを異にするものを除く	×	×	×	×	×	×	×	×	×	○ 一カ所以上 三〇例以上	ただし、効能効果のみの変更の場合の臨床資料は、1主要効能当たり一カ所20例以上2カ所以上の資料とする。

（注）①人体に直接使用しない診断用医療品、殺そ剤、殺虫剤等は含まない。②分類区分の判定し難い場合には厳しい資料要求を行なう区分による。③2以上の区分にまたがる場合には、各々の区分において必要とされる資料が必要である。④区分Aには単味製剤、配合剤を含む。⑤右欄に印した○印は原則としてその項目における資料を必要とすることを意味する。ただし、既製造承認の際に提出されていた資料中に当該資料が添付されている場合には、その資料をもって代えることができる。⑥資料番号は基本通知第2に定める別表の資料番号と同じである。

図9　医薬品製造承認等の申請の際に必要な提出資料

COLUMN

分析試験法の歩み

『衛生試験所沿革誌』(右図)によれば、国立衛生試験所は医薬品の分析ばかりでなく温泉水の成分分析も行っていた。物理療法の中に温泉療法というものが存在するため、この目的に従っていたのではないかと推測される。筆者は1973年(昭和48年)に薬学生として分析学の学生実習を受けた。実習内容の最初はガラス細工であり、次いで無機物の微量定性分析法及び定量分析法を学んだ。『衛生試験所沿革誌』によると、温泉水成分分析において、筆者が実習で習った分析法と同じような分析内容が行われていた。当時はすでにキニーネ、モルヒネ、アトロピン、ジギタリス等の医薬品が市販されていた。これらは全て天然物由来の有機医薬品である。衛生試験所は依頼者から困難度に応じて3円から10円の料金を徴収して定量分析も実施して

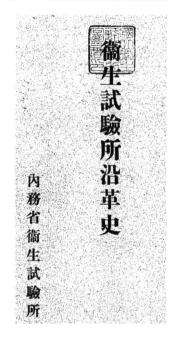

いた。しかし、主薬効成分(有機物)を直接定量していたとの記録は見出すことはできなかった。当時に存在することが確認された分析機器としては、顕微鏡、手回し式遠心機、天秤程度のものであった。

岡正太郎は分析化学会の機関誌『ぶんせき』(p.160-166、2004年)の中で、「かつて、分析化学の教科書といえば化学天秤とガラス器具の取り扱いとでほとんど半分の頁数が占められていた。1952年(昭和27年)頃に電子管回路や光学部品を応用した化学分析専用の分析機器が登場し、以後わずか50年の間に機器分析が分析化学の主流となった。」と述べている。pHメーターの汎用機は1950年(昭和25年)に生まれた。pHメーターは、硫酸アンモニウム(化学肥料)の製造に大きく貢献した。汎用型透過型電子顕微鏡は1947年(昭和22年)に生まれ、大学や民間企業に8台納入された。血球計数計は1953年(昭和28年)に米国

コールター社より発売された。1957年(昭和32年)には、赤外分光光度計とガスクロマトグラフが生まれた。汎用1波長分光光度計は、1961年(昭和36年)に生まれた。汎用旋光分散計は1964年(昭和39年)に完成し、光学異性体を測定できるようになった。そしてサリドマイド事件を経験した製薬企業がこれを買い求めた。1967年(昭和42年)に薬発第645号通知と薬発第747号通知が発出されて承認申請基準が明確化されたわけであるが(**本章 5-2 項**参照)、この背景には分析法の進歩というものも存在していたことになる。1968年(昭和43年)には世界初の臨床検査用自動分析装置が生まれた。1970年(昭和45年)には臨床検査機器として世界で初めてデジタル表示方式を採用した迅速血液分析装置が生まれた。1972年(昭和47年)には走査電子顕微鏡が生まれるとともに、米デュポン社開発の高速液体クロマトグラフの輸入が開始された。これらの分析機器が生まれたことにより、より容易で詳細な毒性試験等の実施が可能になっていった。

る。」とされた。

Reference

- 日本製薬工業協会安全性委員会編集『化学物質安全性評価の実際』、薬業時報社(1975)
- Principles for pre-clinical testing of drug safety. WHO Technical Report Series No.341, Geneva 1966.
- 厚生労働省 HP：GMP 制度の変遷
  http://www.mhlw.go.jp/shingi/2009/03/dl/s0330-12c_0113.pdf
- 「医薬品の製造承認等に関する基本方針について」(昭和42年9月13日；薬発第645号薬務局長通知)
- 「医薬品の製造承認等に関する基本方針の取扱いについて」(昭和42年10月21日；薬発第747号薬務局長通知)
- 「医薬品の製造承認等に関する基本方針にかかる別紙2の取扱いについて」(昭和43年3月15日；薬製第112号製薬課長通知)

6 スモン事件（1953年—1970年）

サリドマイド事件は、米国と日本の医薬品規制に大きく影響を与えた。日本で規制強化が行われていた（**本章5-2項**参照）のと同時期に、日本特有の薬害事件が起きた。スモン事件である。この事件は、その後のさらなる規制強化へとつながっていく。

6-1　スモン事件の経緯

キノホルムは1899年（明治32年）に外用抗菌剤として、ヨードホルムの代わりに創面、やけど、潰瘍などに用いられた（**第6章**参照）。その後1933年にはアメーバ赤痢の駆虫薬として内服使用された。この薬剤は直ちに日本に導入され、1939年（昭和14年）には第5改正日本薬局方に収載された。第2次世界大戦後の1953年（昭和28年）6月になって日本における製造が認可されたが、1955年（昭和30年）になって、激しい腹痛、下肢のしびれ、脱力、歩行困難などを主訴とする患者が出始めた。視力障害が起きることもあった。

東京オリンピックが開催される5ヵ月前の1964年（昭和39年）5月に日本内科学会総会でこの奇病がシンポジウムとして取り上げられ、臨床所見と病理所見から独立した疾患として認めるかどうかの議論がなされた。この奇病は、患者の症状に基づき「亜急性脊髄視神経神経症（Subacute Myelo-Optico-Neuropathy）」と名づけられ、その頭文字をつなぎ「スモン（SMON）」と呼ばれるようになった。スモンは独立疾患と認められたが、まったく謎に包まれた奇病であった。スモン病の原因となったキノホルムの化学構造を図10に示す。

この「奇妙なしびれ病」のもう1つの特徴は、特定の地域で集団発生したことである。1957年（昭和32年）に山形市で、1959年（昭和34年）には大牟田市、津市で、1963年（昭和38年）には釧路、室蘭、札幌、米沢、徳島で、1964年（昭和39年）には埼玉県戸田ボート場周辺、1969年（昭和44年）には岡山県井原市というように日本各地で集団発生した。そのため、

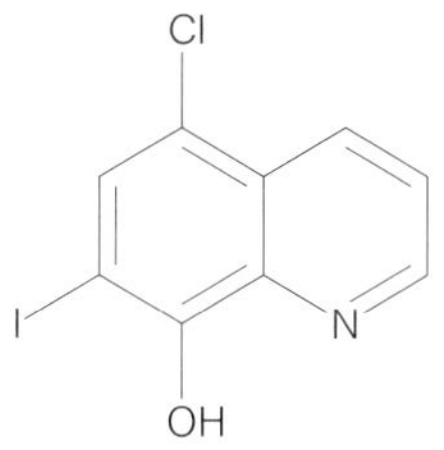

図10　キノホルムの化学構造

マスコミは風土病の一種と報道し、「釧路病」、「戸田の奇病」などの名前で呼ばれるようになった。

　スモンが日本中の関心を集めるきっかけとなったのは、1964年（昭和39年）に埼玉県の戸田ボート場付近で46人のスモン患者が集団発症したことを朝日新聞がセンセーショナルに報道したことである。東京オリンピック開幕直前の7月24日に朝日新聞は、この原因不明のしびれ病がオリンピックのボートコース周辺で多発していると報じた。この集団発症は戸田ボート場周辺だけで8,697人に達した。当初、この病気は風土病として考えられていたが、その後、伝染病を思わせる地域集積性と家族集積性がそろっていたために、ウイルス感染病として考えられるようになっていった。

　1965年（昭和40年）に久留米大学の新宮助教授は、患者の血液、髄液からウイルスを分離したと発表した。また、日本神経学会会長の前川孫次郎教授（京都大学医学部）は同学会の特別講演で、スモンが伝染病であることは明確であり、スモンを伝染性索脊髄炎あるいは伝染性白質脊髄炎と呼ぶように提案した。1969年（昭和44年）の日本公衆衛生学会においてスモン感染説が発表され、人から人への感染によりスモンは今後増加するだろうと警告がなされた。京都大学ウイルス研究所の井上幸重助教授は、スモンウイルスを発見したことを英国の医学誌『ランセット』に発表した。1970年（昭和45年）2月6日に朝日新聞は朝刊1面トップで、「スモン病ウイルス感染説強まる」との記事を掲載した。地方自治体の中には、広報

誌等でスモン感染への注意を呼びかけるものもあった。
　このような動きの中でスモン患者とその家族は、社会からの差別と排除を受けることとなった。国会に参考人として呼ばれた患者は「発症した本人の息子の嫁は離婚して家を去った。」と証言し、別の患者は「多くの自殺者を生み、家族も外出には人目を避けて歩く始末だった。」と証言した。この患者と家族に対する差別と排除というものが非常に厳しく、被害者をさらなる苦しみへと向かわせていった。スモン病の原因がまだわからず、「感染説」が主流の時代に、医薬品の承認申請体制が明確化したわけである(**本章5項**参照)。
　1970年(昭和45年)に東京大学医学部の豊倉康夫、井形昭弘、高須俊明らのグループは、スモン患者に緑色舌苔及び緑尿が高率に見られることに注目し、同大学薬学部の吉岡正則、田村善蔵ら研究者の協力を得て、これがキノホルムの酸化鉄キレート化合物であることを証明した。新潟大学の椿忠雄は神経症状発現前のキノホルム服用状況を疫学的に調査して、スモン患者の97%がその薬を服用していることを見出した。これらの研究結果を受けて、1970年(昭和45年)9月7日の中央薬事審議会は「本症(スモン発症)に対してキノホルムが何らかの要因になっている可能性を否定できない」として、キノホルムの販売中止・使用見合わせを答申し、翌9月8日に厚生省はキノホルムの販売中止と使用見合わせの行政措置をとった。その後、患者の発生は激減し、新しい患者は出現しなくなった。なお、スモン病がスポット的に集団発生した理由については、「製薬企業の求めに応じた医師が、好んでその薬剤を長期間投与していたため」と考えられている。
　1971年(昭和46年)5月、患者側は東京地裁に国と製薬企業を相手方として提訴した。1977年(昭和52年)に国は全面敗訴し、1979年(昭和54年)9月には和解確認書に調印した。

6-2 難治性疾患対策(1960年—1962年)

　1958年(昭和33年)頃からスモン患者が見受けられるようになってきた

が、当時は原因不明かつ治療法も未確立であり、厚生省としてはこの疾患への社会的不安に対する問題やスモン患者の救済を考えていかなければならなくなった。1970年（昭和45年）になると社会保険審議会が、「原因不明でかつ社会的にその対策を必要とする特定疾患については、全額公費負担とすべきである」と答申した。1971年（昭和46年）にはスモン調査研究協議会が「スモン入院患者に対して月額1万円（当時）を治療研究費より支出すること」を決定した。1972年（昭和47年）にはスモン調査研究協議会が総括的見解、すなわち「キノホルム剤の服用による神経障害」を示した。

　スモン事件における研究体制が、他の難病に関する研究に対しても成功を収めることが可能ではないかとの考え方から、1972年（昭和47年）に国会において難病に関する集中審議が行われ、同年、厚生省は「難病対策要綱（総合的な難病対策の指針）」を発表した。この要綱の中で、難病の範囲が整理され、①原因不明、治療方法未確立であり、かつ、後遺症を残すおそれが少なくない疾病、②経過が慢性にわたり、単に経済的な問題のみならず介護等に著しく人手を要するために家庭の負担が重く、また、精神的にも負担の大きい疾病、とされた。また、対策の進め方として、①調査研究の推進、②医療施設の整備、③医療費の自己負担の解消、が挙げられた。

6-3 ｜ 国会と薬事二法（1975年—1979年）

　「スモン」については、国会でも取り上げられた。1975年（昭和50年）5月22日（木曜日）に開かれた第75回国会衆議院社会労働委員会第16号では、5人の被害者がそれぞれに被害の悲惨な状況を述べた。この国会は、被害者団体が東京地裁に対して国及び製薬企業3社を相手に提訴している中で行われた。国会の場において、被害者側が被害の状況等と当局の対応のまずさを訴えたわけであるが、本項では薬事行政に関する記載を抜粋し、以下に引用する。

　「昭和11年7月3日金曜日、官報第2850号に、劇薬の指定の中にキノホルムは入っているのであります。大体キノホルムという薬は、性格から

して絶対に劇薬に指定されているのでありますけれども、その致死量から推定しても非常に危険な薬であるということがもともとわかっているにもかかわらず、なぜか昭和14年11月9日（筆者注：第5改正日本薬局方収載時）に劇薬の指定を解除されてしまった。それどころか、戦後になって製薬会社はこれを安全な薬だと称して能書きに書きまくった。外国でも劇薬とされているものを安全な薬だとして売りまくって、飲ませまくったら病人が出るに決まっている。つまり第一に、キノホルム剤の副作用についてすでに昭和20年代に明らかになっていたのに、国、製薬企業は全く無視していた。昭和42年より医薬品副作用モニタリングシステムがつくられましたけれども、これが有効に機能したことを聞きません。現在においてもまだ甘い新薬の許可制度、きわめて不完全な副作用モニター制度、氾濫するおびただしい医薬品など、どの一つをとっても日本の薬務行政が二度と悲惨な薬害を生み出さないよう改善されたとは申せません。」

また、参考人として呼ばれた学識者は、「これはエンテロ・ヴィオフォルムというキノホルム剤ですが、その能書きですけれども、非常に安全である、小児にも老人にも安全で長期連用が可能である、そして適用症に関しても、非常に、ほとんどの下痢、腸炎、それからまた予防用にも使うということが書いてある。しかし、アメリカの有名な薬理学の教科書でグッドマンとジルマンの教科書で調べたところ、初版からごく最近まで一貫して、適用症に関してはアメーバ赤痢にしか効かない、使用しない、それから副作用の問題に関しても下痢が続いた場合には使用をやめるように、それから使用期間に関しても10日使ったらまた10日間休みなさい、それを2、3回続けても効かない場合にはもうその薬をかえるようにと、しっかりしたことが書いてある。」と述べた。

また、別の参考人は「一般的な意見としては、発売される以前において薬の副作用、毒作用、そういうものを動物実験で調査する、また一方ではモニタリングシステムによって常に監視をしている、こういう状態が完璧であれば御指摘のようなことはなかったであろうと言えると思う。」と述べた。

これらの意見に対して、政府委員は「薬学界あるいは医学界においても

一般に認められ、使われ、また海外においても使われていた。また、そういう長い臨床経験を通じてもそういう被害がないものであるから安全であるということで長らくやってきた。キノホルムについてはきわめて安全な薬という一般的な学問的な理解というものがわが国にあるため、そのもとにやっていたことを御理解願いたい。」と述べた。

本国会では、①被害者救済制度と②薬事法の厳格運用が求められたが、東京地裁が進行中ということもあり、政府側の明確な回答は得られなかった。

1979年（昭和54年）6月5日には、衆議院でいわゆる薬事二法が修正可決されたが、会期切れで同二法は廃案になってしまった。その後、1979年（昭和54年）9月7日に開催された第88回臨時国会で、前国会で廃案となった薬事二法が成立した。すなわち、「医薬品副作用被害救済基金法」と「薬事法の一部を改正する法律」である。

6-4 | 医薬品副作用被害救済基金法

医薬品副作用被害救済基金法（昭和54年10月1日；法律第55号）第1条では、「医薬品副作用被害救済基金は、医薬品の副作用による疾病、廃疾又は死亡に関して、医療費、障害年金、遺族年金等の給付を行うこと等により、医薬品の副作用による健康被害の迅速な救済を図ることを目的とする。」と述べている。また、第3条では「医薬品副作用被害救済基金（以下「基金」という。）は、法人とする。」と述べている。さらに第31条では、「医薬品の製造業の許可又は輸入販売業の許可を受けている者は、基金の業務に必要な費用に充てるため、基金に対し、拠出金を納付しなければならない。」としている。

この法律により製薬企業は、前年度における総出荷量を基礎として算出した額を医薬品副作用被害救済基金として拠出することが求められた。

6-5 薬事法の一部を改正する法律

「薬事法の一部を改正する法律」（昭和 54 年 10 月 1 日；法律第 56 号）により、薬事法が改正された。1979 年（昭和 54 年）の薬事法改正における主な改正点を以下に示す。薬発 645 号通知（昭和 42 年）ですでに行政指導されていたことが、法改正により薬事法に記載されたことになる。

- 製造業者ＧＭＰ遵守（昭和 54 年改正）
- 再審査・再評価制度（昭和 54 年改正）
- 企業の副作用報告の義務（昭和 54 年改正）
- 医療機関の企業等の情報収集への協力義務（昭和 54 年改正）
- 緊急命令・回収命令規定の法制（昭和 54 年改正）
- 緊急安全性情報等指導
- 副作用モニター報告（モニター病院）（昭和 42 年通知）
- 「治験」が薬事法に記載

なお、薬事法改正そのものと医薬品 GLP の制定とは、直接的なつながりはないようである。しかし、スモン裁判（1967 年―1977 年）と同時並行するような形で日本への医薬品 GLP の導入の動きが開始され、薬事二法案は 1979 年（昭和 54 年）9 月 7 日に成立の運びになったが、実質審議を担当した衆参両院社会労働委員会は、薬事法の一部を改正する法律案に対し、「医薬品の開発に伴う試験の実施に関する基準（GLP）の検討を進め、その制定を促進すること」（衆院 1979 年 6 月 5 日、参院 1979 年 9 月 6 日、関係部分を抜粋）との付帯決議を行い、GLP 制定への動きに拍車をかけることになった。

Reference
- http://blog.m3.com/yonoseiginotame/20100213/15
- 第 075 回国会　社会労働委員会　第 16 号　議事録（1975 年 5 月 22 日）
- 『日本労働年鑑第 51 集（1981 年版）』、法政大学大原社会問題研究所（1980）
- 小長谷正明「スモン―薬害の原点―」、医療 2009；63（4）：227-234.
- 「難治性疾患対策について」（厚生省資料）
- 「難病対策の現状と見直しについて」（厚生労働省資料）

COLUMN
1970 年代後半から 1980 年代の安全性評価研究

　当時の規制では、現在では考えにくい繰り返しの毒性試験が頻繁に実施されていた。国内大手 CRO の 1 つ N 社の例では、特定の化合物の安全性評価研究のかなりの部分を一括受注し、申請資料に必要な試験の計画から公表論文作成までを精力的に実施していた。当時レギュラトリーサイエンスに対する評価は低く、多くの投稿論文がレフリーフリーで掲載されていた。筆者の印象に残る一例として、1926 年に公表された催奇形性試験の骨標本の染色に使うドーソン（Dawson）法の論文がある。これを誰かが誤って 1962 年として引用したと思われる。当時、多くの論文で 1962 年での引用例を目にした。引用論文の孫引きが頻繁に行われていたと推測される。著名な学術論文であれば、これだけでリジェクトされるに値する重大な誤りである。

　海外で実施された試験の追試的な試験も多く実施され、例えば当時必須であった LD_{50}（50％致死率）を求めた試験で桁違いの結果が得られて唖然としたこともあった。東欧で行われた試験は乳鉢乳棒での粉砕が十分でなくフリット状の状態で投与され、吸収されなかったことから桁違いの誤った結果が得られたと推察された。

　当時農薬のがん原性試験では、ラットとマウスの 2 種類が要求されていた。海外でラットのデータのみで上市されていた農薬を国内申請するに際し、マウスの毒性試験を追加実施することとなった。半年ごとの途中殺を含めた雌雄各 80 匹の計 160 匹の試験は高額であり、導出先の企業にはかなり不評であった。この試験の結果はがん原性陽性となり、国内での上市は行われなかった。マウスの感度は高いため、人にとうかは疑問も残るものの国内消費者の理解は得にくいと思われた。

　当時の規制を振り返ると、国内で極めて多くの安全性評価研究試験が実施され、多くの経験を積むことができたのは人材育成に極めて有益であった。明治以来の産業育成政策の一環であり、その後 ICH の一翼を担う実力が養成されたように感じる。各省で導入され世界最多の数を誇る GLP も日本古来の制度にはなじみがないが、毎年のように当局の査察を受けることで切磋琢磨された面も大きかったと思う。

第 3 章

厚生省 GLP の発出

　第 1 章では FDA GLP の創成経緯を記載した。また、第 2 章では食品添加物の安全性から始まった規制の強化が医薬品にも展開されていった経緯を述べた。日本では、規制強化が始まると同時期にスモン事件が発生した。キノホルムとスモン事件との因果関係を決定づけたのは、動物を用いた学術研究（毒性試験）であった。本章では、まず毒性試験とその信頼性について記載する。さらに米国と対比させるために、明治時代から昭和初期にかけての医薬品を中心とした日本における官民の動きについて記載する。1976 年に FDA は GLP 案を公表した。これを見た厚生省は直ちに勉強会を開始した。1978 年 12 月に FDA が GLP（最終版）を公表するやいなや、厚生省と業界団体は医薬品 GLP の導入に向けて動き出し、1982 年（昭和 57 年）に医薬品 GLP 基準（通知）を発出した。この時代は、内部告発による承認申請試験の不正実施が明らかになり、世論や国会でも問題になっている時代でもあった。本章では、これらの動きについて記載する。

第 3 章──厚生省 GLP の発出

1 毒性試験とその信頼性

1-1 学術研究に求められるもの

1970年（昭和45年）9月7日の中央薬事審議会は、「本症（スモン発症）に対してキノホルムが何らかの要因になっている可能性を否定できない」として、販売中止・使用見合わせを答申した。この時点で、キノホルムの服薬歴が確認された患者は85％程度であった。すなわち、残りの15％の患者はキノホルムとの因果関係が明らかになっていなかったことになる。このような状況下では、動物を用いたスモン病の再現というものが非常に重要になってくる。しかし、げっ歯類にキノホルムを投与してもスモン病は再現できなかった。そしてこのような中で、イヌを用いた実験が行われた。

立石らは、1974年（昭和49年）に「キノホルムの神経毒性とその分布代謝」（臨床神経学 1974；14(3)：238-43）という表題の論文を発表した。また、1975年（昭和50年）には「1群8頭のビーグル犬にキノホルムを投与し、神経障害が発症することの再現性が得られた」と報告した。これらの学術試験（研究）により、キノホルムと神経障害との因果関係が明らかになるとともに、非臨床毒性試験の重要度が再認識されていった。

学術研究（試験）には毒性試験法ガイドラインに従うことも、GLPに従うことも求められない。しかし、学術研究の場合には、他の研究者による再試験等でその試験結果の科学的信頼性が保証されるという特徴を有する。学術研究（試験）における不正行為としては、次の3点が挙げられている。

　①捏　造：存在しないデータ、研究結果等を作成すること。
　②改ざん：研究資料・機器・過程を変更する操作を行い、データ、研究活動によって得られた結果等を真正でないものに加工すること。
　③盗　用：他の研究者のアイデア、分析・解析方法、データ、研究結果、論文又は用語を、当該研究者の了解もしくは適切な表示なく流用すること。

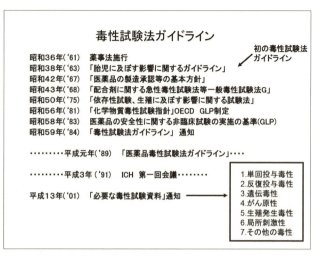

図 11　毒性試験法ガイドラインの歴史
出典：厚生労働省

　GLP が生まれた経緯には、「捏造」と「改ざん」があった（第 1 章参照）。学術研究（試験）でもこれらが存在すると、他者がその試験結果を再確認することが不可能になる。すなわち、その試験には科学的信頼性が存在しないことになる。

1-2 ｜ 毒性試験法ガイドラインの歴史

　日本における毒性試験法ガイドラインの歴史を図 11 に示す。前章 5-2 項（承認申請基準の明確化）で述べたとおり、1967 年（昭和 42 年）に厚生省薬務局長通知「医薬品の製造承認等に関する基本方針について」（薬発第 645 号）が発出され、胎児毒性試験の実施が求められるようになった。日本においては、その 4 年前の 1963 年（昭和 38 年）に、「胎児に及ぼす影響に関するガイドライン」が発出された。これが日本における初のガイドラインである。
　1968 年（昭和 43 年）には、配合剤に関する急性毒性試験法等の一般毒

性試験法ガイドラインが発出された。さらに1975年（昭和50年）には依存性試験、生殖に及ぼす影響に関する試験法が発出された。GLPと毒性試験法ガイドラインは車の両輪に例えられる。この両輪が整ってこそ、試験の信頼性は向上する。日本においては1975年（昭和50年）に、毒性試験法のラインアップが構築されたことになる。

その後、1984年（昭和59年）に「医薬品の製造（輸入）承認申請に必要な毒性試験のガイドラインについて」（昭和59年2月15日；薬審第118号）が発出された。

1-3 動物試験施設の信頼性（薬発第970号通知）（1976年）

毒性試験法ガイドラインとともに重要になるのが試験施設の信頼性である。FDAがGLP案を公表した1976年（昭和51年）に厚生省は、GLPに関する勉強を開始する（**本章3項**参照）とともに、薬務局長通知「医薬品の製造（輸入）承認申請に際して提出すべき**動物試験**に関する資料等の取扱いについて」（昭和51年10月1日；薬発第970号）を発出した。すでに製薬企業は、薬発第645号（昭和42年9月13日）により毒性試験、薬効薬理試験、一般薬理試験及びADME試験を求められていた。本通知により、これらの試験が適用対象になったわけである。

薬発第970号通知の内容の一部を**表5**に示す。この通知では、「申請用試験は、十分な設備のある施設において経験ある研究者によって行われたものであること」と述べられていた。また、十分な設備のある施設であることを証明するために承認申請に際しては、1-(1)項で「試験が行われた施設の名称、所在地、設立年月日、設立主体並びに組織、人員構成、敷地の面積、試験設備の存する建物の階数及び総床面積、設備の種類及び内容の概要、なお、建物の概観、主要な設備等に関する写真が掲載されたパンフレット等がある場合には、これを添付すること。」が求められた。また、経験ある研究者によって行われたことを証明するために1-(2)項では、「試験を実施した研究者として研究報告に記載のある全ての者について、その履歴、研究経歴及び所属する学会、学術団体名を記した資料の提出」が求

表5 薬発第970号の抜粋

1. 試験は、十分な設備のある施設において経験ある研究者によって行われたものであること。なお、試験資料の提出に際しては、次の資料を合わせて提出すること。
   (1) 試験が行われた施設の名称、所在地、設立年月日、設立主体並びに組織、人員構成、敷地の面積、試験設備の存する建物の階数及び総床面積、設備の種類及び内容の概要
   なお、建物の概観、主要な設備等に関する写真が掲載されたパンフレット等がある場合には、これを添付すること。
   (2) 試験を実施した研究者として研究報告に記載のある全ての者について、その履歴、研究経歴及び所属する学会、学術団体名
4. 試験資料のうち主要な部分は、専門の学会において発表され、又は学会誌若しくはこれに準ずる雑誌に掲載され、もしくは掲載されることが明らかなものであること。
   なお、国外で発行される雑誌に掲載されたものについては、当該誌の発行者名、学問的評価等を記載すること。
5. 試験に関する記録及び標本は、医薬品の製造（輸入）許可後少なくても5年間保存されること。

められた。その後、GLP適用試験の場合には、この局長通知の1-(1)項及び1-(2)項の内容をGLP施設適合性調査資料に記載するよう作成要領で定められた。すなわち、GLP施設適合性調査資料を査察当局に提出することにより、承認申請時に改めてこれらの資料を提出しなくても良いことになった。

　この薬務局長通知であるが、日本でGLPが発出される前に出された通知であることに注意を要する。当時は毒性試験も一般薬理試験も薬効薬理試験も全て非GLPで実施されていた。すなわち、日本では非GLPの動物試験に関する基準が最初に発出されたことになる。その後、この通知は薬事法施行規則第40条に反映されていくことになる。薬事法施行規則第40条では、その適用範囲は動物試験に限局されず、承認申請に用いる全ての試験に適用され、「試験は、試験成績の信頼性を確保するために必要な施設、機器、職員等を有し、かつ、適正に運営管理されていると認められる試験施設等において実施されなければならない」とした。すなわち、薬発

第3章――厚生省 GLP の発出

表 6　ニュージーランドの GLP と薬事法施行規則との比較

要求事項	
ニュージーランドの GLP	薬事法施行規則第 40 条
施設	施設
機器	機器
スタッフ	職員
記録	適切に運営管理されている試験施設
手順	
計画	

第 970 号に記載されていた内容が、薬事法施行規則第 40 条ではより具体的かつ詳細に記載されたことになる。

第 1 章のコラムにて、「GLP という言葉が公式に最初に使用されたのはニュージーランドである」と述べた。そこでニュージーランドの法律（当時）で述べる GLP の要求事項と薬事法施行規則第 40 条で述べる試験施設の信頼性に関する要求事項を比較し、表 6 に示す。

施設、機器、職員（スタッフ）に関する要求事項は両者とも同じである。薬事法施行規則第 40 条で、「適切に運営管理されている試験施設」との要求事項を示しているが、ニュージーランドの GLP では「記録」、「手順」、「計画」と述べている点が興味深い。

Reference
- 立石潤、渡辺昌裕「キノホルムの神経毒性とその分布代謝」臨床神経学 1974；14（3）：238-43.
- 毒性試験法ガイドライン（厚生労働省資料）
- 「医薬品の製造（輸入）承認申請に必要な毒性試験のガイドラインについて」（昭和 59 年 2 月 15 日；薬審第 118 号）
- 「医薬品の製造（輸入）承認申請に際して提出すべき動物試験に関する資料等の取扱いにつ

いて」(昭和51年10月1日；薬発第970号)
- Testing Laboratory Act 1972, New Zealand

2 明治から昭和初期にかけての動き

2-1 ドイツ医学の採用(1870年)

　幕末時代、江戸幕府及び各藩は海外への留学派遣を開始した。1862年(文久2年)に江戸幕府は、初めてオランダに留学生を送った。また、長州や薩摩などの諸藩も欧米へ若者たちを派遣した。明治時代に入ると、明治政府は近代化、欧米化を目指して富国強兵、殖産興業を掲げ、このなかで外国留学が重要な国策の1つとなった。

　1868年(明治元年)4月17日に政府は横浜に軍陣病院を設置し、鳥羽・伏見の役等の負傷者の治療を行わせた。同年7月20日にこれを東京に移し、東京府大病院と呼ばれ、東京大学医学部及び付属病院の前身となった。1869年(明治2年)2月に東京府大病院は医学校兼病院と改称され、相良知安が医学校を、岩崎純が病院を主掌した。それまでの日本の医学は、オランダ医学を採用していた。相良知安は、これからの日本は世界で最も優れているドイツ医学を採用すべきであると主張し、同じ佐賀藩の出身である大隈重信らの後押しを得て、政府にドイツ医学の採用を決定させることを1870年(明治3年)に成功した。これ以降「ドイツ医学を見習う」との行動は、第2次世界大戦後まで続いた。このため医師は、ドイツ語でカルテを記載することが一般的であった。

　ドイツ医学を採用すると決めた政府は、直ちにドイツ連邦とドイツ人医学教師雇用の契約を進め、1871年(明治4年)には第1回国費留学を行った。留学先は留学生の専攻分野ごとに異なった。長井長義は医学を専攻していたため、ドイツに留学することになった。その後に長井長義は、1883年(明治16年)の大日本製薬合資会社の設立に寄与するとともに、1885

年(明治18年)にはエフェドリンを発見した。さらに1887年(明治20年)には薬学会初代会頭にもなり、「薬学の父」と呼ばれるようになった。

2-2 医制の公布(1874年)

江戸時代においては、自らが宣言すれば希望とする職種に就くことができた。例えば、「私は医師である」と宣言し、その看板を家に掲げれば医師として生業を営むことができた。これを「標榜医師」と呼ぶ。医師としての流派はあったが、患者が来るかどうかは別として、その流派で学ばないと医師になれないというものでもなかった。つまり、法律的に言うと、「偽医者」というものは存在しなかったわけである。

明治政府は1874年(明治7年)の「医制」公布(文部省より東京・京都・大阪三府に布達)により、国家の試験による医師の開業許可制を採用した。それ以前の医師の主流であった「漢方医」については、「従来開業者」として一代限りの免許となり、西洋医学を試験内容とする医術開業試験の導入と、試験合格者に医師免許を付与するとのことを原則とする「医制」の制定を目指し、1875年(明治8年)から「医術開業試験(医師国家試験)」が開始された。

医師と同様に、江戸時代には薬種商を営むための条件というものは存在しなかった。医学部薬学科もしくは医学部医学科を卒業した者は薬舗主になれたが、それ以外の者は薬舗主試験(現在の薬剤師国家試験)に合格する必要があった。第1回薬舗主試験(薬剤師国家試験)は、1875年(明治8年)に実施された。1880年(明治13年)に現在の東京薬科大学の前身となる東京薬舗学校が設立され、2年後の1882年(明治15年)には東京薬学校と改称された。東京薬舗学校に通えない者たちのために、薬舗主試験に特化した教育施設が作られた。薬学講習所である。1886年(明治19年)に東京薬学校は薬学講習所を創立した。また、各地で業界団体が薬学講習所を設立した。例えば、横浜では植野屋(現在の鳥居薬品)の2代目鳥居徳兵衛が中心となって横浜薬学講習所が設立された。1902年(明治35年)には、現在の明治薬科大学の基となる東京薬学専門学校が設立された。

2-3 司薬場の開設（1874年）

　幕末から明治初期にかけて、薬種商が取り扱った主な品目は和漢薬である。一方で、西洋医学（薬剤も含む）は急速な進歩を見せた。現在の製薬企業の祖となる多くの薬種商は、洋薬輸入商としての業形態に変わっていった。当時の外国商館の洋薬輸入商が取り扱っていた主な品目には、キニーネ、サフラン、メチルタンニン、ヘイトロ（ヨードカリウム）、セメンシナなどがあった。洋薬輸入商のなかには、印度藍、ビール、写真台紙、香水、ブランデー、紅粉、粉ミルク、時計、西洋紙、ナイフなどを取り扱っている者もいた。つまり、洋薬輸入商は貿易商でもあったわけである。

　このような外国商館を通じた洋薬の輸入貿易は、輸入される医薬品の品質の悪さを招いた。洋薬輸入商の知識のなさにつけ込んで、外国商人は粗悪品や贋薬を洋薬輸入商に売りつけるようになった。そのため政府は医薬品を取締まる必要に迫られ、1874年（明治7年）9月に劇毒性薬品31種を毒薬に指定し、その貯蔵販売等に関する取扱いを制定した。さらに同年3月に東京司薬場（現在の国立医薬品食品衛生研究所）を設置し、新しく発明されたものや新輸入薬品でその成分が判然としないものは、司薬場の分析試験結果に基づいて販売を許可することとした。

　東京司薬場が生まれた1874年（明治7年）には、まだアスピリン等の合成医薬品は生まれていなかった。しかし、1900年代に入ると多くの合成医薬品が生まれていった。洋薬は洋薬専門の外国商館を通じて輸入された。例えばアスピリンを製造していたバイエル社の製品を一手に輸入していたカール・ローデ商会、サリチル酸などを製造していたドイツのハイデン社やクノール社の代理店であるH・アーレンス社、ドイツの化学会社ヘキスト社の染料・薬品の代理店である謙信洋行、スイスの化学会社ロッシュの製品の代理店であるイリス商会、ドイツ・スイスの化学・製薬会社を扱うオットライマー商会、英米の薬品を扱い、重曹の独占輸入をしていたジャーディン・マセソン商会などがあった。また、染料ではフィンドレイ・リチャドソン商会、コーンス商会などが大手であった。これらの代理店を通じて輸入された合成医薬品は司薬場で分析され、国内に流通して

いった。当時は現在のように医薬品と試薬との区別はなく、肝油、サリチル酸ナトリウムなどの第一類注意薬品、ストリキニーネなどの第二類毒薬品、酪酸鉛などの第三類劇薬品、重炭酸ナトリウムなどの通常薬品の4分類で検査が行われた。

1800年代後半から1900年代初頭にかけては、コレラや腸チフスが大流行していた時代でもある。政府は公衆衛生を徹底させなければならなかったが、これに必要な分析技術を保有しているのは東京司薬所のみであった。そこで1883年（明治16年）に東京司薬所を東京衛生試験所と改名し、薬剤等の分析検査業務と公衆衛生業務を分担させることにした。

2-4 着色料の規制（1878年）

食品中には様々な目的で様々な物質が混入される。本項では、アニリン染料の食品への添加についてのみ記載する。

堀越孝良は、内務省達乙第35号（明治11年4月18日）が食品安全関係の最初の全国ベースでの法令であるとしている。この内務省達では、「アニリンその他の鉱物染料で飲食物に着色するものは少なくないが、これは有害であることはもちろん、中には中毒によって命を落とすこともあり危険なので、各地方庁では注意取締を行え」と述べている。また、毒性の有無が判別できないものは現物を添えて衛生局へ照会し、試験を受けるよう指示している。さらに同年12月には、飲食物による中毒及び薬物の誤用により死亡した場合は、中毒の症状、死者の住所・氏名等を衛生局に通達せよと布達を出している。一方、府県であるが、すでに1875年（明治8年）に京都府は、紺青及びアニリンによる食料の彩色を禁止していた。1876年（明治9年）に神奈川県は、紺青等10種類の添加を禁止していた。内務省達乙第35号の後は、堺県、栃木県、兵庫県などがこれに従った。1879年（明治12年）12月27日に内務省は各府県に対し、衛生課を設置するよう指示した（内務省達乙55号）。さらにこの通達によって、府県衛生課の事務には、医師、獣医、製薬家、産婆の開閉業を督察することや、腐敗贋造の食物飲料に注意し取締まるとともに、着色料等の取締まりを行う

よう指示した。内務省達乙第35号や乙第55号は各府県に対する通達であり、明治政府そのものはアニリン等の有害物質の使用禁止に関して強制力は持っていなかったことになる。内務省達乙第35号で述べるアニリンとは、アニリンそのものなのかアニリン染料なのかはわからないが、欧州で抽出・合成されたこれらの化学物質がすぐに日本に輸入され、食中毒（死亡も含む）を引き起こしていた状況を伺い知ることができる。

2-5 医薬品の国産化に向けた動き（1883年）

　1877年（明治10年）には西日本でコレラが大流行し、輸入品であった消毒薬のフェノールが極端に不足する問題が起きた。そこで政府は司薬場に製造研究を行わせ、国産フェノールの製造に成功した。欧州で次々と合成医薬品が誕生した時代でもあった。国産フェノールの製造経験をもとに医薬品の国産化を目指し、1883年（明治16年）に半官半民の大日本製薬合資会社が設立された。大日本製薬合資会社の技師長は、日本薬学会の初代会頭であり、東京帝国大学医学部薬学科教授も務めた長井長義であった。しかし、国産の薬は豊富な実績をもつ輸入薬に対して、事業としてはあまり振るわなかった。大阪の道修町は西日本の薬種取引の中心市場として栄えてきた。明治維新後、洋薬の輸入に取り組み、純良薬品を供給することを目的に道修町の薬業家21人が発起人となり、1897年（明治30年）に大阪製薬が設立された。この会社は翌年に東京にあった大日本製薬合資会社を吸収合併し、社名を大日本製薬株式会社（現在の大日本住友製薬）と改めた。その後に第1次世界大戦（1914年―1918年）が始まると薬の輸入が困難になり、国産の薬の必要性が高まったことで、日本の薬に関する研究と製造が本格化されることになる。

2-6 日本薬局方の公布（1886年）

　1871年（明治4年）、兵部省は陸軍省と海軍省とに分離され、それぞれが「軍医療薬局方」を発行した。この軍医療薬局方が、日本薬局方の先駆

的役割を果たした。

　日本薬局方は当初、司薬場における薬品試験の基準を示すものとして作成された。このため、司薬場で指導していたオランダ人ゲールツ（Anton Johannes Corelis Geerts）に草案を依頼し、1877 年（明治 10 年）にオランダ薬局方を主軸に欧米の薬局方を参考にして草案が完成された。その後に外国人教師のエイクマン（Johann Frederik Eijkmann）、ゲールツ、ランガルト（Alexander Langgaard）等の協力を得て編纂され、1886 年（明治 19 年）に日本薬局方が公布された。1888 年（明治 21 年）にはラテン語版、1890 年（明治 23 年）に註釈版が刊行された。国定薬局方としては世界で 21 番目のものである。「局方」との名称の由来であるが、中国宋時代（1078 年―1085 年）に刊行された「和剤局方」に倣ったものだとされている。和剤局方は平安末期に日本に伝わり、漢方製剤の適応症、薬剤名、処方量、調製法、用法用量などについて詳述され、江戸時代から明治初期まで利用されていた。

　1800 年代も半ばを過ぎ、欧州では次々と新たな薬剤が生まれていった。輸入する場合には司薬場での品質試験に合格する必要があり、司薬場は順番待ちで大混雑していた。このような中で薬種業の団体は、私立の分析場の立ち上げを政府に願い出てこれが許可された。現代流に言えば、「民間車検場」と同じような考え方であると推測される。1888 年（明治 21 年）には大阪薬品試験会社が設立された。私立の分析場で分析試験を実施するうえでも、公定書（日本薬局方）が必要だったことになる。そして、この時代の医薬品の安全性は、「日本薬局方に適合した医薬品である」との点から保証されていたことになる。

2-7 ｜ 化学肥料の国産化（1887 年）

　高峰譲吉（1854 年―1922 年）は、アドレナリンの結晶化に成功したことで有名であるが、日本での起業に努力したことについて知っている者は少ない。高峰譲吉は 1879 年（明治 12 年）に工部大学（現在の東京大学工学部）の応用化学科を卒業後、翌 1880 年（明治 13 年）に英国に留学した。1883

年（明治16年）に帰国後、農商務省の工務局で各種技術指導を行った。

　日本の農業はいわゆる多肥農業と言われ、江戸時代より各種自給肥料を使用してきた。高峯譲吉は渋沢栄一らの協力を得て、1887年（明治20年）に東京人造肥料会社（後の大日本人造肥料、現在の日産化学工業）を東京深川に設立した。この会社により日本で初めて過リン酸石灰の製造が開始された。この化学肥料製造工場は、1923年（大正12年）の関東大震災の影響で操業を中止した。一方、1893年（明治26年）には農商務省農事試験場（本場及び6支場）が設立され、化学肥料の肥効試験が始まった。農事試験場は、1895年（明治28年）から5ヵ年間にわたって、全国各地の農耕地土壌について肥料三要素（窒素、リン酸、カリ）試験を実施し、科学的なデータの収集が行われた。

2-8 薬律の公布（1889年）

　1877年（明治10年）には「売薬規則」（丸・膏・散などの剤型で家方として販売するものを売薬と定めた）が公布されるとともに、売薬営業者と売薬小売者が定められた。売薬営業者とは現在の製造販売業者（製薬企業）のことを意味し、売薬小売者とは薬剤師（薬局）のことを意味する。

　1889年（明治22年）3月には、法律第10号によって「薬律」が公布され、翌1890年（明治23年）3月から実施された。薬律とは、薬事法につながる法律である。その内容は、第1章：薬剤師、第2章：薬種商、第3章：製薬者、第4章：薬品取り扱い、第5章：罰則及び付則から成り立っていた。薬律により、薬剤師のみが医薬品の調剤と販売ができるようになったが、製薬企業や小売店（薬局）にも薬剤師が必要となったため、薬剤師不足が起きた。そこで、医制（医師法）に「医師が自ら調剤する場合にはこれを販売できる」との特例事項を記載した。この特例事項はその後に医師による通常の行為として見なされ、長い間、医師が自ら処方し、調剤し、調剤した薬剤を患者に提供（販売）することが当たり前になった。

　薬律第26条により、司薬場の検査に合格した局方品（日本薬局方品）は、標準品の扱いを受けることになった。そのため、司薬場の封印（検査証紙）

のあるものは「印付」と呼ばれ、高い価格で売買されるようになった。

2-9 染料医薬品製造奨励法（1915年）

　1914年（大正3年）から1918年（大正7年）にかけて、第1次世界大戦が勃発した。日本は連合軍に加盟して参戦した。当時の医薬品は敵国ドイツからの輸入に依存していたため、品不足と高騰がもたらされた。欠乏して医療上困難を来す危険性があるのは、石炭酸、グアヤコール、次硝酸ビスマス、バッカクエキス、塩酸コカイン、リン酸コデイン、クロロホルム、重曹、サントニン、クレオソート、塩酸モルヒネ、サルバルサンなど20品目であった。これに対応するために官民は臨時製薬調査会を立ち上げ、2つの施策を行うこととした。

　1つ目は、東京・大阪の両衛生試験所内に臨時製薬部を設置することである。臨時製薬部はその後1918年（大正7年）12月には、医薬品製造試験部に昇格した。1920年（大正9年）までに東京衛生試験所製薬部で試製した医薬品は、塩酸モルヒネ、サリチル酸、石炭酸、塩酸コカイン、バルビタール、フェナセチン、テオフィリンなど約27品目であった。大阪衛生試験所製薬部で試製した医薬品には、臭素、金属蒼鉛、クロロホルム、抱水クロラール、テオブロミンなど21品目があった。

　明治政府が手を打ったもう1つの重要な施政は、1915年（大正4年）5月29日の「染料医薬品製造奨励法」の公布である。この法律は、化学染料の製造と医薬品の製造を奨励する法律である。染料と医薬品両者の製造を奨励した理由は、化学染料の合成と医薬品の化学合成は同一の産業分野において生まれてきたためである（**第6章1項**参照）。この染料医薬品製造奨励法で規定する染料とは、アニリンソルト、アニリン染料、アリザリン染料及び人造藍であり、石炭乾溜副生物（タール）を原料として製造される。また、この法律で規定する医薬品は「勅令を持って指定する医薬品」と記載され、これらの製造企業に対して10年間補助金を与えるとした。この法律のもと、現在の日本の大手製薬企業は製薬を開始した。また、この法律に基づいて、新たに内国製薬株式会社、東洋製薬株式会社が政府の

保護会社として設立され、解熱鎮痛剤のアミノピリン、アスピリン、消毒剤の石炭酸、麻薬など輸入の途絶えた医薬品を国産化することになった。

1915年（大正4年）には、国と鈴木梅太郎と三共（現在の第一三共）の3者が共同でサルバルサンの製造に成功し、三共はアルサミノールの名でこれを販売した。同年には慶松勝左衛門がサルバルサンの製造に成功し、第一製薬（現在の第一三共）の前身であるアーセミン商会を創業した。一方、医薬品の輸入が止まって困ったのは病院や診療所だけではない。防腐剤サリチル酸をドイツから輸入していた清酒業界も困惑した。サルチル酸がなければ醸造した日本酒の貯蔵ができず、政府は屈指の財源を失い財政が破綻するからである。大蔵省の依頼でサリチル酸の国産化に当たったのが三共である。原料の石炭酸を米国から輸入して清酒100万石用のサルチル酸の製造に成功した。貴重な財源を確保できた大蔵省は、後に同社に感謝状を送っている。

2-10 理化学研究所の設立（1917年）

高峰譲吉は国民科学研究所の必要性を提唱し、渋沢栄一、桜井錠二ら官・財界人と「国民科学研究所」構想を議論し、1913年（大正2年）に築地精養軒にて「国民科学研究所設立の必要性」について演説を行った。1914年（大正3年）には、「化学研究所設立の請願」を貴衆両議院へ請願し、翌年の第36回帝国議会にて「理化学研究所設置」が決定された。1916年（大正5年）に高峰譲吉は「理化学研究所設立ニ関スル建議」を政府に提出し、大隈重信首相は理化学研究所の設立発起協議会を開催した。そして、1917年（大正6年）に渋沢栄一を設立者総代として、皇室からの御下賜金、政府からの補助金、民間からの寄付金をもとに我が国の産業の発展に資することを目的とし、東京・文京区駒込の地に財団法人理化学研究所（理研）が設立された。

第3代所長の大河内正敏は、研究者の自由な発想に基づく基礎科学研究を進めながら、その研究成果を日本の産業の発展に役立てることも理研の責務であるとして、研究所の運営に当たった。この方針のもと、大河内正

敏は、1927年（昭和2年）に株式会社理化学興業を創業し、理研の発明を理研自身が工業化する事業体が生まれた。当時の研究室から生まれる発明は相次ぎ、これらの実用化を通じて生まれた会社が後に理研産業団、世にいう理研コンツェルンを形成した。その製品は、アルマイト、陽画感光紙、ピストンリング、金属マグネシウムの工業化など多数ある。理研コンツェルンは急成長し、1939年（昭和14年）には、コンツェルンを形成する企業は63社、工場数は121に達した。しかし、1945年（昭和20年）の敗戦により連合国最高司令官総司令部（GHQ）は理研コンツェルンを解体し、株式会社科学研究所が設立された。科学研究所では、研究によって開発された成果物を販売することにより研究費をまかなっていた。その代表的なものが、ペニシリン、ストレプトマイシンである。しかし、成果物からの収入だけでは研究費がまかなえず、1958年（昭和33年）に解散し、特殊法人理化学研究所が発足した。

2-11 第2次世界大戦中

　生活必需品である医薬品についても物資統制の例外ではなく、1939年（昭和14年）には価格統制が政令により実施され、続けて1941年（昭和16年）には戦時統制を目的として国策会社である日本医薬品生産統制株式会社（資本金500万円、社長：竹田義蔵）と日本医薬品配給統制株式会社（資本金500万円、社長：塩野義三郎）が設立された。そして、医薬品の製造者（製薬者）は全て前者に、薬種商は全て後者に所属するものとされた。具体的には、厚生省の計画に沿って、「生産統制会社→（原材料）→製薬者→（医薬品）→生産統制会社→配給統制会社→薬種商→薬剤師→国民」との流れが構築されたわけである。両統制会社は同年9月1日より業務を開始することとなり、この統制に従わなかった場合には、医薬品の配給を受けられなくなった。

　1941年（昭和16年）12月8日の真珠湾攻撃をきっかけに第2次世界大戦が勃発した。戦争が激化していく中で医薬品に関する国家統制が強化されるとともに、1943年（昭和18年）には「薬事衛生ノ適正ヲ期シ国民体力

表 7 薬事法（昭和 18 年 3 月 12 日；法律第 48 号での改正点）

1.	廃止	薬品営業並薬品取扱規則 （明治 22 年 3 月 16 日；法律第 10 号）
2.	改正	阿片法 （明治 30 年 3 月 30 日；法律第 27 号）
3.	廃止	売薬法 （大正 3 年 3 月 31 日；法律第 14 号）
4.	廃止	薬剤師法 （大正 14 年 4 月 14 日；法律第 44 号）
5.	改正	花柳病予防法 （昭和 2 年 4 月 5 日；法律第 48 号）
6.	改正	獣医師法等ノ臨時特例ニ関スル法律 （昭和 15 年 4 月 4 日；法律第 92 号）

ノ向上ヲ図ル」ことを目的として薬事法（昭和 18 年 3 月 12 日；法律第 48 号）が制定された。この薬事法の公布により廃止もしくは改正された項目を**表 7** に示す。医薬品の製造販売会社を規定する法律条文は、「薬品営業並薬品取扱規則」と「売薬法」になろう。明治時代及び大正時代に作られたこれらの法律は、戦時下に公布された薬事法から削除されてしまった。薬事法は薬事行政に関する根幹の法律である。戦時下で公布された薬事法（法律第 48 号）から医薬品の製造販売に関する規則が削除されたことにより、法律上、医薬品の製造販売業者を規定する根幹の法律条文が存在しないこととなり、法律上の無秩序状態になってしまった。

2-12 | 第 2 次世界大戦後

1945 年（昭和 20 年）8 月 15 日に第 2 次世界大戦が終結した後、約 7 年間にわたり日本は連合国の占領下に置かれ、米国の統治下で日本国憲法をはじめとする各種法律が整備されていった。1948 年（昭和 23 年）7 月 29 日に新たな薬事法（法律第 197 号、以下、「旧薬事法」と呼ぶ）が制定され

た（**第6章3-1項**参照）。旧薬事法では第2次世界大戦の反省から政府による許可事項は大幅に削減され、医薬品の製造業、流通業等は政府または都道府県知事への登録制になった。そして、一定の基準を満たす者が登録申請した場合、無条件で登録されることになり、政府の恣意的な運用ができないような制度となった。このため、海外ですでに発売されており、安全性が確認されている医薬品については、現在と比較すると無審査に近いような状況で国内における承認が得られた。

Reference
- 農林水産政策研究所：食料・農業の危機管理に関する社会科学的アプローチ（2004.6）、第7章　明治期における食品安全制度の概要、堀越孝良
  http://www.maff.go.jp/primaff/koho/seika/project/kikikanri1.htm
- 西川隆『薬の社会誌：人物と時事で読む33話』、2-10　理化学研究所の設立（1917年）、薬事日報社（2010）
- http://www003.upp.so-net.ne.jp/nozu/fourth.html
- https://www.medical-career.jp/mba_post/81
- http://ameblo.jp/tamiyataku1/entry-10593792239.html
- 弁護士法人アヴァンセリーガルグループ：薬事法の歴史（江戸時代から大正）
  http://yakujihou.avance-lg.jp/data/
- 長崎大学薬学部：長崎薬学史の研究
  http://www.ph.nagasaki-u.ac.jp/history/research/cp3/chapter3-1.html
- 医薬品医療機器総合機構：日本薬局方の歴史
  http://www.pmda.go.jp/kyokuhou/pdf/jpdata/jphistory.pdf
- 薬剤師の歴史（http://www.geocities.jp/j_diario/pharmacy/history.htm）

3 GLPの導入作業

3-1 当局の動き（1976年～）

　1976年にFDAは非臨床安全性試験の実施の基準としてGLP案を公表した（第1章参照）。これを見た厚生省は、直ちに動き出した。当時、厚生省GLP査察の立ち上げと実際の施設査察を担当した稲荷恭三氏によると、「それまでの厚生省は、海外データがあっても参考資料扱いで、日本国内における再試験を実施するよう承認申請者に求めてきた。また、受入可能な海外データについて具体的な基準というものも持っていなかった。品質関係では、出来上がった最終製品のチェックだけではなく全ての製造過程を組織的管理することによって品質を保証するというGMPがあった。製品の品質保証とともに、医薬品は情報集約製品といわれるように情報が非常に重要である。その大事な情報のもとになるのが承認審査の評価に用いられるデータということになる。そして、そのデータは適正に作成された正確なものでなければならない。GLPの契機は生データと整合性のない不適切なデータという事案が一部にあったこともあるが、試験結果の信頼性保証として作成プロセス重視の規制フレームという視点ではGMPの考えに一脈通じるところがある。FDA GLPは、まさに、データの作成プロセス全般にわたる組織体制や手順について具体的で明確な基準を示したものであった。また、この頃は国際化の進展とともにこうしたガイドラインについて国際的調和の必要性が強く認識されだした頃でもあり、グローバルな視点で規制環境を見ていく流れになっていた。」との理由である。

　厚生省は、FDA GLP案が発表されてからわずか2ヵ月後にFDA GLP案を翻訳（1977年1月）し、省内の勉強会に供した。その最終ページには、「本稿は、我が国における適正動物試験実施規範 Good Laboratory Practice（GLP）のあり方について研究する資料として、FDAの試案を邦訳した。なお、この案は提案中のものであり、将来改訂されることが予想される。最終案は1978年3月になる予定である。」と記載されていた。

　一方、当時国立衛生試験所安全性生物試験研究センター長であった大森

義仁氏は 1984 年（昭和 59 年）の『ファルマシア』誌において、次のように述べている。「1974 年頃から、アメリカの上院のいわゆるケネディ委員会と呼ばれる保険小委員会が、FDA の承認を受けて米国国民に適用される医薬品の安全性に強い関心を持ち、種々の角度から調査を進めていることを当時の Pink Sheet で読んだが、そのときは外国の情報としてそれほど大きな関心は持たなかった。しかし、その後 1976 年（昭和 51 年）の 12 月にFDA が作成した GLP 案の Federal Register を読み、さらにその背景となったケネディ委員会の指摘事項や FDA の対応内容を知り、特にその中でFDA の研究所で実施された食用赤色色素の一種の長期毒性試験においても、試験系（試験動物）での群間の混同、標本採取の不適切性に伴う評価に耐える成績の不足、試験責任者の不在と試験または動物飼育担当者の教育・訓練の不足等が問題点として挙げられた記事に接したときの驚きは極めて大きかったことを覚えている。」と。FDA GLP 案には、GLP を作成するに至った経緯が詳細に記載されている。大森義仁氏はそれを読み、FDAの研究所や民間の研究所の毒性試験施設の実態を知り、日本にも GLP を導入する必要を感じたわけである。

　FDA が GLP（最終版）を公布した 1978 年（昭和 53 年）になり、厚生省はGLP 問題に積極的に対応するために、専門家 11 名[注]からなる GLP 検討委員会（委員長：大森義仁国立衛生試験所安全性生物試験センター長）を設

注：厚生省 GLP 検討委員会（昭和 53 年～昭和 56 年度）の委員（所属・役職は当時）。
　　鈴木郁生（国立衛生試験所副所長）
　　大森義仁（国立衛生試験所安全性生物試験研究センター長）
　　江島昭（国立衛生試験所薬品部長）
　　小田嶋成和（国立衛生試験所安全性生物試験研究センター病理部長）
　　川村次良（国立衛生試験所生物化学部長）
　　倉田浩（国立衛生試験所衛生微生物部長）
　　戸部満寿夫（国立衛生試験所安全性生物試験研究センター毒性部長）
　　堀内茂友（国立衛生試験所安全性生物試験研究センター動物管理室長）
　　桑原章吾（東邦大学医学部微生物学教授）
　　麻生芳郎（千葉大学医学部生化学助教授）
　　福田芳郎（順天堂大学医学部病理学教授）

置し、3年計画でGLP案を作成することとした。そして、同委員会は、製薬企業、受託試験施設、大学研究室に対するアンケート調査及び実地調査を実施するとともに、外国のGLPの検討を開始した。

1979年(昭和54年)3月に厚生省は代表的な製薬企業の試験施設を対象に、GLP規制への適合の可能性について現状調査を行った。同年10月にはさらに対象範囲を広げて、国内の大半の医薬品製造(輸入)業者の試験・研究施設並びに受託研究施設におけるGLP規制への対応状況に関するアンケート調査を実施した。なお、これより以前に発出された薬発第970号通知(**本章1-3項**参照)により、GLPの基本となる一部のものはすでに実施に移されていたことになる。

海外情報の収集については、OECDの会合が利用されたようである。前述の大森義仁氏は、「1979年(昭和54年)から検討が開始されたOECDの化学物質の安全性試験の実施に関するGLP案の検討は、米国EPAのモリス(Carl R. Morris)博士を座長として行われ、その会議でFDAのGLPの業務担当者のルポア博士ともたびたび会う機会を得てFDAの対応の実態を知った」と述べている。

1983年(昭和58年)前後においてFDAは、日本の大手製薬企業(武田薬品等)に対して直接査察(Directed Inspection)を頻繁に実施していた。この査察は厚生省に事前通告されており、厚生省の担当者はFDAの直接査察に同道し、GLPに関する理解を深めるとともにGLPの査察方法を習った。毒性試験そのものはGLPが存在する前から実施されており、またGLPの要求事項を上乗せするだけの問題であったため、GLPを解釈し運用するうえではそれほど難しいことではなかったように思われる。

GLPを導入するうえでの最大の問題はQAUであった。「QAU」というものは、米国でも日本でもGLPによって初めて導入された全く新しい概念だったからである。この点について、当時国立衛生試験所安全性生物試験研究センター薬理部長であった髙仲正氏は次のように述べている。「QAUというものをどのように機能させたらよいのか、我々も悩みました。そして1つの回答に行き着きました。その研究所内で最も優秀な試験責任者をQAU担当者にし、自ら自施設の信頼性保証体制を構築するとい

COLUMN

信頼性保証部門：QAU

　試験の信頼性を担保するために必要なことは試験の過程を保証することである。自動車や電化製品など製品自体を検査することによって計画・設計どおりの製品になっているか確認できる、あるいはユーザーが使用することによって評価できる工業製品と異なり、試験の結果を示す報告書や論文は、実態は紙に書かれた文字、あるいは、最近では電子媒体に記録された文字である。そのため良い紙やインクを使っているかの判断はできるかもしれないが（電子媒体ではそれさえも??）、記載されている結果については、ユーザーは書かれていることを信じることしかできない。つまり、試験自体の真偽については評価することができないのである。それではどうするか、その1つとしては試験実施過程を保証すること、そのために試験の過程を記録するのである。ここで問題なのは記録がいつでもどこでも記載できるということである。つまり、記録には信憑性がついてまわるのである。GLPでは、これを保証するため、きちんと実施されているか、実施されたことが正確に記録されているかどうかを目撃し保証する者を置くことにした。これが信頼性保証部門である。ここで重要なのが人間関係である。人情はつきもの。試験部門と「なあなあの関係」であれば、見て見ぬ振りも起こってくる可能性がある。そこで信頼性保証部門に対しては第三者であることを要求している。さらに、職務分掌を規定することで業務をきちんと遂行する責任を負わせている。この信頼性保証部門のモニター業務は、試験実施者間で相互に調査することも可能であるが、共通部分の調査をどうするか、お互い手心が加えやすいということもあるため、現状では信頼性保証部門という独立した組織として第三者の立場をより明確にしている施設が通常である。また、信頼性保証部門がきちんと仕事をしていることを運営管理者に保証させることによって組織的にループさせ、信頼性保証部門がきちんと仕事をしていることを保証する部門が必要ではないか、さらにその部門がきちんと仕事をしているか保証する部門が必要ではないか、という永遠に続く保証問題の議論を決着させているのもGLPの特色の1つである。

うものです。でもこの考え方は、業界側から猛反発をくらい、実現することができませんでした。業界側の主張は、最も優秀な試験責任者をQAU担当者にしてしまったら、毒性試験を実施することができなくなるとのことでした。」と。

QAUはGLPの要であるとよく言われる。しかし、日本にGLPを導入するうえで、QAUという概念を解釈し、運用することが最も難しかったことになる。

3-2 │ 製薬協の動き

1978年（昭和53年）に厚生省がGLP検討委員会を設置した後、それほど時間をおかずに製薬協はGLP導入に向けた具体的な活動を開始したようである。

FDAはGLPの施行に先立ち、1979年（昭和54年）の5月1日から3日にかけてワシントン、シカゴ、サンフランシスコにおいて、GLP規則の説明会を行った。この説明会には約800人（企業研究所149、受託研究機関68、大学研究所19、国立研究所10の各機関）が参加し、参加者から約300の質問が寄せられた。この中から約200の質問が選出され、後日FDAはQ&A形式で"Good Laboratory Practice Regulation Management Briefings, Post Conference Report"という文書を発行した。製薬協はこの文書を翻訳し、GLPの運用に関する理解に努めた。さらに、FDA GLP条文とEPA GLP条文を翻訳し、両GLPの違いについて比較検討を行った（EPA GLPについては、**第7章1項**を参照）。

最終的に、製薬協は1980年（昭和55年）1月に「医薬品の安全性に関する試験規範」（**図12**）を発出した。これが俗に言う「製薬協GLP」である。この製薬協GLPの記載内容は、FDA GLPのそれと大きく変わるところはない。最も特徴的なのは、現在の我々が当たり前に使用している言葉を日本で最初に使用したことである。例えば、QAUという言葉をそのまま翻訳した場合、「**質**保証部門」とか「**品質**保証部門」になる。しかし、製薬協は「**信頼性**保証部門」という言葉を使用した。Facility Managementにして

第 3 章──厚生省 GLP の発出

```
医薬品の安全性に関する試験規範
         1980 年 1 月
       日本製薬工業協会

        目　次     （本書籍の該当頁数）

緒　　言 ……………………………………… 204
第 1 章　総　　則 …………………………… 205
第 2 章　職員および組織 …………………… 206
第 3 章　施　　設 …………………………… 209
第 4 章　機器および操作 …………………… 210
第 5 章　試験施設内での操作 ……………… 211
第 6 章　被験物質および対照物質 ………… 213
第 7 章　プロトコールおよび試験の実施 … 214
第 8 章　報告および記録 …………………… 217
編集後記 ……………………………………… 219
```

図 12　製薬協 GLP

　も、Study Director にしても然りである。これらの日本語は、その後に厚生省が発出した GLP、すなわち「医薬品の安全性試験の実施に関する基準」に引き継がれたことになる。この事実は、米国とは異なり、日本の場合には官民の協力により GLP が導入されていった姿を物語っている。

Reference
- 大森義仁「GLP について考える」ファルマシア 1984；20：423.
- 厚生省薬務局審査課監修『医薬品 GLP 解説』、薬事日報社（1995）
- 適正動物試験（GLP）実施規範─米国 FDA 提案─、GLP 検討委員会（1977 年 1 月）
- 高垣善男『GLP に適合する安全性試験のやり方』、アイシス・出版部（1980）

4 厚生省 GLP の発出

4-1 | 医薬品 GLP 基準(薬発第 313 号)の発出(1982 年)

　1978 年(昭和 53 年)に厚生省は GLP に関する調査研究班専門家 11 名からなる GLP 検討委員会を設置(**本章 3-1 項**参照)し、その検討結果をもとに、1981 年(昭和 56 年)7 月に厚生省 GLP 案を発表した。その後、若干の修正を行った後の翌 1982 年(昭和 57 年)に、薬務局通知「医薬品の安全性試験の実施に関する基準」(昭和 57 年 3 月 31 日;薬発第 313 号)を発出した。この局長通知が「医薬品 GLP 基準」(厚生省 GLP)である。翌 1983 年(昭和 58 年)4 月 1 日より、この GLP 基準の運用が開始された。薬事法は 1979 年(昭和 54 年)に改正されていたが、当初、薬事法と薬発第 313 号との間のリンクが不明確であったため、1983 年(昭和 58 年)8 月 1 日の薬事法改正においてこの点が改善され、医薬品 GLP 基準は法的根拠を持つ通知となった。

　厚生省 GLP(薬発第 313 号)が発出される 1 年前の 1981 年 5 月には、OECD の GLP が理事会決定された。厚生省が OECD GLP ではなく FDA GLP を採用した理由として、まずその導入経緯(**本章 3-1 項**)が考えられる。厚生省と国立衛生試験所は、FDA GLP 案が公表された 1976 年(昭和 51 年)時点で直ちに FDA GLP の導入を考えて行動を起こした。それ以外の理由として、前述の稲荷恭三氏は毒性試験法ガイドライン(TG)の違いについて次のように述べた。「厚生省は、TG はその化学物質の性質や用途によって適切なデザインが考慮されるべき、すなわち異なる点があってしかるべきと考えていた。しかし、OECD は全ての化学物質に適用される TG と GLP の作成に動き出していた。TG は、医薬品については、その後 ICH という国際的枠組みの中で調和が図られていくことになる。GLP はデータの信頼性保証体制に関する事項であり、分野によって大きな違いはないとは思っていたが、医薬品に関する GLP は OECD GLP よりも先行していた状況にあった。また、OECD GLP が適用されるべき物質は Chemicals となっていたのだが、当初 Chemicals について明確な定義

はされていなかった。正確な年月が思い出せないが、OECD 理事会決定以降の早い段階であったが、私が参加した GLP に関する OECD 会合では、Chemicals に医薬品が含まれるかどうか、あるいはどのような化学物質まで含まれるのかという議論もあった。しかしながら、Chemicals の範疇について議論のフォーカスをあてるよりも、医薬品に関する FDA GLP も日本の GLP も OECD GLP に匹敵する基準であると考えていること、そしてこれらの基準に沿って作成されたデータは相互受入を可能にするというフィロソフィーについて共通認識を持つことが重要ではないかという意見を述べた記憶がある。その後の議論の経過は承知していないが、当初 Chemicals の範疇についてギリギリした議論とはならず、各国の判断に委ねられるという形になったように思う。すでに施行されていた医薬品に関する FDA GLP の存在も大きかったと思うし、また、GLP 未制定の分野もあった胎動期であった。」と。

　日本の TG はすでに 1975 年（昭和 50 年）に公表されていた。しかし、医薬品 GLP 基準の運用が開始された翌年（1984 年）には、薬審第 118 号として TG が行政指導されることになった（**本章 1-2 項**参照）。稲荷恭三氏は、「FDA の TG を参考にして日本の TG を作成した」と述べていた。薬審第 118 号の TG は、FDA の TG と整合性を高めたものなのであろう。

　1984 年（昭和 59 年）6 月 1 日、厚生省は薬発第 400 号通知を発出し、GLP の査察制度を公表した（**本章 6-1 項**参照）。このことにより、非臨床安全性試験の信頼性を高めるための 3 つの要素（通知）が発出されたことになる。3 つの要素とは、①医薬品 GLP 基準（1982 年、薬発第 313 号）、②毒性試験法ガイドライン（薬審第 118 号、1984 年）及び③これらの査察制度（薬発第 400 号、1984 年）である。

　稲荷恭三氏は 1986 年（昭和 61 年）の『ファルマシア』誌に、「GLP の査察を行って」との表題の論文を寄稿している。この論文の中で稲荷恭三氏は、「GLP の基本的精神は、科学者の普遍的良心として GLP が設立される前から存在していた。」と述べている。この点について、筆者らが稲荷恭三氏に尋ねたところ、「科学者の良心というものがベースになければ、GLP だけ厳しくやっても試験の信頼性は向上しない。GLP は運用体制や

手順を定めたもので実践的・具体的でしかも規制のフレームであるが、ベースに科学者の良心といった精神論的なものがなければ、データの信頼性にはなお心配が残る。精神論に任せてしまうのは自由度が大きくてうまく機能しないことがあると思うが、一方、規制があっても、形式的に定められたことだけ整えればよいといったスタンスでは内容が伴わないし、とんでもない思い違いが起こる懸念が残る。Worth Doing なことである、守るべき価値・意義があるという気持ちが大事で、義務的に仕方なくやるというところからは向上を目指す環境は生まれてこない。また、基準は守られなければ意味がないのは自明で国際的にはそれぞれの国における査察制度とも関係してくる。何より、消費者に製品を提供することに直結する開発研究には信頼性保証に対する高いモラルが求められる。一方、国際的視点からは、同じ試験をやり直す必要がなく世界に通用するデータをということになるが、とりもなおさず、そのデータは将来上市される全ての国の患者さんに責任を持つということでもあることを忘れてはならない。規制には、枠組みができてきた経緯や反省あるいは目的や意義があり、抽象的になるがコアには魂のようなものがあって、それは科学者の良心と一脈通じるところがあるように思う。」との回答を得た。

4-2 海外データの取扱い

4-2-1 薬発第 970 号通知（1976 年）

　薬発第 970 号（昭和 51 年 10 月 1 日）については本章 1-3 項で述べているが、この通知は海外データの取扱いについても述べていたので、まずそのことから説明する。薬発第 970 号の第 3 項には「なお、輸入承認申請を行う場合にあっては、当該申請に係わる医薬品がすでに国外において承認許可を受けているものであること。」との記載がある。この記載を「なお書き」と呼ぶ。なお書きに記載された内容は、明治時代以降に続いてきた医薬品に関するリスク回避の方法である。また、薬発第 970 号では、「（海外で承認許可を受けている薬剤であっても、）国内で急性毒性試験及び亜急性毒性試験については、少なくても 1 種の試験は国内で行い、これによ

る資料を作成し提出すること。」と述べている。薬発第 970 号が発出された 1976 年(昭和 51 年)に FDA は GLP 案を公表した。FDA が GLP 案を公表した理由は、毒性試験施設における試験の不正実施であり、薬発第 970 号は至極もっともな通知であると言えよう。

4-2-2　薬発第 315 号通知(1982 年)

　厚生省 GLP が発出された同日(1982 年 3 月 31 日)に、海外 GLP データの取扱いに関する通知も発出された。「医薬品等の製造(輸入)承認申請に際して提出すべき試験資料のうち、外国で実施された試験データの取扱いについて」(昭和 57 年 3 月 31 日;薬発第 315 号)である。この通知により、GLP に基づいた安全性試験データであれば、急性毒性試験及び亜急性毒性試験の国内再試験(薬発第 970 号で規定)を求めないとした。また、この通知により、「**わが国の基準**を満たしていれば承認申請された医薬品が外国で承認許可を受けていない場合であっても審査資料として受入れる」とした。海外企業から見た場合、海外と日本の同時製造承認申請が可能になったわけである。

　この通知には、動物試験(GLP 試験を含む)以外に、安定性試験及びフェーズ 1 試験についても述べられており、これらについても「**わが国の基準**」を満たすことを要求している。薬発第 970 号は動物試験に関する通知のため、安定性試験やフェーズ 1 試験は適用対象にはならない。安定性試験ガイドライン(薬発第 165 号及び薬審第 43 号)が発出されたのは 1991 年(平成 3 年)であり、当時の**わが国の基準**としては、日本薬局方や医薬品製造指針が挙げられるであろう。なお、医薬品製造指針の位置づけについては、GLP 解説書と同等であると推測される。すなわち、行政通知ではないが当局側の考え方を示したものとの位置づけである。

　薬発第 315 号通知では、毒性試験以外の動物試験(効力を裏付ける試験等)に対しても、**わが国の基準**に従うよう求めている。この場合のわが国の基準とは、薬発第 970 号通知(**本章 1-3 項参照**)になる。試験法ガイドラインについては、薬効薬理試験のガイドラインが発出されたことはない。一般薬理試験のガイドライン(薬新薬第 4 号)が発出されたのは、こ

れよりもずっと後の1991年(平成3年)1月29日である。この時点では、「薬効薬理試験や一般薬理試験が実施されていること」が重要であったものと推測される。なぜなら、海外では日本で求めるような定型的な薬効薬理試験や一般薬理試験は実施されていなかったからである。

毒性試験の分野における**わが国の基準**とは、医薬品GLP基準と厚生省の毒性試験法ガイドライン(TG)になる。その理由は、前述の稲荷恭三氏が述べたことに起因すると推測される(**本章4-1項**参照)。欧州各国は、OECD GLPとOECD TGに従って毒性試験を実施していたことであろう。ただし、1980年初頭において欧州各国の足並みはそろっていなかった(**第7章2、3項**参照)。GLPの査察を厳格に実施している国もあれば、実施していない国もあった。欧州の足並みが完全に一致したのは、OECD GLPが改正(1997年)される直前である。

薬発第315号通知にて「わが国の基準に従えば海外データを受入れる」としたわけであるが、そのこと自身は至極もっともな内容である。例えばFDAは、「FDA GLPに従って実施された毒性試験であれば、それを受入れる」としている。しかし日本の場合には、非臨床試験全域にわたる要求を行った。また、一般薬理試験のように日本特有の要求事項もあった。これらに対応するために海外のグローバルメーカーの多くは、日本に研究所を設置した。日本に拠点を持たない企業は、日本の受託研究機関(CRO)を使用するようになった。

海外企業の目から見た場合、日本の学問(科学)レベルやデータの質が低いのに、日本国内での再試験を求めていると映ったようである。当時を知る筆者の1人は「海外の担当者はかなりの不満を持っており、『MAFF(農林水産省)はマフィアだ』と言っているのを聞いたことがある」と述べていた。厚生省だけでなく農林水産省も海外申請者に対して再試験等の実施を求めていたようである。また、毒性試験に関しては多くの場合、がん原性試験の再試験が求められたようである。

某CROでは海外企業から未知検体を渡され、Ames試験の実施を求められた。その未知検体は、食塩であった。食塩はAmes試験で陽性反応を示すことが知られていた。当事者であった筆者の1人はそのことを知り、

表8 FDA GLP と厚生省 GLP との違い（試験施設と運営管理者）

> 1. FDA GLP（21CFR58.3 Sec. 58.3 Definitions（g））
> "Testing facility" means a person who actually conducts a nonclinical laboratory study, i.e., actually uses the test article in a test system. "Testing facility" includes any establishment required to register under section 510 of the act that conducts nonclinical laboratory studies and any consulting laboratory described in section 704 of the act that conducts such studies. "Testing facility" encompasses only those operational units that are being or have been used to conduct nonclinical laboratory studies.
> 2. 厚生省 GLP　第2条（定義）
> (8)試験施設とは、試験系を用いて被験物質に関する試験を行いうる施設をいう。
> (10)運営管理者とは、試験施設全般の管理運営を行う責任者である。

「有用な手段である」と感じたことを記憶している。ある外資系企業は、日本の CRO にがん原性試験の実施を委託した。試験の実施途中でその外資系企業は、「被験物質の開発が中止になった」との理由から試験を中止させ、費用を精算した。その外資系企業は海外データ（がん原性試験）を用いて日本への承認申請を行った。その理由を当局から尋ねられた外資系企業は、「CRO の能力不足により日本でのがん原性試験を中断された」と偽りを述べた。国内に GLP を普及させるだけでなく、日本の科学レベルや信頼性に対する海外の偏見を改善していく必要があったわけである。

4-3　FDA GLP と厚生省 GLP との違い

第3項で述べたとおり、厚生省は3年間の検討結果をもとに GLP 案を作成したが、厚生省 GLP に記載された内容は、FDA GLP に記載された内容をほぼそのまま日本語に翻訳したものとなっている。しかし、これら2つの GLP を詳細に比較すると、微妙な違いが存在することに気がつく。厚生省による3年間の検討結果は、この「微妙な違い」に反映されたのではないかと推測される。その主な点は、試験施設と運営管理者に関する記載である（表8）。

表8によると、FDA GLPにおける試験施設（Testing Facility）とは、「Person（個人や法人、組織等を含む）」もしくは「Establishment（GLP体制）」を意味する。非常にあいまいな書き方である。さらに、運営管理者に関する言葉の定義はなされていない。一方、FDA GLPを翻訳して作成された厚生省GLPでは、「試験施設とは、試験系を用いて被験物質に関する試験を行いうる施設をいう」と定義されている。また、「運営管理者とは、試験施設全般の管理運営を行う責任者である」と定義されている。

第1章で述べたように、FDA GLPは承認申請に関わる施設だけでなく、全米の国公立研究所や大学の研究所にも適用できるものでなくてはならなかった。また、米国の製薬企業の研究所や受託研究機関の規模は日本と比較して相当大きく、その組織図も会社により大きく異なっているため、GLPの運用にはある程度の自由度が求められる必要があった。そこでFDAは、FDA GLPの核となる部分については、あいまいさを残した条文を作成したのではないかと推測される。

例えば、GLPの毒性試験を実施する場合、遠く離れた場所に存在する生物分析研究所や理化学分析研究所との共同作業が必要になるかもしれない。通常、これらの分析研究所はGLP体制下で運営されているのではなく、GLP試験が実施されるときにのみGLP体制が構築されて分析試験が実施される。このようなGLPの運用体制が、FDA GLPで述べるところの「Establishment」という概念に相当するのであろう。FDAが査察を行うと、FDAは査察報告書を記載する。この査察報告書のことをEstablishment Inspection Report（EIR）と呼ぶ。この用語は、表8に示した言葉の定義に由来している。

日本では、EIRのことを「施設査察報告書」と呼ぶことがある。日本で「施設」というと「ある住所に存在する〇〇研究所」とのイメージになる。一方、FDA GLP下では「ある人もしくは人達が率いるGLP体制」とのイメージになるのであろう。このため、米国では複数の運営管理者（Management）が試験計画書や最終報告書に署名することがある。FDAはGLP査察を行うが、施設認定書は発行しない。ただし、施設認定は行わないが、その施設のGLP適合はForm FDA 482で査察したことで認めている（第1

章コラム「Form FDA 482 と 483 について」参照)。

4-4 GLP の適用試験

厚生省 GLP は 1982 年(昭和 57 年)3 月 31 日に発出され、翌 1983 年(昭和 58 年)4 月 1 日から全面実施に移された。厚生省 GLP が適用される安全性試験の実施については、以下の二通りとなる。

①1983 年(昭和 58 年)4 月 1 日以降に行われる試験。
②1982 年(昭和 57 年)10 月 1 日以降に行われた試験で、1983 年(昭和 58 年)4 月 1 日以降も継続して行われた試験。

上記のとおり、1983 年 4 月 1 日以降に開始もしくは継続実施される毒性試験に対して、GLP の適用が求められるようになった。

当時の厚生省による GLP 適合性調査は「品目調査」であった。すなわち、その被験物質(薬物)が厚生省に対して承認申請された時点で GLP の適合性が査察された。1983 年(昭和 58 年)以降に実施された毒性試験結果が実際の承認申請資料として使用されるまでには、数年の月日が必要となる。そのため、日本における GLP 施設査察が本格的に実施されるようになったのは、1980 年代の中期以降になってからではないかと推測される。

4-5 FDA との協定(1983 年)

FDA は GLP (1978 年 12 月 22 日)の中で、以下のように述べている。「研究が米国内で行われたか国外で行われたかの如何を問わず、同様の保証が必要である。ある前臨床試験が国内、国外を問わず、GLP 法規に規定された要件を満たしていない場合には、FDA はそこから提出される研究を拒否しうることは明らかである。国外の研究に別の基準を適用したりすることは、米国企業に差別的効果しか生み出さない。国外の施設への査察は、その施設の同意なしには行えないかもしれないが、査察を拒むような施設から提出される研究に対しては、それがどのような施設のどのよう

> ### FDA - Japan, GLP Mutual Recognition
> April 15, 1983
> Japanese Note Verbal
>
> The Embassy of Japan presents its compliments to the Department of State and has the honor to inform the Department that the Government of Japan intends to cooperate with the Government of the United States represented by the Department of Health and Human Services in the field of implementing standards or guidelines of good laboratory practices (GLPs) for laboratories conducting nonclinical safety studies, and establishing national inspection programs to enforce those standards or guidelines in order to promote the mutual acceptance of data between the two countries. The details of the cooperation are described in the attached document.

図 13　FDA と日本の相互理解協定

な研究であってもこれを受け入れることを FDA として拒否する（FDA GLP 第 16 フレーズ）。」と。

　厚生省 GLP が 1983 年（昭和 58 年）4 月 1 日から全面実施された 2 週間後に厚生省と FDA は、「FDA と日本間の GLP に関する相互理解協定書」を締結した（図 13）。なお、この協定書の原本は日本語だったようである。日本側は、医薬品 GLP 基準とその査察制度を立ち上げたことを FDA に伝えるとともに、FDA と日本が協調路線（cooperation）を取るよう申し入れた。

　2008 年（平成 20 年）5 月 14 日に日本 QA 研究会の GLP 部会は、当時 FDA GLP 査察のトップであった FDA のビシュワナサン（C.T. Viswanathan）博士を招聘して講演会を開催した。このときの Q&A を以下に記載する。

Q：日本では、日米間の GLP 相互乗り入れに関し、覚え書（MOU：Memorandum of Understanding）が交わされていると聞いているが、ビシュワナサン博士の説明では「MOU は締結していない」と報告された。どちらが本当か？

A：日米間でかつて MOU を締結しようとの動きがあったが、3 段階のうち 1 段階目で止まってしまったようだ。私は MOU には関わっていないので、明言できない。

FDAと海外の規制当局とのMOUは第3段階まであり、スイスとは第3段階までのMOUを締結している。**図13**に示した相互理解協定は、MOUの第1段階に進むことを相互理解した協定書である。当時FDAは、国内外を問わずFDA GLPに準拠した試験しか受け付けなかった。現在では、国外実施試験についてのみOECD GLPに従った試験も受け入れている。FDAは、1983年前後及び1990年代初頭に日本のGLP施設に対して査察を行った。そして、日本の厚生省GLPはFDA GLPと同じであることを確認した(**第4章6項**参照)。FDAは、相互理解協定書(**図13**)及び日本のGLP施設への査察を通じ、「厚生省GLPに従った試験は、FDA GLPに適合する」と見なして受け入れることにしたのであろう。すなわち、「みなし適合」である。その後、2008年(平成20年)に厚生労働省及び医薬品医療機器総合機構(PMDA)はOECD MJV (Mutual Joint Visits)を成功させ、日本の医薬品・医療機器GLPはOECD GLPの要求事項に適合していることを証明した。これにより、現在におけるFDAの海外データの受け入れ基準、すなわち「OECD GLPに従った試験であること」を証明したわけである(**第5章10-6項**参照)。

Reference
- 稲荷恭三「GLPの査察を行って」ファルマシア 1986；22(1)：65-66.
- 「医薬品の安全性試験の実施に関する基準」(昭和57年3月31日；薬発第313号)
- 森和彦「GLPと大学の研究―GLP施行後とその後の動き―」ファルマシア 1984；20(5)：424-425.
- 「医薬品の製造(輸入)承認申請に際して添付すべき安定性試験成績の取扱いについて」(平成3年2月15日；薬発第165号・薬審第43号)
- FDA："International Program, FDA-Japan, GLP Mutual Recognition" http://www.fda.gov/InternationalPrograms/Agreements/default.htm

5 民間企業の対応

5-1 動物飼育施設

　GLPには、「Specific Pathogen Free (SPF) の動物を使用せよ」との記載はない。動物に求められるクリーン度というものは、GLPとは関係のない問題である。しかし実際上は、試験にはSPF動物が用いられ、GLPという言葉を聞くと無菌室（Germ Free）的な動物飼育施設をイメージする方々がほとんどである。

　米国においてサリドマイド事件を契機としたキーフォーバー・ハリス改正法が公布されていく時代に、パリにおいて第1回国際実験動物会議（1958年）が開催された。この会議において、SPF動物の本格的な生産が米英連携で始まろうとしていることが示された。そして欧米では、SPF動物の生産供給体制が整うことにより、SPF動物が試験に使用されるようになっていった。試験結果の科学的信頼性を向上させるためには、SPF動物の使用が必須とされたためである。

　一方、日本では、実験動物は農家の副業として片手間で作られていたものが多かった。例えばモルモットを注文した場合、動物業者は農家をまわり、注文に合致するものを集めてきて注文者に届けた。当時の動物の品質は低く、例えば薬理試験に用いるイヌは保健所から払い下げを受けたものであり、心臓の中にはたこ糸状のフィラリア（寄生虫）が団子状になって存在しているのが常であった。

　このような中で日本の動物供給業者は、SPF動物の確立、繁殖と供給に努めていった。動物供給業者は、無菌室（Germ Free）的な動物飼育施設内でSPF動物の繁殖・飼育を行った。昭和50年代に入ると、SPF動物は割合自由に購入できるようになり、毒性試験にはSPF動物を使用することが一般的になっていった。しかし、まだまだ供給体制が整っておらず、大分前から予約をしておかないとまとまった数の動物を購入することはできなかった。さらに、SPF動物は高価であった。このような環境下で日本にGLPが導入されたのである。

SPF動物を購入した場合、試験期間中SPF状態を維持することが求められた。製薬企業は、豊富な知識を保有する動物供給業者の意見や先行する他企業からの意見を参考にして、動物飼育施設を改築もしくは新築した。その際、動物供給業者のGerm Free体制を参考にした企業が多かった。また、全ての菌に対してバリアを講じる（Germ Free）のか、ある特定の菌（Specific Pathogen）に対してバリアを講じるのかを議論しないままに、動物飼育区域に対して「バリア区域」との言葉を使用し始めた。そして、動物飼育施設に入るために従業員は薬液風呂に入り、ウエットシャワーを浴び、無菌のディスポーザブル下着を穿き、その上にオートクレーブ滅菌をした「繋ぎ」を着るようなSOPを作っていった。

　当時の製薬企業においては、SPF動物とコンベンショナル動物が混在して使用されていた。例えば、薬理部門はコンベンショナル動物を使用していた。このコンベンショナル動物の品質も低いものであった。コンベンショナル動物は、Specific Pathogenを保有しているかもしれなかった。このような状況下では、厳格なバリア体制の構築と維持というものが必要とされたのかもしれない。

5-2 ｜ SOP

　民間がGLP施設を立ち上げるうえで最も苦労したのがSOPの作成である。施設はSOPに従い運営管理され、試験は試験計画書とSOPに従って実施されなければならないからである。しかし、どのような種類のSOPをそろえ、どのような内容をSOPに記載するか、非常に苦労をしたと推測される。

　製薬協安全性委員会は1981年（昭和56年）8月に、「医薬品の安全性試験に関する試験規範に対する技術的対応（2）」と題した文書を発行し、SOP等の作成要領を示した（図14）。製薬各社は、このような文書を参考にGLP体制を整えていった。

　SOPは大別して、施設の運営管理に関するSOPと試験方法に関するSOPに分けられる。例えば経口投与のSOPを作成する場合、動物実験法

```
┌─────────────────────────────────────┐
│  医薬品の安全性試験に関する試験規範  │
│    に対する技術的対応(2)             │
│   社内GLP規則および標準操作手順書   │
│         作 成 要 領                  │
└─────────────────────────────────────┘
```

図14 製薬協のSOP作成要領(1981年)の表題

の教科書や自施設が実際に行っている方法を参考にして文書化していった。ある施設では「左手で動物を保定し、右手にゾンデを装着した注射器を持ち、上顎部に沿ってゾンデを胃部まで挿入する」とのSOPを作成した。このようなSOPを作られて困ったのが左利きの実験者である。

　ある施設では、GLPが導入されるまでは、ガラス製注射器と金属製経口ゾンデを用いていた。GLPでは、「機器は、適切に保守点検、**清掃**及び修理が行われなければならない」と記載している。この文書で示す「清掃」が記載された背景には、FDAがGLPを作る過程において、十分に洗浄されていない自動乳鉢を用いて次々に投与液を作っていた施設が存在したためである。ガラス製注射器や金属製経口ゾンデの洗浄が十分に行われたことをどのように確認するのかが問題になった。その結果、GLP施設では当時高価であったディスポーザブルの器具に切り替えていった。

　機器のSOPには、使用方法に関する記載と保守点検に関する記載をする。顕微鏡のようなシンプルな機器の場合、使用方法をどのように書くのかが問題になった。逆に多機能機器のSOPにどこまで書くのかも問題になった。例えば汎用理化学機器(例：LC-MS/MS)等を購入すると数百ページにわたるマニュアルブックが付いてくるが、GLPではマニュアルブックに従って実験を行うことはできない。マニュアルブックを参考にSOPを作るわけであるが、どこまでSOPに書けば良いのか、多くの施設が判断に苦しんだ。

　餌の滅菌についても、施設それぞれの考え方が反映された。餌袋の外側

をアルコールや薬液で消毒してバリア内に持ちこむことを可とする施設があった。一方、餌袋の中の餌そのものも滅菌する必要があると考えた施設があった。オートクレーブ滅菌を行う場合、餌袋の中に蒸気が入らないと滅菌が不完全状態になる。そこで、その施設は餌袋に穴を開けてオートクレーブにかけたところ、餌は塊状に固まってしまった。結果として、新たに「餌の品質に問題がないのか」という疑問が発生してしまった。

　SOP にどこまで書くのか、また、どこまで書かなければならないのかは、現在でも正解はない。

Reference
- 日本製薬工業協会：「医薬品の安全性試験に関する試験規範に対する技術的対応（2）」

6　査察制度

6-1　査察制度の立ち上げ（薬発第 400 号通知）（1984 年）

　試験施設側から GLP というものを見た場合には、「試験の実施基準」になる。一方、査察当局側から見た場合には、「査察の実施基準」になる。このため、FDA は GLP の査察制度（Bioresearch monitoring Program）の構築と、GLP の作成を同時に行った（**第 1 章**参照）。

　医薬品 GLP 基準の運用が開始されてから 1 年後の 1984 年（昭和 59 年）6 月 1 日に厚生省は、薬発第 400 号「医薬品の安全性に関する基準に基づく査察実施要領の制定について」を発出し、GLP の査察制度を公表した。薬発第 400 号通知で述べられている内容は、FDA の GLP 査察制度や現在の GLP 施設調査制度と大きく変わるところはない。

　査察制度（プログラム）の立ち上げについて先述の稲荷恭三氏は、次の 3 つのステップを述べていた。まず FDA の査察マニュアルを参考にし、チェックリストを作成した。ラボツアーやスタディー・オーディット等に

ついても、FDA の査察マニュアルを参考にした。スタディー・オーディットに供する 1 試験について、ラボツアー中に選出するとの規定は FDA の査察マニュアルを参考にした。当時の国立衛生試験所ではがん原性試験が流れていたため、この試験を利用して動物飼育の方法や実験方法等における着眼点を国立衛生試験所の先生方から学習した。例えば上段のケージの動物は蛍光灯に近い位置に配置されているため、動物ケージのローテーションも必要になってくる。これらの着眼点がチェックリストに反映された。そして、厚生省薬務局は 1985 年 4 月に「GLP 査察の手引き」(**本章 6-3 項**参照) を作成した。

次に厚生省の GLP 査察の方法が適切であるかどうかを英国やフランスとのジョイント・インスペクションにより確認した。国立衛生試験所の先生方と稲荷恭三氏は英国とフランスの GLP 施設査察に立ち会った。そして、日本側が両国の GLP 施設の査察を行った。日本側の施設査察のやり方を、英国もしくはフランスの規制当局の担当者がチェックした。日本側のやり方は問題となることはなかったが、逆に英国とフランスの規制当局が日本の GLP 施設の査察に立ち会うことはなかった。日本は早い段階で英国と 2ヵ国間協定を結んでいるが、この相互査察の結果は 2ヵ国間協定に反映されているようである。

6-2 │ GLP 査察の頻度

GLP 基準 (薬発第 313 号) の条文には、「前項の査察は、厚生省若しくは都道府県の担当職員又は厚生大臣の指定するものがこれを行う。」とあったが、詳細は記載されていなかった。ただ、『GLP 基準解説』(1983 年) には、「必要に応じ、または定期的に行政機関が試験施設に対する査察を行う。」、「査察は、提出された試験データの内容に応じて必要な場合に行う随時調査と、一定期間ごとに行う定期査察とが予定されている。」と記載された。1 年の猶予期間が過ぎ GLP の実施が開始された 1983 年 (昭和 58 年) の翌年、1984 年 (昭和 59 年) 6 月に査察に関する通知が出された。それが、「医薬品の安全性試験の実施に関する基準に基づく査察実施要領の

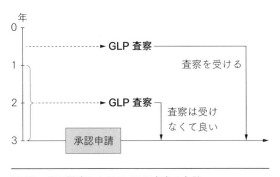

図15 品目調査におけるGLP査察の免除

制定について」(薬発第400号)である。査察は、医薬品の承認申請ごとに実施される査察(ここでは品目調査と呼ぶ)であった。査察担当者は、厚生省薬務局の職員及び必要に応じて国立衛生試験所又は国立予防衛生研究所職員で構成する査察班により行うとされた。この当時は品目調査だったため、現行のGLP施設調査(医薬品の承認申請の有無に関係のない定期調査)で述べるところの「3年に1回の調査で有効期間」という概念は存在しなかった。しかし、薬発第400号通知では「添付資料に係わるGLP適用試験施設について、当該申請が行われた日から起算して過去2年以内の本要領に基づく査察が行われていない場合、承認審査の一環として査察を実施する」と記載されていた。つまり、品目調査とはいえ、承認申請ごとに必ずGLP査察を行うとは限らなかった。このイメージを図15に示す。厚生省薬務局審査課監修『GLP基準および毒性試験法ガイドライン解説』(1984年)には、「GLP査察は医薬品の承認申請の添付資料として、GLP適用試験データが添付されていた場合、当該試験データを作成した試験施設に対して行うこととしており、同一試験施設に対しては原則として2年に1回の頻度で行うとしている。」と解説している。このことは「承認申請ごとにGLP施設査察を行うのが本来であるが、2年以内にGLP査察を受けていれば、受けていたこととみなして査察を免除する(みなし査察免除)」との概念になるであろう。もちろん「その他、薬務局長が、添付資料について信頼性に疑問がある等により、当該資料に係るGLP適用試

験施設に対して査察を行う必要があると認めた場合」は承認審査の一環としていつでも査察ができることになっていた。

このような考え方はFDAも同じである。FDAは2年に1回の定期査察(Surveillance Inspection)を行うが、施設に対してCertificate(適合確認書)は発行しない。そして必要があれば、承認申請品目ごとにGLP査察を行う(直接査察：Directed Inspection)。

医薬品GLP基準の改正(**本章9項**参照)に伴い、1988年(昭和63年)10月5日に薬発第870号により、薬発第400号「医薬品の安全性に関する基準に基づく査察実施要領の制定について」の一部が改正された。改正部分はごくわずかである。評価Aであった場合の「みなし査察免除期間」が2年から3年に延長され、現在のPMDAの定期調査期間と同じになった。なお、稲荷恭三氏はみなし査察期間の設定理由について、「GMPの業許可更新期間(5年に1度)やその間の県によるGMP査察等を背景に、みなし査察免除期間を設定した。」と述べている。

6-3 チェックリスト（薬審第60号）（1986年）

1984年(昭和59年)6月1日薬発第400号によってGLP査察実施要領が通知された。それにともない同年(1984年)に発売された『GLP基準および毒性試験法ガイドライン解説』(1984年)の中でGLP適合確認のためのチェックリストに関する最初の記載がなされた。当時は、チェックリストについて検討段階だったのか、詳細が決まっていなかったためなのか、「GLP査察は、実施に移されたばかりでもあり、また、チェックリストが硬直化ないし形式化することは、必ずしも望ましいことではないと考えており、ここではチェック項目を列記するにとどめた。」と記載されていた。チェックリストの内容としては、「A　General Inspection」として「1. ハード面」、「2. ソフト面」、「B　Study Audit」として、「1. 査察対象試験の概要把握及び点検」、「2. 最終報告書・添付資料と当該試験に係る記録・生データ・標本類、試験計画書の点検・照合」の項目のみが76ページから89ページにわたって列記されていた。これらの項目をもとに1985年(昭

和60年）4月に厚生省薬務局は、190ページにも及ぶGLP査察に関する手順書を作成した。この文書の表紙には日本語タイプライターで、「GLP査察の手引き」と記載されていたが、2ページ目以降はガリ版刷りであった。そして2ページ目には、「GLP査察の標準実施手順書」と記載されていた。内容的には2013年（平成25年）現在の適合性調査資料の作成要領と同じであり、多くのページは一般査察マニュアルに割いていた。そしてこの部分には、注意すべきチェックポイントが記載されていた。最後の部分はスタディー・オーディットに関するマニュアルで、試験のドキュメントの査察ポイントが記載されていた。そして「GLP査察の手引き」が作られた1年後の1986年（昭和61年）に、「GLPのチェックリスト」（昭和61年11月1日；薬審第60号）が通知された。査察の手順もFDAのそれや、現在のGLP適合性調査と変わらない。①試験施設の全般的運営管理状況、②試験施設の巡察、設備機器の整備状況の確認、③試験の作業現場への立ち入り、④試験計画書、SOP、最終報告書等の整備状況、標本等の保管状況等の確認、⑤信頼性保証部門の活動状況の確認、⑥査察対象試験に係わる生データ、標本、最終報告書等の点検、照合としている。

　筆者は、「日本のGLP査察はいつから始まったのだ」との質問を受けることがある。『GLP基準および毒性試験法ガイドライン解説』の「序」には、当時の厚生省薬務局審査課長代田久米雄氏が、「1984年（昭和59年）6月に厚生省が試験施設に対する査察を開始した」と記載している。ガリ版刷りのGLP査察の手引きが作られた1985年（昭和60年）に、某CROがGLP査察を受けている（**本章7-2項**参照）。これらのことから厚生省は、このガリ版刷りのGLP査察の手引きを使用したGLP査察を1985年（昭和60年）から開始し、厚生省担当者と国立研究所（国立衛生試験所、国立予防衛生研究所）のメンバー間で目合わせを行い、翌1986年（昭和61年）にGLPチェックリスト（薬審第60号）を公表し、本格的なGLP査察に移行させていったものと推測される。

表9 厚生省 GLP と FDA GLP の評価基準

厚生省 GLP	FDA GLP
評価 A：GLP に適合する	NAI：No Action Indicated
自主的検討事項あり	VAI：Voluntary Action Indicated
評価 B：一部 GLP に不適合であるが、当該部分について改善処置が講じられたか、又は当該部分による試験の信頼性に及ぼす影響が許容しうる範囲であると認められる。	OAI：Official Action Indicated
評価 C：全部又は一部 GLP に不適合であり、当該試験施設で実施された GLP 適用試験の信頼性が損なわれていると認められる。	Disqualification

6-4 査察結果の評価

　査察担当者は査察終了後に査察結果報告書を作成し、薬務局長に提出する。薬務局長の求めに応じて厚生省薬務局、国立衛生試験所及び国立予防衛生研究所職員の専門家などにより構成される GLP 評価会議が開催され、適合状況の評価区分に従い査察結果の評価を行う。FDA と異なる点は、合議制で査察結果が評価されるとの点である。

　厚生省 GLP の評価基準と FDA GLP の評価基準との比較を**表9**に示す。評価 A（自主的検討事項なし）は、FDA GLP の「NAI」に相当する。評価 A（自主的検討事項あり）は、FDA の VAI に相当する。評価 B は FDA の OAI に、また評価 C は FDA の Disqualification に相当する。「両者の評価基準は同じである」と言っても良いであろう。

　ただし実際の施設査察結果を見ると、FDA の場合には 1995 年当時で NAI（評価 A、自主的検討事項なし）が約 50% だと言われている（**第1章 8-5-4項**参照）のに対して、日本の場合にはほとんどの施設が VAI（評価 A、自主的検討事項あり）のようである（2013 年時点）。日本で GLP が施行されて 30 年になる。この間、査察のチェックポイントは大きく変化してい

ない。実際 1985 年（昭和 60 年）に実施された某 CRO の査察の記録（**本章 7-2 項参照**）を見ると、30 年前と現在（2014 年）とで査察の着眼点が大きく変わっているようには思えない。GLP 施設は自主的改善事項を受ければ、当然指摘された点を改善する。GLP 施設のメンバーは、GLP 査察以外でも情報収集を継続し、改善に努めてきた。しかし、自主的検討事項を受ける施設の割合は低下することはなかった。

Reference
- 厚生省薬務局：「GLP 査察の手引」（昭和 60 年 4 月）：非公開資料

7 実際の GLP 査察の概要

7-1 受託研究機関の置かれた立場

　厚生省薬務局が「GLP 査察の手引」を作成した年（1985 年）に、某 CRO（以下、N 社という）が GLP 査察を受けた。当事者であった筆者の 1 人が従事していた N 社は、外資系 R 社の鎌倉研究所を参考にしてバリア施設を新設した。さらに N 社は地道に努力し、ヘッドハンティングもしてスタッフも充実させ顧客を増やしていった。査察時（1985 年）には国内大手の製薬企業のほとんどが顧客になっており、GLP に関する豊富な情報が得られるようになった。しかし多くの CRO については直接の情報がほとんどない状態で、スポンサーからの情報が唯一無比であったため、大手スポンサーに見放された施設は悲惨な状況を呈していたと筆者の 1 人は伝えている。

　日本の GLP の立ち上げには製薬協が関与していた（**本章 3-2 項参照**）。1979 年（昭和 54 年）3 月に厚生省は代表的な製薬企業の試験施設を対象に、GLP 規制への適合の可能性について、現状調査を行った（**本章 3-1 項参照**）。また、1983 年（昭和 58 年）に FDA は大手製薬企業に対して直接査察

を実施した（**本章3-1項**参照）。これらの情報は製薬企業間で共有され、製薬企業はGLPに関する豊富な知識を保有していた。しかし、CROについては直接の情報がほとんどない状態であった。

同様に、厚生省（当時）の森和彦氏は1984年（昭和59年）の『ファルマシア』誌において、「医薬品の試験データは、製薬企業の試験施設のみで作成されるものではない。むしろ多くの試験が民間の受託研究機関や大学の研究室等に委託、実施されている。これらの施設は薬事法の規制対象外であるが、GLPについてはその適用対象とされる。従って厚生省のGLP査察は当然必要に応じて実施されることになるが、従来法的規制の対象外にあっただけに施設間差は大きいと言われている。」と語っていた。

日本に拠点を持たない外資系企業等は、日本のCROを利用して国内申請データを作成していた。特にCROの科学的信頼性（Scientific Reliability）の向上やGLPの信頼性（Quality）レベルの向上は、とりもなおさず海外に対する日本のレベルの高さをアピールするために必要だった。しかし、多くのCROには情報を得る手段がなかった。

FDA GLPの定期査察と厚生省GLPの査察との最大の違いは、査察官にある。厚生省GLP査察の場合には、最初から国立研究所の研究者（国立衛生試験所もしくは国立予防衛生研究所）と厚生省の技官がグループを組んで査察を行っていた。一方、FDAの定期査察の場合、FDAの研究者は定期査察に立ち会わない。日本のGLP査察の場合には、査察を通じて科学的信頼性（Scientific Reliability）を向上させるという目的も存在したのであろう。例えば、後述（**本章7-2項**）する施設の自主的検討事項案の10番目及び14番目は、実験方法に関する指導事項であり、GLPそのものに関する指導事項ではない。

1978年（昭和53年）には、日本環境変異学会が改組・発足した。1981年（昭和56年）には、日本毒科学会が改組・発足した。1988年（昭和63年）には日本毒性病理学会が改組・発足し、4年後から毒性病理学専門家認定制度が施行された。1992年（平成4年）には、日本QA研究会が新たに発足した（**第4章2項**参照）。これらの会は、国内では情報を求める者に対して門戸を広げるとともに、日本の毒性試験の信頼性が高いことを海

表10　CRO（N社）の厚生省によるGLP査察内容

第1日目	午前	査察官からの査察目的の説明があった後に施設側運営管理者より施設の概要説明がなされた。
	午後	ラボツアー（新館機械室→洗浄室→解剖室→病理→生化学→電子顕微鏡室→器材保管庫→資料保管庫→検体調製室→検体分析室→検体保管庫→焼却炉→廃棄物倉庫）がなされた。
第2日目	午前	査察時に実施していた試験（ラット3週間皮下投与作業他）の査察が行われた。
	午後	2つのグループに分かれてスタディー・オーディットが実施された。クライアントが立ち会ったため、2つのグループはそれぞれ別々の部屋でスタディー・オーディットを実施した。
第3日目	午前	病理作業（薄切等）の査察が行われた後に、2つのグループに分かれてQAU及び運営管理者との面談と施設についてのヒアリングが行われた。
	午後	査察官の内部打ち合わせが行われた後にSOPその他の説明（質疑応答）が行われ、講評がなされた。

外に対してアピールしていった。

7-2　受託研究機関へのGLP査察

　厚生省薬務局が「GLP査察の手引き」を作成した年（1985年）に、CROのN社が査察を受けた。この時の査察内容について、当時の記録をもとに振り返ってみることとする。
　施設査察を受ける前にN社は「施設概要説明資料」を当局に提出した。この施設では、スポンサー4社の申請資料（6試験）に関してGLP適合性確認のための査察が行われた。査察官は厚生省薬務局生物製剤課の2名（うち1名は新人）、国立予防衛生研究所メンバー（疫感染室、腸内ウイルス部）2名及び神奈川県衛生研究所食品薬品部薬事毒性課1名の計5名であった。施設側は運営管理者、試験責任者、試験担当者、QAU等26名が対応した。
　査察は**表10**に示す内容で3日間にかけて行われた。

3日間を通じて約100の質疑応答がなされ、次の14項目が自主的検討事項案として講評時に述べられた。

①特殊作業手順書は運営管理者の承認を得て欲しい。どうしても事前に承認が受けられない場合には途中のサインまでで実行することもやむを得ないが、必ず事後速やかに承認を得て欲しい。

②飼育室の清掃並びに空調関係の業務を業者に外部委託しているが、外部委託のSOP化、教育訓練のSOP化、チェック（QAUのチェック）をSOP化して、業務の把握を十分に行う必要がある。

③QAUは試験の開始前に指定する必要がある。QAUとは監査室の代表者のみでなく担当者も含む。研究監査室長がQAUの担当者を指名することについては、指定の手続き、指定の基準が文書化され、承認されていれば認められる。

④検体調製室のドアに鍵をかける必要がある。管理者を定めてノートを置き、出入りする者の管理を行う必要がある。冷蔵庫の1つひとつにまで鍵をかける必要はないと思う。

⑤SOPに関連して
- 病理の剖検の査察でSOPでは必要に応じて前かけやメガネを着用と書いてあるのに、実際の作業では着用せずに行われていた。
- 飼料検査の項目の変更に際してSOPの変更手続きがとられていなかった。
- 生データの訂正。誰がいつ訂正したかわからない例がある。SOPを遵守すること。
- SOPが必要な試験区域におかれていない例があった。操作に必要なSOPは全て試験区域におくこと。
- 包埋室の査察で包埋器3番4番のゴミ箱が一杯になっていたが使用簿では5月29日以降使用されていない。作業後の後片付けが悪いと思われるので作業準備のSOP並びに作業後の片付けのSOPが必要と考える。（この項は査察官が見た使用簿は別の機械のものであることが判明したため削除された。）

⑥屍体の冷凍庫が検体保管庫に接している。実質的に問題かどうか不明であるが改善が望ましいと考える。

⑦SOPの内容について：同様の検査に関するSOPの不統一がある。冷蔵庫、フリーザーのSOPが病理の部屋では全部そろっているが、他のところではSOPがないものがある。機器の使用簿についても同様のことが言える。使用簿に点検記録をつけるのであれば、明確に点検記録簿を兼ねる旨を記載することが望ましい。

⑧プロトコールの逸脱は禁じられている。変更は直ちに承認を受ける必要がある。プロトコールの変更が必要なのに行われていない例、日時が経ってから変更されている例があったので注意して欲しい。

⑨変更後のプロトコールはわかりやすいものにして欲しい。行を指定しているがその記述が正確でなかったり、変更前と変更後の文章を記述しているが、記述が正確でなく文章になっていない例などがあった。もう少しわかりやすいものに工夫するとともに、オリジナルのプロトコールに書き加えて（場合によってはワープロを修正して）誰が見てもわかるようにして現場に渡すべきだと考える。

⑩検体投与の操作について：投与の際の注射筒は群ごとに替えるべきである。対照並びに被験物質の投与が2本の注射筒で行われていた（科学的には問題ない旨を反論したが、施設の状況に応じてコメントしているため、ここまで言わせてもらったので十分検討していただきたいとの発言があった）。

⑪QAUの活動：しっかりと活動しているとの印象を受けた。試験中の記録方法がSOP通りになされているかどうかのチェックを強化して欲しい（生データの監査で日付や署名が抜けている例が見られたので、指導を徹底して欲しい）。

⑫スタディー・オーディットに関して
- 試験計画書に記載された被験物質の力価と最終報告書に記載された力価が異なる。−10℃、8.5ヵ月保存した時点（試験実施中）の力価を最終報告書に記載しているが、当初の力価（試験計画書時点）で試験が実施され、投与量等の計算がなされたため、当初の

力価を最終報告書に記載すべきである。
- 検体の安定性の件：保存条件の設定根拠を明確にする
- 生データの採用：投稿論文と生データの整合性をチェックすべきである。
- 残存動物の取扱いを明確にする必要がある。
- 観察記録ごとの観察者名を明らかにして欲しい。
- 常にとられた記録が誰の責任でとられたかを明らかにするよう工夫して欲しい（剖検者と所見をとった者の2人分の署名があったため、どちらの者がどちらの作業をしたのかが不明）。

⑬資料保管庫
- 責任者以外に病理の人が自由に出入りできる。資料室への出入りのコントロールを何らかの形でさらに行ってもらいたい。

⑭スタディー・オーディットに関して
- PHAの感度が悪い。感作方法を改良して欲しい。
- 現行ではインキュベーションを室温10分としているが、37℃、30分とすることで感度が上がる。
- 最終報告書に用語の不統一があった。「免疫」、「感作」を明確に区別すること。

　自主的検討事項案③の背景について述べる。当該施設のQAUは常設QAUであり、専属のQAU担当者がいた。QAMは試験ごとの責任QAU担当者のみを指名していたが、補助QAU担当者については指名していなかった。最終報告書の生データチェックについては、試験に携わっていない研究者がQAU担当者として指名され、その業務を実施していた。運営管理者による「QAU担当者が指名されたことの確認」は、試験計画書に責任QAU担当者の名前を記載することにより行われていた。
　自主的検討事項案⑤において、「ゴミ箱の中にゴミが一杯あった」との指摘がなされている。FDA GLPでも厚生省GLPでも「掃除」が義務づけられている。FDA GLPで述べる「掃除」とは、例えば使用後の自動乳鉢の洗浄等を意味する。FDA GLPが曲解されて日本に伝わったようである。

自主的検討事項案に記載されていないが、興味深い質疑応答があったので、そのことについても触れておく。当該施設では、マウスもラットも同じ搬入経路であった。査察官は「試験系毎に異なった搬入経路にせよ」と指導した。これに対して施設側は動物の輸送記録を提示し、「同一搬入経路でも問題なし」と主張した。査察官が本省に問い合わせたところ、本省は「試験系毎に異なった搬入経路にせよ」と査察官に命じた。しかし、この問題は自主的検討事項案には記載されなかった。国立予防衛生研究所のメンバーが「問題なし」としたのであろう。GLP条文上、明確な区分さえすれば同一飼育室内でラットとマウスを飼育することは可能である。しかし、ラットはマウスの天敵である。科学的に見た場合、同一飼育室内で長期間ラットとマウスを飼育した場合、影響が出る可能性がある。ただし、同一の輸送車で施設に搬入され、同一の搬入経路で動物室に持ちこまれたとしても、問題が起きるとは思えない。

この時の査察の状況であるが、施設にとっても初回の査察であり、教育的、指導的な面も強かった。その後のGLP査察で日程などの変更はあったものの、査察の基本は当初から一貫しており、日本で短期間にGLPが根付くことになり、大部分の施設は適合することができたと考えられる。また、他社の事例についても、試験責任者とQAUが同一人物で行われた試験を対象とした査察で評価Aもあった。この例では施設に大きな問題はなく、査察当時は組織改革で独立したQAUがいたことと、直前に必死にSOPを整備したことで、無事評価Aを獲得できたようである。

Reference
- 森和彦「GLPと大学の研究—GLP施行後とその後の動き—」、ファルマシア 1984;20(5): 424-425.

8 承認申請試験の不正実施

　1980年代に入り、内部告発等により承認申請試験の不正実施が明らかになり、新聞や週刊誌を賑わすようになった。1982年（昭和57年）2月24日に菅直人衆議院議員は福田一衆議院議長に対して質問状を提出した。「新薬認可行政に対する国民の信頼を根底から失墜させる事件が頻発している。最近1ヵ年の間に明るみに出ただけでも、大鵬薬品工業の抗炎症剤『ダニロン』における発ガン性データの隠蔽、ミドリ十字の酸素輸液『フルオゾールDA 20%』におけるデータの改ざん、そして、日本ケミファの消炎鎮痛剤『ノルベダン』及び降圧剤『トスカーナ』におけるデータ偽造と消炎鎮痛剤『シンナミン』における副作用データ隠しが挙げられる。人命にかかわる薬務行政の見地として、これら一連の事件はあるまじきことであるが、営利優先、過当競争の業界体質、新薬認可システムの不備を鑑みれば、これらの事件をむしろ『氷山の一角』と憂慮する声が高いことも大きく頷けるのである。日本ケミファに対しては、既に既認可医薬品の製造承認が取り消され、80日間の業務停止という行政処分がなされている。不正を働いた者の厳正な処罰はもちろん必要であり、行政責任に止まらず、民事上、刑事上の責任が明らかにされるべきである。」との内容が質問状に記載されていた。

　これらの不正試験の概略についてはコラム（「データ捏造事件」）を参照されたい。いずれにしてもこのような承認試験の不正実施に対抗するためにできるだけ早いGLPの導入と厳格なその運用が待ち望まれたわけである。

9 医薬品GLP基準の改正

9-1 │ 薬発第870号通知（1988年）

　FDAは1987年にGLPを改正し、「GLPの最終版（Final Rule）」として公

COLUMN
データ捏造事件

　1980年代初めは日本においても新薬の承認申請資料に関するいくつかの不正事件が発覚した。1982年（昭和57年）には日本ケミファの消炎鎮痛剤「ノルベダン」、降圧剤「トスカーナ」及び消炎鎮痛剤「シンナミン」の承認申請資料におけるデータ捏造・隠蔽事件が発覚し、さらにこの不正は会社ぐるみで行われたことも明らかとなり、社会問題となった。「ノルベダン」では、臨床試験を行わず、データを捏造して大学の先生の名前を勝手に使い論文を作成し、申請資料に添付していた。「シンナミン」では、投与された患者3人が死亡した事実及び副作用に関する動物実験データを隠蔽した。「トスカーナ」でもデータの捏造が見つかった。日本ケミファ以外にもデータの捏造、データ隠しがあった。1981年（昭和56年）に大鵬薬品工業で、抗炎症剤「ダニロン」における発がん性に関するデータを意図的に隠蔽したことが内部告発により発覚した。1982年（昭和57年）には、ミドリ十字が酸素輸液「フルオゾールDA 20％」において臨床試験の実施時期を偽って報告した。また、明治製菓が昭和大学に委託した「エクセラーゼ」の実験において、実際には15頭を使用したにもかかわらず、学会では16頭を使用と発表し、厚生省への申請書類には20頭を使用したものとして提出されたことが1983年（昭和58年）に発覚した。

　これらの捏造事件はすでに承認・販売されていた医薬品に関することだけに社会に与えたショックが大きかったため、1983年（昭和58年）の第98回国会で取り上げられ、新薬の承認申請資料の信頼性及び中央薬事審議会の審査体制などについて議論された。

　その結果、厚生省は承認申請添付資料の信頼性の確保について従来のやり方を反省し、医療用医薬品の申請データについては、1983年（昭和58年）2月から申請データの基となった生データをチェックすること、4月からは申請データに試験者、医師、研究者の署名押印を義務づけること、そして、動物を用いた安全性試験にはGLPの適用を義務づけるなど行政指導が強化されることになった。また、新薬の臨床試験データの問題については、1983年2月に「臨床試験に関する専門家委員会」を設置して、臨床試験の実施基準の策定などについて検討することになった。

表した(**第 1 章**参照)。この頃の日本では、農薬 GLP (1984 年に毒性試験を対象にして発出)や化審法等の各省庁の法令・告示・通知等と医薬品 GLP との整合性を合わせる必要が出てきた。このような環境下で、厚生省は 1988 年(昭和 63 年)に、「医薬品 GLP 及び査察に関する規定の改正について」(昭和 63 年 10 月 5 日；薬発第 870 号)を発出した。この通知により、医薬品 GLP 基準が一部改正されるとともに、GLP 施設への査察要領が変更された。さらに、この通知の施行に伴い、従来からあった GLP のチェックリスト(昭和 61 年 11 月 1 日；薬審第 60 号)が改訂され、新たに「GLP チェックリストについて」(平成元年 5 月 10 日；薬審 1 第 13 号)が発出された。これらの動きにより、現在まで通じるような医薬品 GLP の各制度の根幹が形作られることとなった。

9-2 改正ポイント

医薬品 GLP 基準の主な改正ポイントを筆者の感想とともに以下に列記する。

①第 8 条(信頼性保証部門)の第 1 項に「信頼性保証部門が行う業務は、標準手順書として文書化しなければならない。」との記載が追加された。当時、ほとんどの施設で QAU の手順は SOP になっていたが、法的に明確にされていなかったため、追認する形でこの表現が追加され、併せて第 19 条(標準操作手順書)第 2 項の 12 番目に「信頼性保証の業務」が追加された。

②第 8 条(信頼性保証部門)の第 2 項第 9 号に「試験データが、新医薬品等の製造(輸入)承認申請に際し、添付すべき試験成績資料として用いられる場合、それが最終報告書と内容的に異なるものでないことを確認すること。」と記載された。当時、申請資料は公表することが義務づけられており、論文の別刷りが申請資料として用いられることが多かった。多くの施設の QAU が最終報告書との整合性を確認していたが、稀に QAU の査察を拒否したり、QAU の知ら

ないうちに申請が行われる事例もあり、当局でも頭を悩ましていた。2000年代における信頼性基準の先駆けとなるような規制であり、QAUがGLPを超えて承認申請資料の正確性や完全性に正式に関与するようになった大変印象に残る項目の1つである。

③第13条第2項において「試験施設は、動物又は微生物の構成部分を使用する場合には、そのための特定の区域を有しなければならない。」との記載が「試験施設は、**バイオハザードの対象となりうるような**動物又は微生物の構成部分を使用する場合には、そのための特定の区域を有しなければならない。」との記載となった。「バイオハザードの対象となりうるような」という文言が入ることにより対象が限定されることになった。

④第15条(管理用施設等)が削除された。管理施設が不要ということではないが、過剰な施設が作られる例があったことから削除された。なお、この条は削除されたが欠条として以降の条文を繰り上げずに、各条文の引用部分に影響を与えない配慮がなされている。

⑤第18条(機器の管理)では「必要なものを適切に実施しなければならない。」との文言が追加された。これも過剰な対応を避けるために追記されたものである。

⑥第19条(標準操作手順書)第2項の13番目に「試験の信頼性の保証等の観点からの、試験従事者の健康管理に関する事項」が追加された。動物から人、人から動物への感染なども念頭に健康管理についての手順の作成が必須となった。

⑦第25条(試験計画書)の第1項の3番目が「試験責任者の氏名」となり、所属や住所の記載が免除された。個人情報保護の考え方の先駆けである。

⑧同条4番目に記載されていた「試験開始予定日及び試験実施期間」が削除された。

⑨同条15番目に記載されていた「被験物質及び対照物質の試験系における吸収率を測定する方法」が削除された。

⑩第27条(最終報告書)では「試験に従事した研究者全員の署名又は

捺印」の記載が削除され、「試験に従事した研究者全員の氏名及び業務分担」と「最終報告書作成者の署名又は捺印及び日付」が追加された。

⑪同条第1項9番目「試験の信頼性に悪影響を及ぼす疑いのある予期しえなかった事態及び試験計画書からの逸脱」は、「データの信頼性に影響を及ぼしたと思われる環境要因」という項目から変更になった。

⑫第28条(記録及び標本の保管と検索)では第6項に「試験施設は、廃止し、又は休止する場合、本条第1項に規定する資料をすべて、その業務を継承する者又は試験委託者等に引き渡さなければならない。」との記載がなされた。この項はこの通知が発出された数日前、日本の受託施設が初めて廃業したことによる。1988年(昭和63年)の日本はバブル経済の絶頂期にあり、景気は極めて好調であり、誰も廃業など考えもしない時代であったが、この施設は経済に明るい経営陣を擁しており、やがてバブルが崩壊することを先読みして早々と閉鎖してしまった。その数日後にこの通知が出されたことは、当時を知る者としては大変感慨深いものがある。

この他にも「検閲」から「査察」への文言の変更なども併せて実施されているが、このうちの⑩項及び⑪項に関するFDA GLPのスタンスを以下に記載する。

⑩項に関して：

FDA GLPでは、「データの質と完全性に影響を及ぼしたと思われる**全ての環境要因**を最終報告書に記載せよ」と命じている。この背景には、第1章で述べたIBT社における「Swamp(沼地)」の問題があった。この項目はFDA GLPの最終版(1987年)でも変更されていない。日本の場合には、医薬品GLP基準の改正において、「環境要因」という言葉が「予期し得なかったこと」との言葉に変更され、その適用範囲が広がったようである。

⑪項に関して：

　FDA GLP の最終版では、「試験責任者並びに試験に関与した他の科学者又は専門家及び全ての監督者の氏名を最終報告書に記載せよ」及び「試験に関与した各科学者またはその他の専門家の署名と日付入りの報告書」という 2 つの記載がある。

　FDA GLP が述べるところの科学者や専門家は、「分担報告書を書くヒト」を指している。例えば FDA GLP のもとでは、病理担当者は病理報告書を作成してこれを試験責任者に提出しなければならない。一方、日本の場合には、「試験に従事した研究者全員の署名又はなつ印及び日付を含む」と記載されていた。日本の場合には、研究者が自ら試験従事者になり、投与を行ったり、血清生化学値の測定を行ったりする。そのため、研究所のほぼ全員が最終報告書に署名又はなつ印及び日付を記載しなければならなくなった。このような運用は、医薬品 GLP 基準の改正において修正されたようである。

　元製薬協基礎研究部会長の菊池康基氏（日本 QA 研究会特別会員）は、薬発第 870 号通知に関して、次のように語っている。「信頼性保証部門（QAU）については『各試験を査察し、試験施設、設備機器、職員、SOP に設定された方法、試験操作の実施、記録及びこれに係わる管理等が、GLP に従って行われていることを運営管理者に保証することを業務とする』、『GLP 試験施設及び試験の信頼性を保証するために、試験施設全体として体系的な信頼性保証の方法を設定し、運用するため、少なくとも継続的に安全性試験を実施している試験施設にあっては、信頼性保証の責任者を置き、1 人以上の者からなる常設的な組織とすることが望ましい』と初めて『常設的な組織』とすることが明記された。」と。

　FDA が GLP 案（1976 年）を公表した結果、QAU に関するパブリックコメントが最も多く寄せられた。また、FDA GLP の改正（1987 年）においても、QAU に関する改正点が最も多かった。さらに菊池康基氏によれば、医薬品 GLP の改正においても QAU に関する話題が出されたようである。そこで次項では、日米における QAU の役割について述べる。

Reference
- 株式会社イー・エス・サポート：日本QA研究会設立前後の裏話
  http://es-support.co.jp/ikkouan9.html

10 QAUの役割

10-1 QAとQC

　FDAは、先行して法令化することができたGMPを参考にしてGLPを作った（**第1章**参照）。GMPには、Quality Control（QC）と呼ばれる部署もしくは個人が存在する。日本ではQCのことを「品質管理」と翻訳することが一般的である。GMPの最終製品は医薬品そのものである。GMPにおいてQCは、製造する医薬品が一定の**品質**を保つようにコントロール（管理）する役割を担っている。一方、GLPの最終製品は最終報告書である。そこで、「最終報告書が一定の品質を保つように制御する役割は、誰に存在するのか」との疑問が生じる。GMPの場合には、製造承認書に記載された製造方法を勝手に変更することはできない。一方で、毒性試験の場合には、試験の途中で投与量や投与期間を変更しなければ試験を継続することが不可能になる場合もある。また、毒性をより適切に判断するために、鏡検すべき臓器や組織、染色法などを追加・変更することは往々にして起こりうる。このような行為は、「被験物質の毒性をより良く評価するために望むべき行為である」とされている。このようなことから、FDAは「最終報告書が一定の品質を保つようにコントロールする役割（QC）は、試験責任者に存在する」と考えた。

10-2 QAU組織

　1978年に公布されたFDA GLPでは、「QAUは1人もしくは複数の個人

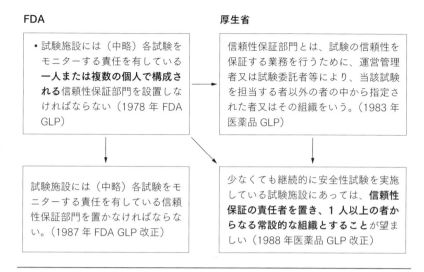

図16　QUA 組織に関する変遷

で構成される」と記載されていた(図16)。そのため、QAU という部署は、1人以上の担当者からなる常設の部署でなくてはならないとの誤解が生まれることがあった。この誤解をなくし明確にするため、FDA は1987年の FDA GLP の改正時に、「1人もしくは複数の個人で構成される」との記載を削除した。FDA GLP の適用対象には、大学や国公立の研究機関も存在する。また、民間施設であっても時々しか GLP 試験が行われない施設もある。このような施設において、常設の QAU 組織を設置することは大きな負担となるため GLP 試験が実施されるときのみ QAU 担当者を置くことを容認していたのである。全ての GLP 試験の実施や報告は QAU がモニターしなければならない。ここで重要なことは、その試験に携わっている個人とその進捗を査察・モニターする個人は別個でなければならないということである。そのため試験実施者間で相互に QAU の役割を行う場合には、その個人個人がモニターしている試験について、主計画表の該当部分を個人個人が保持管理することを求められた。また、コントラクト QAU(委受託 QA)も可能であった。

厚生省は、1978年のFDA GLPを基にして1982年（昭和57年）に医薬品GLP基準を発出した。このGLP基準にはQAU担当者の人数は記載されていなかったが、実際の運用に関してはFDAと同様の運用を求めていたものと推測される。

　当時の運用について、髙仲正氏（日本QA研究会第4代会長）は、「その研究所内で最も優秀な試験責任者をQAU担当者にし、自ら自施設の信頼性保証体制を構築する」と述べていた。日本では、企業や受託施設が中心だったため「1人もしくは複数の個人で構成される常設QAU」という姿が大半であったようである。1997年（平成9年）にGLPが省令化された時には信頼性保証部門責任者（QAM）が追記された。筆者らは稲荷恭三氏に対して「1997年に厚生省GLP（通知）は省令化されたが、通知GLPと省令GLPとの違いは何か」と尋ねた。この質問に対して稲荷恭三氏は「通知GLPから省令GLPの移行は、行政指導から法的拘束力を有する基準に法令化されたということである。行政機関は、その任務又は所掌事務の範囲内において、法律上に定められていない場合であっても法目的を実現するために行政指導（指導・勧告・助言等）を行うことができるがその形が通知GLPということになる。なお、通知GLPであっても、実際に信頼性の乏しいデータに基づき評価することは困難であることから、そのデータの作成過程に規律をもたらすことにはなる。また、行政指導による制度の定着状態をみて法令化に移行するということは他にも例がある。付け加えると、日本では行政運営において通知あるいは通達という形で行政指導が多用される傾向にあったが、このような状況を指して批判的に「通達行政」と呼ぶこともあった。何でもいきなり法令化した方がよいとも思わないが、可能なものは法令化していく方向にあるように思う。なお、行政指導などについて内外への透明性の向上、公正の確保などの観点から統一的な整備を図る行政手続法が1993年には成立している。そしてGLPは、現在では、法律において、承認申請に添付する資料は「厚生労働省令に定める基準に従って収集され、かつ作成されたものでなければならない」とされ、この基準の1つにGLPがある。一般に法令という場合、国会で成立した「法律」と法律の委任を受けて閣議決定し公布される「政令」や、法律の委

任を受けて各省の大臣が定める「省令」をあわせて法令といわれる。法令化にあたっては、行政指導経験等を踏まえて内容を見直すこともあり、行政処分や罰則に関連する場合があることもあって通知の文言は法令用語的見地から今一度精査されることになる。なお、法令（政令や省令）が制定された場合にも、きめ細かい行政運用のために通知が出されるのが一般的である。法令化に伴いその内容を関係者に周知し円滑な運用を図るために出されるいわゆる施行通知のほかに法令の解釈を示したり、関係者を適切に指導するための通知がある。通知は法令ではないとはいえ、遵守が好ましいことは言うまでもなく、法令の解釈を示した通知についてはそれに反する行為は法令違反につながる場合もあるので特に留意が必要であろう。」と回答した。GLP が省令化された際に、法的責任者を明確化するために QAM が追記されたものと推測される。

GLP 上に QAM が記載されたのは 1997 年（平成 9 年）からであるが、それより以前の状況はどのようなものだったのかという疑問が生じる。1985 年（昭和 60 年）に GLP 査察を受けた CRO の N 社には信頼性保証室の室長はいたが、現在の QAM に相当する者はいなかった（**本章 7-2 項**参照）。つまり、運営管理者は試験ごとに QAU 担当者（室長も含む）を指名しなければならなかった。このようなシステムに対して、当局は「指定の手続き、指定の基準が文書化され、承認されていれば室長による QAU の担当者の指名が認められる。」と述べた。GLP 査察が開始された 1985 年（昭和 60 年）段階で、厚生省は QAM に相当する者をすでにイメージしていたことになる。

10-3 | QAU の責務

QAU の責務は、試験の査察を通じ、試験施設が GLP 基準に従っていることを運営管理者に保証することにある。

GLP も GMP も、「施設保証」という概念から作られたものである。すなわち、「信頼性がある施設でしか、信頼性がある製品を作ることはできない」という概念である。

第1章で述べたように、FDAは「自主矯正プログラム」としてGLPを作った。そして、新たな概念としてGLPにQAUを導入した。QAUは自ら自主矯正プログラムを回すことはしない。しかし、試験の査察等を通じて問題点を見出し、その改善を運営管理者や試験責任者に求め、自主矯正プログラムを回すことを求める。FDAは、「施設のQAUの稼働状況は査察するが、QAUによる指摘事項は査察対象外である」と述べている。これはQAUの活動を制限しないためであるが、同時にどのように自主矯正プログラムを回すのかについては、施設のQAUの自主性に任せているわけである。

　QAUの活動は、GLP試験の実施過程をモニタリングすることである（よく日本では現場調査という）。試験を管理・監督する責務は試験責任者に存在する。QAUは、試験責任者による管理・監督が適切に試験現場まで浸透していること、すなわち試験が試験計画書とSOPに従って実施されているかどうかを調査し、試験責任者と運営管理者に報告する。FDAは、無作為抽出によるQAU調査を否定している。無作為抽出を行った場合には、全く調査を行わない試験が出てくるからである。FDAはGLP改正においてQAUによる現場調査の回数を削除したものの、「各試験最低1回はCritical Phaseを調査せよ」と述べている。

　またGLPでは、QAUに対して試験の実施過程のモニタリングに加えて最終報告書のレビュー（査察）を求めている。GLPでは、各試験の全般的な責任は試験責任者に存在するとしている。この「全般的な責務」の中に、試験（最終報告書も含む）のGLP遵守が存在する。このことから、EPAは試験責任者に対してGLP Compliance Statement（GLP遵守陳述書）に署名するよう求めている。最終報告書の信頼性に関するQAUの責務は間接的であるが、QAUには「強権」が与えられている。GLPでは、「信頼性保証部門陳述書（QAU Statement）は最終報告書の一部である」と述べているからである。QAU Statementとは、QAUがGLPに従って実施した試験のモニタリング実施日と最終報告書のレビュー実施日及びそれらの査察結果を試験責任者と運営管理者に報告した日を記載した文書である。すなわち、QAUがGLPに従ってしっかり活動したという陳述である。QAUがQAU

Statementを発行しないかぎり、試験責任者はGLPでの要求事項に従った最終報告書を完成させることができない。つまり、最終報告書に署名することもできないし、GLP Compliance Statement（GLP遵守陳述書）に署名することもできないわけである。

　FDA GLPでは、「QAUは、最終報告書に試験方法、SOPが正確に記載されていること、及び報告された結果が生データを反映していることを保証するために査察せよ」と述べている。つまり、QAUは最終報告書と生データの照合を行わなければならない。ただし、「最終報告書の品質検査（Quality Check：QC、QCチェックともいう）の主責務は試験責任者にある」ことを忘れてはならない。例えば、日本のQAU担当者が海外の査察当局やQAUメンバーに対し、「わが施設はQAUが最終報告書の全数チェックを行っているので、信頼性は非常に高い」と述べたとする。これを聞いた海外の査察当局やQAU担当者は、「あの施設は信頼性が低いので、QAUが全数チェックをしなければならないのだ」と逆の受け止め方をする可能性がある。

　同じことが現場調査についても言える。日本のQAUが「我々は全試験の全試験フェーズを現場調査しているので、試験の信頼性が高い」と述べたとする。海外の査察当局やQAU担当者は聞き返してくるであろう。「なぜ信頼性が高いと言えるのですか。1ヵ月毒性試験では、被験物質が30回投与されます。日本のQAUはその30回の投与を、最初の1匹から最後の1匹まで全て立ち会って見ているのですか。」と。QAUに与えられた責務は単純であるが、その奥底は非常に深いと言えよう。

////////////////// COLUMN //////////////////

ある CRO の閉鎖―GLP 施設のゆりかごから墓場まで―

　1978 年の夏、FDA の GLP 施行直前にカナダのトロントで開催された国際電子顕微鏡学会に参加の帰路立ち寄った米国インデアナポリスの製薬会社の研究所で、安全性部門長の M 博士から FDA GLP がまもなく発効されるので準備中だと説明を受けた。いわば GLP 制定前夜の静かな時代だった。慢性毒性試験の施設をはじめ、病理、生化学など全ての施設を案内された。変わったものとして、フェレットの催奇形性試験が行われていた。非げっ歯類のフェレットの胎仔の骨標本は透明度が悪く観察は難しそうだった。

　筆者はこの後 GLP 対応 CRO の設立から閉鎖までを経験をすることとなったので、日本で最初に閉鎖した施設について紹介する。N 研究所は 1965 年（昭和 40 年）設立のシンクタンクの一事業本部を独立させ、1983 年（昭和 58 年）1 月 4 日にバリアーシステムの動物舎を擁する GLP 施設として誕生した。海外企業の国内向け申請資料に必要な試験や国内企業の内外申請に必要な試験を受託し、国内外の大手企業の顧客の支援も受け成長したが、1988 年（昭和 63 年）9 月 30 日をもって閉鎖することになった。

　GLP 施設の設立の際には、施設設備や機器の整備、人的資源の確保、SOP の整備をはじめとするソフト面の充実が肝要であった。GLP の実践は生データのタイムリーな記録と保存が基本となるが、日本古来の、世界でまれな信頼と信用を基本とするシステムとして成立し、疑いを持つことを良しとしない文化の中で、性悪説に立脚したシステムを根付かせるためには多くの困難があった。一方、医薬品の開発には山ほどの候補化合物の中から選抜する作業が欠かせなかった。スクリーニングの段階のプレトックスと言われる予備的な毒性試験でいかに効率良く当たりを付けるかが重要である。

　この部分は GLP でもなければ科学的にも全ての手順を踏むわけではなく、経験と勘に頼るところも多い。予備試験の結果を洞察して書かれたすぐれた試験計画書があれば試験の半分は終わっているといっても過言ではない。当初は海外データが認められていなかったため、日本での追試的な試験も多く、これらによっても腕を磨いたが、必ずしも海外データが信頼できるとは言えず、急性毒性が 2g/kg 超との海外データが実際には LD_{50} が数 mg/kg で唖然としたことも

あった。一方、医薬品は厚生省、農薬は農水省など各GLPが独自に査察や検証を実施していたので年に何回も調査を受けることもあった。毎週のように訪問されるスポンサー調査などにより、GLP対応は強固なものとなっていった。

　順調に仕事が増えてきた時に突然施設閉鎖をすることになり、実施した過去の試験の扱いが問題になった。当時の日本の医薬品GLPに施設閉鎖のことを記載した項目はなく、当局を訪問し、FDAのGLPに倣って顧客に資料を返却することとなった。受注して実施中の試験は責任を持って全て完了させることになった。最後まで仕事があるのがQAUであり、閉鎖時まで在職して完了させた。試験責任者は自分の試験が完了すれば新しい職場に移っていった。また、一部の適切な研究者には、QAUに指名し、異なる分野のQAUを担当してもらった。資料の返却に際し、当局の査察に耐えられることを確認するために資料の見直しを行った。資料は膨大であり、追記など対処が必要な場合もあり、全ての資料の返却にはかなりの時間を必要とした。顧客によっては自社のアーカイブの受入れ基準を満足させるようなラベルの貼付や資料目録の作成の要望もあった。機器の使用記録などの共通資料については施設閉鎖後も関連会社の倉庫にGLP組織を立ち上げて一定期間保管することとした。返却する資料については高価な美術品も扱う運送業者と契約し、相当の保険にも加入し不測の事態に備えた。筆者のこの経験は貴重であり、その後にGLPの諸問題に対処する際、施設を閉鎖しても問題なく申請に使える資料とするためにはどうすれば良いか考えることで、より完成度の高い資料とすることができ、システムの完成度も上げることができた。逆に閉鎖後は、役に立たないようなことであれば苦労してやる必要がないとも言える。必要十分な対処が肝要である。

　施設閉鎖5日後に発出された改正GLPには施設閉鎖についての項目が追加されていた。その後の施設閉鎖はGLPに従って対応されている。なお、化審法GLPでは当初より閉鎖の際当局に届ける様式まで準備されており、各GLP間で温度差があったことを記憶している。

第 4 章

医薬品 GLP の省令化と相互承認

　1980 年代までに世界各国は、独自に医薬品等の承認申請に係わる法令やガイドライン等を整えていった。1990 年代になって、世界的な規模でこれらの基準の合理化・標準化が求められるようになっていった。1990 年（平成 2 年）から ICH（日米 EU 医薬品規制調和会議）が開始された。1993 年（平成 5 年）までに日本は、GLP 相互承認に関する 2 次協定をスイス、英国、オランダ、スウェーデンと締結した。1993 年（平成 5 年）から 1994 年（平成 6 年）にかけて FDA は、日本の GLP 施設に対して直接査察を実施し、日本の GLP 体制をチェックした。これらのグローバル化に向けた動きの一方で、日本では薬害事件を背景に GLP、GCP 及び GPMSP が法制化されるとともに、医薬品機構（OPSR）による承認申請に係わる根拠資料の調査と審査センターによる審査が開始された。本章では、1990 年代におけるこれらの動きについて記載する。

1 ICHの動き

1-1 ICHの設立（1990年）

　日本・米国・欧州では、医薬品の販売開始前に政府による評価・承認を行うため、それぞれ独自に法制度を整備してきた。特に1960年代から1970年代にかけては、各国で急速に法令やガイドラインが整備され、新医薬品の品質、有効性及び安全性についてのデータ報告・評価の体制が整った。しかし、新医薬品の品質、有効性、安全性を評価するという基本は共通であったものの、承認申請の際の詳細な技術的要件は各国・地域により異なっていた。

　製薬企業の国際化に伴い、各地域の規制要件を満たすため、時間とコストのかかる重複した試験を数多く行う必要があった。そのため、増大する医薬品開発コストへの懸念を背景に、患者に安全で有効な新医薬品をより早く提供するため、各国の医薬品承認審査の基準の合理化・標準化が必要となり、1990年4月に日本・米国・欧州の各医薬品規制当局と業界団体の6者によりICHが発足した。

　第1回ICH国際会議は1991年11月にベルギーのブリュッセルにおいて開催された。それ以降、2年に1回のペースで国際会合が開催されている。討議分野は、以下のように分けられている。

　①品質（Quality）
　②有効性（Efficacy）
　③安全性（Safety）
　④複合領域（Multidisciplinary）

　なお、GMPとGCPはICHの各討議分野に入っているが、GLPは入っていない。しかし、GLPが適用される毒性試験の実施方法については、「安全性（Safety）」の分野で討議がなされている。ICHにおいて新しいガイドラインは、以下の5段階のプロセスによって合意され、作成される。

- ステップ1：新しい調和ガイドラインを作成する提案がICH主催者またはオブザーバーから出され、運営委員会で新しいトピックとして承認を受け、専門家作業部会が設置される。専門家作業部会ではガイドライン案を作成し、合意に至るまで協議を重ねる。
- ステップ2：ガイドライン案がワーキンググループにより合意（3極の規制当局と産業界の6者が署名することが要件とされているので、この時点までに産業界の意見を反映させる必要がある）された後、運営委員会で承認される。この時点でガイドライン案はステップ2となる。
- ステップ3：ICHの各地域、つまり日本・米国・EUにおいて規制当局（日本は厚生労働省）からガイドライン案が公表され、公に意見が求められる。この時点でガイドライン案はステップ3となる。また、寄せられた意見に基づいて専門家作業部会で協議が行われ、ガイドライン案が修正される。
- ステップ4：ガイドライン案が運営委員会の規制当局代表者によって最終的に採択され、日本・米国・EUの3者により合意（調和）された新しいICHガイドラインが完成する。この時点でガイドラインはステップ4となる。
- ステップ5：日本・米国・EUにおいて、それぞれの手続きにしたがってガイドラインが実施される。日本では、厚生労働省医薬食品局から通知される。

1-2 毒性試験法の歴史

　稲荷恭三氏は、「OECDの毒性試験法（TG）は医薬品の評価には適切ではないので、日本は化学物質の範疇に医薬品を入れなかった」と述べた（第3章4-1項参照）。米国のTGの経緯については第2章で、また日本のTGの経緯については第3章で述べてきた。さらにOECDの動きについては第7章で述べている。本項ではこれらの動きを一括して表11に示す。

表 11　ICH が動き出すまでの毒性試験法の歴史

西暦	和暦	米国	日本	欧州（OECD）
1949 年	昭和 24 年	ブラック・ブック		
1955 年	昭和 30 年	グレー・ブック		
1963 年	昭和 38 年		胎児毒性ガイドライン	
1968 年	昭和 43 年		配合剤に関する急性毒性試験法等一般毒性試験ガイドライン	
1975 年	昭和 50 年		医薬品の生殖に及ぼす影響に関する動物試験法について（薬審第 529 号厚生省薬務局審査課長・生物製剤課長通知）	OECD は、毒性試験法ガイドラインの作成を開始
1978 年	昭和 53 年	FDA GLP 制定		
1981 年	昭和 56 年		化学物質毒性試験指針	OECD GLP 制定
1982 年	昭和 57 年	レッド・ブック	厚生省 GLP 通知	
1984 年	昭和 59 年		医薬品に製造（輸入）承認申請に必要な毒性試験のガイドラインについて（その 1）：別添医薬品のための毒性試験ガイドライン（薬審第 118 号厚生省薬務局審査課長・生物製剤課長通知）	
1987 年	昭和 62 年	Guideline for Preclinical Toxicity of Investigational Drugs for Human Use		EC は、毒性試験法ガイドライン（87/176/EEC）を公布
1990 年	平成 2 年	ICH がスタートし、毒性試験法ガイドラインの検討が開始される。		

　米国 FDA は、1949 年に俗にブラック・ブックと呼ばれる毒性試験法ガイダンスを公表した。このガイダンスは食品添加物の安全性を評価するものであった。1955 年にはガイダンスの適用対象を医薬品にも広げ、グレー・ブックを公表した。このグレー・ブックでは、慢性毒性試験とがん原性試験の区別は存在しなかった。サリドマイド事件を受けて厚生省は、1963 年（昭和 38 年）に胎児毒性試験ガイドライン（暫定）を公表した。そ

して1975年(昭和50年)に生殖毒性試験法ガイドライン(薬審第529号)を公表した。同年(1975年)からOECDでは、化学物質の安全評価のためのTG作成を開始した。1981年(昭和56年)にOECD GLP原則が公布され、日本では化学物質毒性試験指針が公表された。医薬品以外の化学物質の毒性試験は、この指針に準じて実施されることが求められたものと推測される。厚生省GLPが発出された年(1982年)にFDAは、俗に言うレッド・ブックを公表して毒性試験法TGのラインアップを完成させた。厚生省はこの2年後の1984年に薬審第118号にて毒性試験法TGのラインアップを公表した。稲荷恭三氏の発言から考えると厚生省は、FDAのレッド・ブックを参考にして薬審第118号を公表したようである。1987年になってFDAは、新たなTG(1987年2月)を公表した。レッド・ブックをこのガイドラインに置き換えた理由は不明である。ただし同年(1987年)にFDAは、EPA GLPと整合性を高めるためにFDA GLPを改正した。すなわちFDAはガイドライン改正により、OECD TGとの整合性を高めたものと推測される。欧州(EC)では同年(1987年)に、87/176/EECにより毒性試験法TGを公表した。ECのTGとOECDのTGとは、類似性が高いものと推測される。

　ICHが開始される数年前に公表されたFDAのTG(1987年)、ECのTG(1987年)及びOECDのTGと日本のTG(1984年、薬審第118号)を比較すると、それぞれの間に微妙な違いが存在する。例えばOECDガイドラインでは、反復投与毒性試験の投与(暴露)期間を「12ヵ月以上」と指定しているが、その他のガイドラインでは、「臨床使用期間による」とし、亜急性毒性試験も設定している。この時代に変異原性試験(Ames試験、ほ乳類培養細胞を用いた染色体異常試験及び小核試験)の詳細を設定しているのは、日本のガイドラインとOECDガイドラインのみであった。

　FDAガイドラインでは変異原性試験については言及されておらず、またECガイドライン(Ames試験)では、「数種の樹立された菌株を用いること」及び「代謝活性化法を並行して実施すること」としか記載されていなかった。一方、日本のガイドラインには変異原性試験の結果の解釈が記載されておらず、EC及びOECDガイドラインには記載されていた。

表12　1997年までに発出されたICHガイドライン

- 単回及び反復投与毒性試験ガイドラインの改正について（平成5年8月10日；薬新薬第88号、各都道府県衛生主管部（局）長あて厚生省薬務局新医薬品課長、審査課長通知）
- 反復投与組織分布試験ガイダンスについて（平成8年7月2日；薬審第442号、各都道府県衛生主管部（局）長あて厚生省薬務局審査課長通知）
- トキシコキネティクス（毒性試験における全身的暴露の評価）に関するガイダンスについて（平成8年7月2日；薬審第443号、各都道府県衛生主管部（局）長あて厚生省薬務局審査課長通知）
- 医薬品におけるがん原性試験の必要性に関するガイダンスについて（平成9年4月14日；薬審第315号、各都道府県衛生主管部（局）長あて厚生省薬務局審査課長通知）
- 医薬品の生殖発生毒性試験に係るガイドラインの改定について（平成9年4月14日；薬審第316号、各都道府県衛生主管部（局）長あて厚生省薬務局審査課長通知；平成12年12月27日；医薬審第1834号により一部改正）

出典：PMDA HP

　OECDの基本原則に、「参加各国は、OECD GLPとOECD TGとに則って実施された試験を相互に受け入れる」とのことがある。日米欧の3極はOECDの重要メンバーであるが、それぞれの医薬品規制当局はOECD TGを受け入れず、それぞれのTGを作成した。そして3極の医薬品TGをハーモナイズするために、1990年からICHにて討議が始まった。1997年までに**表12**に示すICHガイドラインが合意に至った。これに伴い日本では、単回及び反復投与毒性試験法、反復投与組織分布試験、トキシコキネティクス、がん原性試験、生殖発生毒性試験のガイドライン通知が発出された。

　1997年にはOECD GLPが改正され、OECD加盟諸国における試験データの相互受入（MAD：Mutual Acceptance of Data）に向けて本格的に動き出した。そしてOECDで述べるところの化学物質の中に医薬品も含めることが明確になってきた。OECD側はICH側に対し、TGに関する歩調を合わせるべく接触を行った。しかし1999年になってこれが不可能であることが明確になった（**第7章6項**参照）。そして3極の医薬品規制当局は、

「OECD GLPとICH TGに従った試験は相互に受け入れる」との方向性を明確にしていった。なおICH TGには必要最低限の要求事項が記載されていることに注意を要する。ICHでハーモナイズされたからといっても、米国及び欧州にはそれぞれの国のTGが存在するため、特にがん原性試験等では注意を要する。

Reference
- 渡邉徹、堀内茂友編集『改正医薬品毒性試験法ガイドライン・GLP基準』、地人書館(1991)

2 日本QA研究会の設立(1992年)

医薬品GLP基準が施行された1983年(昭和58年)に製薬協は、各施設のGLP体制についてのアンケート調査を実施した。このアンケートの対象には受託研究機関(CRO)も含まれていた。厚生省GLPが施行されると、製薬企業のQA担当者らは地域(地方)ごとに自主的に集まって情報交換等の活動を開始した。すなわち「地域会」の発足である。地域会の中にはCROの参加を認めない会もあった。また、行政側から見た場合には、医薬品GLP基準は薬事法下で発出されており、GLPの査察対象にCROは入るものの薬事法の対象になるのは承認申請者(製薬企業)のみであるとの問題もあった。CROは薬事法の直接的な対象者ではないのに、承認申請に関する試験の多くがCROで実施されていた。また、CRO間の格差も生じており(第3章7-1項参照)、承認申請者側でもある製薬協は、このことを気にしていた。

このような状況下で1987年(昭和62年)8月に厚生省審査第一課は製薬協医薬品評価委員会基礎研究部会に対して、「GLPに関する通知や連絡を製薬協非加盟の製薬会社や受託機関に連絡する方法(仕組み)は作れないか」との申し出を行った。製薬協側はこの申し出を了承したものの、これを実現するためには多くの課題があった。そこで製薬協はGLP特別小

委員会を設置して対応することとしたが、製薬協の内部にこのような機関を立ち上げることは不可能であった。CRO は製薬協に参加できないし、製薬協に参加できる製薬企業も限られていた。製薬協の GLP 特別小委員会は、既存の関連学会の中にこのような機関が作れないか、その可能性を模索した。製薬協は 1989 年（平成元年）3 月 7 日に厚生省を訪問し、製薬協医薬品評価委員会基礎研究部会第一分科会のメンバーを中心にして、新たに QA 研究会を設立すべく活動する旨を伝達した。これに対し厚生省は、「大賛成であり、バックアップする。厚生省関係者が発起人に入るかどうかはもう少し検討してはどうか」とコメントした。

　1990 年（平成 2 年）10 月、製薬協は医薬品 GLP 基準に関連する企業の関係者に呼びかけ、日本 QA 研究会の設立準備委員会を正式に発足させた。準備委員会顧問として、大森義仁氏（第 3 章 3 項参照）や国立衛生試験所の諸先生方を招聘した。準備委員会には 31 社 38 名が参画し、発足式には厚生省、安全性試験受託研究機関協議会（安研協）、製薬協等の関係者が多数参加し、関連する官・学・産の支援体制も整った。準備委員会のメンバーは 1991 年（平成 3 年）2 月 20 日に開催された製薬協理事会に対して「第 6 号議案：QA 研究会設立への協力の件」を提出し、これが了承された。そして、製薬協理事会の賛同のもとで同年（1991 年）5 月 30 日に第 1 回日本 QA 研究会（JSQA）設立委員会を発足させた。JSQA 設立委員会は、設立総会（1992 年 2 月）へ向けて月 1 回の定例委員会を開催し、会則、運営体制、活動項目、事務局等についての具体的な検討に入った。1991 年（平成 3 年）の製薬協の資料（GLP の実際と毒性試験の進め方）には次のような記載がある。「目を海外に向けてみると米・欧では Society of Quality Assurance がすでに発足していて、これら各国の研究会が集まった International Society of Quality Assurance（ISQA：国際 QA 連合）が結成されている。」と。米国ではすでに Society of Quality Assurance（SQA）が存在しており、毎年 SQA 年会の前日に ISQA はミニシンポジウムを開催していた。ISQA の主催者は、EPA のモリス博士であった。製薬協のメンバーとモリス博士は知り合いになり、モリス博士は日本での国際会議の開催を願った。

JSQAが独立するうえで最後の問題になったのが、事務局の設置である。最初の事務局はサイエンティスト社内に置かれることとなり、同社の大野満夫社長が事務局長を引き受けてくれた。そして、1992年（平成4年）2月6日木曜日に「日本QA研究会設立総会」が開催された。行政、学会、業界からの多くの来賓も含め、出席者は260名にのぼった。そして、JSQAは大森義仁会長のもとでQA担当者の職能団体として発足した。JSQA内部には、行政部会、教育部会、国際部会の3部会が設置された。この当時、CROが最も情報を欲していたのは、「GLPへのコンピュータシステムの適用」である。このようなテーマについても海外情報の収集とディスカッションが開始された。前述のモリス博士はJSQAの設立総会に祝福状を送ってくると同時に、JSQA主催による国際会議の開催を要望してきた。JSQAは1994年（平成6年）になって、ISQAを開催するための組織委員会を設立した。しかし、組織委員会でISQAの実態を調査したところ、ISQAはモリス博士による私設QA研究会的なものであるとともに、その分野は農薬等の化学物質GLPに偏っていることがわかった。JSQAはモリス博士の顔を立てつつも、JSQAの目的に合致した国際会議を独力で開催することを決めた。

　1994年（平成6年）4月1日からOPSRがGLP適合性調査を担当することになった。同年12月1日に製薬協及びJSQAは厚生省より、「1995年5月末を目標に『GLP解説』（1989年）を改定したい」との連絡を受けた（**本章7項**参照）。GLPの運用ルールを変更するためである。

　組織委員会のメンバーが厚生省にISQAへの応援を要請したところ、快諾された。1995年（平成7年）に出版された『医薬品GLP解説』には、「1992年2月には、米国を中心としたInternational Society of Quality Assurance（国際信頼性保証会議）に倣い、全国のQAの業務者を主体とする職能団体日本QA研究会が結成された」と記載された。この記載を見て、「製薬協は米国のSQA等を模倣してJSQAを設立したわけではない」との意見も出された。『医薬品GLP解説』の記載に若干の間違いがあったことは事実であるが、GLPの歴史の中にJSQAの名前が刻まれたことを喜ぶ者の方が圧倒的に多かった。

第 4 章——医薬品 GLP の省令化と相互承認

　1996 年（平成 8 年）4 月には、JSQA 内に GCP 部会が発足した。1989 年（平成元年）10 月 2 日にはすでに「通知 GCP」（薬発第 874 号）が発出されており、ICH が ICH-GCP ガイドラインを公表（1996 年 6 月 10 日）することが予想された状況下であった（**本章 10-2-3 項**参照）。同年 6 月、JSQA は横浜市において ISQA を開催した。この国際会議は、柳田知司氏（東京慈恵医科大学）の指導の下で開催された。大森義仁会長が国際会議の開催経験が豊富であった柳田知司氏を指導者（委員長補佐役）として仰ぐことを決めたためである。JSQA はモリス博士（EPA）の援助を受けずに直接 FDA に連絡を取り、FDA 担当者の参加を得ることができた。モリス博士の ISQA には存在しない GCP 及び GMP セッションも設置した。GLP セッションでは、医薬品 GLP を中心に置いた。モリス博士の ISQA の開催連番に従い本国際会議名を「第 12 回国際信頼性保証会議（ISQA）」としたが、実態はモリス博士がこれまで開催していた ISQA とは全く異なった国際会議であった。そして、JSQA が主催する ISQA は成功裏に終わった。

　1997 年（平成 9 年）には柳田知司氏が JSQA 会長に就任した。柳田知司会長の下で、JSQA は新たなグローバル・カウンター・パートナー探しを始めた。同年には、GLP が省令化された。GLP が省令化し、OPSR がその調査を担当することにより、GLP 調査は激烈化に向けて動き出した。GLP 施設概要書は何回も書き直しを命じられた。その理由を OPSR の調査担当者に問うと、「前回調査の時の概要書はそのときの調査員向けに作ったものである。今回の調査は私が担当し、その結果を評価会議で報告するので、私の要望に従え」と述べた。実際の調査では、高圧的かつ微に入り細にわたる GLP 調査に対して泣き出してしまう研究員が出てくるほどであった。その理由を尋ねると、「恐ろしくてうまく答えられなかった。うまく答えられないと、また怒鳴られてしまった。」と述べた。

　もともと FDA は、施設ごとの自主的矯正プログラムとして GLP を作った（**第 1 章 7-1-3 項**参照）。民間側には、各施設の置かれた状況に応じた最適の GLP システムを構築する自由度がある。しかし、日本では自由度は許容されなかった。日本における自主的検討事項には、施設側の自主性というものは存在しなかった。実質的には当局側からの改善命令と何も変

わらなかった。調査のたびに自主的改善事項が提示された。調査ごとの自主的改善事項に従って改善を行っていくと、GLPシステム全体のバランスが崩れてしまうことにもなった。業界側から見ると、改善なのか改悪なのかよくわからないような指摘が続いた。このようなGLP調査の方法に対して、業界側は不満を高めていった。

　ISQAの開催と前後して、JSQAはSQAのハリソン会長（William M. Harrison、1995年—1996年）と相互協力体制について話し合いを開始した。2000年（平成12年）にJSQAは、米国のSQA及び英国のBARQA（The British Association of Research Quality Assurance）をカウンター・パートナーとし、それぞれと覚書（MOU）を締結した。2002年（平成14年）には、OPSRの初代調査部長であった中村陽子氏を新たな会長として迎えた。当局と業界との対立は、OPSRから医薬品医療機器総合機構（PMDA）に変わった2004年（平成16年）段階でも続いていた。製薬協は、「オーバー・クオリティーである」とPMDAを攻撃した。一方では中村陽子会長の下で、当局とJSQAは協調して活動する場面もあった。例えば安全性薬理試験へのGLPの適用時には、両者は某CRO施設に集結し、実際に実施されている安全性薬理試験を見ながら目線合わせを行った。さらに旅館では、酒を酌み交わしながら夜を徹してディスカッションを行った。中村陽子会長の下でJSQA、SQA、BARQAによる国際会議の実現に向けて具体的に動き出した。これら3極による最初の国際QA会議（GQAC）が2005年（平成17年）にSQA主催で米国のフロリダで開催された。米国らしく、華々しくも開放的な会議であった。この国際会議には、PMDAからも出席を得ることができた。GPMSPについては、GCP部会の中の1つの分科会が対応していた。この分科会は部会としての独立を願い、2006年（平成18年）から製造販売後特別部会（GQP/GVP/GPSP）として活動を開始し、翌年にJSQAは、GLP部会、GCP部会及び製造販売後部会の3部会制を採ることになった。

　2007年（平成19年）には、元国立衛生試験所薬理部長の髙仲正氏がJSQAの会長になった。髙仲正氏は一般薬理試験ガイドラインの作成者としても有名であった。髙仲正会長の下でJSQAは、GLP省令改正（2008年）

のラウンド・テーブルに着いた（第5章10項参照）。また髙仲正会長は、2008年に英国のエジンバラで開催された第2回 GQAC に日本代表として参加するとともに、その経験をもとに2011年（平成23年）に第3回 GQAC を京都で開催した。第3回 GQAC には、当局側の応援も得られた。

GLP 調査の方法が大きく変わるのは、2012年（平成24年）頃になってからである。PMDA は、「他国の査察方法に合わせて GLP の調査方法を変える」とした。このことにより、民間施設の負担は一気に軽くなるとともに、自主的検討事項がゼロの施設が急激に増えていった。

Reference
- 株式会社イー・エス・サポート：日本 QA 研究会設立前後の裏話
  http://es-support.co.jp/ikkouan9.html、http://es-support.co.jp/ikkouan10.html
- 日本 QA 研究会会報 No.1（1992）
- 日本製薬工業協会：「GLP の実際と毒性試験の進め方」（1991年）

3 薬事法改正（1993年）

日本 QA 研究会が設立された1992年（平成4年）に、米国において1つの法律が議会を通過した。「処方せん薬ユーザーフィー法」（PDUFA：Prescription Drug User Fee Act）」である。この法律は、申請された新薬や新たな生物学的製剤の審査がゆっくりとしたペースでしか行われないという製薬企業や医療コミュニティの苦情に応えたものであり、新薬審査に必要な財源を当の製薬企業に求め、この財源で審査官を増員して承認審査を速めるというものであった。これによって、FDA の新薬承認審査には限定期間が設けられ、FDA はその期間内に審査を済ませるよう努力することが定められた。

米国で「処方せん薬ユーザーフィー法」が発出された翌年の1993年（平成5年）には、日本において薬事法が改正された。「薬事法及び医薬品副作用被害救済・研究振興基金法の一部を改正する法律」（平成5年4月28

日；法律第 27 号）である。この法律改正の目的について、厚生事務次官通知（平成 5 年 8 月 25 日、薬発第 213 号）では、以下のように述べている。「難病、エイズ等を対象とする医薬品や医療用具は、医療上の必要性が高いにもかかわらず、患者数が少ないことにより、十分にその研究開発が進んでいない状況にある。また、医療をめぐる国民のニーズの多様化等に対応して、安全かつ良質な医薬品等を一日も早く医療の場に提供することが求められている。このため、今般、こうした近年の医薬品等に対する国民の期待の高まりや、医薬品等の研究開発をとりまく状況の変化等を踏まえ、希少疾病用医薬品等の試験研究を促進するための措置を講ずるとともに、医薬品等の品質、有効性及び安全性の確保のための施策の充実等を図るため、薬事法及び医薬品副作用被害救済・研究振興基金法の改正を行ったものである。この改正は、保健衛生の向上に必要な医薬品等の適正かつ迅速な供給確保を図る上で極めて重要な意義を有するものである。」と。

薬害エイズ訴訟は、1989 年（平成元年）から開始されていた。エイズ感染者や難病に対する一刻も早い薬剤の登場が期待されたわけである。この薬事法改正により、以下の内容が改められた。

①目的の改正：
　　薬事法の目的を、「医薬品、医薬部外品、化粧品及び医療用具の品質、有効性及び安全性の確保のために必要な規制を行うとともに、医療上特にその必要性が高い医薬品及び医療用具の研究開発の促進のために必要な措置を講ずることにより、保健衛生の向上を図ること」に改めた。
②優先審査
③再審査期間の延長
④希少疾病用医薬品等の指定等
⑤製造業及び輸入販売業の許可の有効期間の延長
⑥製造業及び輸入販売業の許可の要件の追加
⑦医薬品等の製造承認等の簡素化
⑧医薬品副作用被害救済・研究振興調査機構による調査の実施
⑨医薬品副作用被害救済・研究振興調査機構が行う調査についての手

数料納付

　この改正薬事法は、次の相反すると思われる2点について述べているので注意を要する。すなわち、「研究開発の促進」と「規制の充実（規制の強化）」の2点である。

4 医薬品副作用被害救済・研究振興調査機構（OPSR）の設立（1993年）

4-1 ｜ 調査制度

　「調査・審査制度」に関する年表を**表13**に示す。第2章で述べたように、薬害スモン事件により1979年（昭和54年）の国会において薬事二法案が可決された。これにより、同年10月に「医薬品副作用被害救済基金法」（昭和54年10月1日；法律第55号）が施行され、医薬品副作用被害救済基金が設立された。

　1987年（昭和62年）になって、医薬品副作用被害救済基金は「医薬品副作用被害救済・研究振興基金」と名称を変え、医薬品や医療用具の開発を行う企業を支援する**研究振興**業務を担うことになった。1993年（平成5年）の薬事法改正により、医薬品副作用被害救済・研究振興基金法の一部が改正され、「医薬品副作用被害救済・研究振興調査機構（医薬品機構；OPSR）」が設立された。そして、厚生大臣は、医薬品、医薬部外品又は化粧品の審査に必要な調査の全部又は一部を、OPSRに行わせることができるものとした。さらに厚生省は、GLP適用試験施設のGLP適合性の確認を円滑かつ迅速に行うために、1994年（平成6年）に「医薬品の安全性試験の実施に関する基準への適合性の確認等について」（平成6年6月6日；薬発第526号）を発出し、原則としてOPSRが実施するGLP適合性調査

表 13 調査制度と審査制度に関する年表

西暦(年)	内容
1979	・医薬品副作用被害救済基金
1987	・医薬品副作用被害救済・**研究振興**基金
1993	・医薬品副作用被害救済・研究振興**調査機構**(OPSR)
1994	・ソリブジン等薬害事件が国会で問題になる。 ・OPSR が GLP 定期調査を開始。
1995	・GLP 解説書の出版と第 1 回 GLP 研修会の開催
1996	・薬事法改正(GXP の省令化が決定) ・基準適合性調査を OPSR に委託
1997	・GLP 及び GCP が省令化 ・第 1 回『GLP ガイドブック』の出版 ・医薬品・医療機器審査センターが設置
2004	・OPSR と審査センターが合併し、PMDA が設立
2005	・研究振興業務を独立行政法人医薬基盤研究所に移す

の結果を基礎として確認することとした。

　それまでに厚生省が実施していた GLP 施設査察は、医薬品の承認申請に安全性の根拠資料として提出された GLP 適用試験を実施した施設の中から厚生省が必要と判断したものに対して行い、しかも品目ごとの査察であった。一方、OPSR による調査は施設からの申請に基づいて実施され、調査実施施設に GLP 適合確認書を発行するようになった。これにより GLP 適用試験を実施する施設は、医薬品の承認申請にかかわらず、開発のより早い段階で GLP 適合の確認を受けることが可能となった。すなわち、OPSR の設立により、すでに他国が実施していた GLP 施設の定期調査が可能になったわけである。

　OPSR が GLP の定期施設調査を開始すると同時に、1994 年(平成 6 年)から 1995 年(平成 7 年)にかけて GLP の運用ルールの改正が検討され、

1995年（平成7年）には新たに『医薬品GLP解説』が出版され、第1回GLP研修会が開催された。1996年（平成8年）には薬事法が改正され、GLPとGCPの省令化が決定されるとともに、基準適合性調査をOPSRに委託することが薬事法に規定された。1997年（平成9年）3月には、GLP省令及びGCP省令が公布され、OPSRがGLP省令及びGCP省令への適合性調査を行うこととなった。

4-2　承認審査制度

OPSRは、承認申請資料に対する基準適合性査察（調査）を行っていたが、審査は行っていなかった。ソリブジン事件や薬害エイズ事件等の薬害に関して、国の医薬品行政に関する責任体制を問われた国会では、査察（調査）業務の拡充の他に、審査業務の拡充を決めた。1996年（平成8年）、厚生省は承認審査をチーム体制とすることや調査報告書等を公開するなど承認体制の強化を求める報告書をまとめ、翌1997年（平成9年）に国立医薬品食品衛生研究所の中に「医薬品医療機器審査センター（通称：審査センター）」を新設した。それまでは厚生省の職員が承認審査業務を行い、厚生大臣の諮問機関である中央薬事審議会が医薬品を審査していた。当時の状況について、元厚生労働省の薬系技官でPMDAの審査官も務めた小野俊介氏（東京大学大学院薬学系研究科准教授）は、「10人ぐらいでやっていて、審査とも言えないような状態だった」と語っている。

この頃、厚生省と中央薬事審議会、OPSRの責任体制が不明確と言われ、薬害事件によって承認審査体制の強化を求める声が高まっていたが、公務員の定員の問題や当時の行政改革の流れがあり、省内の人数は増やせなかった。このため審査センターを設置したが、厚生省から承認審査部門を切り離した格好になった。審査センターは、承認審査に関わる職員を241人にまで増やし、医師や薬剤師など専門職を増員した。

2004年（平成16年）にはOPSRと審査センターが統合し、医薬品医療機器総合機構（PMDA）が設立された。当時は「研究振興」の業務も行っていたが、研究振興という業務と調査（査察）・審査という業務は相容れな

表14 1993年段階での他国との協定

	一次協定	二次協定
米国	1983年4月	―
スイス	1983年8月	1988年10月
英国	1984年3月	1988年11月
フランス	1986年9月	―
ドイツ	1986年9月	―
オランダ	1988年12月	1988年12月
スウェーデン	1990年8月	1990年8月
EC（欧州共同体）	2国間協定の協議開始	
OECD（経済協力開発機構）	多国間協定の可能性を検討中	

出典：日本QA研究会会報 No. 4

い点もあったため、2005年（平成17年）にはPMDAから研究振興業務を切り離し、独立行政法人医薬基盤研究所（NIBIO）に移管することになった。

Reference
- ロハス・メディカル：PMDA（医薬品医療機器総合機構）の不思議
  http://lohasmedical.jp/news/2009/05/07185231.php

5 海外との相互承認（1993年）

　他国で実施されたGLPデータを自国に受け入れるかどうかは、両国間で協定が締結されているかどうかに左右される。1993年（平成5年）当時の海外各国との相互承認状況を表14に示す。なお、1993年は、欧州連合

(EU)が発足した年でもある。

日本 QA 研究会行政部会は 1993 年（平成 5 年）12 月 10 日に厚生省薬務局新医薬品課の堤俊也氏を招聘して特別講演会を開催した。その時の講演記録は「日本 QA 研究会会報 No.4」に記載されている。堤俊也氏はこの講演会で、以下のように述べた。

> 「GLP の国際的な動向を示した図（編注：**表 14** 参照）の中で、年月が 2 つ書いてあるのは、二次協定まで進んだものです。一次協定と二次協定の違いですが、一次協定の中身は、①お互いに情報交換をする、②お互いの国が自国内でやった査察の内容を情報提供する、③お互いの国のデータの受け入れを促進する、という 3 つのポイントがあります。二次協定に移ると、それらの 3 つのポイントについて、具体的にどうやってやっていくかというものを定めることになります。EC（欧州共同体）では最近、GLP の総合認証協定（当時）の締結を積極的に働きかけてきています。このことに関して日本は、① EC 加盟国、加盟予定国のいくつかと日本はすでに協定を締結していること、② FDA も EC との締結に前向きな対応を示していること、③ OECD において、GLP 多国間協定の検討がすでに開始されていることより、EC との GLP 総合認証協定（当時）に医薬品 GLP を含めることは、「やむを得ない」と考えています。しかし問題点としては、EC 域内の国々の GLP 水準が同一とは考えにくいということがあります。次に、OECD での多国間協定の可能性があります。OECD では、GLP に関するガイドライン作りを活発に行っています。しかし最近、GLP のマルチインターナショナルアグリメント、いわゆる多国間相互認証協定を作ろうという動きがかなり現実味を帯びてきています。OECD 加盟国の中には、きちんとした GLP 査察体制を保有していない国もあり、一律に多国間協定を結ぶには問題があるという見方もあります。また、民間の GLP 適合認定機関というものも考えられています。」

上記の講演内容から、以下のことがわかる。
①医薬品は、当時から OECD で述べるところの「化学品」の中に入っていた。
②日本は、OECD GLP の相互承認協定（MRA：Mutual Recognition Agreement）を最優先に考えていた。
③しかし、欧州諸国の中できちんとした GLP 査察体制を保有していない国があったため、協定を進めることを躊躇していた。

表 15 FDA による日本の GLP 施設の査察

会社名	場所	査察日	査察結果
ミドリ十字	大阪	1993 年 9 月 13 日	VAI
日本セイギケン総合研究所	浜松	1993 年 9 月 20 日	VAI
大日本製薬	大阪	1993 年 9 月 27 日	NAI
藤沢薬品	大阪	1994 年 8 月 22 日	NAI
武田薬品	大阪	1994 年 9 月 5 日	VAI

出典：FDA HP

6 FDA による日本の施設査察（1993 年・1994 年）

　当時の FDA は、FDA GLP に従った試験結果しか受け入れておらず、FDA と厚生省との間には一次協定しか締結されていなかった。当然ながら、日本の施設は医薬品 GLP に従って試験を実施し、その試験結果を FDA への承認申請にも用いていたわけである。そこで FDA は、日本の GLP 施設が FDA GLP に従っているかどうかを確認するために日本の GLP 施設に対して査察を行った。査察した施設、査察日及び査察結果を**表 15**に示す。

　FDA は 1993 年（平成 5 年）と 1994 年（平成 6 年）に日本の 5 つの GLP 施設に対して査察を行った。FDA は海外施設に対して定期査察の権利を保有していない。おそらく、これらの日本の施設が FDA に対して医薬品等の承認申請を行ったことにより、FDA はこれらの施設を査察したのであろう。これらの施設の査察結果は、NAI（指摘事項なし）もしくは VAI（自主的検討事項あり）であった。すなわち、FDA は医薬品 GLP に従って運営管理されたこれらの施設が FDA GLP にも適合することを確認したわけである。

なお、1994年（平成6年）には大阪のQAの有志18社22名が集まり、藤沢薬品と武田薬品のGLP査察のために来日中であったFDAのデビット・ダンカン氏とアール・H・バトラー（Earl H. Butler）博士を招聘して、FDAの査察の目的、主計画表、施設の物理的・構造的査察、FDAの2つの査察タイプ等について講演会を開催した。当時を知る方々から、ダンカン氏は動物飼育施設に関して非常に厳しく、ティッシュペーパーを細く切ってダクトのつなぎめなどに持っていき空気の流れをチェックするなどの調査を行い、多くの指摘を行ったと聞いている。

　この講演会の中でQAUに関する発表もなされた。FDAの査察官は以下のように報告した。「QAUは試験の全フェーズ、施設、データ発生の現場、機器、職員を査察しなければならない。そのため実施予定の試験に必要な職員の訓練やSOPを確認し、主計画表から試験の全フェーズの査察計画を立てる。そうすることで、データの質と完全性を保証すること。このようにQAUは、FDA査察官と同様の査察を行うこと。そのために自分の時間の50％以上をラボでの現場査察に費やすべきである。それ以下なら多くの時間を最終報告書のチェックに費やしていることになり、QAというよりはQC（Quality Control）になってしまう。」と。

　FDAの査察官の発表内容に従えば、最終報告書のチェックは、QA業務ではなくQC業務に分類されるようである。

7 GLPの運用ルールの変更（1995年―1997年）

　1994年（平成6年）4月1日に医薬品副作用被害救済・研究振興基金法の一部が改正され、OPSRがGLP適合性調査を実施することになった。同年12月1日に製薬協及び日本QA研究会は、厚生省の三澤GLP査察官より、「1995年5月末を目標に『GLP解説』（1989年）を改訂したい」との

連絡を受けた（日本 QA 研究会会報 No.6）。この連絡を受けた日本 QA 研究会では、「検討委員会」を設立して対応作業を開始した。

GLP の運用ルールの変更理由を以下に示す。

①GLP が施行されて 10 年以上が経過し、GLP が浸透した。
②施設の GLP 実施レベルが向上した。
③査察の経験から、『GLP 解説』の記載内容が現状にそぐわないとの面が出てきた。
④多くの懸案事項も出てきた。
⑤諸外国の GLP の運用も考慮する必要が出てきた。

1995 年（平成 7 年）までの段階で厚生省の査察は 135 施設、OPSR の適合性調査は 38 施設において実施された。また、査察を受けた回数が 3〜4 回の施設も少なくない状況になっており、わが国の安全性試験施設に GLP が十分に浸透してきたと言えよう。

これらの査察を実施してきた経験から、『GLP 解説』（1989 年）に記載された内容が現状にそぐわない面が出てきたとともに、多くの懸案事項も発生した。さらに、諸外国の GLP の運用方法も考慮する必要が出てきた。このような背景から、医薬品 GLP における運用ルールを変更するとともに新たな GLP 解説書を発行する必要が出てきたわけである。そして、1995 年（平成 7 年）に新たな『医薬品 GLP 解説』が出版され、翌 1996 年（平成 8 年）には第 1 回 GLP 研修会が開催された。

その後、1997 年（平成 9 年）には医薬品 GLP が「医薬品の安全性に関する非臨床試験の実施の基準に関する省令」として省令化された。また、OECD GLP が改正され（1997 年）、改正 OECD GLP への整合性も高める必要が出てきた。1997 年（平成 9 年）に公表された GLP の運用ルールの最大の変更点は、「後出し計画変更書を許容すること」であった。時々刻々と変わっていく世界の状況に対応するため、1997 年（平成 9 年）に新たに『GLP ガイドブック』が出版されることとなり、翌 1998 年（平成 10 年）には再度『医薬品 GLP 解説』が改訂された。

1997 年（平成 9 年）に OPSR の西山博幸氏（調査指導部調査第一課 GLP

専門員）は、1995年（平成7年）と1997年（平成9年）のGLP運用ルールの変更点について、日本QA研究会の講演会で発表した（日本QA研究会会報No.7）。西山博幸氏の講演は、GLPというものを解釈するうえで非常に有用であると思われるので、GLP関係者は当該資料を一読されることをお勧めする。

Reference
- 日本QA研究会会報 No.6 (1996)
- 日本QA研究会会報 No.7 (1997)

8 ソリブジン事件

8-1 ソリブジン事件の概要

　第2章および第3章では、サリドマイド事件とキノホルム事件に伴った承認申請制度の明確化について述べた。これらの薬剤は、承認申請・審査制度が未熟だった時代に認可されたものである。これらの薬害事件を契機として、1979年（昭和54年）には薬事法が改正され、承認申請制度が法制化された。しかし、それでも薬害事件が発生した。大別すると、血液製剤における薬害事件（薬害肝炎と薬害エイズ）と化成品における薬害事件に分類される。本項では、化成品における薬害事件、すなわちソリブジン事件について記載する。

　ソリブジン（1-beta-D-arabinofuranosyl-(E)-5-(2-bromovinyl uracil)）は、ヤマサ醤油が抗ウイルス剤として発見し、医薬品としての承認申請に向けて日本商事（以下、N社と略す）が主体となり開発試験を実施した薬剤である。また、エーザイ（以下、E社と略す）が共同販売を行った。この薬害は、ソリブジンがすでに臨床の場で使用されていたフトラフール（FU）系薬剤の代謝酵素を阻害することにより、FU系抗がん剤と併用すると

FU系抗がん剤の毒性を増強してしまい、患者が死亡するというものであった。ソリブジン事件で問題にされたのは、当時の科学においてこのような副作用が予期できるものであったかどうかという点である。

　ソリブジンの承認申請に向けた開発試験は、1985年（昭和60年）9月から開始された。翌年の11月からフェーズ1試験が開始された。その1年後の1987年（昭和62年）6月から早期フェーズ2試験が開始されたが、この試験で投与開始10日目に女性乳がん患者が死亡した（12月6日）。ソリブジンは、がんによる免疫力低下により発生するリスクが高い帯状疱疹の治療薬として開発されたため、がんを基礎疾患とする患者が臨床試験に組み入れられていた。

　1988年（昭和63年）2月に開催された研究会・世話人会で、被験者の死亡原因について、「被験物質との因果関係は不明」との結論がなされた。同年4月から後期フェーズ2試験（フェーズ3試験の用量設定試験）が開始された。その1ヵ月後の5月にベルギーにおいて1つの論文が発表された（**本章8-2-1項**参照）。治験担当医師は11月にベルギーの論文を読み、ソリブジンの併用毒性試験の必要性を感じてN社の臨床開発担当者にその論文を渡した。N社の非臨床部門担当者は、1989年（平成元年）3月から7月にかけて2つの非臨床毒性試験を実施したが、的確な対応がなされないままに、同年4月から11月にかけてフェーズ3試験が実施された。後期フェーズ2試験では、男性肺がん患者と女性乳がん患者の2名が死亡したが、フェーズ3試験では被験者の中からFUを投薬している患者を完全に排除したために、死亡は発現しなかった。厚生省は1993年（平成5年）7月にソリブジンの製造を認可し、N社は同年9月3日より「ユースビル」という商品名でソリブジンの販売を開始した。

　ソリブジンの販売が開始されてから間もない9月19日、販売会社であるE社から製造元であるN社に対し、患者1名が死亡したとの連絡が入った。その2日後の9月21日にN社の社員は自社株を売却した。10月6日になってN社は新たに2件の副作用報告を知り、厚生省に電話報告を行ったが、厚生省から注意文書の未配布を厳しく叱責された。その2日後の10月8日に中央薬事審議会は緊急安全性情報を医師に配布するこ

とを決定した。N社は注意文書を医師1万人に配布し、用法通りに投薬するよう注意を喚起するとともに、製品出荷の一時停止を行った。しかし製品回収までは行わなかったために医療現場でソリブジンは使用され続け、発売後1ヵ月で14名の患者が死亡した。以上がソリブジン事件の概要である。医薬品の開発に携わる者にとって、この事件から多くの教訓が得られると考えるので、以下にその詳細を記載する。

8-2 承認申請資料に関する問題点

以下に述べるソリブジン事件で挙げられた種々の問題点は、後に薬事法第14条で述べるところの「申請資料の信頼性の基準」のもととなっていくことになる。

8-2-1 ベルギーの論文

治験担当医師が指摘したベルギーのカイザー (H.J. Keizer) らの論文の表題を以下に示す。最初の問題は、この論文を読むことにより、承認申請者と治験担当医師がソリブジンの副作用を推測できたかどうか、またこのような情報が承認申請資料に反映されていたのかということである。

> Keizer, *et al.*
> Combined effects of bromovinyldeoxyuridine and fractionated or continuous administration of 5-fluorouracil in P388 leukemia-bearing mice.
> *Cancer Lett.* 1988 Mar；39 (2)：217-23

カイザーらの論文は、「**Bromovinyldeoxyuridine** を 5-fluorouracilin とともに P388 白血病マウスに投与すると、併用毒性が発生する」という内容であった。ソリブジンは 1-beta-D-arabinofuranosyl- (E) -5- (**2-bromovinyl uracil**) という化学構造を有しており、両者の違いはウラシル (ソリブジン) かウリジン (論文) かの違いになる。ウラシルと糖 (リボース) が結合したものがウリジンである。しかし、両者が同種の化学物質であるかどうかを判断することは当時は難しかった。

化学合成の専門家は、「カイザーらの論文の化学物質とソリブジンは、異なる化学物質である」と答えるかもしれない。一方、生物系の専門家は、「両物質とも核酸系の物質である」と答えるかもしれない。いずれにしても、治験担当医師は「問題あり」と判断し、N社に警鐘を鳴らしたことは事実である。カイザーらの論文はN社の非臨床部門に渡り、N社は併用毒性の有無を確認するために自社で併用毒性試験を実施したわけである。

8-2-2 併用毒性試験の実施

N社は自社で2つの併用毒性試験を実施した。その試験がGLP下で実施されたのかどうか等の詳細については資料が公表されていないので不明であるが、試験の概要については国会での討議により明らかになっている。N社において1989年（平成元年）に実施された2つの非臨床毒性試験のうち、試験1はソリブジンとFU剤の併用毒性試験で、併用により全例の動物が死亡した。試験2はソリブジンと各種抗がん剤との併用毒性試験であるが、ソリブジンとFU剤を併用したときに、餌も食べられないほど衰弱し、少数例の動物が死亡した。

N社の試験責任者は、これらの結果に基づき「詳細なデータが積み重ねられるまでは、FU剤との併用は差し控えるべきである」と結論づけた。ここまでの流れにおいては、何も問題点は認められない。そこで次に、「この2つの毒性試験結果が、治験の場と承認申請資料に反映されていたのか」という新たな疑問が起きる。

8-2-3 治験担当医師への説明

1994年（平成6年）に開催された第129回国会決算委員会で、N社の非臨床試験部門が実施した併用毒性試験結果が治験担当医師に正確に伝えられたかどうかが問題にされた。治験担当医師側は、「N社で実施したソリブジンとFU剤の併用毒性試験の結果が示されていれば注意を払ったが、ベルギーの論文を示されてもどのように注意したら良いのかわからなかった。」と発言した。

この問題について、当局側は「N社は1989年5月（Phase III段階）に全治

験医師に対し、ベルギーの論文ならびに FU 剤との併用を避ける旨の注意を伝達したが、動物実験の結果については同様の趣旨になるため伝えなかった。」と回答した。つまり、N 社が実施した併用毒性試験の結果は、治験担当医師に伝えられなかったことになる。N 社が実施した併用毒性試験の結果が承認申請資料に反映されたかどうかに関しては、明確に述べている資料はない。ただし、治験担当医師にその結果を報告しなかったくらいであるから、承認申請資料にも反映されていなかったと考えるのが妥当であろう。

通常の毒性試験には、正常の動物を用いる。正常の動物にソリブジンを投与しても、FU 系薬剤と併用した場合のような激烈な毒性は発揮されない。一方、非臨床薬効薬理試験ではどうであろうか。毒性試験とは異なり薬効薬理試験では、病態動物を用いる。他の薬剤との相加・相乗効果を検討することもよく実施される。これらの試験において認められた「異常」というものが、もしかすると患者を危険にさらすかもしれない現象を示している。このようなことが、承認申請資料の信頼性の基準（**本章 9-3 項参照**）の背景にあることを忘れてはならない。

8-2-4　臨床試験結果

1994 年（平成 6 年）6 月 17 日の朝日新聞は、「N 社は治験担当医に併用患者を最終治験の対象から除外するよう通知し、その結果得られた副作用症例のほとんどないデータをもとに厚生省の製造承認を得ていた。」と報道した。また、その翌日には「N 社が治験段階で出た死亡 2 例について緘口令を敷いていた。」と報道した。

8-3 │ 添付文書に関する問題点

まず、添付文書への記載内容が問題になった。第 129 回国会にて、政府は「N 社によると、この死亡例の主因について研究会を設定して検討し、『原因不明』との結論が得られたので、承認申請資料において『原因不明』として取り扱った。併用毒性は承認の段階で明らかになっていたことか

ら、両剤の併用を避けるように添付文書に記載させた。」と回答した。

　このことに関しF議員は「『併用投与を避けること』と添付文書に記載されていたが、この『避ける』というのがどの程度なのか。そのことを伝える側の意思が現場の医師にどの程度きちんと伝わっているのかということが今後の問題になろうかと思う。この辺の改善もお願いしたい。」と発言した。つまり、添付文書における注意喚起の方法と度合いが問題になった。

8-4 市販後の対応

　ソリブジンが市販されてから16日後の9月19日、最初の死亡事例が発生した。その8日後にN社は厚生省に対して口頭で連絡を行った。翌日に厚生省は、注意文書の配布をN社に指示したが、N社はこれを実行しなかった。10月6日になってN社は新たな2件の副作用報告を知り、同日厚生省に電話連絡を行った。厚生省の担当者は注意文書が未配布だったことを知り、N社を激しく叱責した。10月8日に中央薬事審議会は緊急安全性情報を医師に配布することを決め、10月12日になって厚生省はこれを医療機関に配布するようN社に指示した。同日、N社は医師向け注意文書を1万枚配布するとともに、製品出荷の一時停止を発表したが、製品回収までは行わなかった。10月17日になって肺がん患者が1名死亡した。そして、11月19日になってN社はようやく製品回収を行ったのである。

　ソリブジンの添付文書には、併用毒性に関する明確な記載がなされていなかったようである。当然、製薬企業の営業担当者も併用毒性に関する知識が薄かったものと推測される。ソリブジンはN社とE社の併売であった。臨床の場での副作用はE社からN社に伝えられ、N社から厚生省に報告されていた。N社の対応の全てが後手となり、死亡者を増やしてしまったことになる。これらのことを教訓に、医薬品の市販後調査の基準（GPMSP省令）が作られていくことになる。

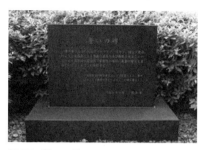

図 17　誓いの碑
出典：厚生労働省 HP

8-5　インサイダー取引

　当時の朝日新聞に、以下の記載がある。「販売会社の E 社から N 社に死亡報告が入った 2 日後に、N 社の社員 175 人が自社株 38 万 6 千株を売り抜けた。E 社の社員 10 人も副作用死公表直前に N 社株を売却」と。この問題を契機に、国はインサイダー取引の規制強化へと動いていった。ソリブジン事件は、1997 年（平成 9 年）12 月の金融罰則整備法の成立の原動力になったのであろう。なお、この朝日新聞の報道が真実であるならば、E 社の社員も N 社の社員もソリブジンの危険性を十分に認識していたものと推測される。

8-6　誓いの碑

　1999 年（平成 11 年）8 月 24 日、厚生省の正面玄関前に「誓いの碑」（図 17）が建てられた。この碑文には以下の文章が記載されている。
　「命の尊さを心に刻みサリドマイド、スモン、HIV 感染のような医薬品による悲惨な被害を再び発生させることのないよう医薬品の安全性・有効性の確保に最善の努力を重ねていくことをここに銘記する。千数百名もの感染者を出した薬害エイズ事件　このような事件の発生を反省しこの碑を建立した。平成 11 年 8 月　厚生省」

9 薬害事件と薬事法改正（1996年）

9-1 国会の動き

　ソリブジン事件と時期を同じくして、薬害エイズ事件が国会で問題となった。国会で決議された内容を以下に示す。
　　①治験途中死亡患者の救済（副作用救済基金対象とはならないため）
　　②GCP基準の徹底
　　③医薬品等の治験や承認審査業務の充実（医薬品機構（OPSR）の設立）
　　④適正使用の充実（PMSの強化）
　　⑤薬剤師の資質の充実（薬学部6年制）
　　⑥医薬分業の推進

　第129国会決算委員会（1994年5月30日）では、①治験途中死亡患者の救済（副作用救済基金対象とはならないため）、②GCP基準の徹底、③新薬承認審査概要の公表が決められた。同年10月14日の第131国会厚生委員会では、①医薬品等の治験や承認審査業務の充実（OPSRの設立）、②適正使用の充実（PMSの強化）、③薬剤師の資質の充実（薬学部6年制）、④医薬分業の推進、などが決定された。1996年（平成8年）5月29日の第136国会厚生委員会では、薬事法の一部改正に関する法案の説明がなされ、政府は「治験については、厚生省令で定める基準の遵守を徹底させるとともに、治験に関する指導を行うこととするなど、治験制度の改善を行うこととしている」と説明した。
　1996年（平成8年）6月7日の第136国会厚生委員会では、日本の医薬品企業の産業政策が説明され、日本政府が目指す企業像として、以下の2点が挙げられた。この企業像に則り、医薬品の承認申請に係わる査察（調査）及び審査が厳格化していくことになる。
　　①技術力、研究開発能力に優れた企業を伸ばす。
　　②安全性、信頼性を志向する高い倫理観をもった企業を伸ばす。

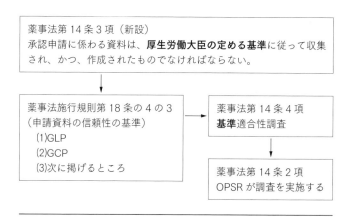

図 18　1996 年(平成 8 年)の薬事法改正での変更点

9-2 | 薬事法改正

　国会の討議を受けて 1996 年(平成 8 年) 6 月に薬事法が改正され、新たに第 14 条 3 項後段が規定された (図 18)。この項は、「承認審査資料収集作成基準」と呼ばれ、企業の QAU の方々になじみが深い条文である。

　薬事法第 14 条 3 項の「厚生大臣の定める基準」との文言を受けて、申請資料の信頼性の基準(薬事法施行規則第 18 条の 4 の 3 (現在の第 43 条))が設定され、「(申請資料は) GLP、GCP に定めるもののほか、次に掲げるところ(本書では「その他の基準」と略す)により、収集され、かつ、作成されたものでなければならない。」と記載された。つまり、厚生大臣の定める基準とは、①GLP、②GCP、③その他の基準、の 3 つになる。薬事法第 14 条 4 項では、厚生大臣の定める基準(承認審査資料収集作成基準)に従って収集され、かつ作成されていることを調査することが義務づけられている。そして、その調査を厚生大臣は OPSR に委託する旨が記載されている。ここで問題にしたいのは、「その他の基準」である。厚生大臣が定める「その他の基準」とは、以下の 3 点である。

　①承認申請資料となることを目的として実施された試験であり、試験結果が正確に承認申請資料に反映されていること(正確性)

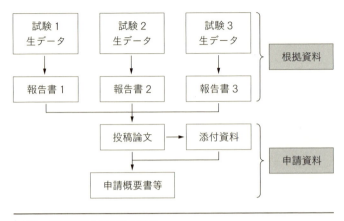

図19　申請資料の信頼性の基準

②その試験において申請に係わる品質、有効性又は安全性を有することを疑わせる調査結果が得られた場合にはその結果が申請資料に記載されていること（完全性・網羅性）
③根拠資料が法で定める期間、保存されていること（保存性）

9-3　承認申請資料の信頼性

　薬事法改正以前の承認申請資料は、原則として、日本国内の専門の学会もしくは学会誌に発表され、又はこれらの雑誌に掲載され、もしくは掲載されることが明らかなものでなければならないとされ、投稿論文の別刷り等を承認申請資料として添付することが求められていた。図19に申請資料とその根拠資料との関係を示す。試験1～3の結果は、それぞれの報告書としてまとめられる。承認申請時期が近づくと、報告書1～3の結果をまとめて論文投稿を行う。これはGLPの毒性試験でも同じである。例えば単回投与毒性試験、1ヵ月反復投与毒性試験、3ヵ月反復投与毒性試験の結果をまとめ、「被験物質XXXの単回及び亜急性毒性試験」として投稿することになる。そして投稿論文には、特徴的な毒性病変のみが記載される。
　このような流れにおいて、正確性と網羅性という点で問題が発生する可

能性がある。この問題は、近年の社会問題となっている学術論文における不正行為と同じ問題である。個々の GLP 試験の場合には信頼性保証部門（QAU）がチェックしているので、生データと最終報告書間の整合性や網羅性についての問題はないであろう。しかし、GLP の最終報告書1～3（図19）をまとめ、論文を投稿するときに最終報告書と投稿論文間の整合性や網羅性に問題が発生する可能性がある。そのため GLP 試験においては、申請資料と最終報告書との整合性の陳述を QAU に求めている。

　このような他国の GLP にはない論文申請を要求することは、日本独自の制度であった。当時の日本には、承認申請を目的とした試験結果（論文）を掲載する雑誌が複数存在した。承認申請時期になると、このような雑誌に各社の申請医薬品の特集号が組まれた。現在では承認申請に際し、論文投稿は求められていないが、報告書1～3（図19）をまとめ、申請概要書等を作成するときに正確性や網羅性が問題になることがある。実際、ソリブジン事件では非臨床毒性試験が実施されていたが、被害を食い止めることはできなかった。つまり「副作用症例がほとんどない」とのデータをもとに製造承認申請を行った。さらに、治験段階で発生した死亡例を隠蔽した。また、市販後の安全性情報についても隠蔽・嘘の報告／タイムリーに公表されていないなどの問題があった。N 社以外の企業でも、当時の申請資料の中には相当ひどいものがあったようである。

　いずれにしても本項で述べたいのは、「申請資料の信頼性の基準（薬事法施行規則第 18 条の 4 の 3、現第 43 条）」とは、非 GLP 試験のみに適用される基準ではなく、GLP 試験にも、GCP 治験にも、その他の試験（非 GLP 試験）の全てに適用される基準であるということである。

10　GXP の省令化（1997 年）

　1996 年（平成 8 年）の薬事法改正を受けて、GLP 省令、GCP 省令及び GPMSP 省令が制定された。本項では GLP 以外の GXP の歴史的な背景に

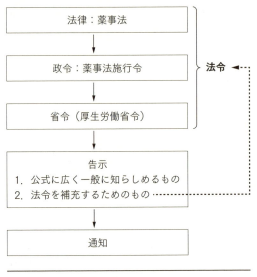

図 20 法令の位置づけ

ついても記載する。なお、GMP についてはすでに省令化されていたため、次項(**本章 11 項**)にてその動きを記載する。

10-1 GLP の省令化

10-1-1 法令の位置づけ

　GLP 基準の省令化を理解するためには、法令の位置づけを知っておく必要がある。最近は薬剤師の国家試験にも法令の位置づけが出題される。そこで、法令の位置づけを図 20 に示し、以下に解説する。

　法律(法)は、国会が審議し、内閣総理大臣と主務大臣の署名により天皇が公布する(日本国憲法第 7 条 1 項)。本書の場合には、薬事法が相当する。政令は、内閣で審議し、内閣総理大臣の署名により、天皇が公布するもので、政府(内閣)が出す命令である。本書の場合には、薬事法施行令が相当する。省令は、各省(または共管理省庁間)が審議し、当該大臣が定めるものである。本書の場合には、厚生労働大臣が出す命令(厚生労

働省令)である薬事法施行規則やGLP省令がそれに相当する。これらは根拠となる法律やその関連政令を施行するための命令であり、行政活動を円滑に進める目的で国会や内閣の事情に左右されることなく大臣の権限として成立・施行が可能である。一般的に、法、政令及び省令を「法令」と呼ぶ。なお、これらの他に「告示」と呼ばれるものがある。告示には、①公の機関が行政処分又は重要な事項の決定等を公式に広く一般に知らせる行為と、②法令を補充するためのものの2つが存在する。

次に「通知」であるが、行政機関が法令の解釈について下級機関に通知・指示するものであり、国民や企業等を直接拘束することはない。つまり、これに違反しても、法令に違反していなければ違法とはならない。民間にとっては法律上の遵守義務はないことになる。しかし行政機関はこの通知に沿って行動するので、事実上は民間側にとって拘束力が発生することになる。

10-1-2　GLP基準各項の統合

医薬品GLP基準が「医薬品の安全性試験の実施に関する基準について」(昭和57年3月31日；薬発第313号)により通知されてから、1997年(平成9年)に「医薬品の安全性に関する非臨床試験の実施に関する省令」により省令化されるまでの間に15年の歳月が過ぎた。この間に、日本にGLP基準は定着した。さらに1995年(平成7年)にはGLP基準の運用方法が変更された。すなわち、1997年(平成9年)にGLP基準が省令化されても、運用面でそれまでと大きく異なった点は存在しなかった。ただし、GLP基準が省令化されることにより、それまで存在していた各項記載事項が整理統合されるとともに、切り分けが行われたり、用語が法律の解釈に適するように変更されたことにより、省令条文や解説通知(「医薬品の安全性に関する非臨床試験の実施の基準に関する省令の施行について」(平成9年3月27日；薬発第424号))を読んでも理解することができなくなってしまった。

GLP基準(FDA GLP条文とほぼ同じ)は、第1条から第29条で構成されていたが、GLP省令は18条構成になり、条文数が半減した。例えばGLP基準では、「施設」に関して第9条から第14条までの6つの条文から成り立っていたが、GLP省令では第9条のみにまとめられた。そして、

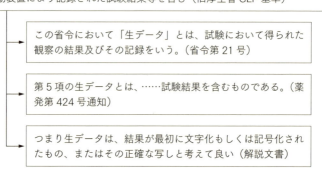

図 21 厚生省 GLP 基準の切り分け例

「試験を実施するために必要な面積、構造、分離（第 1 項）」、「動物試験施設における必要な施設設備（第 2 項）」、「適切な区分（第 3 項）」及び「資料保存施設（第 4 項）」が述べられているに過ぎない。「機器」に関して GLP 基準では、第 16 条から第 18 条の 3 つの条文から成り立っていたが、GLP 省令ではこれらを 1 つの条文中にまとめ、第 10 条（機器）とした。被験物質に関しては GLP 基準では、第 22 条から第 24 条までの 3 条構成であったが、記載内容を GLP 省令、解説通知（薬発第 424 号）及び解説部分に切り分けることにより、GLP 省令では第 13 条に集約された。

10-1-3　GLP 基準各項の切り分け

　GLP 基準各項の切り分けも行われた。代表的な事例を図 21 に示す。GLP 基準では生データの定義について、「生データとは、ワークシート、ノート、覚え書又はそれらの正確な転写等試験の原観察結果及びその業務についての記録であって、その試験の報告書の再構成と評価に必要なものをいい、写真、……、コンピュータ記録、観察結果が口述された磁気記録、自動装置により記録された試験結果等を含む」と記載されていた。

このGLP基準に記載されていた1つの文章が、GLP省令では3つに切り分けられた。「原観察結果及びその業務についての記録」という文章中から、「原」という単語と「業務」という単語が削除された。すなわち、省令条文には「この省令において「生データ」とは、試験において得られた観察の結果及びその記録をいう。」(省令第21号第2条5) と記載された。コンピュータ記録の場合、プリントアウトを生データとしても良いと解釈されていたので、省令条文では「原」という言葉が削除されたものと推測される。『医薬品GLP解説』(1989年)の解説部分には、「生データは、結果が最初に文字化もしくは記号化されたもの、又はその正確な写しと考えてよい」と記載された。GLP基準に記載されていたその他の文章は、薬発424号通知にそのまま移動された。

　このような文章の切り分けは、省令条文の各所に認められる。GLP基準の切り分けの理由について、医薬品医療機器審査センター審査官の佐藤洋一氏は、「日本QA研究会会報No.14」(1999年)において、次のように語っている。

　　「平成9年にこの省令が施行される前に、昔のGLP基準からこの省令になったときに、まず一つ考えなければならないのは、なぜ昔のその基準をそのまま省令にしなかったということです。それは、昔の基準の部分を全部省令にしてしまうと規制として厳しくなるということで、作成するときに苦労したのは、省令を作りながらいかにして逃すかというところです。省令を見て何を言っているのかわからないという話を良く聞いて、できればはっきり書いてほしいというご意見がありますが、こういうものははっきり書いてしまうと、それは必ず守らなければならない話になりますので、多分はっきり書いた方が皆様にとって不都合になるのではないかと思います。ですから例えば法律、政令、省令とずっと並びがあって、上に行くほどかなり話をぼやかしているというのは、そういう意図があるわけです。逆にいうと、ぼやかして書いている部分というのは自分でいかようにも解釈してもいいわけです。決められたことでなければ自分がやれないと考えるのか、ぼやかして書いてあるから自分の裁量で何でもできると考えるのかは個人個人の問題だと思うのですが、やはり、かえってぼやかして書いてくれて、そこの部分には自分の自由裁量があると思えば、仮にそういうことを研究する立場にいるとしたら、楽に感じる部分だと思います。」

佐藤洋一氏の講演内容をまとめると、次の2点になる。
①従来のGLP基準をそのまま省令化すると、GLPからのちょっとした逸脱が法律違反になり、それをとがめなくてはならなくなる。
②GLP省令をぼかして書くことにより、各施設の自由裁量権が多くなる。GLPの宿命として様々な規模や形態の施設や報告書が作成される。一概に取り決めできないのも事実であり、それを省令に決めると省令違反ばかりでて試験が動かなくなってしまう。

10-1-4　GLP省令の発出

1997年（平成9年）3月26日に発出された「医薬品の安全性に関する非臨床試験の実施の基準に関する省令」（厚生省令第21号）がGLP省令である。翌1998年（平成10年）9月7日（大阪）及び9月22日（東京）で第4回GLP研修会が開催された。その席上、医薬品医療機器審査センター審査官の柊まさみ氏は、次のように述べた（日本QA研究会第4回GLP研修会速記録より抜粋）。

> 「省令というものは大臣の命令です。命令というものはそれに従うことを義務付けられたものであり、従わない場合は法律の定めるところにより、懲罰の対象になるものです。従ってGLP省令については遵守しなければならないことになります。通常は義務規定がある場合には、それを怠った場合の懲罰規定や行政処分が規定されています。この部分についてはこれらはございませんが、守らなくても良いという訳ではありません。一方、過去のGLP基準については局長通知であり、運用です。従ってこれを遵守する義務はなかったということになります。これは現在の局長通知、以下のGLP省令の解釈通知にも当てはまることです。これらの根拠は、平成6年10月に施行された行政手続法によります。この法律が施行されるまで、例えば行政指導であっても、ほとんど行政命令のようなものや、事務取扱部署によって異なるということはしばしば起きてしまいました。そこで横断的な行政手続法が施行され、行政指導という言葉の定義や標準処理時間の明確化が示されました。各法律にこれらの用語についての特別な定義がない場合は、この行政手続法に従わなければなりません。（中略）GLP基準が省令となるときに一番留意されたのは、先ほど申し上げましたように、省令は命令であるため、GLP基準をそのまま省令にしたのであれば、規制強化になってしまうため、

省令では細かい規定は明記せず、可能な限りフレキシブルな解釈ができるようにし、それに続く通達で細部を規定したという点です。GLPは技術論であり、その基盤は日々変化していくものです。それを全て省令で規定してしまうと、先ほど申し上げましたように、規制が厳しくなり、また省令の改正には時間がかかり、タイムリーな対応ができなくなってしまうため、通達があるのです。その趣旨を良くご理解いただきご協力をお願いいたします。通達はその道の専門家が意見を踏まえた上で作成されるわけですので、実際問題としては、おそらく従わない理由はないかと思います。通達に従わなかった場合、例えばそれが元で事故が起こり、裁判等になったとしますと、裁判所は通達事項に拘束されませんので、白紙の状態で裁判が行われることになります。その際の中心になるのは科学的技術的根拠であろうと考えられますが、その通達がそれらの関係者の意見を基に作成されたことを考えると、かなり高度で理論的に正当性を持った科学技術論的根拠を用意しておかなければならないと思われます。しかし通達事項というものは必要最低限の事項であり、技術的観点からは当然守られてしかるべき事項と考えられます。（中略）通達事項についつては命令ではございませんので強要はできませんが、その趣旨を良くご理解いただきご協力をお願いいたします。そして通達にも現れない部分につきましては、技術的な話ですので、技術的正当性を主張できるのであれば、各企業の自由裁量に任されることとなります。」

1999年（平成11年）に佐藤洋一氏は、以下のように述べた（日本QA研究会会報No.14(1999年)）。

「424号通知で書いている「適切な」という言葉の定義は、以下のものを含むことであるということで実際の通知の中で書いているわけですが、ここは先ほど言ったように、まず大事なのは「適切な」という言葉をご自分でちゃんと消化して、自分なりのポリシーを持ってやっていただくことなのではないかと思います。通知は確かに通知ですが、先ほど言いましたように、行政指導ですから、別にこれを押し付けるわけではありません。「適切な」とか「適当な」とかこういう形で言葉が出てくれば、これは自分で技術者の一人として何か方策を考えて、ご自分でやっていただくように考えていただきたいと思います。こういうふうに何が書いてあるのかよくわからないというふうに省令が書いているのは、そういう意味もあるということを一つご理解いただきたいと思います。」

両氏の講演内容の概略を**図21（本章10-1-3項）**に示す。

GLP基準が省令化されるときに、3つに切り分けられた。すなわち①GLP省令、②薬発第424号通知、及び③GLP解説書（『医薬品GLP解説』）である。

GLP省令として切り分けられた部分は、「法令」である。この部分に違反した場合には、法律の定めるところにより、懲罰の対象になる。通常は義務規定がある場合には、それを怠った場合の懲罰規定や行政処分が規定されている。一方、薬発第424号通知に記載された部分は、「運用（行政指導）」である。当局側としてはこれを押しつけているわけではないが、「従って欲しい」と考えている部分である。GLP解説書に切り分けられた部分は、参考書的な意味合いがある。薬発第424号通知とともに、民間側には従うべき法的責務は発生しないものの、海外のGLPとの整合性等がこの部分に記載されているので注意が必要である。

10-1-5　GLP用語の変更
(1) QAUの業務

GLPの省令化により、GLP基準の各項の統廃合や切り分けの他に、「使用する言葉（用語）」も変更された。医薬品GLP基準は、FDAのGLPを模して作成された。最初のGLP基準には、「**QAUは検閲を行え**」と記載されていた。その後に「QAUは**査察**を行え」と改められた。さらに、その後にGLP基準が省令化したときに「QAUは**調査**を行え」と変更された。薬発第526号（平成6年6月6日）によれば、OPSRが実施するのは「基準適合性への**調査**」である。薬発第526号で使用している言葉をそのままGLP省令に反映させたものと推測される。

日本QA研究会は、「日本には、8つのGLP基準が存在する」と報告している（**第6章9項**参照）。それらのGLPにおけるQAUの業務に関する用語を**表16**に示す。薬事法で規制される4つのGLP、すなわち医薬品GLP、医療機器GLP、動物用医薬品GLP、動物用医療機器GLPでは、全てQAUの項で「調査」という言葉を使用している。一方、農薬取締法で規制される農薬GLPと飼料添加物GLPでは、「検閲」との言葉を使用してい

表16　QAUの業務

法	GLP	QAUの活動
薬事法	医薬品 GLP	調査
	医療機器 GLP	調査
	動物用医薬品 GLP	調査
	動物用医療機器 GLP	調査
農薬取締法	農薬 GLP	検閲
	飼料添加物 GLP	検閲
安衛法	安衛法 GLP	監査又は査察
化審法	化審法 GLP	監査又は査察

る。さらに化審法 GLP（化学物質 GLP ともいう）及び安衛法 GLP では、「監査又は査察」と記載されている。規制当局側からすれば、それぞれの言葉を使用するのにはそれぞれの理由が存在するのであろう。それぞれの GLP 基準に記載された「調査、検閲、監査又は査察」という言葉は、英語に翻訳すれば全て Inspection であり、OECD GLP 原則（2.2（C）項）と一致するであろう。しかし、日本の GLP 施設は日本語で書かれた SOP に従って運用されている。GLP 施設側からすれば、それぞれの GLP に対応する必要が求められており、対応が複雑になるだけでなく経済的な損失も発生する。

(2)「逸脱」と「従わなかったこと」

　GLP の省令化に伴い、「逸脱」との言葉が「従わなかったこと」との言葉に改められた。1997 年に OECD GLP が改正されたことにより、「試験計画書の変更」と「試験計画書からの逸脱」の違いが OECD GLP 原則に明記された。さらに、OECD GLP 関連文書 No.8（GLP 試験における試験責任者の責任と役割）に、それぞれの場合における試験責任者の取るべき行動について明記された。

　OECD GLP 原則 2.3 項（定義）では、「試験計画書の変更とは、試験開始

日以降に**意図的**に行った試験計画書の変更を意味する。」と述べられている。また、「試験計画書からの逸脱とは、試験開始日以降に行った**意図的ではない**試験計画書からの乖離を意味する。」と述べられている。つまり、試験責任者の意図に従った行為であるかどうかで、計画変更と逸脱に区別される。

FDA GLPでは、環境要因（動物飼育温湿度等）が規格値から外れた場合を「逸脱」としていた。動物室の飼育温湿度が規格値から外れるのは、試験責任者の意図することではない。そこで、逸脱になるわけである。OECD GLPでは、このようなFDAの考え方を入れた上で、環境要因にはこだわらずに逸脱という言葉を定義した。

そして、GLPが省令化されるときに、「意図的ではない試験計画書からの乖離（逸脱）」を、「試験計画書に**従わなかったこと**」と改めた。なお、GLP省令の条文には「試験計画書に**従わなかったこと**」との言葉が出てくるが、これは「試験計画変更書は発行しなかったが、試験計画から乖離させたこと」を意味する。

OECD GLP関連文書 No.8（GLP試験における試験責任者の責任と役割）には、計画変更と逸脱に関する試験責任者の責務が記載されている。以下にその記載内容を抜粋引用する。

1）試験計画書の変更：

試験開始後に試験設計の内容の変更をする場合は、そのことを文書化し、試験が実行に移される前に試験計画書の変更書として発行しなくてはならない。試験計画書の変更書は、**試験期間中に予測できない事態が発生し、これに対して明確な処置が必要とされたために発行される**こともある。変更書には変更の理由を記述し、通し番号を付け、日付を記入して署名し、試験責任者から最初の試験計画書を受領したすべての者に対して配布されなくてはならない。

上述した文章の中の太字部分が、「後出し計画変更書」を許容する部分である。

2）試験の逸脱：

変更が試験計画書の計画的な変更であるのに対し、逸脱とは試験の実施

中に起こる予想外の変更である。試験計画書からの逸脱等、試験に関する情報は、試験関連文書中に記録しなければならない。このような記録は試験に関与する別の職員が行うこともあるが、試験責任者または試験主任者が遅滞なくこの記述を確認し、その理由と日付を記載し、また生データとともに保管しておかなくてはならない。試験責任者は訂正のため処置が行われた場合には、どのような場合であっても承認しなくてはならない。試験責任者はいかなるそのような情報についてもその試験における影響を判断するために、他の研究者とも協議すべきかどうか考慮しなくてはならない。また、最終報告書にこれらの逸脱の内容を記載しなければならない（必要ならば考察もする）。

10-2 │ GCP の省令化

10-2-1 米国における臨床試験の歴史

多くの方は、第 2 次世界大戦におけるナチス・ドイツによる人体実験を契機にしたニュルンベルク綱領（1946 年）と、その後に発出された世界医師会によるヘルシンキ宣言（1964 年）が GCP の設立にリンクすると考えている。しかし、ヘルシンキ宣言から ICH で GCP の討議が始まるまでには 30 年間の月日が流れている。本項ではこの空白の期間にメスを入れることとする。米国において法規制が可能な臨床試験には、助成研究と治験とがある。前者の場合には、連邦の各省庁が実施ないし補助する研究に対して適用される規制である。連邦規制において、主導的な役割を果たしてきたのは前者であった。

キーフォーバー・ハリス改正法（**第 1 章 2-2 項**参照）が制定された翌年（1963 年）に、2 つの臨床研究の内幕が報道された。世界医師会がヘルシンキ宣言を採択する前年のことである。これらの臨床試験は、保健・社会福祉省公衆衛生局（PHS：Public Health Service）ないし国立衛生研究所（NIH）の助成を受けた 2 つの臨床試験であった。1 つ目は、「テュレーン大学（Tulane University）におけるチンパンジーの腎臓の人への移植」である。2 つ目は、「ユダヤ人慢性疾患病院（Jewish Chronic Disease Hospital）に

おける貧困の老年患者への生きたがん細胞の注射」である。これらの臨床試験は患者の同意を得ていないだけでなく、患者の利益にもならないものであった。また、1956年から1972年にかけてニューヨーク州の知的障害児施設ウィローブルック州立学校（Willowbrook State School for the Retarded）に収容された知的障害児に対して肝炎血清を注射し、肝炎を発症させ、その経過を観察する研究が実施された。この研究は1960年代終わりから広く知られるようになり、強い非難を浴びた。アラバマ州タスキギー（Tuskegee）では、1932年から400人の黒人梅毒患者と200人の黒人対照者を被験者として、梅毒の自然経過を観察する研究が行われたことが報道された。特別の治療を無料で受けることができるとして駆り集められた被験者は、自分の病気について説明を与えられることもなく、また、研究に参加しても治療上の利益を受けるものではないことも知らされなかった。1973年に研究が中止されるまでに、梅毒の治療がなされなかったことが原因で、被験者のうち28人が死亡し、それ以外に100人ほどが視力を失うか知的・精神障害を患うに至った。1973年になって、タスキギー事件によって明らかとなったヒトを対象とする研究に対する規制体制の不備を是正するため、いくつかの法案が連邦議会に提出された。そして、上院の労働・公衆衛生委員会保健小委員会委員長であったエドワード・ケネディ議員の後押しによって、国家研究法（National Research Act of 1974）が1974年7月12日に成立した。この法律により「生体医学と行動研究における患者を守るための国家委員会（National Commission for the Protection of Human Subjects of Biomedical and Behavioral Research）」が設立された。1974年から1978年にかけてこの委員会が活動を行い、1978年に1つの報告書が提出された。「ベルモント・レポート（Belmont Report）」と呼ばれる報告書である。この報告書の内容は、翌1979年5月25日の米国官報（Federal Register Vol.44, No.103）（図22）に掲載され、法制化（45 CFR part 46）された。この法律は、米国におけるGCPに関する最初の動きとして、各種の講演会で引用されることがある。

連邦規則集（Code of Federal Register：CFR）は50の分野（タイトル）に分かれて記載されている。この中のTitle 21（21CFR）は、「Food and Drugs

> DEPARTMENT OF HEALTH, EDUCATION, AND WELFARE
> Office of the Secretary
> Protection of Human Subjects of Biomedical and Behavioral Research
> AGENCY: Department of Health, Education, and Welfare.
> ACTION: Notice of Report and Recommendations for Public Comments.

図22　米国 GCP

（食物と薬物）」に関する規制が述べられており、FDA 及び麻薬取締局によって管理される。Title 45 は、「Public Welfare（公益）」に関する規制が述べられている。米国で最初に法制化された患者を守るための法律は、45 CFR Part 46（Protection of Human Subjects of Biomedical and Behavioral Research）として公布され、連邦の各省庁が実施ないし補助する臨床試験（助成研究）に対して適用される規制であった。一方、製薬企業が従うべき臨床試験に関する法律は、FDA が管轄する 21 CFR Part 50（Protection of Human Subject）、21 CFR Part 54（Financial Disclosure by Clinical Investigators）、21 CFR Part 56（Institutional Review Boards）に分散して記載された。この時点（1979 年）で初めて臨床試験（助成研究）と治験（承認申請研究）とが明確に分離され、それぞれに患者を守るための要件が規制化したことになる。なお、1979 年とは、FDA が GLP の最終版を発出した翌年である。

10-2-2　日本における臨床試験の歴史

米国ではキーフォーバー・ハリス改正法（1962 年）により臨床試験の結果が承認申請に求められるようになった（**第 1 章 2-2-5 項**参照）。日本ではその 5 年後の 1967 年（昭和 42 年）に発出された薬発第 645 号通知（昭和 42 年 9 月 13 日）及び薬発第 747 号通知（昭和 42 年 10 月 21 日）により、承

認申請には臨床試験の結果が求められるようになった（**第 2 章 5 項**参照）。米国ではその後、医師による人種差別的な臨床試験（学術研究）が問題になり、ベルモント・レポートが出されることになった（**本章 10-2-1 項**参照）。ベルモント・レポートの内容が官報に掲載されることにより、医師による臨床試験（学術研究）は 45 CFR Part 46 で規制され、承認申請に必要な臨床試験は 21 CFR Part 50/54 に記載されることになった。すなわち、臨床試験（学術研究）と治験とが切り分けられたことになる。

　米国でベルモント・レポートの内容が官報に掲載されたのと同じ年（1979 年）に日本では、薬事法改正（1979 年（昭和 54 年）10 月 1 日）に伴い薬事法の中に「治験」という言葉が挿入された。「治験」に関して厚生労働省は、次のように述べている。「承認申請書の添付資料のうち、臨床試験の試験成績に関する資料の収集を目的とする試験の実施（治験）の扱いについては、昭和 54 年以前においても一定のものについて届出を行わせる等の行政指導を行っていたが、昭和 54 年 10 月の薬事法改正により、治験依頼の適正を期するため薬事法第 80 の 2 が定められ、届出業務の他に治験の依頼に際し遵守すべき基準、治験の依頼者に対する指示に関する規定（薬事法施行規則第 67 条、第 68 条、第 69 条及び第 70 条）が設けられた。これらの規則は第 80 条の 2 に規定される薬事法上の『治験』を規制対象とするものであり、単なる医学研究を目的とする臨床試験等は対象とされない。」と。日米とも 1979 年（昭和 54 年）に、臨床試験に関する第 1 段階の法整備、すなわち治験と臨床試験の切り分けを行ったわけである。

　1980 年代に入り、非臨床試験や臨床試験（治験）を問わず、承認申請資料の不祥事事件が多発した。これらは製薬企業や大学が実施した試験であった。厚生省から業務停止を命じられる会社も現れた。1983 年（昭和 58 年）の国会にて、「業務停止処分は甘すぎる」と追求する議員が現れた。厚生省は、承認申請資料（投稿論文等）に対して署名・陳述を求めることとした。臨床試験（治験）の場合には、筆頭著者である医師が署名・陳述を行うことになる。この理由として、厚生省は「有印私文書偽造の罪に問うため」と述べた。さらに厚生省は、臨床試験の基準を作るための専門家会議を発足させるとした。なお、GLP については同年（1983 年）から施行

されていたが議員たちは、「厳しく運用するように」と指示を与えた。

10-2-3　GCP通知と省令化

1989年（平成元年）に厚生省は、薬務局長通知として「医薬品の臨床試験の実施に関する基準」（平成元年10月2日；薬発第874号）を発出した。民間側は、これを「通知GCP」（旧GCPとも呼ぶ）と呼んでいる。通知GCPの序文では、「医薬品の製造（輸入）承認申請の際に提出すべき資料の収集のために行われる臨床試験については、**倫理的な配慮**のもとに、科学的に適正に実施されるよう、「新薬の臨床試験の実施に関する専門家会議」を設け、試験の実施に関する遵守事項等の検討を進めてきたところであるが、今般、別添のとおり『医薬品の臨床試験の実施に関する基準』を定めた。」と述べられている。ベルモント・レポートに遅れること10年、日本では「患者の権利（倫理）」が求められることになったわけである。

当時の日本の規制では、承認申請を行うためには前もって試験結果を学術雑誌に投稿することを求めていた。1978年のベルモント・レポートや1981年の世界医師会による「インフォームド・コンセント」の概念の宣言（リスボン宣言）以降、多くの海外雑誌は、「患者の権利（倫理）」を投稿論文に求めるようになっていた。治験の結果ばかりでなく、医師が実施する臨床試験（学術研究）の結果を投稿する場合においても、患者の権利（倫理）が記載されていない投稿論文の受理が拒否されるようになった。このようなことを背景にして、通知GCPが発出されたと述べる者もいる。いずれにしても、通知GCPが発出された経緯は、ICHの動きとは関係ないものであった。

1990年（平成2年）4月に日本・米国・欧州の各医薬品規制当局と業界団体の6者によりICHが発足した。そして1996年（平成8年）6月10日にはICH-GCPガイドラインが公表された。厚生大臣の諮問機関である中央薬事審議会は、ICH-GCPガイドラインが公表されたことを踏まえて答申（平成9年3月13日；中薬審第40号）を公表した。中央薬事審議会が公表したGCPが、いわゆる「答申GCP」である。答申GCPがICH-GCPと類似するのは、このような理由による。

治験を実施する場合、スポンサー（製薬企業等の承認申請者）、医師及び医療機関が試験に参画する。そして、それぞれが別々の法律下で規制されている。医薬品等の承認申請者は、薬事法により規制される。医師は医師法により、医療機関は医療法により規制される。中央薬事審議会の答申を実行するために、厚生省は様々な法律との整合性を図る必要が生まれてきたものと推測される。そして、1996年（平成8年）6月26日の薬事法改正（法律第104号）によりGCPの根拠規定が整備され、治験を依頼する治験依頼者（製薬企業）のみならず、治験を実施する医療機関及び治験を担当する者に対して、その遵守を義務づけることとした。基準の内容については、翌1997年（平成9年）に「医薬品の臨床試験の実施の基準に関する省令」（平成9年3月；厚生省令第28号）として定められ、1998年（平成10年）4月から全面施行された。これが「GCP省令」（新GCPとも呼ぶ）である。

1998年（平成10年）4月から全面施行されたGCP省令は、それ以前のGCPに比べ次の特徴を有する。

(1)被験者となるべき者に対する治験に関する文書による説明と同意の取得
(2)治験総括医師制度の廃止
(3)治験依頼者の責任範囲の拡大と強化
　(ｱ)業務手順書、治験実施計画書、治験薬概要書等の作成義務
　(ｲ)モニタリング・監査等の治験管理の実施
　(ｳ)治験総括報告書の作成
(4)治験審査委員会の機能の充実
　(ｱ)外部委員、非専門家委員の参加の義務づけ
　(ｲ)審査機能、責務の明確化
(5)治験責任医師の責任と業務の明確化
(6)医療機関における治験事務局の強化

なお、GCP省令の公布に伴い、以下の通知が発出された。
・「医薬品の臨床試験の実施の基準に関する省令の施行について」（平成9

年 3 月 27 日；薬発第 430 号）
- 「医薬品の臨床試験の実施の基準の運用について」（平成 9 年 5 月 29 日；薬審第 445 号、薬安第 68 号）

10-3 GPMSP の省令化

他の GXP（GLP、GMP、GCP）とは異なり、GPMSP（Good Post-Marketing Surveillance Practice）は日本独自の法律であり、市販後調査（PMS：Post-Marketing Surveillance）に関する優良規範である。日本における市販後調査は、以下の 3 つの制度から構成されている。

①発生した副作用を収集・評価して報告する制度（副作用報告制度）
②新薬として承認されてから、その有効性、副作用などの安全性確認のための再審査制度
③再審査終了後に定期的に行う再評価制度

GPMSP はこれらの 3 つの制度に対応するための基準として、1997 年（平成 9 年）に省令化された。薬害事件と医薬品の承認審査基準の厳格化に関しては、本書においてこれまで述べてきたところである。再審査及び再評価制度は、承認申請の根拠資料（GLP 資料も含む）の保存期間に直接関係してくる。そこで次項から副作用報告制度、企業報告制度、再審査制度及び再評価制度の経緯について記載する。

10-3-1 副作用報告制度

市販後調査に関する歴史は GLP や GCP よりも古く、まさしく薬害との戦いの歴史と重なる。**表 17** に副作用報告制度の歴史を示す。

レンツ博士がサリドマイドとアザラシ肢症との関係を論文で公表した 3 年後の 1965 年に WHO は、第 18 回総会にて医薬品の副作用に関する事例を系統的に収集評価するための国内モニター制度の速やかな確立を加盟各国に対して勧告した。その 2 年後の 1967 年（昭和 42 年）3 月に厚生省は、モニター病院制度を施行した。大学病院、国立病院 192 施設をモニ

表17 副作用報告制度の歴史

年号	内容
1965年(昭和40年)	・WHOによる国内モニター制度の確立勧告
1967年(昭和42年)	・モニター病院制度(3月) ・医薬品の製造承認等に関する基本方針について(9月)
1971年(昭和46年)	・副作用報告制度の拡大
1978年(昭和53年)	・薬局モニター制度を開始
1979年(昭和54年)	・薬事法改正
1980年(昭和55年)	・薬事法に基づく副作用報告の義務化
1996年(平成8年)	・薬事法改正
1997年(平成9年)	・医薬品・医療機器等安全性情報報告制度 ・GPMSPの省令化

ター病院に指定し、医薬品の副作用事例を報告するよう協力を依頼した。モニター施設に対し、毎年調査依頼文書と医薬品の副作用調査票用紙をあらかじめ送付しておき、モニター施設勤務医が医薬品副作用を経験した場合に厚生省に副作用報告書を送付するシステムである。1967年(昭和42年)9月には、「医薬品の製造承認等に関する基本方針について」(昭和42年9月13日；薬発第645号)が発出された。第2章にて、「この通知は日本の薬事行政を大きく変革させる通知であった。」と述べた。この通知により、医薬品を医療用医薬品と一般用医薬品に区分しそれぞれの性格を考慮した承認審査を行うこととなった。新開発医薬品の製造承認を受けた製薬企業は、承認を受けた日から少なくとも2年間(1971年(昭和46年)に3年間に延長)は副作用に関する情報を収集し、厚生省に対して報告を行うことが義務づけられた。

1971年(昭和46年)には製薬企業からの副作用報告制度は医薬品全般へと拡大された。製薬企業に対し、新開発医薬品以外の医薬品についても、「医療機関等から医薬品の未知又は重篤な副作用の報告を受けたとき

は自ら調査し厚生省に報告すること」を要求した。この頃、日本においてはサリドマイド訴訟事件が終盤を迎えていた。1974年（昭和49年）、国はサリドマイド訴訟の「確認書」において、①新医薬品承認の厳格化、②副作用情報システム、③医薬品の宣伝広告の監視など、医薬品安全性強化の実効を上げることを確約した。

1978年（昭和53年）に厚生省は、薬局モニター制度を開始した。各都道府県から推薦のあった薬局をモニター施設とし、一般用医薬品、化粧品等の副作用情報を収集するシステムである。収集した情報は、「薬局モニター情報」としてフィードバックすることとなった。このことにより副作用情報は、①製薬企業からの報告、②モニター病院からの報告、③モニター薬局からの報告という3つのルートが構築されたことになる。このような中で、また薬害事件が発生した。キノホルム薬害事件（スモン病）である。

この薬害事件を受けて国会では、薬事二法案（「医薬品副作用被害救済基金法案」及び「薬事法の一部を改正する法案」）が可決された（**第2章6-3項**参照）。また国は、スモン訴訟の「確認書」において、新医薬品承認時の安全確認、医薬品の副作用情報の収集、薬害防止に必要な手段をさらに徹底して講ずるなど、行政上最善の努力を重ねることを確約した。すなわち、市販後調査の強化を約束したことになる。

1979年（昭和54年）10月に薬事法が改正されたことにより、新医薬品の再審査制度が導入された。そして、PMSの適正な実施と調査資料の信頼性の確保を図るため、1991年（平成3年）に「新医薬品等の再審査の申請のための市販後調査の実施に関する基準（GPMSP）」（平成3年6月18日；薬発第646号）が発出され、1993年（平成5年）4月より適用された。

1980年（昭和55年）には、薬事法に基づく副作用報告の義務化が行われた。すなわち、薬事法改正に伴い、医薬品製造業者に対し、追跡調査を含め、医薬品の安全性等に関する情報を積極的に収集すべきことを定める法令通達が発出されたことになる。

このような中で、またまた薬害事件が発生した。血液製剤に起因する薬害肝炎事件と薬害エイズ事件、さらにソリブジン事件である。再び発生し

た薬害事件により、国会ではさらなる PMS の強化を求めた。1996 年（平成 8 年）には薬事法が改正され、翌 1997 年（平成 9 年）には「医薬品の市販後調査の基準に関する省令（GPMSP 省令）」（平成 9 年 3 月 10 日；厚生省令第 10 号）が施行された。

10-3-2　企業報告制度

　副作用報告制度は、「企業報告制度」と「医薬品・医療機器等安全性情報報告制度」とに分かれる。その概要を以下に示す。1979 年（昭和 54 年）の薬事法改正により、企業報告制度が義務化されたわけである。

【企業報告制度】

○薬事法に基づき、企業が医療機関等から収集した医薬品・医療機器の「副作用・感染症・不具合情報、研究報告、外国での措置」に関する情報等を厚生労働省に報告することを義務づけた制度（薬事法第 77 条の 4 の 2 第 1 項）

- 1967 年（昭和 42 年）：行政指導による副作用報告制度
- 1980 年（昭和 55 年）：薬事法に基づく副作用報告の義務化
- 1997 年（平成 9 年）：薬事法に基づく感染症報告、外国措置報告の義務化

【医薬品・医療機器等安全性情報報告制度】

○薬事法に基づき、医師、歯科医師、薬剤師等の医薬関係者から医薬品、医療機器等の副作用等について報告を収集する制度（薬事法第 77 条の 4 の 2 第 2 項）

- 1967 年（昭和 42 年）：医薬品副作用モニター制度
- 1978 年（昭和 53 年）：薬局モニター制度
- 1997 年（平成 9 年）：医薬品・医療機器等安全性情報報告制度
- 2003 年（平成 15 年）：薬事法制化

10-3-3　再審査制度

　「製薬企業が副作用情報を収集する」との観点から見た場合には、副作用報告制度と再審査制度は類似するように見える。しかし、両者では根本的な概念が異なる。副作用報告制度では、副作用があった場合のみ、製薬

企業に情報が入ってくる。一方で再審査制度とは、すでに承認を受けている医薬品についても、「有用性（有効性と安全性）について再度審査を行う」との制度であるため、「副作用がない」という情報を収集することも重要になってくる。

再審査制度が導入された背景には、承認申請に要する治験の規模（施設数と患者数）が関係してくる。日本の場合には、治験の規模が小さくても承認申請が可能であった。キノホルム薬害事件（スモン病）により1979年（昭和54年）に薬事法が改正され、再審査制度が導入された。この背景には、「承認申請を行うにあたり実施される臨床試験では症例数に限界があるため、製造販売後の一定期間内に収集された使用成績に基づき、有効性及び安全性の一層の確保を図る」との理由が存在する。再審査期間は以下の通りである。

① 10年間：希少疾病用医薬品、長期の薬剤疫学的調査が必要なもの
② 8年間：新有効成分医薬品
③ 6年間：新医療用配合剤（新規性により4年もある）、新投与経路医薬品
④ 4年間：新効能・効果医薬品、新用法・用量医薬品

再審査の結果によりすでに承認されている医薬品は、①承認の取り消し、②効能効果の削除又は修正、③特に措置なし、のいずれかの措置となる。なお、③の場合であっても添付文書の改定はなされる。

通常、GLPは新有効成分医薬品の毒性評価に適用される。日本での新医薬品における通常審査品目の臨床開発期間（承認申請まで）は3〜7年、新医薬品の総審査期間は1〜2年と言われている。新医薬品の場合には、承認を受けた後に通常8年間の再審査期間が設定される。このため、医薬品の開発の初期に実施されたGLPの毒性試験データは、試験終了後少なくとも12年以上保存される必要がある。

なお、医療機器にも新医療機器並びに希少疾病医療機器のほか、既承認医療機器と効能又は効果のみが明らかに異なる医療機器について再審査制度が適用される。

10-3-4　再評価制度

　再評価制度の出発点は、昭和45年（1970年）のアリナミンに関する疑義に始まるとされている。当時、アリナミン（ビタミンB_1製剤）はすでに一般薬として販売されていたが、東京大学医学部物療内科の高橋晄正氏はその有効性と副作用に疑義を持ち、東京大学の大学祭（五月祭）で「アリナミンには有効性は無く、副作用のみ存在する」との疑念を公表した。さらに高橋氏は、「薬を監視する国民運動の会」を発足させ、大衆保健薬の審議の仕方について厚生大臣に公開質問状を提出した。この公開質問状を受けて同年5月19日に開催された衆議院決算委員会（委員長：浜野清吾）で、すでに市中に流通していた10万5,000品目に及ぶ医薬品の再評価を厚生大臣に要望した。そして、厚生大臣は薬効問題懇談会を設置した。薬効問題懇談会の答申を受けて厚生省は、翌1971年（昭和46年）7月に薬務局長通知「薬効問題懇談会の答申について」（昭和46年7月7日；薬発第610号）を発出した。この通知により、新規申請医薬品の再評価だけでなく、既存の医薬品の再評価が求められることとなった。なお、高橋晄正氏は二重盲検による大規模再評価を求めたが、この点については実現されることはなかった。

　このときの状況について、高橋晄正氏は以下のように述べている。

　「昭和45年2月23日付で『薬を監視する国民運動の会』に属する3,000名の市民が、大衆保健薬の審議の仕方について厚生大臣に公開質問状を提出した。同年5月19日、衆議院決算委員会はこれを取り上げ、科学以前の審議のまま市中に流通していた10万5,000品目に及ぶ医薬品の再評価を厚生大臣に要望した。それが真実に行われていたなら、まさにそれは1962年にアメリカ合衆国がサリドマイドの恐怖を動機としてあらゆる謀略と妨害を排除して成立させた『キーフォーバー・ハリス修正薬事法』に匹敵する画期的大事業となって、薬害による国民の健康破壊を防止するのに大いに役立ったはずである。」と。

　さらに高橋晄正氏は、以下のようにも語っている。

　「わが国の新医薬品の製造販売承認の手続は、昭和42年9月13日付の薬務局長通達によって、一応世界の科学的水準に到達したということがで

きる。すなわち、一方には精密かつ客観的な方法による薬効評価の方法論を指定し、他方には催奇形実験の実施を要求し、有効性と有害性について検討する態勢を整えているのである。しかしながら、この時点においてそれ以前とそれ以後に許可になった医薬品の有効性と有害性の保証において、明確な落差が生ずることとなった。歴史的にとらえるなら、昭和45年に私たちおよび衆議院決算委員会の要望した医薬品再評価作業は、まさにその落差を埋めるべき使命をもっていたのである。」と。

以上で述べたように、再評価制度はすでに製造販売承認を受け再審査が終了した医薬品についても適用される。承認審査の段階では例え問題がなくても、時代とともにさらに良い薬剤や治療法が出てくるかもしれない。この制度は、再評価が指定される時点での医学・薬学等の学問水準に照らして、薬剤の品質、有効性及び安全性を確認する制度である。

医薬品は、薬効分類によって承認申請される。例えばアルツハイマー症を適用として脳血管拡張剤を承認申請する場合には中枢神経用薬の分類で承認申請する。厚生労働大臣は、薬事・食品衛生審議会の意見を聴いて医薬品等の範囲を指定して再評価を受けるべき旨を公示する。例えば「中枢神経用薬の再評価」である。

このような指定を受けた場合、この分野に属する薬剤は、再評価を受けることになる。再評価に必要な資料は、「医薬品の製造販売後の調査及び試験実施の基準に関する省令」（GPSP省令）に従って収集される必要がある。再審査や再評価において、新たな臨床試験の実施や非臨床毒性試験の実施が求められる場合がある。このような場合には、それぞれの試験に対してGCPまたはGLPが適用される。

再評価は3段階で実施された。第一次再評価は、1967年（昭和42年）9月30日までに承認された有効成分を含む医療用医薬品を対象として実施された。第二次再評価は1967年（昭和42年）10月1日以降1980年（昭和55年）3月31日までに承認を受けた①新有効成分、②新配合、③新効能、新用量、新剤形、新投与経路の追加承認を受けたもの等を対象として実施された。新再評価は、1988年（昭和63年）5月末より、全ての医療用医薬品を対象として実施されている。

10-3-5　GPMSP の省令化

　薬害エイズ事件やソリブジン事件を受けた国会にて、PMS の強化が決められた。そして従来は行政指導通知であった GPMSP が「医薬品の市販後調査の基準に関する省令」（医薬品 GPMSP：Good Post-Marketing Surveillance Practice）（平成 9 年 3 月 10 日：厚生省令第 10 号）として法制化され、1997 年（平成 9 年）4 月より施行された。さらに 2000 年（平成 12 年）には、医薬品 GPMSP の一部改正（平成 12 年 12 月 27 日；厚生省令第 151 号）が公布され、同時に「医療用医薬品の市販直後調査等の実施方法に関するガイドラインについて」（平成 12 年 12 月 27 日；薬安第 166 号、医薬審第 1810 号）が発出され、新医薬品の「市販直後調査（販売開始後 6 ヵ月間）」が新設されて市販後早期の安全対策の充実が図られた（平成 13 年 10 月 1 日施行）。

　この GPMSP は、市販後の調査・試験を実施する際の製造業者等の遵守基準としてと同時に、これらに係る資料の適合性基準として適用されることとなった。その後、2002 年（平成 14 年）7 月 31 日に薬事法が改正され、GPMSP が医薬品の安全管理に関する GVP 省令（「医薬品、医薬部外品、化粧品及び医療機器の製造販売後安全管理の基準に関する省令（Good Vigilance Practice）」（平成 16 年 9 月 22 日；厚生労働省令第 135 号）と調査や試験に関する GPSP 省令（「医薬品の製造販売後の調査及び試験の実施の基準に関する省令（Good Post-marketing Study Practice）」（平成 16 年 12 月 20 日；厚生労働省令第 171 号）に分離された。GPMSP 省令の各条の中で、GLP や GCP に共通するような「優良規範」を規定している条項を以下に記載する。

　(1)市販後調査に係る組織及び職員（第 4 条）

　　　「製造業者は、市販後調査に関する業務（以下「市販後調査業務」という。）の管理に係る部門を置かなければならない。」としている。また「この部門は、その業務の遂行しうる能力を有する人員を十分に有するとともに、医薬品の販売に係る部門から独立していなければならない。」としている。

　(2)市販後調査業務手順書（第 5 条）

　　　「製造業者等は、市販後調査を適正かつ円滑に実施するため、次

に掲げる手順を記載した市販後調査業務手順書を作成しなければならない。」としている。

(3)市販後調査管理責任者(第6条)

「製造業者等は、市販後調査業務手順書等に基づき、市販後調査業務の管理に係る次に掲げる業務を市販後調査管理責任者に行わせなければならない。」としている。

(4)市販後調査の実施(第7条)

「製造業者等は、市販後調査業務手順書等に基づき、次に掲げる市販後調査の実施の業務を市販後調査管理責任者に行わせなければならない。」としている。次に掲げる業務とは、

- 市販後調査の実施について企画、立案及び調整を行うこと。
- 市販後調査基本計画書を作成し、これを保存すること。
- 市販後調査が、適正かつ円滑に行われていることを確認すること。
- 市販後調査管理表を作成し、これを保存すること

(5)自己点検(第12条)

「製造業者等は、市販後調査業務手順書等に基づき、次に掲げる業務を製造業者等が指定する者に行わせなければならない。」としている。

(6)市販後調査業務に従事する者に対する教育訓練(第13条)

「製造業者等は、市販後調査業務手順書等及び市販後調査管理責任者が作成した研修計画に基づき、次に掲げる業務を市販後調査管理責任者又は製造業者等が指定する者に行わせなければならない。」としている。

(7)市販後調査業務に係る記録の保存(第15条)

「この省令の規定により保存されていることとされている文書その他の記録の保存期間は、次に掲げる記録の区分に応じ、それぞれ当該各号に定める期間とする。」としている。

GPMSPに関する2000年代の動きについては、次章(第5章)の第8項「改正薬事法の施行(2005年)」をご一読いただきたい。

Reference

- 医薬品医療機器総合機構：改正審議の仕組みについて、日本薬学会第6回医薬品LSFシンポジウム（2009年12月22日）
  http://www2.kobe-u.ac.jp/~emaruyam/medical/work/papers/monbu/99monbu1.pdf
- 日本QA研究会会報 No.14（1999）
- 日本QA研究会：第4回GLP研修会速記録
- 日本QA研究会会報 No.7（1997）
- 日本QA研究会HP（http://www.jsqa.com/）
- 丸山英二「臨床試験をめぐる倫理的・法的諸問題の比較法的研究」（2001年3月）
  http://www2.kobe-u.ac.jp/~emaruyam/medical/work/papers/monbu/99monbu1.pdf
- 厚生労働省：医薬品の臨床試験の実施の基準（GCP：Good Clinical Practice）について
  http://www.mhlw.go.jp/shingi/2005/03/dl/s0329-13l.pdf
- 厚生労働省：薬事法に基づく医薬品の副作用報告について
  http://www.cao.go.jp/consumer/history/01/kabusoshiki/tokuho/doc/110228_shiryou6.pdf
- 厚生労働省：薬事行政及び関連施策・制度の改正経緯等（平成20年10月27日）
  http://www.mhlw.go.jp/shingi/2008/10/dl/s1027-16e_0001.pdf
- 厚生労働省：治験について
  http://www.mhlw.go.jp/shingi/2005/03/dl/s0329-13d.pdf
- 法令検索：昭和54年法律第56号 薬事法の一部を改正する法
- 厚生労働省：GMP審査の実施
- 高橋晄正「薬効再評価委員を評価する―臨床薬理学者の奮起を期待して―」、臨床薬理 1975；Vol.6（1）：79-83.
- 厚生省薬務局審査課監修『GLP基準解説』、薬事日報社（1983）

11 GMPの動き

　GXPの中でGMPのみが1996年（平成8年）の薬事法改正より以前に省令化されていた。GXPはそれぞれの分野で機能を発揮するが、トータルとして医薬品の安全性を確保するために働いている。そこで、本項にてGMPの歴史について概略を紹介する。

　FDAはGMPを参考にしてGLPを作成した。そこで、GMPとGLPの比較年表を示す（表18）。キーフォーバー・ハリス改正法（1962年）により米国ではGMPを確立するよう求められ、翌年1963年にGMPは法制化され

表18 GMPとGLPの歴史

西暦	GMP	GLP
1963年	FDAがGMPを創設	
1969年	WHO GMPの勧告	
1974年	厚生省GMP基準を通知	
1978年		FDAがGLPを創設
1980年	GMPの省令化	
1981年		OECD GLPの作成
1983年		厚生省GLP通知
1990年	ICHが発足	
1993年	製造業許可要件	
1997年	治験薬GMP通知	GLP省令化、OECD GLPの改訂

た（**第1章2-2-4項**参照）。FDAがGMPを制定した6年後にWHOがFDAのGMPを基にWHO GMPを作成し、医薬品貿易においてGMPに基づく証明制度を採用・実施するよう勧告した。当時厚生省薬務企画課の石居昭夫氏によると、1971年（昭和46年）または72年頃にFDAから日本の医薬品輸出組合に対し、「今後アメリカに輸入される医薬品はFDAかWHOのいずれかのGMPを遵守して製造されなければならない」という手紙が送付されたようである。いずれにしても厚生省は、WHOの勧告に従いWHO GMPを導入することとした。「FDA GMPではなく、WHO GMPを参考にして日本のGMPが作られた」との点が、GLPの導入過程と異なる点である。

　WHO GMPの導入を決めた厚生省は、1972年（昭和47年）になって「GMP研究のためのプロジェクトチーム」を設置した。1973年（昭和48年）5月には、製薬協が独自に「医薬品の製造及び品質管理に関する実践規範」を発表した。いわゆる「製薬協GMP」である。これらの経緯は、GLP

の導入作業(1978年)と同じである(**第3章3項**参照)。つまり、当時の厚生省はGMPの導入作業を踏襲してGLPの導入作業を行ったのではないかと推測される。

　厚生省は、1974年(昭和49年)4月に厚生省GMP案を公表し、都道府県や業界団体等の意見を踏まえて若干の修正を加え、同年9月14日に「医薬品の製造及び品質管理に関する基準」(GMP基準)を各都道府県に通知した。なお、この間に厚生省は全国の医薬品製造所210ヵ所の実態を調査し、「医薬品の製造及び品質管理に関する実施細則」をまとめ、各都道府県に通知し、1976年(昭和51年)4月から行政指導が開始された。

　キノホルム薬害事件を契機として1979年(昭和54年)に薬事法が改正された(**第2章6-5項**参照)。この薬事法改正により、GMPのソフト面、すなわち試験検査の実施方法や医薬品製造管理者の義務の遂行のための配慮事項等は、新たな厚生省令「医薬品の製造管理及び品質管理規則」として定められた。GMPのハード面については、従来から存在していた「薬局等構造設備規則」の中に盛り込んだ。この2つの規則がGMP省令であり、1980年(昭和55年)9月30日から施行された。1993年の薬事法改正時にGMPは、それまでの「製造業者が遵守すべき基準」から、「製造業者の許可要件」となった。つまり、医薬品の製造業者になるためには、GMPに適合した施設を保有している必要があった。1996年(平成8年)の薬事法改正(**本章9項**参照)に向けた1995年(平成7年)4月の薬事法施行令の改正(平成6年12月公布)により、医薬品(生物学的製剤等を除く)の製造業許可の権限(許可要件であるGMP省令への適合性の調査(GMP調査)の権限を含む)を厚生大臣から都道府県知事に委任した。省令違反が見つかった場合、GLPやGCPでは最悪その試験結果が承認申請に使用できなくなるだけであるが、GMPの場合には業許可が取り消される可能性がある。業許可を取り消された場合、製薬企業は医薬品の製造販売業を継続することができなくなる。すなわち、会社を整理するしか方法がなくなる。GLPやGCPと比較してGMPの罰則は重く、製薬企業の生殺与奪権はGMP査察を実施する都道府県に与えられたことになる。一方、民間から見た場合、各県による査察の温度差が問題になった。

ソリブジン事件や薬害エイズ問題を背景にして1996年（平成8年）に薬事法が改正され、翌1997年（平成9年）には、GLP、GCP及びGPMSPが省令化された。GCPが省令化される時に、薬務局長通知として「治験薬GMP」が発出された。また、「生物学的製剤等に係る製造管理及び品質管理の基準」の内容をGMP省令に上乗せ規定として追加し、製造業の許可要件とされた。

日本の治験薬GMP体制について、国立医薬品食品衛生研究所薬品部の檜山行雄氏は2007年（平成19年）の厚生労働科学特別研究分担研究報告書において、次のように述べている。「日本国内の現行治験薬GMPは、医薬品GMP省令には関係なく、GCP省令の傘の下という特異な法的位置づけとなっている。また、旧医薬品GMP省令（平成17年4月施行以前のGMP省令の意味）との整合から発出された通知であるため、現行の改訂医薬品GMP省令とも不整合の状態となっており、国際調和からも大きく外れている。実務上での課題もあり、探索的臨床試験への解釈の適用の要否に拘らず、通常の治験（Phase 1～Phase 3の意味）においても、現行治験薬GMPを適用するのは困難な状況にある。欧州においては、医薬品対象のEU-GMPを基本原則とした上で、治験薬GMPの具体的要件について、Annex 13として上乗せ特記されている。また、Directive 2001/20/EC（GCP規則）の2004年5月施行に伴い、治験薬製造であっても製造許可と管理が義務付けられ、第三国（日本を含む）からの輸入治験薬についてはQualified Personの保証が必要とされている。米国においては、治験薬であっても原則的には医薬品対象のcGMPがそのまま適用されている。」と。

2000年代のGMPの動きについては、次章（第5章）3-4項「医薬品GMP」と第8項「改正薬事法の施行（2005年）」をご一読いただきたい。

Reference
- 厚生省医薬安全局監視指導課監修『医薬品GMP解説1999年版』、薬事日報社（1999）
- 石居昭夫『FDA巨大化と近代化への道』、薬事日報社（1999）
- OECD HP, PMDA HP, ICH HP 等
- 「探索的臨床試験における被験物質の品質確保について―探索的臨床試験における品質保証の方針―」、国立医薬品食品衛生研究所薬品部 檜山行雄、「厚生労働科学特別研究分担

研究報告書」(2007)
http://www.nihs.go.jp/drug/PhForum/oonoG2007.pdf

12 OPSRによる書面調査(1997年)

1996年(平成8年)の薬事法改正により、承認審査資料収集作成基準が定められ、承認審査資料が作成基準に適合するか否かについて、OPSRが書面調査または実地調査を行うようになった。調査対象資料には、ロ項:物理化学的性質並びに規格及び試験方法などに関する資料、ハ項:安定性に関する資料、ニ項:急性毒性、亜急性毒性、慢性毒性、催奇形性その他の毒性に関する資料、ホ項:薬理作用に関する資料、ヘ項:吸収・分布・代謝・排泄に関する資料、ト項:臨床試験の試験成績に関する資料がある。

12-1 医薬審第1058号

適合性書面調査は1997年(平成9年)から始まったが、調査開始当初は承認審査資料と原資料との不整合が多数発見された。そこで、1998年(平成10年)12月1日に厚生省は「新医薬品等の申請資料の信頼性の基準の遵守について」(医薬審第1058号)を発出した。この通知には、「調査開始以降、申請資料における誤記載、転記ミス等の誤りが多く見受けられ、迅速な承認審査の妨げとなる事例も見受けられている。このため、今後、申請者による基準の遵守を一層徹底するため**下記の取扱**をする。」と記載されている。この通知で述べているところの**下記の取扱**とは、以下の2点である。

①基準の遵守体制(組織、人員、SOP、教育訓練等)の整備
②責任者の陳述及び署名

220

表 19 信頼性基準(平成 10 年 3 月 31 日；医薬審第 357 号)の抜粋

> 新医薬品の承認審査資料適合性調査に係る実施要領について
> 1. 目的
> 本要領は、医薬品の製造(輸入)承認申請に際し添付された資料が、GLP、GCP 及び薬事法施行規則第 18 条 4 の 3 の規定(以下「**信頼性基準**」という。)に従って収集され、かつ、作成されたものであるかどうかについて、厚生省又は医薬品副作用被害救済・研究振興調査機構(以下「機構」という。)の担当職員が書面により行う調査及びこれに伴う手続きについて細則を定めることを目的とする。

この通知によれば、当局側が申請資料の信頼性基準を確認する方法としては、①申請者側の遵守体制を確認することと、②申請資料への陳述及び署名を確認すること、の 2 点であるものと推測される。しかし、次項で示す医薬審第 357 号が発出されていたことにより、状況が異なってきた。

12-2 医薬審第 357 号

1998 年(平成 10 年)3 月 31 日、「新医薬品の承認審査資料適合性調査に係わる実施要領について」(医薬審第 357 号)が発出された。この通知は、OPSR が書面調査を実施するうえでの細則を定めた旨を述べたものである。

民間側は非臨床試験について、信頼性基準試験と呼ぶことがある。「民間側が信頼性基準との新たな言葉を作り出した」と誤解していた当局側の方がいたので、まずこの点を明らかにしておく。医薬審第 357 号通知の目的の項を**表 19**に示す。この通知には、「信頼性基準」との言葉が記載されている。この通知により OPSR は、GLP、GCP 及び非 GLP(信頼性基準)の 3 つの基準に対する書面調査を実施することになった。さらに、1998 年(平成 10 年)に出版された『医薬品 GLP 解説』においても「信頼性基準(試験)」の言葉が使用された。これらの行政指導に伴い、民間側は承認申請資料として使用する非 GLP 試験(分析試験、薬理試験、ADME 試験)については、「信頼性基準(試験)」と呼ぶようになった。

1999 年(平成 11 年)2 月 12 日、日本 QA 研究会 GLP 部会は OPSR の門

馬純子氏(信頼性調査部)を講師に招聘して「適合性書面調査の現況について」という講演会を開催した。その時の講演内容を以下に抜粋する。

「信頼性基準とは、①正確性(根拠資料に基づき正確に資料を作成)、②完全性(不都合なデータも含めて、承認審査資料に記載)、③保存(根拠資料の保存)の3つから成り立っています。なお、この「信頼性基準」は、規格及び試験方法、薬効薬理試験及び薬物動態試験、いわゆる添付資料の分類でいきますと、ロ、ホ、ヘ項はもちろんですが、GLP及びGCP試験にも適用されています。「新医薬品の承認審査資料適合性調査に係わる実施要領について」医薬審第357号(1998年3月31日)によりますと、信頼性基準試験(非臨床非GLP試験)については、各区分ごとに1/5程度の承認審査資料を抽出して調査を実施します。医薬審第1058号(1998年12月1日)には、要点が2点あります。1つは、申請企業が信頼性の基準に適合して試験データを収集し、添付資料を作成するための体制整備を指導するというものです。具体的な項目としては、①関係職員と組織の充実、②監査方法を含めたSOPの作成、③試験施設の職員を含めた関係職員の教育・訓練の3点です。この通知の中ではこれらについて、具体的な対応策は示していませんが、申請者側の企業の規模、組織、開発品目数、開発形態が異なるので、ケースバイケースで、企業側が対応すべきであろうと考えております。もう1つの要点は、申請資料の収集及び作成を統括する責任者の署名陳述があります。陳述の内容や申請資料はいずれも基準に従って収集し、作成したものに相違ない旨を記述することになっています。そこで具体的に誰が署名・陳述するかですが、この場合も会社の組織形態などに応じてケースバイケースであると考えております。(中略)適合性調査ですが、1997年4月から1998年12月まで申請品目は195品目あり、そのうち137品目の調査を実施しました。最も多く認められた事例としては、「承認審査資料と生データの照合ができない」というものでした。例えば薬効薬理試験で見られた例ですが、承認審査資料に記載されていた実験方法と、実際に行われた試験方法が異なっていたという事例がありました。またこの試験では、実験条件の異なる試験結果を合わせて統計解析を行い、「有意に良い」との結果を出しておりました。再解析を指示したところ、実験結果の評価が変わってしまいました。この事例では機構が指摘するまで申請者側は、承認申請資料と生データの実験条件が異なるということに気が付いておりませんでした。別の違反例として、生データと生データの2次資料とは整合していましたが、生データ(実験ノート)そのものにおいて不適切な処理がされていたというものでした。承認審査資料では標準偏差(Mean±SD)で表示しているのに、生データでは標準誤差(Mean±SE)で表示しているものもありました。これらは

大学に委託された試験での事例ですが、このような場合に特に多くの問題が認められました。液体シンチレーションカウンターの打出し記録（生データ）が無いという事例もありました。承認申請資料の結果に「運動麻痺や意識障害が認められない」と記載されているのに、このことに関する生データがありませんでした。承認申請資料の結果に「動物を8匹使用した」と記載されているのに、生データには6匹分のデータしかありませんでした。薬効薬理試験で複数回の血圧測定を実施しているのに、血圧降下が見られなかった試験結果を全て除外し、血圧降下が見られた都合の良い試験結果のみを選択して統計解析を行っており、除外理由の記録もありませんでした。探索的な薬効薬理試験を複数回実施した内から一部のデータを申請資料としてまとめておりました。この場合、データの採用基準に関する記録がなく、「恣意的選択が行われた」と疑われてしまうことになります。承認審査資料の「表」に記載されている数字が全く異なっていたので担当者に尋ねたところ、「データを書き写す項目を全て取り違えた」とか、「演算装置の出入力の記録をチェックしていなかった」ということでした。**特に薬効薬理試験や薬物動態試験では、「いつ、誰が、どこで、何を、どのように行ったのか」の記録を特定する情報が無いものが多く認められました。**規格及び試験方法（ロハ項）に関する資料においても他の項目と同様に、「申請資料と生データの不整合」が多く求められました。ロハ試験の場合、単純な記入、入力ミスも含まれております。長期保存試験の試験実施期間中、故障のため約1ヵ月間の温湿度記録がなく、承認申請資料にもその旨が記載されておりませんでした。同様に長期保存試験において10ヵ月間保存温度条件に逸脱があったにもかかわらず、承認申請資料にもその旨が記載されていませんでした。安定性試験においては、承認申請資料に記載されているロット番号と実際に使用したロット番号が全く異なっておりました。含量均一性試験において、承認審査資料に記載されている計算式を用いて計算してみたところ、生データから定量試験の結果が得られない。すなわち、承認審査資料の結果と生データの数値がまったく合わないという例がありました。**試験を実施された方は、経験上、この程度の温度及び湿度の変化（逸脱）では試験の結果に影響を及ぼさないであろうということで、安易にデータを提出してきたものと考えられますが、このような精神で実験を行って行きますと、それでは温度及び湿度の逸脱がどこまでだったら許されるのかという点に突き当たってしまいます。あいまいな実験条件でのデータは、質の信頼性を保証できない事態を引き起こす可能性があります。試験実施中に生じた不測の事態につきましては、生データ中にきちんと記録し、承認審査資料に正しく反映させて、保存条件の逸脱が試験結果に影響ない旨を記録して、記載していただきたいと思います。」

薬事法施行規則で述べる申請資料の信頼性の基準とは、①生データと申請資料間の整合性（正確性）、②不都合なデータを隠していないかどうか（完全性、網羅性）、③申請資料の根拠資料の保存の3点を求めているものである。つまり信頼性基準とは、GLPやGCPと異なり試験の実施基準ではない。しかし、上述の講演記録の太字部分で示すように、OPSRからはGLPと同じような指摘が続発されたわけである。

12-3 薬理試験の自主規制

非GLP試験の信頼性を確保するために、JSQAは、1996年（平成8年）から非GLPに関する分科会を設置し、非GLP試験の信頼性に関する研究を開始した。さらに非臨床薬効薬理試験やADME試験に関する海外の状況を調査しつつ、これらの試験の品質向上に向けての対応に乗り出した。JSQAでは、日本における書面調査において最も出来の悪いのが薬効薬理試験、次いでADME試験、その次が分析関係であると判断した（日本QA研究会会報No.15）。

欧州の場合、GLPそのものの信頼性レベルが高いわけではないが、GLPと非GLPとがかなり近いレベルで実施されていることがわかった。米国の場合には、ADMEに関してはかなりしっかりしたことが行われているが、薬効薬理試験に関する信頼性レベルは低いことがわかった。日本の場合には、これらの国々と比較してGLPの毒性試験の信頼性レベルのみが飛びぬけて高いものの、非GLP試験のように具体的な規制（要求事項）がない場合には、極端に信頼性レベルが低下する可能性が考えられた。

このような状況を鑑みて、JSQAのGLP部会は樋口史郎氏をリーダーとした約20名からなる「薬効薬理試験の信頼性基準適合のための自主基準（案）作成特別プロジェクト」を編成し、専門家を交えて討議し、1998年（平成10年）5月18日に「薬効薬理試験実施に関する自主基準（仮称）（案）」を作成し、同会の法人代表会員に配信して意見を求めることとした。その後、製薬協医薬品評価委員会基礎研究部会とも協議を重ね、1999年（平成11年）1月8日に「効力を裏付ける試験の信頼性確保のための手引き」（図23）が

図 23　効力を裏付ける試験の信頼性確保のための手引き

製薬協医薬品評価委員会基礎研究部会長の馬屋原宏氏及び JSQA GLP 部会長の松本信太郎氏の連名で調印され、同年 3 月 31 日付けでこの手引きの英語翻訳版も作成された。

　この手引きの中の「自主基準作成に至る背景と基本的な考え方」の項には、次のように記載されている。「薬効薬理試験の目的を達成するための試験方法は、対象とする臨床領域や化学物質の特性によって異なるため、薬効薬理試験は多種多岐にわたり、また類似した試験であっても条件は目的によって異なることが多い。さらに、薬効プロフィールや作用メカニズムの解明は、最新の科学理論及び技術を早期に取り入れ、フレキシブルかつ幅広い観点から行うことが重要であるとの認識から、薬効薬理試験の実施については、これまで施設間に大きな差が見られた。しかし、薬効薬理試験においてもデータの信頼性は必須であり、ここに薬効薬理試験を実施する上での遵守事項として、試験計画書の作成、被験物質及び実験動物等

の適切な管理と使用並びに使用機器の点検、生データの保管等について定める。」と。

この自主基準における「留意すべき事項」として、以下の7項目が要求事項として挙げられている。

(1) 試験計画書

以下の3項目が記載された。
- 試験開始前に試験計画書を作成する。
- 試験計画書には試験開始前に明らかになっている情報を記載する。試験計画書は実験ノート等の生データとは独立した文書として作成することが望ましい。
- 試験計画書には、試験の進行に伴い明らかとなった事項及び変更点を、その日付、記載者と共に、記録する。

(2) 生データ

以下の8項目が記載された。
- 生データとは個々の実験において得られた観察、測定結果及び実施記録をいう。
- 生データは、全て保管する。
- 生データは、容易に消すことができない方法で、読みやすく記録する。
- 生データには、データの処理に用いた部分との対応を明らかにし、必須事項を記載する。
- 実験実施中に異常または予測し得なかった事態が発生した場合は、適切に対処するとともに、その内容を、その都度、実験ノート、ワークシート等に記録する。
- データ解析のため用いた計算の過程は記録として残す。また計算ソフトを用いて計算する場合には、計算式を検証し、その記録を残す。
- 磁気媒体に記録されたデータについては、磁気データあるいはプリントアウトのいずれかを生データとする。
- 生データの記載事項の変更については、最初の記載事項を不明瞭にし

ない方法で行うとともに、その変更の理由が明示され、かつ、変更時点でその日付を記載し、変更者の署名を行うなど変更の確認ができるようにする。

(3) 試験報告書

以下の3項目が記載された。

- 生データを正確に反映した試験報告書を作成し、責任者の承認を得る。
- 試験報告書には、表題、試験名、実施者名、被験物質、実施期間を付し、試験の要約、目的、方法、結果、考察等を記載する。
- 試験報告書の信頼性を高めるためには、試験実施者による入念なデータチェックが極めて重要である。また、第三者による二重のデータチェックを行い、その記録を残す。なお、試験報告書と承認審査資料との整合性も確認する。

(4) 被験物質等

以下の2項目が記載された。

- 被験物質等を品質に関する情報と共に入手し、使用に関する記録を作成する。また、被験物質を調製する場合は調製記録を作成する。必要に応じて調製後の安定性を確認することが望ましい。
- 実験結果に影響を及ぼすと考えられる試薬についてはメーカー名、ロット番号等を記録することが望ましい。

(5) 使用動物、細胞及び実験用生体試料等

以下の2項目が記載された。

- 実験に使用した動物、細胞及び生体試料等の入手に関する記録を保管する。
- 当該実験における使用動物数の収支が確認できるようにする。

(6) 使用機器

以下の2項目が記載された。

- データの収集、測定又は解析に使用する機器は、テスト、校正及び標準化のうち必要なものを適切に実施する。
- 原則として、実験データに直接影響する機器の使用時には、検量線の

作成、機器の校正又は内部標準等による適正作動を確認し、記録する。また、使用時ごとにこの確認ができない、あるいは確認を必要としない機器に関しては、適切な間隔で実験者又は業者による点検を実施し、その記録を保管することが望ましい。

(7)資料の保管

以下の4項目が記載された。
- 試験計画書、生データ、記録類及び試験報告書を適切に保管する。
- 資料の適切な保管体制を決める。
- 資料は試験ごとに索引をつけるなど、他の試験との混同を避け、後に検索が可能な方法で整理し保管する。
- 資料は薬事法の定める期間保管する。

Reference
- 日本QA研究会会報 No. 13 (1999)

COLUMN

日本の医薬品 GLP と FDA GLP の罰則の違い
―ある QA の述懐

　FDA GLP には、Subpart K Disqualification of Testing Facility に示されるように不適切な試験及び試験施設に対して明確な罰則規定とその処置及び復権についての記載があるが、日本の GLP 省令にはその記述がない。罰則規定は、薬事法にまでさかのぼらなければならないが、GLP の適合性評価結果としては A/B/C の 3 つがあり、これに従って承認申請資料としての取扱いが異なるようになっている。両者の GLP の実質的な違いを経験した QAU から聞いた経験談を紹介しよう。

　1994 年 (平成 6 年) 当時の日本の GLP 査察では、査察結果は公表されていなかった。しかし、QAU や知り合いのネットワークを介して「XX の施設は B 評価だった」などの噂が流布されることになる。その施設が CRO であれば顧客にはそのことを伝えなければならないため、自ら公表せざるを得ないわけであるが、メーカーの場合は公表する必要はない。では、日本において C 評価となった GLP 施設ではどのようなことが起こっていたか、ある QAU の実体験の話として、とりまとめてお話しする。

　まず、C 評価となるには、GLP で規定されている様々な重要な部分に逸脱が発見されなければならないはずである。しかし、5 日間の調査では何の情報もなくそれらを発見することは容易ではない。このケースでも、調査に入る前にその施設の関係者から多数の「内部告発」があったことが後日明かされたとのことであった。告発内容の信憑性については不明だが、内部に問題ありと疑わせるには十分な量であったようだ。内部告発に至る施設の多くは、内部に不協和を抱えていることが想像に難くない。事実、A 社の研究所の内部では、研究所のマネージメント間に積年の諍いがあったとのことであった。

　A 社の査察が行われたのは 1994 年 (平成 6 年) の夏頃で、1993 年 (平成 5 年) に薬事法が改正され医薬品機構 (OPSR) が設立された直後であり、折悪く FDA GLP の査察が日本の大手製薬会社に入る時でもあった。すなわち、査察当局は内外に対して姿勢を誇示する必要があった時期であった。実際にどのような指摘がなされたのかについては、いずれ関係者から詳細が語られる日が来ること

を期待したいが、ここでは査察後の対応について述べておきたい。膨大な指摘事項に対する様々な弁明がなされ、積み重ねた弁明書は30センチほどの高さになったという。このような経験は、新設のOPSRにとって想定外の事態であり、GLP評価委員会においても相当な議論があったようだ。しかし、再三にわたる弁明書や改善計画の提出もむなしく、調査で見出された所見は「GLP試験を実施する体制が不十分」との結論は変わらなかったようであった。C評価の決定が伝えられたのは翌年の1月であった。

　C評価によって生じる影響は、もっぱら承認審査の停滞であった。当時、厚生省からOPSRにGLP査察が移行する時期でもあったのだが、A社は新薬の承認申請に際して実施した安全性試験のGLP認証が必要になったために、GLP査察を当局に申請したのである。しかし、結果はC評価となり、承認申請に必要な安全性データが受理されなくなってしまった。このため、A社はC評価となった安全性試験を全てやり直すべく、直ちにCROにGLP試験を依頼した。おそらく、経費は2、3億円、申請は2、3年延びたのではないかとのことであった。この遅延の結果、A社は期待していた新薬の売上が得られなくなった。その他、GLP認証の取得のためGLP組織の立て直し、SOPの再生、GLP教育、そして新体制の下でのGLP試験の実施と、再査察の準備に約1年半の歳月を費やし、この間の開発研究業務が停滞することにもなった。さらに、職員への精神的な影響もあったと思われる。毒性部の研究者は、C評価の後しばらくは学会・研究会などへの参加を嫌がるようになった。どこに行っても聞かれることはGLP査察のことであり、当事者としては話しにくいことを隠さなければならなかったためであろうことは想像に難くない。その後、A社の研究所はGLP体制を立て直し、1年半後の1996年(平成8年)3月に再査察を受けてA評価を取得した。当時のQAMは退職し、運営管理者は研究員に降格となったが、GLP違反であるC評価に対して、米国のように訴追されるようなことはなかった。

　一方、FDAではGLP査察報告書としてEIR(Establishment Inspection Report)が発行され、FOI(Freedom of Information)という組織に資料として保存されることで、誰でもその報告書を閲覧することができる。仮にWarning Letterが出され、行政処分としてのOAIが出されているような違反事例においてもこの閲覧権利は変わらない。少し前のことになるが、FDAは、2007年1月10日付けで全世界の1,000社に及ぶ医薬品などをFDAに申請をする可能性のある会社に対して"Dear ANDA Holder/Applicant"という書き出しでLetterを出した。カナダ

のMDS Pharma Serviceと言う受託試験機関が2000年から2004年にかけて行ったBioequivalenceに関する試験に信頼性がないとFDAが判断したためで、FDAにこれらの試験を含む申請をする場合、自らあるいは第三者によりその信頼性を確認して申請をするようにという内容であった。この事件は、国内の製薬会社も多くの影響を受けたと思うが、公開されたことで問題に気づいた企業も多かったのではないかと思う。日本でのA社のケースも、今や記憶にある人も少なくなっていると思われる。こちらは公にされた記録は皆無であることから、このコラムが最初で最後になるかもしれない。

　余談であるが、このことを話してくれた元QAUが、GLP体制を回復した後に本国（米国）の研究所を訪問した折のことを紹介する。彼は数ページにわたるドキュメントをQAUから見せられたという。それは、FDAのGLP査察で訴追を受けた人のリストとその理由が書いてあるものであった。いわゆる、公開された「ブラックリスト」である。このリストには、その時点での役職としてManagement、SD、QAM等が記載されていた。製薬会社は、これらの人を信頼性保証に係る仕事では採用しないとのことであった。この話をしてくれた元QAUは、自身の身に起きたことが日本で良かったとしみじみ語っていた。

第 5 章

2000 年代の動き

　2000年代になるとグローバル化がさらに加速されるとともに、国内外の規制の調和が求められるようになった。1998年（平成10年）から規制緩和／推進3か年計画が始まった。日本経済団体連合会（経団連）は、「各省庁GLPを統合して新OECD GLP基準に準拠した新たなGLP基準を制定する」との要望事項を出した。この提案が受け入れられることはなかったが、2002年（平成14年）から各省庁間でGLP適合性調査資料作成要領が統一されることとなった。日本の医薬品GLPがOECD GLPと整合しているかどうかについては、パイロットMJV（相互訪問）による現地評価ですでに確認されていた。2002年に発効した日・欧州共同体相互承認協定では、化学物質分野の中に医薬品が含まれていた。また、同年にOECDドキュメントNo.13（複数場所試験）が発行された。当初、FDAは「FDA GLPの中に複数場所試験の考え方は導入されている」との考え方を示していたが、2007年にはFDA GLPの改正作業を開始した。日本の医薬品GLPと安衛法GLPは、2008年（平成20年）にOECD MJV（相互訪問）

を受けることになっていた。このような世界の動きを受けて、2008年（平成20年）に医薬品・医療機器GLPが改正された。本章では、医薬品GLPを中心とした2000年代の動きについて記載する。

1 規制緩和／改革推進3か年計画（1998年～）

1-1 規制緩和

　行政改革とは、国や地方の行政機関の組織や機能を改革することである。その歴史は古く、明治天皇が発した「節倹の聖旨」（1879年）が始まりであると言われている。

　1995年（平成7年）に政府は「規制緩和推進計画」を策定し、その中で規制緩和を実施すべき11分野を挙げた。その11分野の中に、「基準・規格・認証・輸入」の項目があった。この計画は1996年（平成8年）と1997年（平成9年）に改正された。1998年（平成10年）に政府は改めて「規制緩和推進3か年計画」を発表した。この3か年計画の目標を以下に示す。

　①日本の社会と経済における抜本的な構造改革を実現すること
　②国際社会に開かれ、自己責任と市場原理に則った自由で公正な社会経済システムを創出すること
　③事前規制型の行政から事後チェック型の行政に転換していくこと

　規制緩和推進3か年計画は1999年（平成11年）と2000年（平成12年）に改定され、2000年に実績確認が行われた。

　1998年（平成10年）6月に国会で成立した「中央省庁等改革基本法」に基づき、厚生省と労働省が統合され、2001年（平成13年）1月に厚生労働省が発足した。同年3月30日に政府は新たに「規制**改革**推進3か年計画」を閣議決定した。1998年（平成10年）の計画には「規制**緩和**」との言葉が使用されたが、2001年（平成13年）の新たな計画には「規制**改革**」とのよ

表20 規制改革推進3か年計画（2001年）

(1)経済的規制は原則自由、社会的規制は必要最小限との原則の下、規制の撤廃又はより緩やかな規制への移行 (2)検査の民間移行等規制方法の合理化 (3)規制内容の明確化、簡素化 (4)規制の国際的整合化 (5)規制関連手続の迅速化 (6)規制制定手続の透明化を重視 平成10年度（1998年度）から12年度（2000年度）までの3か年にわたり規制緩和等を計画的に推進する。

出典：内閣府HP

り強い言葉が用いられた。外務省はホームページで規制改革推進3か年計画について公表している。すなわち、「この計画の目的は、我が国経済社会の抜本的な構造改革を図り、国際的に開かれ、自己責任原則と市場原理に立つ自由で公正な経済社会としていくとともに、行政の在り方について、いわゆる事前規制型の行政から事後チェック型の行政に転換していくことを基本とする。」と述べている。目的そのものは、規制緩和推進3か年計画（1998年）と同じである。

規制改革推進3か年計画（2001年）の具体的な施策項目を表20に示す。この計画には全省庁が参画し、以下の9項目について見直しを図ることとなった。

　①事業参入規制の見直し
　②認可、届出等の見直し
　③公的資格制度の見直し
　④基準・規格及び検査・検定の見直し
　⑤許認可等の審査・処理の迅速化・簡素化
　⑥許認可等の審査基準の見直し
　⑦行政手続法の遵守、周知
　⑧規制の設定又は改廃に係る意見提出手続
　⑨規制の新設審査等

GLP 等の規制は、上述の④から⑥の中に含まれ、規制改革推進3か年計画（2001年）により、規制の調和（国内外）と規制の緩和がより強く求められることとなった。

1-2 │ GLP に関する規制緩和

規制緩和推進3か年計画（1998年）の策定にあたり経団連は、GLP に関連して以下に示す2つの項目について要求を出していた。
　①労働安全衛生法、化審法の新規化学物質の届出の際に提出できる、薬事法及び関係法令に基づく GLP 適合性の判定通知に基づく有効期間に関して、薬事法上で3年間保証されている場合は、当該2法律においても、3年間保証すべきである。
　②（6種類の）GLP 基準を統合する。新 OECD GLP 基準に準拠した新たな GLP 基準を制定する。（登録化合物の使用目的により、要求される毒性試験の種類が異なることはやむを得ない。）（資料：内閣府 HP）

経団連からの要求に対して厚生省は、2000年（平成12年）1月18日に検討状況を報告した。

第1項目は、GLP 施設査察の頻度、すなわち GLP 適合性判定通知の有効期間に関する要求事項である。この要求に対して回答を行ったのは、厚生省の生活衛生局である。その回答は、「化審法の毒性等試験を行う試験施設については、従来から、薬事法上で GLP 適合性が3年間保証されている場合にあっては、化審法上の GLP 適合性も3年間として取り扱っている（ただし、薬事法上で GLP 適合性が確認されている試験項目に限る）。」というものであった。

第2項については、厚生省の生活衛生局と医薬安全局の両者がそれぞれ回答を行った。生活衛生局は、「化学物質は、医薬品、農薬、工業化学品等、それぞれの使用目的等に応じ、評価に必要とされる試験データの項目が異なる。したがって、各法令において必要とされる試験項目に応じた現行の GLP 基準を統一することは困難である。しかしながら、GLP の相互

承認については、OECD で検討することとなっており、その進捗状況も見ながら、関係省庁間では、連絡会を開いて、我が国における異なる各 GLP 間の解釈の仕方の統一等について検討しているところである。また、新 OECD GLP 原則に準拠した新たな GLP 基準の制定については、化審法関係では、現在、GLP 基準の改正案を作成・公表しているところであり、追って改正を行う予定。」と回答した。また、医薬安全局は「医薬品 GLP の内容は OECD GLP に整合化する等、国際的な整合化はすでに図られており、海外の GLP 適用データの受入れも行っている。薬事法以外の法令に基づく GLP 査察結果の受け入れ等については、医薬品の安全性確保の観点から慎重な検討が必要であり、早急な措置は困難であり、今後検討する。」と回答した。

以上に述べた理由により、厚生省の両局は、経済界の要望事項、すなわち「日本の6つの GLP を OECD GLP 原則に合わせて統合する」、「他省庁 GLP データを相互に受入れる」との要望を却下したわけである。ここで日本の6つの GLP が統一できない理由について、生活衛生局と医薬安全局の回答を改めて見てみることとする。

①生活衛生局の回答

　　それぞれの規制で求める試験（データ）の項目が異なるため、それぞれの規制下で制定された GLP を統一することはできない。

②医薬安全局の回答

　　薬事法以外の法令に基づく GLP 査察結果の受入れ等については、医薬品の安全性確保の観点から慎重な検討が必要であり、早急な措置は困難であり、今後検討する。

生活衛生局は「GLP の適用対象試験項目が異なるため GLP は統一できない」と述べた。厚生省の生活衛生局が「多種の試験に対応するために OECD GLP が作られたこと」を知らないはずはない。つまり、生活衛生局の回答は、「例え日本の6つの GLP の全てを OECD GLP 原則に統一したとしても、それぞれの規制で求める試験の項目が異なるため GLP の査察制度を1つにすることは不可能である」との意味に解釈することができる。

日本の6つのGLPの対象試験の中には、共通する試験も存在する。例えばほ乳類を用いた単回投与毒性試験や反復投与毒性試験等である。上記②で示す医薬安全局の回答は、この共通する試験項目に関する回答である。医薬安全局は「薬事法以外の法令に基づくGLP査察結果の受入れについては、今後検討する」と回答した。

以上で述べた経緯により、日本の6つのGLPは統一されることはなくなったが、規制改革推進3か年計画（2001年）において、厚生労働省、農林水産省及び経済産業省の3省は、「各GLP基準の確認申請手続の簡素化について、関係省庁間で協議の上、検討する。」との計画を策定した。その成果として、2002年（平成14年）から各省庁間でGLP適合性調査資料作成要領が統一されることとなった。「GLP適合性調査資料作成要領の統一」は、複数のGLPを実施する施設に対して大きな恩恵をもたらすことが期待された。それまでは、各GLP査察当局の要求に合わせたGLP適合性調査資料を作成しなければならなかったからである。

2 中国におけるGLPの立ち上げ（2000年〜）

2-1 日中友好プロジェクトの経緯

中国薬品生物製品検定所は、中国における薬品検査の法的機関及び最高技術仲裁機関として1950年に設立された。1952年には、医薬品と生物製品の安全性、有効性及び品質を確保するための実験動物室が設立された。1960年に薬理室の開設に伴い、医薬品や生物製品の薬理学や毒理学的検査業務を開始し、1985年には毒理室を設立した。この3つの部門を基礎として、1993年に「国家新薬安全評価監測センター」が設立された。中華人民共和国においては、医薬品の安全性が十分確保されておらず、国民の健康への影響が懸念されていた。また、同国は国内で製造される医薬品を世界各地に輸出しており、その安全性及び信頼性を高めることが課題と

なっていた。このような背景のもとで中国政府は 1993 年から 1035 計画を推進し、医薬品の安全性確保を目指した。

中国国家薬品監督管理局（SFDA）は、「医薬品の安全性に関する非臨床試験の実施基準」に適合した医薬品の評価を行うために、医薬品安全性評価センター独自の建物を建設することとした。同国政府は 1998 年に日本の国際協力機構（JICA）に日中技術協力方式によるプロジェクトを申請し、1999 年 12 月に現在の国家新薬安全評価監測センターの工事を開始した。JICA の事前調査が行われた後、2000 年 6 月 2 日に SFDA と JICA との間で期間 5 年間の「医薬品安全性評価管理センター日中友好プロジェクト」の技術協力プロジェクトが正式に署名された。

2-2 概要

医薬品安全性評価管理センターの立ち上げに対する技術協力は、2000 年（平成 12 年）7 月 1 日から 2005 年（平成 17 年）6 月 30 日までの 5 年間行われた。このプロジェクトの目標は、「国際的 GLP 規範を満たす医薬品安全性評価管理センターの整備と運営」であり、この目的を遂行するために GLP の実施技術、GLP 管理上必要な各種責任者の育成、標準操作手順書の整備、一般毒性試験をはじめとする非臨床各種試験技術の指導、人材育成等が行われた。このプロジェクトには日本側として、厚生労働省、国立医薬品食品衛生研究所、独立行政法人医薬品医療機器総合機構、財団法人食品薬品安全センター秦野研究所、東京大学、三協ラボサービス、民間 GLP 施設、その他（国内委員会委員長：井上達）、官民合わせて多くの関係者が参画した。このプロジェクトの終了を記念して発行された記念誌をもとに、次項で当時を振り返ってみる。

2-3 詳細

中国に GLP の安全性試験を立ち上げるに当たり、中国に長期滞在して指導業務を行った関係者（長期専門家、8 名）と、2 週間程度滞在して指導

業務を行った関係者(短期専門家)がいた。チーフアドバイザーは、最初の2年間は水野左敏氏(元国立感染研究所生物活性物質部長)が、後半の3年間を金子豊蔵氏(国立医薬品食品衛生研究所毒性部動物管理室長)が努めた。チーフアドバイザーを含めた長期滞在者は、中国に滞在し、業務調整、一般毒性試験、動物管理、施設管理等の指導を行った。プロジェクト期間中、日本からは延べ100名ほどの長期専門家・短期専門家が派遣された。一方、中国側からは22名の研究者が研修員として日本に派遣され、シンポジウム、ワークショップ、セミナーの開催等を通じて、中国国内におけるGLPの啓発や標準試験技術の普及などに努めた。センターのGLP立ち上げに関する活動内容を以下に示す。

①GLP実施に関する技術指導
②GLP管理上必要な各種責任者の育成
③SOPの作成
④一般毒性試験の方法に関する技術指導
⑤遺伝毒性試験の方法に関する技術指導
⑥発がん性試験(慢性毒性試験を含む)の方法に関する技術指導
⑦生殖発生毒性試験の方法に関する技術指導
⑧病理組織標本作成に関する技術指導
⑨病理組織学的評価に関する指導
⑩トキシコキネティクスに関する技術指導
⑪特殊毒性試験に関する技術指導
⑫実験動物施設及び動物管理に関する技術指導
⑬安全性試験に必要な機器・機材の整備と活用

「JICA」と聞くと、ビルの建設や機器の援助を行うイメージがある。しかしこのプロジェクトでは、施設・設備費用の大部分を中国政府が負担した。日本が供与した機材は、オートクレーブ、クリーンベンチ、小型高速遠心機等であった。上述①〜⑬を見ると、日本が援助を行ったのは主にソフト面であることが理解できる。

医薬品安全性評価管理センターにおけるGLP施設の運営管理状況や

COLUMN
西暦 2000 年問題

　21 世紀は、Y2K 問題（コンピュータ西暦 2000 年問題）で幕を開けた。コンピュータのプログラム上で西暦は、下 2 桁表示されていた。このため 99（1999 年）の次は 00（1900 年）になり、バグが発生する可能性があるとの問題であった。Y2K 問題は、世界中で 500 億個と言われる埋め込みマイコンチップでも発生する可能性があった。マイコンチップは、発電所や工場の制御システム、航空管制システム、情報通信システム、自動車、エレベーターのほかに、家庭電化製品や医療用具にまで埋め込まれており、全ての点検、修正は不可能であった。日本は 1 つの標準時で動いているが、米国や欧州では複数の標準時が存在する。数年前からこの問題が発生する可能性が指摘されており、世界中で対応が開始されていた。日本の研究所も対応を開始した。スタンド・アロンの実験機器については、まずバグが起きる可能性や対処法を機器メーカーに尋ねた。対処法がない場合には、買い換えることもあった。動物室の空調はコンピュータ制御されていた。各種分析機器等をコンピュータ・ネットワークで結び、電子記録を生データとしている施設では対応が複雑になった。テストを実施して問題ないことがわかっていたが、実際に 2000 年 0 時 0 分になってみないと何が起きるのか、誰にも予測することができなかった。

　1999 年（平成 11 年）8 月 22 日午前 9 時に、Y2K を予感させる出来事が起きた。カーナビゲーションが突然変調を来したのである。メーカー側は利用者に対して 1 年半前から郵便物やインターネットなどを通じて周知し、無償で改修すると公表していたにもかかわらず、それに応じなかった利用者がいたことによる。同年 5 月に厚生省と日本医師会は、全医療機関に対して自主的総点検に関する協力を依頼していた。同年 10 月に日本集中治療医学

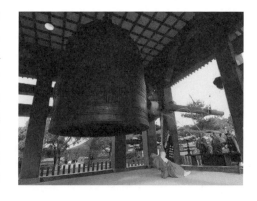

会は「生命維持装置などを多数使用する集中治療の現場では、とくに問題の起こる可能性が高く、またいったん問題が発生した場合の影響はきわめて大きいので、改めて注意するように」との緊急会告を発した。

　厚生省は12月27日(月)から1月5日(水)の間、対策本部を設置した。部長は事務次官であり、健康政策局長、医薬安全局長、国立病院部長及び水道環境部長が本部員となった。多くの民間施設でも、会社や研究所で除夜の鐘を聞いた方が多かったであろう。筆者の施設では、2000年になっても何も問題は発生しなかった。内閣コンピュータ西暦2000年問題対策室は、2000年(平成12年)3月30日に本件に関する報告書を作成した。この報告書には、「当初、米国等で、日本の取り組みが遅れていると報道され、国内不安が高まったが、98年以降の官民を挙げた集中的な取り組みにより、最も警戒すべきとされた年末年始及び閏日を国民生活にほとんど支障や混乱を生じることなく乗り切ることができた。」と記載されていた。

GLP試験の実施状況については、降矢強氏をはじめとするOPSRの調査部が担当した。第1回調査は2003年(平成15年)3月に行われた。第2回目調査は2004年(平成16年)3月に実施され、前回提出した事項の改善状況を調査した。第3回目調査は2005年(平成17年)1月に行われ、全体的なGLPの達成度を調査した。この時に行われた調査手法は、日本におけるGLP施設適合性調査でのそれと同じであったと推測される。

　2005年(平成17年)2月23日から3月8日まで、医薬品安全性評価管理センター日中友好プロジェクトの終了時評価が実施された。同年3月7日に開催された日中合同調整委員会において、調査団長である橋爪章氏(人間開発部審議役)と桑国衛氏(国家食品薬品監督管理局顧問)との間でミニッツ(M/M：Minutes of Meeting、会議議事録)が署名・交換された。本プロジェクトはこれで終了するが、その後、医薬品安全性評価管理センターは2008年にAAALAC(国際実験動物ケア評価認証協会)の認証を受けるとともに、2009年7月には中国GLP機関として初めて正式に米国FDAの査察を受けた模様である。

3 日・欧州共同体相互承認協定（2002年）

3-1 協定の締結

　日・欧州共同体相互承認協定の締結から9年前（1993年）の日本の対外施策については、第4章5項に記載した。当時は、「OECDにおいて、GLP多国間協定の検討がすでに開始されていることより、ECとのGLP相互認証協定に医薬品GLPを含めることはやむを得ないが、EC域内の国々のGLP水準が同一とは考えにくい。」と日本側は考えていた。その後、1998年（平成10年）から2001年（平成13年）にかけて、OECDのパイロットMJVが実施された（第7章5項参照）。EC域内における国々のGLP水準が同一になってきたものと推測される。

　2002年（平成14年）1月1日に発効した日・欧州共同体相互承認協定の化学物質分野の中に、医薬品が含まれるようになった。相互承認協定（MRA：mutual recognition agreement）とは、適合性評価などの認定結果を複数の国が互いに承認しあう取り決めを指す。欧州の市場統合の過程において欧州域内における基準・認証制度の整合のために用いられた手法であり、欧州諸国にとっては製品等の流通（貿易）促進の手法として一般的なものとなっていた。欧州共同体（EC）は、域外国との間でも製品等の貿易促進のために積極的にMRA締結のための協議を推進してきており、ECはそれまでにカナダ（1998年11月）、米国（1998年12月）、オーストラリア（1999年1月）等との間でMRAを締結してきた。日本との間では、1994年（平成6年）11月に交渉開始が合意された以後、関係会合等を開催してきた。2001年（平成13年）4月4日に署名された「日・欧州共同体相互承認協定（相互承認に関する日本国と欧州共同体との間の協定）」を発効させるための文書の交換が、同年11月28日にベルギーのブリュッセルにおいて、欧州連合日本政府代表部と欧州理事会事務局との間で行われた。これにより、この協定は2002年（平成14年）1月1日に発効した。わが国にとって初めてのMRAである。

　この協定は、電気通信機器、電気製品、化学品GLP及び医薬品GMP

の4つの分野について輸入国側で必要とされていた一定の手続を省略可能とするための枠組みを定めるものであり、これらの製品の日欧間貿易に携わる企業の負担を軽減することを通じて、両者間の貿易を促進することを目的としている。ECとの相互承認協定に含まれる化学品には、以下のものが含まれる。

①医薬品
②動物用医薬品
③農薬
④飼料添加物
⑤新規化学物質及び指定化学物質

3-2 総則規定

協定は、包括的事項を規定した総則的規定と個別4分野にそれぞれ必要な事項を規定した分野別付属書からなる。総則規定の中には、「査察結果の相互の受入」という基本的な規定のほかに以下のことが規定されている。

(1) 一方がGLPの適合状況に疑義がある場合に他方に対して検証を求めることができる規定(第5条3)
(2) 他方の要請により、他方の検証手続きについて継続的な理解を維持するため、他方が行う検証(査察)に、試験施設の事前の同意を得てオブザーバーとして参加できる規定(第5条4)
(3) 両方が、確認施設が確認(GLP)基準を満たすことを確保する方法に関する情報を、合同委員会が決定する手順に従って交換する規定(第5条5)
(4) 異議申し立てに関する規定(第7条1)
(5) 本協定の効果的な運用のための合同委員会の設立・決定する事項等に関する規定(第8条)

第8条には以下のことが含まれる。
(1)「確認された施設の表」を作成し、別の決定を行う場合を除き、そ

の表を公表すること。
(2)情報交換のための方法を確立すること。
(3)日本及び EC は、少なくても毎年確認施設の表を提出すること。

3-3 分野別付属書

分野別付属書には、以下のことが記載されている。
(1)「確認基準」は、改正 OECD GLP 基準をいう。
(2)「検証」は、OECD Document No.2 (Revised Guides for Compliance Monitoring Procedures for GLP, 1995) 及び Document No.3 (Revised Guidance for the Laboratory Inspections and Study Audits, 1995) などが引用されている。
(3)データを受入れる際の条件
- GLP 遵守状況に関する証明書またはこれに代わる文書の添付
- 試験が双方において GLP 基準の適用対象になっていること
(4)双方は確認施設に関する追加情報を可能な限り提供すること
(5)GLP 不適合の場合は、当該施設に関する証明書の取り消しに関する情報を、遅滞なく他方に伝えること。
(6)GLP 上の疑義の理由を書面で示したうえで、他方に対して査察(検証)や監査を要請できる規定
(7)「確認された施設の表」の中には、以下の情報が含まれる。
1) 試験施設の名称
2) 確認の日付
3) GLP 遵守状況
4) 試験施設の専門分野
- 物理化学試験
- 毒性試験
- 変異原性試験
- 水生陸生物に対する環境毒性試験
- 水中、土壌中、空気中における挙動に関する試験(生物濃縮性)

- 残留試験
- メソコズム及び自然生態系に対する影響に関する試験
- 分析及び臨床化学試験
- その他の試験（詳細を記せ）

3-4 | 医薬品 GMP

　日・欧州共同体相互承認協定の中で、GLP の相互承認は化学品分野のことであり、医薬品分野の相互承認項目は GMP であることに注意を要する。

　厚生労働省は規制改革推進 3 か年計画（2001 年）の中に、「目標：医薬品、医療用具について、日米欧間で GMP の同等性や査察技術の同等性などを確認し、GMP 相互承認を実施する。」との計画を盛り込んだ。その成果として、「EC との間では、2001 年 4 月に医薬品 GMP を含む 4 分野（電気通信機器、電気製品、化学品 GLP）について相互承認協定に署名し、同協定は 2002 年 1 月 1 日に発効した。（医薬品 GMP 分野は、18 ヵ月を目途とする準備期間を設け、互いの制度や査察体制の確認を行った後に実施される。）米国との間では、2002 年 12 月に相互に査察レポートや監視情報の交換に関する 12 項目の取り決めを行い、引き続き実施中。」と述べた。医薬品 GMP の分野では、2003 年（平成 15 年）7 月までの準備期間が設定されたことになる。

　日本と EC の規制当局は、相互訪問（MJV）を開始した。1 回目の MJV は 2002 年（平成 14 年）6 月（EC による日本の査察）と 7 月（日本による EC 3 ヵ国の査察）に実施された。その結果は、2002 年（平成 14 年）10 月 14 日に開催された GMP における小委員会会合に供された。2 回目の MJV は 2003 年（平成 15 年）3 月に実施され、同年 6 月 30 日に小委員会が開催された。準備期間が終了し、2004 年（平成 16 年）2 月 18 日から 19 日に第 3 回小委員会が開催された。この会合において、「小委員会は日本及び欧州の GMP 要求事項とその運用は同等であることを再確認した」と報告された。この報告により医薬品 GMP の相互承認は 2004 年（平成 16 年）5 月から開始された。この間、2002 年（平成 14 年）に改正薬事法が公布さ

れ、2005年(平成17年)の施行に向けて、GMPに関する多くの通知等が発出されていくことになる。

Reference
- http://www.mofa.go.jp/mofaj/area/eu/s_kyotei/
- http://www.meti.go.jp/policy/trade_policy/europe/eu/html/japan_eu_mra.html
- http://www.jetro.go.jp/world/europe/eu/qa/02/04A-020109
- http://www.jniosh.go.jp/icpro/jicosh-old/japanese/country/eu/topics/shomei.html
- 外務省:日・EC相互承認協定セミナー〈医薬品GMP分野〉〜日・EC相互承認協定の仕組み〜
  http://www.mofa.go.jp/mofaj/area/eu/s_kyotei/pdfs/medi_gmp.pdf
- 外務省HP(http://www.mofa.go.jp/mofaj/area/eu/s_kyotei/medi_gmp.html)

4 OECDドキュメントNo.13の発行(2002年)

　日・欧州共同体相互承認協定が発効した2002年に、OECDコンセンサスドキュメント(CD)No.13が発出された。タイトルは、「複数場所試験の組織及び管理におけるGLP原則の適用」というものであった。このOECD CD No.13の中で、複数場所試験に関する明確な言葉の定義が示された。すなわち、「複数場所試験とは、複数の場所において実施される複数の段階からなるすべての試験をさす。複数場所試験は、遠隔地、異なる組織、または別個の試験場所を使用する必要がある場合に必要となる。これには、組織内のある部門が試験施設である場合に、同一組織内の他部門が試験場所となることも含まれるであろう。」と記載された。

　この言葉の定義により、例えば被験物質の血中濃度測定(TK測定)が毒性試験施設とは異なったGLP試験施設で実施された場合には、複数場所試験となることが明確化された。なお、コンセンサスドキュメントとは、「OECD加盟各国のコンセンサス(合意)が得られた文書である」という意味である。この文書に記載されている内容にどこまで追従するかは、各国の規制当局の判断に任されるようである。ただし、このような文書を無視

することはできない。なぜなら、日・欧州共同体相互承認協定の中では医薬品は化学物質の中に含められているし、日本と欧州間の確認基準としては OECD GLP 原則（1997 年改正）が求められているからである。

5　OECD MJV の本格運用（2002 年）

OECD では、1998 年から 2001 年までパイロット MJV を実施した（**第 7 章 5 項**参照）。その間もしくはその後に OECD の各種文書が発行されていった。第 21 回 OECD GLP ワーキンググループ（2002 年）において、MJV の本格運用に関する 2008 年から 2017 年にかけての第 1 巡目のスケジュールが決定された（**第 7 章 7 項**参照）。それによると日本の医薬品及び安衛法 GLP は、2008 年（平成 20 年）にベルギーと韓国の査察官による現地評価チームにより MJV を受ける予定となっていた。また、農薬、動物用医薬品、飼料添加物及び化審法 GLP は、2012 年（平成 24 年）に MJV が予定された。その一方、日本の査察官は 2009 年、2010 年及び 2011 年に OECD の査察官グループとして、デンマーク、フィンランド、ギリシャ及びハンガリーの GLP 査察に立ち会う予定となっていた。

6　複数場所試験の実施に向けた動き

6-1 │ SQA の講演（2003 年）

2003 年（平成 15 年）6 月 5 日に日本 QA 研究会が開催した定例総会の特別講演として、米国 QA 研究会（SQA）の事務局長であるエリオット・グラハム（Elliott Graham）氏が複数場所試験に関する講演を行った。この講演の要旨を以下に示す。

- OECDと米国のFDA及びEPAの定義によると、複数場所試験（Multi-site Study）というのは、少なくとも1つのフェーズが複数の地点で行われるものとしている。「フェーズ」というのは1つあるいは2つ以上の活動である。試験を行うにあたって必要とされる活動を「フェーズ」と呼ぶ。
- EPAとFDAの文書において、試験施設というのは、被験物質を試験系に適用する場所である。
- OECDは試験主任者（PI：Principle Investigator）を定義しているが、EPAとFDAは定義していない。OECDはPIの役割、責任、義務というものを試験計画書に明記することを要求している。
- EPAやFDAは、別個の報告書を各研究者に要求することができる。
- 日本ではフェーズごとに異なった試験として試験計画書を書くことがあるようである。しかし米国及びOECDの規制を満足させるためには、あらゆるフェーズにおける試験計画書を単一の試験計画書にまとめなければならない。そして試験責任者が署名しなければならない。

この講演のポイントは、以下の2点である。
　(1) FDA GLPもEPA GLPも、OECD GLPで述べるところの複数場所試験の概念を取り入れて運用されている。
　(2) 従来から日本が実施しているところの、本体試験とは分離・独立したTK測定試験というものは、世界的に複数場所試験にあてはめてみると間違ったやり方である。

6-2 ｜ OPSRの講演（2003年）

　エリオット・グラハム氏の講演の3ヵ月後の2003年（平成15年）9月16日に第9回GLP研修会が開催され、OPSRの津田重城氏（調査指導部調査第一課長）が複数場所試験に関する講演を行った。その要旨は以下のとおりである。（日本QA研究会GLP部会第1分科会作成資料より抜粋）

- 「複数場所試験とは試験が複数の場所にわたって実施される場合をいう」と定義したい。
- 「PI」という概念は、最初はOECD CD No.6の圃場試験へのGLPの適用で導入され、1997年のOECD GLP原則の改定により全てのGLP試験に適用されるようになった。
- 複数場所試験には、被験物質の分析、あるいはTK分析や病理検査など全てが含まれる。
- 複数場所試験を導入するにあたり、複数場所試験に関するGLP上の解釈をできるだけ柔軟に行う方向である。

　この講演は、医薬品・医療機器GLPに携わる民間の関係者に驚きをもって迎えられた。彼らは、「今後、従来通りの一部委受託試験は認められなくなり、複数場所試験で実施しなければならない」と受け止めたが、複数場所試験とはどのようなものなのかわからない。そこで日本QA研究会は、OPSRの阿部康治氏（調査第一課調査専門員）を介して津田重城氏に再度講演を依頼した。阿部康治氏からは「日本QA研究会としての講演依頼なら引き受ける」との回答が得られた。

6-3 │ OPSRによる追加講演（2004年）

6-3-1　日本QA研究会での発表

　2004年1月30日、日本QA研究会GLP部会講演会が開催され、OPSRの津田重城氏による「GLPの複数場所試験について」と題した講演が行われた（日本QA研究会会報No.26）。この講演のポイントを、以下に記載する。
- 複数場所試験に関するGLP上の解釈をできるだけ柔軟に行う。
- 複数場所試験に関する基本的な概念は国際的に一致しているが、細部にわたるまで確立しているわけではない。
- 日本語で「コンセンサス」というと100％同意しているように思われるが、コンセンサスドキュメントの場合には、「みんなそれぞれ

考え方は違うのだけれども、これだったら妥協してもしょうがないか」という意味になる。
- 複数場所試験の概念や適用については、まだ多くの疑問があると思う。規制側が一方的に解釈を押し付けるのではなく、今後、規制当局側もいろいろと学ぶであろうし、運用もいろいろなケースが出てくるであろうから、今後の経験によって発展していくことを期待している。
- GLP 調査への反映については、基本的なところに焦点を当てて情報を集めて行くつもりである。
- 欧米の動向についても注目していくつもりである。
- 複数場所試験を公式にやるには省令の改正が必要であり、これはもちろんやってやれないことはないが、すごく面倒である。
- 米国の FDA の運用を参考にしてやっていく。欧州は OECD GLP 原則をコピーしているので明確ではあるが、米国とシンクロナイズ（協働）できるような形で行けば、少なくともデータの提出において、例えば日本のデータが受け取られないという状況はなくせるのではないかということから、今の段階では FDA の運用を参考にしている。
- なぜ急にこのような話が出てきたのかというと、OECD CD が正式なものになって、米国の法律の中には位置づけられていないけれども、「弱いガイダンス」という形で扱われたということである。
- OECD の中で明確に言われていることについては、それはその通りにやってもらいたい。講演スライドに書いていないところとか、議論があるようなところについては、工夫をしていただきたい。

この講演内容のポイントは、「米国が動き出したため現時点で日本は、FDA 的な運用をする」ということである。しかし、聴衆には「FDA 的な運用をする」と言われても理解することができなかった。津田重城氏は、「OECD の中で明確に言われていることについては、それはその通りにやってもらいたい。」とも述べた。日本 QA 研究会は複数場所試験のことを知るために津田重城氏に追加講演を依頼したわけであるが、かえって疑

問が膨らんでしまった。

　医薬品 GLP に携わる者たちは、FDA GLP のことはある程度知っていた。しかし、FDA GLP の運用において、どのように OECD GLP と整合性を持たせているのかを知る者は少なかった。OECD GLP について知っている者はさらに少なかった。この講演会で聴衆は、「今後は OECD CD No.13 に従って複数場所試験を実施しなければならない」と再確認できただけであったように思える。

6-3-2　講演後の会合

　津田重城氏の講演の後に日本 QA 研究会の代表者は、複数場所試験等における日米の状況に関する情報交換を目的に、OPSR の関係者（津田重城、阿部康治、降矢強、浅野敏彦）と、ファイザー社のエリゼ・ローゼン（Elisse A. Rosen）及びエリク・ラーセン（Erik R. Larsen）両氏との非公式会議を設定した。この会議においてローゼン氏は、「民間側は、FDA が複数場所試験に関するガイダンスを作ることに反対している。OECD CD No.13 には、FDA が独自の規制を作ってまで従わなければならないような影響力はないとの考え方があった。」と述べた。津田重城氏は「まだ複数場所試験は完成された形ではない。今の段階からギシギシした規制をしようとは考えてない。EU と FDA の動きを見て決めて行きたい。」と述べた。

6-4 ｜ 業界の反応

　津田重城氏の講演を聴いた民間側は、「規制はしないが OECD CD No.13 に従って試験を実施せよ」との当局の考え方を知った。まず実質的な活動を開始したのは、安全性試験受託研究機関協議会（安研協）の QAU のメンバーであったと筆者は記憶している。受託研究機関の場合、医薬品 GLP ばかりでなく複数の GLP に従って試験を実施する。この場合に問題になるのが、「用語」である。例えば OECD CD No.13 における Principle Investigator（PI）を、農林水産省系 GLP では「主任試験員」、化審法 GLP では「試験主任者」と呼ぶ。用語の統一をしないと、SOP の作成さえできな

くなる。また、従来からの通常の委受託試験においても、試験が開始されるまでの手続きはスポンサーごとに異なる要求をされている。ここに複数場所試験の手続きが上乗せされた場合、スポンサーごとに、委託担当者ごとに、試験ごとに多様性が発生し、混乱が生じてしまう。

　このような混乱を避けるために安研協 QAU メンバーはディスカッションを重ね、「複数場所試験に関する同意書／合意書（案）」を作成した。受託試験施設側はこのテンプレート（案）を用いてスポンサー側と協議し、同意（合意）に至った段階で両者が署名もしくは記名・捺印を行った。複数場所試験の運用に関する疑問点の解決等に関しては、日本 QA 研究会第2分科会がその任にあたった。彼らは各国の状況を調査し、また分科会メンバー間の情報交換に努め、ディスカッションを行い、日本の GLP 下での複数場所試験の運用に関する最適な方法を考えていった。このように日本における複数場所試験の導入に関しては、民間が自主的に検討を進めたという経緯がある。

Reference
- 日本 QA 研究会会報 No.26（2004）
- PMDA_F 社の情報交換会メモ（非公開情報）

7 医薬品医療機器総合機構（PMDA）の設立（2004 年）

　認可法人とは、「特別の法律に基づいて設立され、設立に際し主務大臣の認可を受ける法人」とされている。例えば日本銀行や日本赤十字社がある。医薬品副作用被害救済・研究振興調査機構（OPSR）は認可法人であった。類似する法人に、特殊法人というものが存在する。2013 年（平成 25 年）現在、特殊法人としては 33 法人が存在し、この中には例えば厚生労

働省が所管する1団体(日本年金機構)、財務省管轄の日本たばこ産業株式会社をはじめとする5団体や、国土交通省管轄の新関西国際空港株式会社、JR北海道、JR四国、JR九州等の13団体が含まれる。

　2000年(平成12年)12月1日に閣議決定された「行政改革大綱」の中では、以下のことが述べられた。「21世紀の我が国経済社会を自律的な個人を基礎とした、より自由かつ公正なものとするため、これまでの国・地方を通ずる行政の組織・制度の在り方、行政と国民との関係等を抜本的に見直し、新たな行政システムを構築する必要がある。このため、21世紀の開始とともに新たな府省体制を確立し、中央省庁等改革の成果をより確実なものとすることと特殊法人及び認可法人(以下「特殊法人等」という。)の改革については、特殊法人等の事業が現在及び将来にわたる国民の負担又は法律により与えられた事業独占等の特別の地位に基づいて実施されていること等にかんがみ、すべての特殊法人等の事業及び組織の全般について、内外の社会経済情勢の変化を踏まえた抜本的見直しを行う。」と。要は、独立行政法人化の推進がここで決められたわけである。

　財務省は、「独立行政法人改革の経緯と現状について」(『ファイナンス』2013年9月号)という記事をホームページで掲載している。この記事の中で財務省が引用している「NHK週刊こどもニュース2011」(NHK出版、2010年)の文章を以下に紹介する。「この独立行政法人は、2001年にはじめてつくられた。そのころから、日本は借金がどんどんふくらんでいて、とても苦しんでいたんだ。その原因のひとつとして、国があまりにも多くの仕事をしているからではないかということがいわれていた。そこで国がやらなくてもいい仕事は会社をつくって、その会社にまかせればいいということになった。(中略)国からはなれて独立したら、自分できちんとお金をもうけなければならない。それまで、『お金が足りなくなっても国が助けてくれる』と思っていたところも、ムダを減らそうと考えて仕事をするようになる。」と。

　2001年(平成13年)に入って事業類型別の論点の整理が行われるとともに、各省のヒアリングが行われた。そして同年6月22日に中間とりまとめがなされ、12月に「特殊法人等整理合理化計画」が閣議決定された。厚

生労働省は、2002年(平成14年)12月に、厚生労働省が所管する特殊法人のうち8法人を独立行政法人化し、1法人を民間法人化するとともに、当該計画に盛り込まれた事務・事業の見直しを行うことを内容とする「独立行政法人個別法等9法」を成立させた。さらに2003年度(平成15年度)に6法人が、2004年(平成16年)4月には、「医薬品副作用被害救済・研究振興調査機構(OPSR)を廃止した上で、国立医薬品食品衛生研究所医薬品医療機器審査センター等と統合し、新たに医薬品等に係る研究開発業務、医薬品調査等業務及び救済給付業務を行う独立行政法人を設置する。」とした。すなわち、医薬品医療機器総合機構(PMDA)が設立されたのである。

Reference
- http://www.mof.go.jp/public_relations/finance/201309e.pdf

8 改正薬事法の施行(2005年)

2002年(平成14年)に公布された改正薬事法の施行期限は2005年(平成17年)4月1日とされた。この薬事法改正は、従来の薬事行政を根本から見直すほどの大改革であったため、公布から施行までの間に約3年間の猶予期間が設けられた。改正ポイントは多岐にわたり、製薬企業内の多くの部署が影響を受けたものと推測される。しかし、医薬品GLPは全く影響を受けなかった。このため、GLP関係者はこの薬事法改正の詳細な内容を知らないと思われる。そこで、2005年(施行)の改正薬事法の概略を述べることとする。

8-1 製造販売承認制度への移行

製薬企業は、医薬品としての販売を目的に医薬品を製造する。従来の薬事法は「医薬品の製造」との行為に着目して構築されていた。製薬企業は

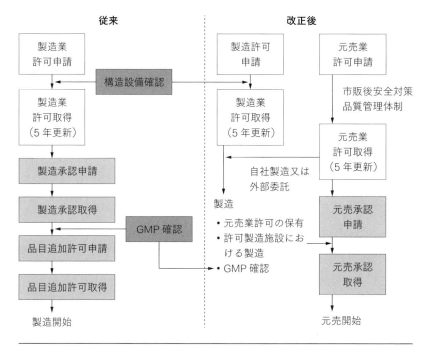

図 24　薬事法改正前後における承認・許可の流れ
出典：厚生労働省 HP（http://www.mhlw.go.jp/topics/2002/09/dl/tp0910-2f18.pdf）

厚生労働大臣に対し、「製造承認申請」を行っていた。2005 年（平成 17 年）施行の改正薬事法により、この制度が根本から見直され、製造委託が可能となった。図 24 にその概略を記載する。

　従来、医薬品製造業を営もうとする場合、まず都道府県に対して製造業許可申請を行う必要があった。都道府県は申請者の構造設備要件を確認し、製造許可を与える。この製造許可は 5 年更新である。製薬企業はこの製造業許可を持っていなければ、製造承認申請を行うことができない。製薬企業は薬事法施行規則で定める、俗に言う「イロハニホヘトの資料」をまとめ、品目ごとに製造承認申請を行う。当局は承認申請された品目の審査を行い、承認を与える。製造施設がその品目の製造を行おうとする場合、品目追加許可申請を行う。品目追加許可申請が行われると都道府県

は、GMP の確認（5 年更新）を行う。問題がなければ製薬企業は品目追加許可を取得し、認可された医薬品の製造を開始することが可能になる。この場合、区分許可を入手していれば製造の一部委託は可能であったが、全てを委託することはできなかった。すなわち製造業者（輸入販売業者）には、①製造所で製品を製造・輸入すること、②製造された製品を市場に出荷すること、の 2 点が求められていたのである。

　薬事法改正により製造業は、①製造業（製造所で製品を製造・輸入する）と②製造販売業（製造された製品を市場に出荷する）とに分けられた。「製造所」になろうとする場合、製造業許可申請が必要になる。製造業許可申請は 5 年更新である。都道府県は構造設備を確認する。「製造販売業」になろうとする場合、製造販売業許可（図 24：元売業許可）が必要である。製造販売業許可は、医薬品を日本国内市場に出荷する業者（元売り業者）、市場に対する最終責任を負う業者に対する許可である。つまり、製造販売業者は、製造所において適正な品質管理体制のもと製造（製造委託している場合には、その製造所における品質管理を管理監督すること。）されていることを管理監督する能力に加え、市場に出荷した製品を消費者がどのように使用しているか、不適切な使用はされていないかといった情報の収集、また、常に副作用情報、クレーム情報、事故情報等を国内外から積極的に収集し、製品自体に問題がないかなどを分析し、適切な安全対策を行うことができる能力が求められる。

　すなわち、市場に対する責任という意味で、製造販売業許可は、薬事法上最も重い責任が発生する最上位の許可に該当する。そこで製造販売業許可申請が行われると、市販後安全対策システムや品質管理体制がチェックされたうえで、申請者に対して製造販売業許可が与えられることになる。製造販売業許可は 5 年更新である。薬事法改正前は、品目ごとに製造承認申請を行っていた。薬事法改正後は、製造販売（元売り）承認申請を行うことになる。そして承認が得られた後に、製造販売（元売り）を開始することができるようになる。

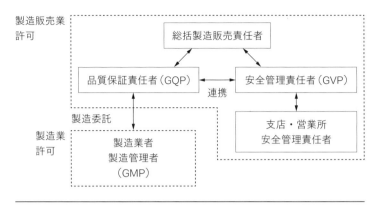

図 25　業許可と GXP の連携
出典：製薬協発表スライド

8-2　GXP

　改正後の薬事法第 2 条第 12 項では、「製造販売とは、その製造等（他に委託して製造をする場合を含み、他から委託を受けて製造をする場合を含まない）をし、又は輸入をした医薬品（原薬たる医薬品を除く）、医薬部外品、化粧品又は医療機器をそれぞれ販売し、貸与し、又は授与することを言う。」と記載されている。つまり、製薬企業は医薬品の委託製造が可能になったわけである。また、「製造承認」と「品目追加許可」が「製造販売承認」に一本化され、品質、有効性、安全性、製造管理、品質管理などをまとめることになった。

　業許可と GXP との関係を図 25 に示す。「製造販売業」は品目の承認取得、製品の上市、市場に対する品質と市販後安全対策全ての責任を負い、製造所は不要となったが、医薬品の品質の管理（GQP）と安全管理部門（GVP）を持たねばならなくなった。「製造業」はもっぱら製造（GMP）のみを行い、試験検査は委託が可能となった。この薬事法改正により、出荷と製造の機能分離がなされたのである。

　製造販売業者は総括製造販売責任者と品質保証責任者、安全管理責任者を置かなければならないとされている。遵守事項としてこれらが製造販売

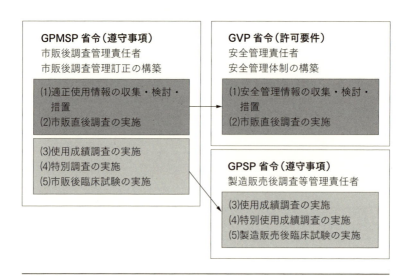

図26　GPMSP省令とGVP及びGPSP省令との関係
出典：http://medical.radionikkei.jp/suzuken/final/050526html/

後安全管理責任者ともども相互に連携協力し業務を行う配慮を払うということがある。GQP省令とは、「医薬品、医薬部外品、化粧品及び医療機器の品質管理の基準に関する省令」（平成16年9月22日；厚生労働省令第136号）であり、新設されたものである。

　薬事法改正によりGVP省令とGPSP省令が作られたが、これは従来から存在したGPMSP省令が図26に示すように切り分けられて作成されたものである（第4章10-3-5項参照）。GVP省令とは、従来のGPMSP省令（医薬品の市販後調査の基準）から、「再審査・再評価資料の収集・作成のために実施する試験・調査に関する基準（GPSP）」を除いたものである。このことにより、再審査・再評価資料の収集に関しては、GPSP省令、すなわち「医薬品の製造販売後の調査及び試験の実施の基準に関する省令」として分離された。

表 21　GMP/QMS 調査と調査権者

	国内製造所	海外製造所
医薬品		
新医薬品、生物学的製剤、放射性医薬品等	PMDA	PMDA
その他医薬品	都道府県	PMDA
医療機器		
新医療機器、細胞組織医療機器、クラスIV	PMDA	PMDA
クラスIII、クラスII（認証基準のないもの）	都道府県	PMDA
クラスII（認証基準のあるもの）	登録認証機関	登録認証機関

出典：PMDA 発表スライド

8-3 ｜ GMP 適合性調査

　2005 年（平成 17 年）施行の薬事法改正の一環として、2004 年（平成 16 年）12 月 24 日に新たな GMP 省令（「医薬品及び医薬部外品の製造管理及び品質管理の基準に関する省令」（厚生労働省令第 179 号））が公布され、2005 年（平成 17 年）4 月 1 日から施行された。

　この GMP 省令改正により、PMDA が GMP の適合性調査を開始した。本書の読者の多くは GLP 関係者であり、法律そのものよりも施設適合性調査の方に興味があると想像するため、本項では GMP の適合性調査について簡単に記載する。

　従来、医薬品 GMP の調査は都道府県が担っていたが、2005 年（平成 17 年）の薬事法改正により GMP 調査の分担が PMDA、都道府県及び登録認証機関の 3 者となった（**表 21**）。その中で、PMDA は新医薬品・新医療機器等の GMP 適合性調査を担当することとなった。GLP の場合には海外施設への調査権は厚生労働省が保有するが、GMP の場合には PMDA にその調査権が属するところに違いがある。GLP が日本に導入されたときに、GLP 適合性調査は承認申請時の品目調査であった（**第 3 章 4-4 項**参照）。同様に、GMP の場合も「新医薬品等の承認申請の 6 ヵ月前に GMP 適合性調査申請を行え」とされ、承認申請時の品目調査が開始された。GLP 調査

とGMP調査の担当部署は異なる。GMP調査はPMDAの品質管理部がその任にあたる。一方、GLP調査はPMDAの信頼性保証部の所管となる。

PMDAの品質管理部は、2005年（平成17年）から海外製造所に対するGMP/QMSの実地調査を開始し、2010年（平成22年）までに医薬品300施設、医療機器94施設のGMP調査を行った。欧州及び北米のGMP施設がほとんどであったが、医薬品の場合には約3割がアジアのGMP施設であった。特に医療用後発品の原薬に関するアジア諸国へのGMP調査が多かった。2005年（平成17年）に施行された改正薬事法により（医薬品）製造業は、製造販売業と製造業とに分かれ、製造販売業にはGQPが課せられた。製造販売業者が承認申請を行う場合、「製造販売業者自らが実地で確認したことを証する『製造販売業者によるGMP適合性等の確認書』の提出」が求められるようになった。GMP適合性調査申請時には、すでにその施設で製造している複数の品目の内の代表とする品目が調査の対象となった。

この代表品目は申請者が選定することになるが、「GMP課長通知に従い明白な根拠をもって選定せよ」とされた。PMDAはGMPの品目調査と同時に定期調査も開始した。申請者は事前資料（GLP適合性調査資料に相当）を前もってPMDAに提出する。GLPと異なる点は、「過去2年以内に機構の調査（書面調査を含む。）を受けており、同様の資料を提示済の場合は、前回提出以降の変更があったもののみの提出で可能である。その場合、前回提出日を記載のうえ、提出すること。」とした点である。GLP適合性調査の場合には、毎回新たなGLP適合性調査資料の提出が求められている。さらに2005年（平成17年）当時は調査員の意向により、GLP適合性調査資料の大幅な書き直しを命じられることもあった。GMP施設の定期調査は3日間で行われる（GLPの場合は通常5日間）。GMP調査では、1日目の午前中に開始ミーティングと施設概要説明が行われ、午後からプラントツアーに入っていく。一方、当時のGLP調査では、1日目の全てが施設概要説明に費やされることがあった。

GMP調査権は2007年（平成19年）4月に都道府県よりPMDAに移されたが、PMDAは同年から2013年（平成25年）までの活動を第1期とし、

第 1 期の目標を「2013 年度までに、以下のとおり、リスク等を勘案して、一定の頻度で実地調査を実施できる体制を構築する。」とした。
　①厚生労働大臣許可施設は、概ね 2 年に一度
　②都道府県知事許可施設（機構調査品目の製造施設に限る。）は概ね 5 年に一度
　③海外の施設は、過去の調査歴等を踏まえ適切に実施

　GMP 調査におけるこのような動きが GLP 調査に影響を与えたかどうかは定かでないが、2012 年（平成 24 年）の GLP 研修会において、以下の内容が PMDA より示された。
- 施設側からの全体的説明は、省略し、調査員が明確にしたい点のみ議論
- ラボツアーは、調査区域を抽出し、調査員が分担して実施
- スタディー・オーディットは調査員の自己調査形式とし、必要に応じて関係者に面談。
- 口頭指導メモは、廃止する。
- クローズド・ヒアリングは、必要に応じて実施。
- 講評は、一方的な伝達、調査員の感想を廃止し、活発な議論を行う。

　2013 年（平成 25 年）12 月 2 日に PMDA の品質管理部（GMP）は、事務連絡「医薬品等適合性調査の申請に当たって提出すべき資料について」を発出した。この事務連絡の中で PMDA は、「今後見込まれる定期適合性調査申請件数の増加を勘案し医薬品等適合性調査の一層の効率化を図ることを目的として、上記資料について下記のとおり改めることとした。」と述べた。この事務連絡で述べるところの「上記資料／下記資料」とは、GLP 適合性調査資料作成要領に相当するものである。2013 年（平成 25 年）になって PMDA は、GMP/QMS の定期調査を本格的に開始したようである。

Reference
- 医薬品医療機器総合機構品質管理部「PMDA が実施する GMP 適合性調査及び認定調査に

ついて」2010 年 6 月 3 日、CPhI China 2010
http://www.japta.or.jp/pdf/CPhIChina2010_siryou_J2.pdf

9 米国の動き（2006 年）

9-1 分担報告書に対する指摘

　FDA はそのホームページにて、GLP 施設査察時の文書による指摘事項（Form 483）やワーニングレターを公表している。世界中の多くの GLP 関係者はこれらの公表書類をチェックし、FDA の動きを知ろうとしている。2006 年頃より FDA は、それまでとは異なった指摘を行うようになった。特に「病理責任者は病理報告書に署名し、それを試験責任者に提出せよ」とのワーニングレターが目立つようになった。

　従来、FDA は「FDA GLP は OECD の複数場所試験に合致する」と述べていた（**本章 6-1 項**及び **6-3 項**参照）。日本の GLP の運用と異なり FDA GLP では、「分担責任者」というものが存在する。例えばこの中には病理責任者が存在する。病理責任者は病理報告書を作成し、それを試験責任者に提出する。FDA GLP では分担責任者が存在するということが、OECD GLP での複数場所試験に合致するとの理論的根拠になる。一方、日本の GLP では、病理責任者等の分担責任者は必要とされない。さらに TK 測定等を受託研究機関で実施する場合には、本体試験とは異なった別の独立した試験として委託していた。このようなことから、日本の医薬品 GLP は FDA GLP を参考にして作成され、その運用を参考にしていたものの、複数場所試験に関して FDA と同様の解釈をするには無理があった。

　FDA が病理報告書に関するワーニングレターを頻発した理由は、病理報告書への署名の順番である。**図 27** に民間が一般的に行ってきた署名の順番を示す。FDA GLP の運用において、「分担科学者が分担報告書を作成し、試験責任者はそれを最終報告書に綴じ込む」との点では OECD GLP

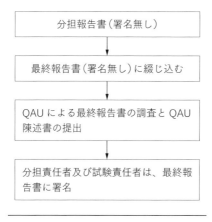

図27　FDA GLP下での複数場所試験の運用

の複数場所試験に合致する。病理責任者は署名のない病理報告書を試験責任者に提出する。試験責任者はそれを最終報告書に綴じ込み、QAUによる調査を受ける。試験責任者はQAUから提出されたQAU陳述書を最終報告書に綴じ込み、分担責任者と試験責任者は次々と最終報告書に署名する。OECD GLP原則では、分担責任者に対して必ずしも分担報告書を記載することを求めているわけではない。例えば分担責任者は生データ等を全て試験責任者に渡し、試験責任者がその結果を最終報告に反映させることが可能である。しかし分担責任者が分担報告書を記載する場合には、OECD GLP原則9.1項にて「(2)試験に関与した試験主任者や科学者の報告書には、それらの者による署名、日付が記入されなければならない。」としている。「署名のない分担報告書を試験責任者に提出する」という行為が、FDA GLPの運用が、OECDのGLP原則と大きく異なる点である。

さらにFDA GLPの運用下では、病理報告書が生データであるとされている。病理報告書が最終報告書に綴じ込まれ、病理責任者がそれに署名するまでは、病理の生データは存在しないことになる。このようなことが背景にありFDAは、「病理責任者は署名した病理報告書を試験責任者に提出せよ」とのワーニングレターを発出しはじめたのではないかと推測される。

9-2 │ FDA GLP の改正に向けた動き（2007 年）

FDA GLP の改正は、「近代化（Modernization）」と呼ばれることがある。2007 年 8 月 15 日に米国製薬協は FDA に対し、15 項目の FDA GLP 修正要求事項を提出した。修正要求内容の第 1 番目は、「個々の別々にサインが行われた分担科学者による報告書を添付するよりも、全体として十分に完全化された最終報告書を認めて欲しい」との内容であった。米国製薬協は、従来からの GLP の運用方法（図 27）を FDA GLP 改正後も認めて欲しいとの要望であった。修正要求内容の 2 番目は「OECD では QAU によるプロセス調査が認められているので、米国でもこれを受け入れて欲しい」というものであった。修正要求内容の 4 番目は「言葉の定義の項に試験主任者（Principle Investigator）の役割を追加して欲しい」というものであった。

米国製薬協の修正要求内容を読むと、FDA が OECD GLP との整合性を高めるために FDA GLP の改正を考えていることは確実であった。米国製薬協が FDA に対して要求事項を提出した時期からそれほど間を置かず、日本 QA 研究会の GLP 部会役員は某グローバル外資系企業の QA 関係者を通じて米国の動きを知った。2004 年（平成 16 年）段階で当局側は「FDA の動きを見て複数場所試験に関する対応を決める」（本章 6-3 項参照）としていた。FDA は OECD GLP への整合性を高めるために、2007 年段階で FDA GLP の改正作業を開始したわけである。

10　GLP 省令改正に向けた動き

10-1 │ GLP 講演会（2006 年）

GLP には、一見矛盾するような記載がなされている（図 28）。QAU は最終報告書を調査して信頼性保証陳述書を試験責任者に提出しなければならない。しかし、QAU が調査を行う最終報告書には、すでに QAU が最

第 5 章——2000 年代の動き

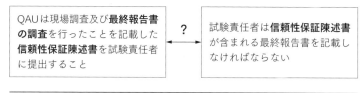

図 28　QAU が調査する最終報告書とは？

終報告書の調査をした結果、すなわち信頼性保証陳述書が含まれていなければならないことになる。この問題については、GLP が求めることを良く理解していれば矛盾していないことに気がつくはずである。しかし、日本では GLP が導入されたときから、「QAU は試験責任者の署名がある最終報告書を調査せよ」と指導されてきた。

　ある施設では、信頼性保証陳述書を挿入する予定の空ページを最終報告書に作っておき、試験責任者が署名を行った後に QAU が最終報告書を調査した。QAU は信頼性保証陳述書を試験責任者に提出し、試験責任者は最終報告書の空ページに信頼性保証陳述書を組み込んだ。一方ある施設の QAU は、最終報告書のファイナル・ドラフトで調査を行い、最終報告書（署名あり）の調査は指摘事項の確認のみを行った。最終報告書（署名あり）で QAU が調査を行うと、最終報告書の訂正書が多発することになり、その結果、日本の最終報告書は非常に読みにくいものとなる。承認申請を行うにあたり、最終報告書の訂正書を最終報告書に組み込むことが求められるが、このような承認申請資料の信頼性の低下を引き起こしかねない新たな作業が発生することになっていた。当局側はこのような民間の対応に対して、多くの指摘や指導を発出した。

　このような状況下で日本 QA 研究会は、2006 年（平成 18 年）7 月 5 日にタワーホール船堀にて GLP 部会講演会を開催した。講演会の総合タイトルは、「日米欧の GLP の運用の違い」である。演者は、大室弘美氏（武蔵野大学薬学部）、ロジャー・チャプマン（Roger Chapman）氏（英国：ハンチンドン・ライフ・サイエンス）及びジェイムズ・マコーマック（James F. McCormack）氏（米国：チャールズ・リバー）であった。特にマコーマック

氏は FDA GLP の創設者の 1 人として知られており、この講演会の前年まで FDA の査察部門のトップとして全世界で講演を行っていた。講演の終了後、Q&A セッションにおいて座長から「QAU は試験責任者の署名がある最終報告書の調査を実施すべきかどうか」との質問が演者になされた。以下に、チャプマン氏とマコーマック氏の回答を記載する。

- チャプマン氏(英国)の回答

　これは伝統的な質問であり、単一の答えはありません。しかし、ここでは基本的な原則というものはあります。QAU は試験の実施から独立した存在であるべきです。試験責任者はそのレポートが完全であり、正確であり、そして首尾一貫していることを自分の責任で保証すべきであります。QAU があまりにも密接にかかわってくると、試験の独立性や報告書の独立性が失われることになります。これは個人的な理念ですが、QAU の担当者はまず草案の段階で報告書を査察し、その後の修正についてはモニタリングすべきであると思います。修正した個所を全て確認(Verification)するのは、QA の仕事ではないと考えます。試験責任者が最終報告書に署名するときには、その試験全体が GLP 遵守(コンプライアンス)していることが重要です。その GLP 遵守という中に、「試験に対して QAU プログラムが適切に実施された」ということが含まれます。

- マコーマック氏(米国)の回答

　最終報告書に試験責任者が署名をする際に、その前に QAU の署名が入っていなかったりすると、それは「GLP 違反」ということになります。試験責任者の署名の後で QAU がレビュー(査察)することになると、今度は試験責任者の責任はどのように果たされたのかという疑問が起こってしまう。

　チャプマン氏とマコーマック氏の回答を解説する。最終報告書に全責任を負うのは試験責任者である。試験責任者は試験の科学的な側面だけなく、試験の信頼性(GLP 遵守)についても責任を負う必要がある。欧米では試験責任者が GLP Compliance Statement を書く場合があるが、この理由

からである。試験責任者が単独で試験の GLP 遵守について全責任を負うのは困難である。そこで QAU がサポートすることになる。QAU は試験施設全般の GLP 遵守状況に責任を有している。そこで QAU は、試験フェーズごとの現場調査を行い、その結果を試験責任者と運営管理者に報告する。最終報告書の QC チェック（生データと最終報告書との整合性の確認等）は、試験責任者の責務である。QAU は最終報告書と生データの確認を行うが、これは最終報告書の作成システムのチェックが主眼点となる。QAU は信頼性保証陳述書を試験責任者に提出することにより、これらを保証する。そして、試験責任者は信頼性保証陳述書を入手しないと、試験の GLP 遵守を宣言できないことになる。

この講演会に前後して PMDA の調査担当者は「最終報告書の QC チェックに責任を有するのは試験責任者なので、QAU による QC チェックは 2 割程度に抑えるように」と述べた。しかし、この問題が根本的に解決されたのは、GLP 省令改正（**本章 10-5 項**参照）の時である。

10-2 │ OECD 文書 15（案）のチェック（2006 年）

OECD では、OECD GLP 関連の各種文書（OECD SERIES ON PRINCIPLES OF GOOD LABORATORY PRACTICE AND COMPLIANCE MONITORING）を発出している（**第 7 章 4 項**参照）。OECD Document No.15（Establishment and Control of Archives with the Principles of GLP）を「OECD 文書 15」と呼ぶことにする。2006 年（平成 18 年）に厚生労働省医薬食品局審査管理課化学物質安全対策室（以下、「化学物質安全対策室」と略す）は、OECD 文書 15 の案について、業界側のコメントを出すよう日本 QA 研究会に求めた。日本 QA 研究会は OECD 文書 15 案を翻訳するとともに、この案に対するコメントを作成した。同年 9 月 29 日に日本 QA 研究会の代表 4 名は、化学物質安全対策室を訪問して業界側の要望とともにコメントを伝えた。当局側は、「日本 QA 研究会が示した解釈については問題なく、10 月 1 日に OECD 事務局に日本としてのコメント（経産省などからのコメントも含めて）が送付されることになる。OECD の協議は 2007 年 2 月

に予定されている。」と日本 QA 研究会に伝えた。

なお、「OECD 文書 15」は、2007 年 6 月に発出された。

10-3 OECD 関連文書の翻訳（2007 年）

2007 年（平成 19 年）に PMDA は、「OECD GLP 関連の 15 の文書の翻訳を作成したい」との希望を日本 QA 研究会に伝えてきた。日本 QA 研究会の代表者は 7 月 9 日に PMDA を訪問し中島宣雅氏と面談した。面談出席者の報告書には、「2008 年の OECD MJV を控え、国内 GLP 関連各省庁の OECD GLP に対する理解を深め、また、協力体制を作りたいという意向であり、については、QA 研究会に協力を要請したいとのことであった。」と記載されている。

面談の概要は以下のとおりである。

(1)OECD GLP 関連文書翻訳作成
　①背景
　　・各省庁が独自に翻訳を作成しているが、統一した翻訳を作成したい。ただし、用語の統一は無理をして行わない（違いは違いとして理解できれば良い）。
　②内容
　　・GLP 文書 No.1～15 の検討を行い、統一翻訳を作成する。
　　・農水省（No.1～13 訳あり）や他省にも訳がある。今後確認。
　　・QA 研究会は No.1～15（9、14 を除く）の翻訳を作成済み。No.15 は翻訳作成中。
　③今後の予定
　　・10 月までに各省の翻訳を集める。
　　・業界の意見なども取り入れたい（各省の違い、海外との違いなど）。
　　・年内で日本 QA 研究会がチェックする。
　　・2007 年度末までに翻訳を完成させる。
　　・公開の方法については今後検討する（インターネット掲載が有

力)。

(2) 今後の取り組み案

　　各省庁間 GLP 勉強会：来年（2008 年）に OECD MJV を受けるにあたり、OECD GLP 文書の見直し・勉強を行いたい。

(3) その他

① 7 月 23〜27 日タイで医薬 GLP シンポジウム開催（MAD 準備の一環）。PMDA 中島氏／浅野氏で話す予定。業界からの講演を希望する（注：日本 QA 研究会からの演者派遣は困難であったので、スライドのみを提供した）。

② 来年はマレーシアでもシンポジウムを予定している。

③ 今後も海外でのシンポジウムなどに積極的に対応する。

　記録上に「GLP に関する各省庁連絡会議」というものが現れたのは、規制緩和／改革推進 3 か年計画（**本章 1-2 項**参照）が最初である。厚生省はこの中で、「GLP の相互承認については、OECD で検討することとなっており、その進捗状況も見ながら、関係省庁間では、連絡会を開いて、我が国における異なる各 GLP 間の解釈の仕方の統一等について検討しているところである」と述べていた。各省庁は独自に OECD 関連文書の翻訳版を作成し、連絡会議を通じて GLP の運用解釈の統一に努めていたのであろう。このような中で中島宣雅氏の提案は、以下の 2 点でエポック・メイキングな提案であった。

① 日本人は日本語で動くため、GLP に関する翻訳版が多数存在すれば、その運用方法も多数存在する可能性がある。

② 官民が同一の翻訳版で GLP の運用解釈を行わないかぎり、官民間で運用解釈の違いが発生する可能性がある。

　日本 QA 研究会 GLP 部会は、当局からの依頼を官民の協力体制構築の好機ととらえ、翻訳の作成に全面的に協力することを決めた。

　2007 年（平成 19 年）8 月に日本 QA 研究会の代表者 2 名は霞が関を訪問し、本件に関する会議に出席した。「GLP に関する各省庁連絡会議」は、

厚生労働省で開催された。会議室の扉を開くと、厚生労働省、経済産業省、農林水産省及び環境省の専門官並びに審査を担当する独立行政法人の専門員約 40 名が一堂に会していた。民間からの 2 名が出席を許されたのは OECD GLP 文書の翻訳に関する議題のみで、当該議題終了後は速やかに退席を求められた。それでも、行政がこれまで非公開で開催していた連絡会議に、一部とはいえ民間から協力者として出席できたことは意義深いことであった。

　各省及び日本 QA 研究会の訳を比較検討した結果、日本 QA 研究会が作成した訳をベースとして、英文と和訳の対訳表を作成することに決定した。日本 QA 研究会 GLP 部会の有志メンバーは、OECD GLP 関連の 15 の文書の翻訳を用意し、分担して訳の見直しを行い、対訳表としてまとめた。各省の GLP 関係者と日本 QA 研究会はその後も協議を重ね、OECD GLP 文書 No.1〜15 の翻訳を完成させた。

　これらの文書は、下記の謝辞を添えて、2008 年（平成 20 年）3 月 31 日付けで日本 QA 研究会のホームページに掲載された。（http://www.jsqa.com/download/080408index.html）

> 　この対比表は、以下の皆様をはじめ多くの方々の協力と支援を得てできあがったものです。ここに深く謝意を表します。
> - 厚生労働省 医薬食品局審査管理課医療機器審査管理室並びに化学物質安全対策室
> - 独立行政法人 医薬品医療機器総合機構 信頼性保証部
> - 厚生労働省 労働基準局安全衛生部 化学物質対策課
> - 独立行政法人 労働安全衛生総合研究所
> - 経済産業省 製造産業局化学物質管理課 化学物質安全室
> - 独立行政法人 製品評価技術基盤機構 化学物質管理センター安全審査課
> - 農林水産省 消費・安全局畜水産安全管理課並びに農産安全管理課農薬対策室
> - 農林水産省 動物医薬品検査所 企画連絡室技術指導課
> - 独立行政法人 農林水産消費安全センター 肥飼料安全検査部並びに農薬検査部
> - 環境省 総合環境政策局環境保健部 企画課化学物質審査室
> - 日本 QA 研究会 GLP 部会並びに有志の皆様

// COLUMN //
2000年代のアジアのGLP事情

　日本を除くアジアのGLPは、OECD GLPによりリードされていた。アジア諸国で日本に続いてOECD GLPを取り入れたのは韓国である。日本や韓国以外のアジア諸国におけるGLPは、OECD GLP文書そのものを使用しているかOECD GLP文書をベースにしたGLP文書によって規制されている。

　韓国はOECDメンバーに加入できるようになるため、1986年に医薬品GLPをスタートし、1996年にOECDのメンバー国に登録された。その勢いで1997年に化学品に関するGLP、1998年に農薬GLPを導入した。しかし、アジアにおいて、これ以降2000年から2009年の10年間ではOECDメンバーに加入できた国はなかった。

　そのような中、OECD GLPの下で運用されるMAD（Mutual Acceptance of Data：データの相互受入れ制度）を利用して自国GLPのデータを海外での製造承認申請に使用できるよう、OECD非加盟国のMAD参加の許認可に名乗りを挙げる国が増えてきた。アジア諸国で最初にMADに参加できたのは、2010年1月のシンガポールであり、2011年3月のインド、2013年3月のマレーシアが続くこととなった。2010年からタイが暫定参加国になっており、さらにAd-Hocメンバーとして中国や台湾が控えている。

　韓国のGLPモニタリングプログラムは、日本の8GLP・6モニタリングプログラム（4省庁）とは大きく異なっている。韓国の3つの省庁が所掌しているGLPプログラム（MFDS：医薬品、RDA：農薬、NIER：化学物質）に対して、共通の非臨床試験に対して共同モニタリング（査察）を行い相互に承認するプログラムとなっている。このため、多くのGLP施設で3つのGLPプログラムの認証を受けている。

　インドのGLP適合性監視システムとしては、National GLP Compliance Monitoring Authority (NGCMA)によるGLP認証制度が2002年から始まっており、約10年と歴史はそれほど古くはない。医薬品と化粧品GLPはMinistry of Health（保健省）が管轄し、独自の規制文書に基づいて実施されている。一方、農薬はMinistry of Agriculture（農務省）が管轄し、こちらも独自の規制に基づいて実施されている。現在はOECDのガイドラインに基づいて、これらの分離された試

験・査察の管理を1つにすることを検討しているということである。

　マレーシアにおいては、2つのGLP査察当局がある。National Pharmaceutical Control Bureau（国立医薬品管理局）は医薬品、化粧品、食品添加物及び動物薬を、またSTANDARDS MALAYSIAは農薬、工業化学製品、食品添加物（化学品として）及び医薬品以外のバイオ技術を管轄している。

参考資料：1st Asia QA Forum Delegate Handbook（2013年7月）

　関係各省庁と日本QA研究会の努力により、日本で唯一の翻訳版が存在することになった。そして、誰もがこれを利用できることになった。日本としての統一したGLPの運用が可能であることを、海外の査察当局等に対してアピールできるようになったわけである。最初の「官民の密接な協力体制」は、このような成果として公表された。

10-4 GLP省令改正に向けた動き（2007年）

　2007年（平成19年）9月某日、日本QA研究会GLP部会長のデスクの電話が鳴った。受話器を取ると、PMDAの中島宣雅氏からの電話であった。中島宣雅氏はGLP部会長に対して、「米国FDAの状況を聞きたいので、今すぐPMDAに来て説明して欲しい」と要請した。GLP部会長は9月5日にPMDAを訪問し、生物分析法バリデーションに関する動き、病理分担報告書の動きやFDA GLP改正の動きについて説明した。その時はそれだけで終わった。

　それから約1ヵ月後の10月17日、再びGLP部会長のデスクの電話が鳴った。中島宣雅氏からの電話であった。中島宣雅氏は、「GLP省令を改正したいので、今すぐPMDAに来て欲しい」とGLP部会長に伝えた。日本QA研究会の代表者3名は、10月23日にPMDAを訪問して説明を聞いた。そのときの報告書によると、以下の内容がPMDAから伝えられた。

- OECD GLPの改正（1997年）後に厚生労働省と機構（OPSR）はOECDのパイロットMJVを受けたが、その時点で何も問題がな

かった。
- それ以降に OECD 文書 13（複数場所試験）が発行された。
- OECD MJV は 2008 年 8 月から本格運用がされるが、厚生労働省と総合機構（PMDA）は世界で最初にこれを受け、世界で最初にこれを成功させたい。
- 以上のことから、OECD GLP 及び OECD 文書 13 と整合を高めるべく、以下の項目について現行 GLP を改正したい
  ①複数場所試験の概念の導入と関連する諸規定の追加
  ②試験責任者の役割の追加
  ③信頼性保証部門の調査の実施方法に関する記載の追加
  ④試験関係資料の保存に関する規定

GLP 部会の役員会は 2007 年（平成 19 年）10 月 25 日に日本 QA 研究会 GLP 部会メンバーに対し、「医薬品 GLP、医療機器 GLP の全般にわたる改正に関する件」（部会長名 10 月 24 日付）を配信し、省令 GLP が改正されることを通知した。同年 11 月 1 日に日本 QA 研究会 GLP 部会役員会は、GLP 部会内に省令改正に関する作業委員会を立ち上げることを決定し、メンバーを選出した。GLP 部会長はこの作業部会を「新しい GLP を考える会」と名づけた。それまでの GLP は上意下達であったが、この GLP 省令改正について PMDA の中島宣雅氏は、「OECD では官民の協力体制が重視されるので、ともに GLP 省令の改正に取り組みたい」との意向を示していたからである。「新しい GLP を考える会」の第 1 回目の会合は、4 日後の 11 月 5 日に開催され、11 月 7 日には GLP 部会メンバーに対する意見聴取を開始した。

10-5 GLP 省令改正作業（2007 年—2008 年）

当局側と民間側の会合は計 12 回開催された。およそ 2 週間に 1 回のペースで当局と民間との会議が開催されたわけであるが、民間側は自分自身の会社の仕事をこなしつつ日本 QA 研究会に結集し、討議を行い、意見

をまとめていかなければならなかったため、非常にハードなスケジュールであった。この間の詳細な動きについては、2008年（平成20年）に藏並潤一氏が『PHARM TECH JAPAN』誌（Vol 24, No.12, 51-58）に投稿しているので、参考にされたい。

　第1回目の会合はPMDA信頼性保証部第4会議室にて2007年（平成19年）11月15日の午前10時から11時の間に開催された。厚生労働省からは、医薬食品局審査管理課化学物質安全対策室、医薬食品局審査管理課及び労働基準局化学物質対策課の関係者が出席した。PMDAからは新薬審査第二部、新薬審査第四部及び信頼性保証部の関係者が出席した。業界側からは、製薬協及び日本QA研究会の代表メンバーが出席した。

　自己紹介の後にPMDAから、医薬品・医療機器GLP制度改正（案）及びスケジュール（案）の概要説明があり、討議を行った。複数場所試験の言葉の定義としてPMDAは、「複数の場所とは複数のGLP運営管理体制を意味する」と回答した。この回答は、すでに民間側が自主的に運用していた複数場所試験の概念と一致しており、省令改正の影響は少ないものと判断された。第1回会合にて「業界側要望は年内に提出すること」とされたために日本QA研究会の「新しいGLPを考える会」は、会員メンバーの考え方や委員会でのディスカッション結果をまとめ、日本QA研究会の考え方及び要望事項を作成することとした。

　第1回会合（2007年11月15日）から第3回会合（2008年1月10日）までは、主として複数場所試験における形態や、試験施設／試験場所間の指名・確認・報告・連絡形態をイメージ図として固定する作業が行われた。複数場所試験のイメージ図をまとめる上で問題になったのが、QAU活動である。GLP省令第8条（信頼性保証部門）の記載は非常に曖昧であり、実際の運用と異なるところが多いからである。例えば、同条第1項第3号では、「QAUは試験の信頼性を保証できる適当な時期に試験の調査を実施せよ」と記載されているが、実際の運用では「全ての試験の全てのフェーズを調査せよ」と指導されている。また、第4号では「前号の調査において試験の信頼性に重大な影響を及ぼすおそれのあることを発見したときは、運営管理者及び試験責任者に対して報告するとともに、改善のための

勧告を行うこと」と記載されているが、実際の運用では「調査を行ったら指摘事項がない場合も含めて速やかに運営管理者及び試験責任者に対して報告せよ」と指導されている。このようなことが、複数場所試験における試験場所信頼性保証部門から試験施設に対する報告タイミングと報告回数に影響してくるからである。業界側はGLP省令第8条（信頼性保証部門）の改正を求めたが、この点に関しては、「省令の変更部分は最低限にしたい」というPMDAの意向により、運用でカバーすることとなった。

　第4回当局側と民間側の会合（2008年1月24日）以降は、複数場所試験以外の改正ポイントに関する討議とGLPチェックリストに関する討議が行われた。ここでもまた、省令第8条（信頼性保証部門）に関する討議が再開された。民間側からは、「FDA GLP及びOECD GLPに整合を取って信頼性保証部門責任者（QAM）を削除して欲しい」との要望が出された。QAMを削除した場合、運営管理者が試験ごとに試験責任者とQAU担当者の両方を指名することになる。日本QA研究会は、①QAMが存在することによりQAUの独立性が向上すること、②QAMが存在したからといって、GLP運用上の問題は発生していないことより、従来通りの運用を求めた。

　次に問題になったのが、プロセス調査である。PMDAは、OECD GLPに従い解説通知に「試験ごとの調査」、「プロセス調査」及び「施設調査」の3つの調査手法を記載すべく提案した。プロセス調査が特に関係するのは、OECD文書7（短期試験）である。Ames試験や理化学分析試験等のin vitro試験や、急性毒性試験等の短期試験の場合、OECD文書7が応用されることがある。このOECD文書7（短期試験）においてプロセス調査の詳細が述べられている。OECD文書7（短期試験）に従えば、QAUは試験ごとの調査を全く実施せずプロセス調査のみで試験を保証することが可能になる。PMDAは、以下の理由により、短期試験の概念を取り入れないと回答した。実際、医薬品・医療機器GLP以外の各省庁GLPにおいてもOECD文書7（短期試験）を取り入れていないため、日本QA研究会はPMDAの回答を了承した。

短期試験を取り入れない理由

- OECD文書7（短期試験）を取り入れている国と取り入れていない国が存在する。
- 仮に省令改正においてOECD文書7（短期試験）の概念を取り入れた場合、その概念を取り入れていない国が日本のGLPデータの受入を拒否する可能性がある

　OECD文書7（短期試験）に関連して「実験期間（実験開始日〜実験終了日）」の問題が討議された。OECD GLP基準では、「実験開始日とは、最初にその試験特有のデータが収集された日を意味する」と記載されている。日本のGLPの運用において、どのような行為が最初に行われるべき実験操作なのかが討議された。なぜならば、日本のGLPの運用において、「試験責任者が試験計画書に署名してから動物の発注をせよ」と強く指導されていたからである。この件に関して業界側は、グローバルメーカーからの情報収集並びに論文収集により世界の状況を調査した。その結果、動物の発注が最初の実験操作としている事例は日本のみであった。最も多かった回答は、「動物の受入」であった。つまり世界の多くの国では、動物の検収・検疫からがその試験固有の実験操作と考えていた。以上のことより業界側は、「動物の発注」という行為について融通性を持って対応するようPMDA側に申し入れた。

　先にも述べたが、日本のGLPにOECD文書7（短期試験）の概念は取り入れないことが決まったわけであるが、プロセス調査は取り入れることになった。そこでプロセス調査とはどのような調査方法なのか、さらにプロセス調査の結果をどのように信頼性保証陳述書に反映させるべきであるのかについて、業界側はグローバルメーカーからの情報収集並びに論文収集により世界の状況を調査した。その結果、国によりまた施設により異なっており、一致した見解を見出すことはできなかった。以上のことにより、解説通知にはプロセス調査を記載するものの、プロセス調査の実施方法等については省令改正後もPMDA側と業界側とで継続討議することとした。

　第8条（信頼性保証部門）関連で最後に問題になったのは、第1項第7

号(最終報告書の調査)と第8号(試験責任者への信頼性保証陳述書の提出)であった。従来から、日本では「試験責任者の署名がある最終報告書をQAUが調査する」と解釈してきた。本章10-1項に記載したとおり、FDA GLPの元トップであるマコーマック氏は、「最終報告書に試験責任者が署名をする際、その前にQAUの署名が入っていなかったりすると、それは『GLP違反』ということになる。」と述べている。そこで業界側は、海外の実態調査を行うこととした。業界側は、海外10施設63報の最終報告書について試験責任者の署名日と信頼性保証陳述書の署名日を調査した。その結果、信頼性保証陳述書の署名日の方が先なのはわずか8%であり、従来の日本のやり方と同じ報告書(試験責任者の署名が先)が21%存在した。最も多かったのが「試験責任者の署名日とQAUの署名日が同じ」というもので、71%であった。海外からは以下に示す意見が寄せられた。

①GLPの解釈から言えば、「信頼性保証陳述書への署名→信頼性保証陳述書を試験責任者に渡す→試験責任者は信頼性保証陳述書を最終報告書に綴じこむ→試験責任者は最終報告書に署名する」とのフローが正解である。

②しかし、このようなフローをリジッドに考え、何が何でもそのように実行しなければならないとは考えていない。

民間側は調査結果をPMDAに伝えたが、PMDAは「医薬品・医療機器GLPは法律(省令)なので、融通性を持たせることはできない」と回答した。次に、日本QA研究会は試験責任者とQAUの署名順番が変わることに関して、会員の意見を聞いた。特にCROの場合には医薬品・医療機器GLPばかりでなく各省庁GLPも実施しているので、その影響についても尋ねた。その結果、「問題なし」との回答を得た。以上により、試験責任者の署名とQAU陳述書への署名の順番は変更されることになった。

第4回当局側と民間側の会合(2008年1月24日)では、試験関係資料の保管に関する討議がなされた。改正前のGLP省令第7条(試験責任者)の第6号には、「(試験責任者は)試験関係資料が試験中及びその終了時に資料保存施設に保存されていることを確認すること」と記載されていた。

この条文の問題点は2つある。1つ目は、GLP条文に従えば「試験責任者は試験中でも試験関係資料を資料保存施設に保存しなければならない」ということである。業界側は、試験実施中の試験関係資料の一時保管に関して各国の状況調査を行った。しかし米国も含め、試験実施中の試験関係資料を資料保存施設に保存している事例はなかった。いずれの国も、「試験責任者が管理する」との回答であった。そこでGLP改正において条文中の「試験中」という言葉を変更することが合意された。

　2つ目の問題点は、「資料保存施設に保存されていることを確認すること」という言葉である。FDA GLP及びOECD GLPとも、省令条文と同じような文章を使用している。これらのGLPでは、「試験責任者から指示を受けた試験従事者もしくは資料保存施設管理責任者が、試験関係資料を資料保存施設に搬入する」とのイメージで記載がなされている。他の者が試験関係資料を資料保存施設に搬入するので、実際に搬入・保存されたかどうかを試験責任者は確認しなければならないわけである。しかし、英文で書かれたFDA GLP及びOECD GLPを日本語に翻訳すると、「資料保存施設に保存されていることを確認すること」というわけのわからない文章になってしまう。そこで、日本QA研究会は、この文章を「適切に移管する」と変更することを求め、了承された。

　これ以外にも細かい事柄について調査や討議が行われた。例えばGLP省令第13条（被験物質及び対照物質の取り扱い）の解説通知に、「被験物質の特性については、試験開始前にロットごとに測定する」と記載されている。一方、OECD GLP原則の用語2.4（3）項では、「バッチとは均質性を有するとみなされるまたはそのように設計された一定の製造サイクルで作られた被験物質、対照物質の特定の量又はロットをいう」と記載されている。PMDAからの要請を受けて民間側は、「ロットとバッチの違い」について、医薬品製造工場での状況や海外での状況を調査し、報告した。その結果、ロットを使用することでも問題がないと判断され、解説通知及び解説部分に反映されたわけである。

　第4回当局側と民間側の会合以降にGLPチェックリストの改正作業が行われるのにあたり、日本QA研究会GLP部会第3分科会は、GLP施設

適合性調査におけるコンピュータシステムバリデーション（CSV）の調査に関心を持っていた。コンピュータシステムを変更した場合、GLP 施設適合性調査においてその記録が詳細に調査されるが、チェックリストにはその調査項目（内容）が反映されていないからである。また「CSV」と言った場合、世界共通の概念の下で調査が実施されるべきであると考えたからである。一方、チェックリストに詳細を記載した場合、GLP 施設適合性調査において指摘が多発する可能性も考えられた。この難しい問題に取り組んだのが、日本 QA 研究会第 3 分科会の有志である。省令改正に携わるメンバーは、2007 年（平成 19 年）から 2008 年（平成 20 年）にかけての年末年始の休暇中、昼夜を問わず明け方でも電子メールや電話でディスカッションを繰り返した。その後、第 7 回会合（2008 年 3 月 10 日）において、旧万有製薬から講師を招き、「Multi Site におけるコンピュータシステム導入時の留意事項について」との演題で講演を開催した。コンピュータチェックリストに関する討議は、製薬協と日本 QA 研究会の間でも継続して行われた。それ以外のチェックリストについては、新規作成版、改訂版も含めて PMDA が案を作成し、業界側がコメントを出したが、業界側が問題とするような点はなかった。

　2008 年（平成 20 年）4 月 14 日、厚生労働省は GLP 改正に関するパブリックコメント（案件番号 495080004 号）を募集した。パブリックコメントの募集締め切りは同年 5 月 13 日とされたが、このパブリックコメントの募集において具体的な改正省令条文(案)は提示されなかった。パブリックコメントの募集中も、当局側と民間側の会合と、これに対応した日本 QA 研究会内の作業委員会の会合が継続された。第 9 回の会合（2008 年 4 月 23 日）では、当局側から GLP 省令改正案が提示されるとともに、業界側はコンピュータチェックリストの業界最終案を提示した。パブリックコメント締切日の 3 日後の 5 月 16 日、第 10 回当局側と民間側の会合が開催された。この会合では GLP 省令改正案、施行通知案及びチェックリストの最終案が提示された。なお、省令改正作業の過程において業界団体側は、各業界関係者に十分に説明を行い、意見を聴取し、GLP 制度改正に関する会合に反映させたためか、省令改正に関するパブリックコメントで

条の七の二に二号を加える改正規定は、平成二十一年四月一日から施行する。
○厚生労働省令第百十四号
薬事法（昭和三十五年法律第百四十五号）第十四条第三項（同条第九項及び同法第十九条の二第五項において準用する場合を含む。）並びに同法第十四条の四第四項及び第十四条の六第四項（これらの規定を同法第十九条の四において準用する場合を含む。）の規定に基づき、医薬品の安全性に関する非臨床試験の実施の基準に関する省令の一部を改正する省令を次のように定める。
平成二十年六月十三日
厚生労働大臣　舛添　要一
医薬品の安全性に関する非臨床試験の実施の基準に関する省令の一部を改正する省令
医薬品の安全性に関する非臨床試験の実施の基準に関する省令（平成九年厚生省令第二十一号）の一部を次のように改正する。
題名の次に次の目次を付する。

図 29　官報による改正医薬品 GLP の公告

は問題になるような意見は出なかった模様である。

第 11 回の当局側と民間側の会合は 2008 年（平成 20 年）5 月 27 日に開催された。医薬品 GLP 条文と医療機器 GLP 条文との差はわずかであるので、第 10 回会合までは医薬品 GLP に関してのみ討議を行っており、第 11 回会合において初めて医療機器 GLP 改正案及び施行通知案が提示された。

こうして 2008 年（平成 20 年）6 月 13 日の官報第 4849 号に、「厚生省令第 21 号の一部改正」（厚生労働省令第 114 号）（**図 29**）と「厚生労働省令第 37 号の一部改正」（厚生労働省令第 115 号）が公示された。しかし、ここで日本 QA 研究会は新たな問題への対応を求められた。改正の記載が難解なのである。例えば官報中には「第六条中「試験施設の運営及び管理について責任を有する者（以下「運営管理者」という。）」を「運営管理者」に改め、同条第二号中「当該試験施設」を「試験施設」に改め、第九号を第十号とし、第八号の次に次の一号を加える。」と記載されているが、これを読んで理解できる民間人は少ないであろう。

GLP 省令改正作業は大幅に遅れていた。GLP 省令施行と同時に新たな GLP 解説書を発行するべく準備を進めていたが、6 月の時点では「案」のチェックを行っている状況であった。改正 GLP 省令の施行日は同年 8 月

15 日とされ、改正 GLP 省令の理解に必須である GLP 解説書の発売が省令施行日に間に合わない可能性が強くなってきた。そこで、日本 QA 研究会 GLP 部会の役員会は、医薬品・医療機器 GLP 省令改正に関する講演会の開催を PMDA 及び業界他団体に提案した。この講演会の開催は了承されたものの、急な企画であり、数百人を収容できる会場を手配することは困難であった。しかし、日本 QA 研究会事務局は GLP 部会役員の要望に応え、手を尽くして、東京都新宿区の日本青年館大ホール（定員 1,360 人）を 7 月 10 日に確保することに成功した。

日程が決まり、次に問題になるのは講演会で配布する資料である。原稿は 6 月中に印刷会社に渡さなければならない。「新しい GLP を考える会」のメンバーは、改正省令条文及び解説通知を旧省令 GLP に組み込む作業を短期間で終了し、当局及び業界団体の確認を受けた後、期日通りに原稿を印刷会社に手渡すことができた。

GLP 省令改正講演会が開催される 2 日前の 7 月 8 日、当局側と民間側の最後の会合（第 12 回）が開催された。この会合では以下の 3 点が討議された。

- GLP 調査実施要領について
- GLP 解説書（案）の解説部分に関する検討結果
- 医薬品・医療機器 GLP 省令改正講演会に関して

日本 QA 研究会の代表は、「GLP 解説書の各条文説明間で整合性がない部分があります。解説部分の全体的な見直しが必要ではないかと考えられます。」と発言した。このことに関して当局側は、「医薬品製造指針と同じと考えてもらいたい。」と回答した。当時、『医薬品製造指針』は大阪医薬品協会（大薬協）が監修しており、「医薬品製造に携わる者の参考書的な位置づけである」とのことであった。

2008 年（平成 20 年）7 月 10 日は暑い日であった。日本青年館は神宮外苑の森に囲まれており、周りは蝉しぐれであった。会場の向かいにある神宮球場では高校野球の東東京地区大会が開催されており、応援の歓声やブラスバンドの音楽が響いていた。

2004年（平成16年）1月の、当局の複数場所試験に関する講演会を思い出す。この講演においてOPSRの津田重城氏は「複数場所試験を公式に行うためには省令の改正が必要である。やってやれないことはないが、すごく面倒である」と述べていた。この予言のとおり、GLP省令の改正は膨大な検討課題と時間に追われる困難な作業であった。しかし、作業委員会はその壁を乗り越え、省令の改正を実現した。医薬品・医療機器GLP省令改正に関する講演会の開催を仕上げとして、民間側はGLP省令の改正作業を終了することができたのである。

　なお、『医薬品・医療機器改正GLP解説』の上巻は2008年（平成20年）10月6日に発行され、翌2009年（平成21年）5月25日には下巻が発行された。

10-6 日本へのOECD MAD MJV（2008年・2012年）

10-6-1　日本の6つのGLPプログラム

　2014年（平成26年）6月現在、日本には8つのGLP基準と6つのGLP（査察）プログラムが存在する（**表22**及び**第6章9項**参照）。医薬品GLP省令及び医療機器GLP省令の所管は厚生労働省であり、PMDAがこれらのGLPの調査を担当する。厚生労働省は、これら以外に安衛法GLPと化審法GLPの人毒性に関する試験を所管している。それぞれのGLPの査察は、労働安全衛生総合研究所と国立医薬品食品衛生研究所が担当している。農薬GLP、飼料添加物GLP、動物用医薬品GLP省令、動物用医療機器GLP省令の4つのGLPの所管は農林水産省であり、それぞれ農林水産消費安全技術センター（FAMIC）と動物医薬品検査所（NVAL）が査察を担当している。化審法GLPの中の分解性・蓄積性試験は経済産業省が所管し、製品評価技術基盤機構（NITE）がGLP査察を担当している。また生態毒性試験については環境省の所管であり、国立環境研究所がGLP査察を担当している。

　海外の状況を**表23**に示す。米国では、日本に次いで多くの品目がGLP適合性調査の対象になっているが、これらの管轄官庁はFDAとEPAの2

表22　日本の6つのGLPプログラム

GLPプログラムの対象	省庁	関連機関
1. 医薬品・医療機器*	厚生労働省	医薬品医療機器総合機構（PMDA）
2. 労働化学物質	厚生労働省	労働安全衛生総合研究所
3. 農薬・殺虫剤	農林水産省	農林水産消費安全技術センター（FAMIC）
4. 動物用医薬品・医療機器	農林水産省	動物医薬品検査所（NVAL）
5. 飼料添加物	農林水産省	農林水産消費安全技術センター（FAMIC）
6. 化学物質 　1）人毒性 　2）分解性・蓄積性 　3）生態毒性	1）厚生労働省 2）経済産業省 3）環境省	国立医薬品食品衛生研究所 製品評価技術基盤機構（NITE） 国立環境研究所

*2014年（平成26年）11月15日　再生医療等製品追加

表23　GLP適合性調査の対象

	医薬品	医療機器	化学物質	労働環境	農薬	動物用医薬品	飼料添加物
日本	○	○	○	○	○	○	○
フランス	○		○		○	○	
ドイツ	○		○		○	○	
韓国	○		○		○		
スイス	○		○		○	○	
英国	○		○		○	○	○
米国	○	○	○		○	○	○

出典：医薬品GLPガイドブック（2009）

つである。GLP としては、FDA GLP と EPA の FIFRA GLP 及び TSCA GLP の3つしか存在しない。また、欧州の場合は、OECD GLP 原則しか存在しない。しかし、日本の場合には、8つの GLP 基準と6つの GLP（査察）プログラムが存在する。仮に民間側が8つの全ての GLP 試験を実施したいと考えるのであれば、これら8つの GLP に対応した日本語の標準操作手順書の作成と、それぞれの GLP 査察を受ける必要が生じてくる。さらに日本の査察当局としても、それぞれに OECD MAD MJV を受けることとなる。

10-6-2　OECD MAD MJV（2008年・2012年）

改正医薬品・医療機器 GLP の施行から1ヵ月後の 2008年（平成20年）9月に日本は、OECD MJV による現地評価を受けた。対象は医薬品・医療機器 GLP 及び安衛法 GLP プログラムである。日本の当局は、医薬品・医療機器 GLP は PMDA から3名、安衛法 GLP は厚生労働省労働基準局安全衛生部化学物質対策課と労働安全衛生総合研究所から3名の計6名で、合同査察（調査）の形式である。OECD の査察担当者は、OECD GLP 作業部会の中心人物とされるベルギー人査察官と、日本在住経験があるという韓国人査察官の2名であった。「査察官は、査察対象となる国と地域的・文化的に遠い国と近い国の2～3名でチームを組む」と聞いていたが、その通りであった。

MJV の会場となった民間 GLP 施設では、施設概要や SOP 一覧など主要な資料の英語版を作成し、3名の通訳を用意していた。なお韓国人査察官は日本語が堪能なはずだが、査察中は日本語を話すことはなく、日本の当局や施設担当者の日本語の会話は聞かぬ素振りをしていたそうである。

査察は日本の当局主導で進められた。OECD 査察官は、当局の査察の方法を確認し、質問があれば査察対象者（当局担当者）に尋ねる。OECD 査察官から施設に対して直接質問することは、原則として行われない。査察は、初日から3日目までが医薬品 GLP と安衛法 GLP の合同査察で、3日目で安衛法 GLP 査察は終了した。4～6日目は医薬品 GLP のみで、6日目終了後に講評があり、ここで OECD MJV は終了した。なお、次の週に

PMDA単独で分室2ヵ所の査察が行われ、GLP査察は全体で7日間にわたった。

OECD MJVの結果について、公式な報告文書は公開されていないが、この年の11月に開催されたGLP研修会でPMDAから、「評価結果は非公表であるが、"日本のGLPはOECD GLPと比較して問題はない"との所見を得た」との口頭報告と、民間の協力への謝意が述べられた。現地評価が行われた施設からは、「OECD MJVでは日本のGLP運用について活発な質疑が行われた。PMDAの中島宣雅氏が精力的にほとんどの質問に答えた。MJVは終始友好的に進められ、問題は何も起きなかった。」と聞いている。

2012年（平成24年）には、農薬GLP（動物用医薬品GLP及び飼料添加物GLPを含む）について農林水産省、動物医薬品検査所、独立行政法人農林水産消費安全技術センター肥飼料安全検査部及び同農薬検査部が、ポーランドとカナダの2名の査察官により現地評価を受けたと推察される。同年、化審法GLPを所管する厚生労働省医薬食品局、経済産業省及び環境省がフランス、イスラエルの2名の査察官による現地評価を受けたと推察される。これらのMJVについても結果は公表されていないが、「改善すべき問題点はなかったものの、複数のGLPプログラム間の一層の調和を図るように」というコメントがあった模様である。

10-7 | OECDイベント（2008年）

日本で医薬品及び医療機器GLP省令の改正作業が正念場を迎えていた2008年4月10日から11日にかけて、イタリア・ローマ郊外にある *Villa Tuscolana*（図30）にてOECD GLPイベントが開催された。このイベントのテーマは"The Implementation of the OECD Principles of Good Laboratory Practice"で、開催目的は「OECD各国の行政関係者と業界関係者が一堂に会して、お互いに理解し将来を語りあう」というものであった。参加者はOECD加盟及び非加盟の計36ヵ国の行政当局、監督機関及び業界関係者約230名であった。当初予定の120名から大幅に参加者を増やしたため

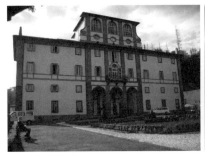 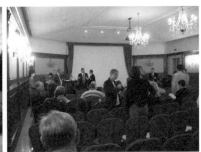

図30 OECDイベント

か、会議場は隙間なく席が置かれ、座ると両隣と肩が触れ合うほどびっしりと人で埋まった。

　日本QA研究会はPMDAからの要請に応じて、日本の業界代表の演者として坂田信以氏を派遣した。坂田信以氏は「Implementation of the OECD GLP principles at test facilities in Japan」と題する発表を行った。発表内容は、日本QA研究会の歴史、組織、活動、査察当局とのコミュニケーション（デジタルカメラ使用の課題、一般状態観察の問題）、グローバルな活動、及びその他の活動等であった。発表の骨幹はPMDAの意向もあり、「査察当局と日本QA研究会が適切なコミュニケーションを行うことにより、GLPの運用上の種々の問題点の解決を図っている」というものであった。

　しかし、日本以外の国々の業界側からは、「OECD GLP原則は1つしか存在しないのに各国査察当局のGLP運用が大きく異なるため、業界活動が大きな影響を受けている」との規制当局を批判するような内容の発表が行われた。例えば、ドイツ・バイエル社のカトリン・エルツ（Kathrin Ertz）氏とマルチナ・プロイ（Martina Preu）氏は、日本（農林水産省）を含めた各国のGLPの運用の違いを指摘した。演者らは、試験計画書に関し「ドイツでは①試験責任者、②運営管理者、③PIの3者により承認されることとされているが、ベルギーのGLP（Belgium 03/GLPManual/E）ではそのほかに、④スポンサー、⑤試験場所管理責任者により承認される必要があると述べられている」と報告した。その他、被験物質の特性確認試験への

GLPの適用、試験計画書の変更手続き、試験計画書からの逸脱手続き、試験責任者の代理手続き、生データの保存場所と保存期間等の違いを指摘し、複数のGLP運用に対応することの困難や煩雑さ、無駄について述べた。フランス・サノフィ社のレイモンド・K・ロウイング（Raymond K. Lowing）氏も同様に、各国のGLPの運用の違いについて発表を行った。各国からの参加者が続々と質問に立ち当局に異議を述べると、当局担当者が反駁し、それに対してまた他の参加者が反論した。議論の応酬で、満員の会議場は一時騒然となった。

　OECDイベント以降の動きについては、2012年（平成24年）9月10日に開催された第18回GLP研修会で以下のように報告されている。「2009年のOECD GLPワーキンググループ会議において、ワーキンググループ内にSmall Drafting Groupが設立され、先にOECDイベントで提起された問題点について、『解決策を模索する』ことを決定した。2010年のOECD GLPワーキンググループ会議において、業界側と査察当局側とで定期的な議論をするスキームが提案され、これが合意された。2011年のOECD GLPワーキンググループ会議において、具体的な実施方法が文書化され、これが合意された。ディスカッショングループのメンバーは、OECD GLPワーキンググループから選任された当局側代表者と主要加盟国から推薦された業界団体の代表者（日本の場合、日本QA研究会）から構成される。毎年1～2の主要なトピックス（GLPに関する国際的に解決すべき問題）をOECD GLPワーキンググループで選択する。次年に議論したいトピックスは業界側からも提案できる。各トピックスに対する業界側からのコメントを集約しOECD GLPワーキンググループで議論する。OECD GLPワーキンググループで合意された結論を業界側に伝達する。2012年のトピックスとしては、①Inconstancies in the way international Inspectorateと、②The application of GLP to emerging technologiesであった。具体的には①ではQuality AssuranceとTest Itemが、②ではIT related issuesが選択されOECD GLPワーキンググループの中のSmall Drafting Groupにおいて解決策が検討されることとなる。」と。

10-8 改正 GLP 省令の翻訳(2008 年)

　GLP省令が改正されると、海外の企業は改正GLP省令の英語版をPMDAに要求するようになった。日本QA研究会はこれに関する対応をPMDAの中島宣雅氏から依頼された。日本QA研究会が、PMDAに対して改正GLP省令の英語版を求めた海外のGLP関係者らと連絡を取ったところ、彼らはFDA GLPもOECD GLPも日本の医薬品GLPも相互に違いのないことは知っていたし、言語の違いにより厚生労働省やPMDAが公式なGLP省令の英語版を作成できないことも理解しているが、「公式でなくてもよいが当局のお墨付きのある日本で唯一の翻訳版を欲している」ということがわかった。

　当時、日本QA研究会のホームページには、医薬品GLP(改正前)の英語翻訳版が掲載されていた。GLP部会にて、改正医薬品GLP、改正医療機器GLP及びそれらの解説通知の翻訳を行うことを決めた。

　しかし、実際に作業を開始すると省令GLPを英語に翻訳することは不可能に近い作業であることがわかった。日本語で読んでも意味がわからないほどに曖昧に記載されているからである。この理由については、第4章10-1項ですでに記載している。省令GLP条文を明確に記載すると、法令違反が続出する可能性があるからである。省令翻訳プロジェクトには3名が参画した。リーダーは非GLPが専門であった。残りの2名は医薬品GLPの専門家と医療機器GLPの専門家であった。彼らは、わざと曖昧な日本語で書かれた省令GLPを、曖昧さを拒絶する英語に翻訳するという困難な作業を開始した。翻訳作業には約1年間を費やした。この翻訳は、日本QA研究会GLP部会内でチェックを受けた後にPMDAに提示され、新たなディスカッションが開始された。ディスカッションにも約1年を費やした。そして、PMDAの了承を得た後に、まず日本QA研究会のホームページに英訳版が掲載された。その後、PMDAのホームページと日本QA研究会のホームページ間にリンクが張られることとなった。

Reference
- 日本 QA 研究会会報 No.32(2006)
- 中島宣雅「GLP 制度改正の概要」、PHARM TECH JAPAN 2008；24(12)：45-50.
- 藏並潤一、石川雅章「GLP 制度改正に対する産業界の取り組み」、PHARM TECH JAPAN 2008；24(12)：51-58.
- Implementation of the OECD GLP principles at test facilities in Japan. Shinoi Sakata（Sumitomo Chemical Co., Ltd., Osaka, Japan）
  http://www.oecd.org/env/ehs/testing/40575378.pdf
- GLP-key issues from the point of view of a test facility. Kathrin Ertz, Martina Preu（Bayer CropScience Germany）
  http://www.oecd.org/chemicalsafety/testing/40575417.pdf
- Differences in the Interpretation of the GLP Requirements by OECD Monitoring Authorities：The point of view from the Pharmaceutical Industry. Dr. R.K. Lowing（Associate Vice President Quality & Compliance GLP, Sanofi-Aventis R&D, Massy, France）
  http://www.oecd.org/env/ehs/testing/40575465.pdf
- 日本 QA 研究会 HP（http://www.jsqa.com/en/regulations.html）

11 FDA GLP の改正ポイント（2010 年）

　日本が医薬品・医療機器 GLP の改正に乗り出すより早く FDA は、FDA GLP の改正を考えていた（**本章 9-2 項**参照）。しかし、FDA が改正ポイントを公表したのは、日本の GLP が改正されてから 2 年後の 2010 年 12 月 21 日である。FDA は米国官報（Federal Register）にて、FDA GLP の改正ポイントを公表した。米国官報には以下の 9 項目に関する改正ポイントが記載されており、パブリックコメントの募集締め切りを 2011 年 2 月 22 日とした。

(1)GLP Quality System

　FDA は、「GLP Quality System（例えば ISO 9001）を全試験に求める」とした。この官報では、GLP Quality System とはどのようなシステムなのか具体的に言及していない。米国 QA 研究会の動きや米国製薬協の動きなどから判断して、運営管理者及び運営管理者の責務を明確化するのではない

かと推測される。

なお、日本における運営管理者及び運営管理者の責務の明確化については、医薬品・医療機器GLPの改正において対応済みである。

(2)複数場所試験

従来FDAは、「FDA GLPにはOECD GLPの概念は取り込み済みである」と述べていた。エリオット・グラハム氏の講演内容(**本章6-1項参照**)から考えて、FDAは試験主任者(Principle Investigator)を定義づけするものと推測される。

なお、日本ではこれについては、医薬品・医療機器GLPの改正において対応済みである。

(3)電子・コンピュータシステム

特に問題になるのが生データの定義とコンピュータシステムバリデーション(CSV)であろう。

日本の医薬品・医療機器GLPの改正においてCSVについては討議されたが、生データの定義までは討議されていない。なお、「生データの定義」に関するOECD GLPワーキンググループの動きについては、2013年のGLP研修会において報告されている。

(4)スポンサーの責務

FDAは、「GLPデータに最終的な責任を有するのはスポンサーである」と述べている。

(5)動物倫理

FDAは1978年にGLPを公布する時点で、「動物倫理に関する概念はFDA GLPに取り込まれている」とした。改正FDA GLPそのものには動物倫理に関する要求事項は記載しないかもしれないが、動物倫理に関する新たな陳述(書)を求めてくる可能性がある。

(6)QAUの査察報告書

従来からFDAは、「施設のQAUの調査報告書はFDA査察の対象としない」としていた。しかしFDAは、GLP施設査察で多くの問題点を発見した。その原因は、「QAUが適切に調査を行っていないことにある」とした。FDAは、新たに施設のQAUに対して「1年間の調査結果のサマリー」を作

らせることを義務づけ、FDA はそれを査察するようになるかもしれない。

(7)プロセス調査

　FDA はプロセス調査を FDA GLP に記載するかもしれない。日本の GLP 改正においてもプロセス調査は導入されているので、そのこと自身は何も問題はない。しかし FDA GLP 改正後、米国に GLP 試験を委託する場合には十分な注意を要する。FDA が OECD GLP の短期試験を取り込んだ場合、試験ごとの現場調査が 1 回も実施されなくなる可能性がある。なお日本では、OECD GLP での短期試験は認められていない。

(8)被験物質に関する情報

　被験物質の特性確認試験は、GLP で実施することが求められる。米国では被験物質の GLP 分析は、スポンサーの責務なのか毒性試験実施施設の責務なのか明確ではなかった。改正により、日本の GLP と同様に「GLP 試験施設の確認責務」になるようである。なお、被験物質の GMP 分析を許容するかどうかについては「考慮中」とのことである。

(9)サンプル容器の保存

　FDA GLP では、「被験物質（対照物質も含む）の容器を保存せよ」と求めていた。このため試験施設では被験物質を使い終わっても、その容器を廃棄することができなかった。本件に関しては官民とも問題なく合意しているので、FDA GLP の当該部分は削除されるであろう。

　FDA が FDA GLP の改正ポイントを米国官報で公表してから数年が経過しているが、2015 年（平成 27 年）2 月時点で改正 FDA GLP は公表されていない。

Reference
- http://www.gpo.gov/fdsys/pkg/FR-2010-12-21/pdf/2010-31888.pdf

COLUMN
病理プレパラートの貸し出し

　2000年代初頭にある事件が起きた。医薬品機構（OPSR）の調査メンバーが、大阪にある大手製薬企業のGLP施設の定期調査を行った。ラボツアーにて病理の鏡検室を訪問した。鏡検室には、他とは異なるプレパラート箱が置いてあった。調査メンバーはこの理由を尋ねたところ、施設側病理担当者は「委託試験に関する受託研究機関（CRO）の病理プレパラートである」と回答した。状況を詳しく尋ねたところ、その施設の病理部門は、CROの病理部門が観察を行う前にプレパラートを借り出し、標本の観察を行っていた。スポンサー側の鏡検結果は、当然CRO病理に伝えられることになる。調査員は唖然とした。調査員は、スポンサーによるバイアスを気にしたことであろう。しかしGLP上、スポンサー側によるプレパラートの借り出し要請を禁止する条文は存在しない。

　2002年（平成14年）のGLP研修会にて、「病理プレパラートは貸し出してはならない」との指導が発表され、翌2003年（平成15年）に発行された『医薬品GLPガイドブック』でその理由が公表された。「紛失・破損のおそれがあるので、鏡検に使用したスライド標本（オリジナル）は、貸し出さないのが原則である。やむをえず貸し出す必要がある場合には、鏡検したスライドと同等の所見の得られる標本を送付するなどの配慮が必要である。」と。筆者の1人はこれより20年ほど前の話として、「ある化合物のマウスにおけるがん原性試験で『陽性』になった。先方（海外）はラットのデータで陰性結果が得られたのでその薬剤を市販していた。スライドを送れといわれた。何か嫌な予感がしたので近接切片を作製して送った。返送されたスライドは粉々になっており使用不可であった。真の意図はわからないが、非常に驚いた。」と語っている。実際、プレパラートの破損は起こりうるようである。しかし、2003年の『GLPガイドブック』で述べた真意は、前述の大手製薬企業のような行為をさせないようにするためのQ&Aであったように推測される。これを許容してしまうと、GLPの根底、すなわち試験の独立性が揺らぐことになってしまうからである。

　米国コバンス社は2005年のForm FDA 483において、病理に関するFDAからの指摘を受けた。SDは病理報告書（署名なし）を取り込んだ最終報告書（署名なし）をスポンサーに提示し、討議を行った。スポンサーからの要望を受けたSD

は病理責任者に圧力をかけ、子宮角の所見を削除するよう求めた。SDを介したスポンサーからの圧力に負けた病理責任者は、子宮角の所見を削除した。そして生データに「子宮の所見についてはスポンサーの責務であり、スポンサーが別試験で明らかにするであろう」と記載した。この問題に対しFDAは、「病理責任者は署名をした病理報告書（生データ）をSDに提出せよ」と指摘した。

　米国の事件に歩調を合わせるように総合機構（PMDA）は2006年の『医薬品GLPガイドブック』にて、「病理組織検査のスポンサーレビューは、病理組織所見が最終化された後に実施すること。また、スポンサーレビューが実施された場合は、適切にその記録を残すとともに、当該レビューが実施された旨、並びに当該レビューにより病理所見が修正または変更された場合は、その理由及び内容を最終報告書に記載すること。」と述べた。

　2009年（平成21年）8月に日本毒性病理学会より、病理ピアレビューに関するPMDAの指導見直しの要望が提出された。PMDAは同年9月から11月にかけて、海外規制当局の病理ピアレビューに関する指導について調査を実施した。この時点で英国の規制当局であるMHRAは、病理ピアレビューに関するガイダンス案をすでに作成していた。PMDAは、このガイダンス案に興味を持った。MHRAとPMDAがスポンサーシップを取り、このガイダンス案はまずECのGLP作業部会に提案された。そして2010年5月に開催される第24回OECDの作業部会にこの案を提出することが決まった。2010年5月に開催されたOECDの作業部会において、MHRAが作成したガイダンス案を基にディスカッションし、OECDアドバイザリー・ドキュメントとして制定していくことで合意された。これ以降の動きについてはGLP研修会にて詳細に報告されているので、割愛する。

第 6 章

化学物質の安全性
―医薬品以外のGLP―

　前章（第5章）までは、医薬品（食品添加物も含む）に関する規制の歴史を述べてきた。OECDでは、化学物質の分野の中に医薬品も含まれる。化学物質の歴史を知ることにより、医薬品の規制についての理解も深まる。人類が化学物質（医薬品も含む）を手に入れたのは、18世紀の半ばであった。しかし、その安全性を動物試験等の科学の力によりコントロールすることが可能になったのは、それから100年後のことである。本章では、まず様々な化学物質が発明されてきた過程と、それに伴った副作用の歴史について述べる。第2次世界大戦前後を通じて、人類は多種多様な化学物質を大量に製造する技術を獲得した。その中で農薬や一般化学物質の安全性が懸念されるようになった。また、労働者の安全性も懸念されるようになり、新たな規制が生まれてきた。ここでは、医薬品以外の分野でのGLPを中心とした動きについて記載する。

1 化学物質産業の発達とその副作用

英国における産業革命は、18世紀半ばから19世紀にかけて起こったと言われている。産業革命により、石炭をエネルギー源とした工業が生まれた。エネルギー源はその後、石炭からコークスに変化していった。石炭からコークスを作る過程において、石炭の約3％にも及ぶコールタール（タール）が副生され、活発に利用されるようになった。タール中にはフェノール類をはじめ多くの芳香族化合物が含まれているため、有機合成化学が長足の進歩を遂げた。まず化学染料の製造が始まった。そして化学染料メーカーは、医薬品の探索研究や有機化学を利用した医薬品の合成を開始した。その後、タールを利用した化学の進歩により、多くの分野で化学製品が生まれていった。このことにより人々の生活は豊かになった反面、多くの問題も起きてきた。本項では、欧米を中心としたこれらの動きについて記載する。

1-1 ｜ 化学染料

英国の産業革命は、綿工業の機械化から始まった。この背景として、インドの綿製品への対抗があったと言われている。綿製品の漂白や染色を行うため、酸・アルカリ処理の技術が進歩し、これが化学工業の発展も促した。綿工業の機械化により、大量の綿製品を製造できるようになると、天然染料の不足という事態が起きてきた。

1853年に15歳でロンドン王立化学大学カレッジに入ったウィリアム・パーキン（William Henry Perkin）は、貴重な天然物であったキニーネを合成しようと考えた。タールから抽出した粗製アニリンを重クロム酸カリと硫酸で酸化させたところ、ベンゼン抽出した溶液が紫紅色を呈した。当時、紫色の天然染料は極めて高価であったため、パーキンはこの溶液を染料として使用しようと考えた。そして、1856年にこれを「モーブ（Mauve）」と名づけ、特許を取得した。ビクトリア女王はモーブで染色した紫紅色の絹のガウンを身に纏い、ロンドン万国博覧会（1862年）に出席した。この

ことにより、モーブで染色した絹織物は大流行となった。合成染料で染色した絹のドレスの流行は日本にも影響を及ぼした。日本では、1872年（明治5年）に富岡製糸場が操業を開始し、絹糸と絹織物の大量生産が始まった。モーブはタール中のアニリンを出発原料として合成されたため、当初これらの合成染料は「アニリン染料」と呼ばれるようになった。その後、タール中に含まれるアニリン以外の物質を出発原料として合成されることもあることから、「タール色素」と呼ばれるようになった。

アリザリンは、西洋茜の根から抽出される色素である。ドイツ・BASF社の化学者であるカール・グレーベ（Carl Gräbe）とカール・リーバーマン（Carl Theodore Liebermann）は、アントラセンを出発原料として1868年にアリザリンの合成に成功した。モーブを合成したパーキンもアリザリンの合成を行っていたが、グレーベとリーバーマンに1日遅れで特許を取られてしまった。その後、合成染料の創成は英国を離れ、ドイツを中心として行われるようになった。そして、ドイツにおける合成染料企業が中心となって合成医薬品の開発が行われるようになっていった。現在も操業しているドイツ系グローバル医薬品企業の多くが合成染料企業を祖としているのは、このような経緯による。

人々が暮らしを立てて行くうえでの必須要件として、「衣食住」という言葉が存在する。この言葉のとおりに、合成染料の使用対象は衣類から食物へと拡大されていった。特に欧米では食肉への添加が行われたようである。様々なタール色素が作られるに従い、米国では80種類にも及ぶタール色素が食物に添加されるようになったが、これを規制する法律は存在しなかった。米国の小説家アプトン・シンクレアは、1906年に『ジャングル』という本を出版し、米国の精肉産業の実態を告発した。このことが契機になって、食肉検査法が可決されるに至った。さらに、それまで存在した規制を統合する形で、1906年に連邦食品・医薬品法（Federal Food and Drugs Act）が議会を通過した。この法律により米国内の粗悪な食物、飲料及び医薬品の流通と不正表示が禁止されるとともに、没収や処罰を含めた権限が農務省に与えられることになった。FDAはそれまで流通していた80種類にも及ぶタール色素の中で7種類のみを食品添加物として承認し、

他は使用禁止とした。承認された7つのタール色素の中の1つに赤色2号（FD&C Red No.2）が含まれていた。この時点でFDAは動物試験を実施して7つのタール色素の安全性を確認したのではなく、従来からの使用経験によりこれらの7つの色素を承認したのである。この法律では、市販前にFDAに対して各種情報を提出することを求めてはおらず、薬剤については唯一、力価と純度が標準品に合致することのみが求められた。赤色2号はヒトでの使用経験が長く、短期の毒性についての問題はなかった。しかし、食品に添加され、それを長期間にわたってヒトが摂取した場合の安全性について問題視されるようになっていった。そして、赤色2号の長期毒性試験について疑義が発生し、GLPが創成される原因の1つになった（**第2章**参照）。

1-2 合成医薬品

各種化学染料を作製することにより合成技術は高まっていったが、それだけでは医薬品は作れない。薬効スクリーニングも必要だからである。天然染料には、防虫効果や殺菌効果があることが伝承されていた。アリザリンが抽出された西洋茜の根は、アメーバ赤痢の特効薬として知られていた。ここから「天然物化学」という分野が生まれてきた。天然物化学とは、天然物の中から薬効成分を単離し、化学構造を明らかにし、化学合成を行って大量の薬効成分を作るという取り組みである。

天然物化学の分野で最初に成功を収めたのは、非ステロイド系抗炎症剤（NSAIDs）である。キナ皮（キニーネ）はマラリアの特効薬であるが、キニーネには弱いながらも中枢性の解熱鎮痛作用があることが知られていた。人々はキナ皮を解熱鎮痛剤として使用していたが、キナ皮は高価であり、代用薬としてヤナギの樹皮が使われていた。欧州では紀元前からヤナギの樹皮を煎じたものに、解熱・鎮痛効果があることが伝承されていた。1830年にフランスのアンリ・ルルー（Henri Leroux）は、ヤナギの樹皮の主薬効成分を単離し、これを「サリシン（Salicin）」と名付けた。1838年にイタリアの科学者であるラファエル・ピリア（Raffaele Piria）は、パリのソル

ボンヌ大学で、サリシンから無色の針状結晶を分離精製し、これをサリチル酸と命名した。1859年にコルベ（Adolph Wilhelm Hermann Kolbe）はサリチル酸の構造を決定するとともに合成にも成功したが、サリチル酸は胃粘膜への刺激が強く、服薬できるような代物ではなかった。1897年にバイエル社のホフマン（Felix Hoffmann）はアセチルサリチル酸の合成に成功し、1899年に同社は「アスピリン（Aspirin）」の商標でこれを発売した。アニリンと無水酢酸を反応させることにより、アセトアニリドが生まれた。さらに、アセトアニリドの改良研究によりフェナセチンが生まれた。フェナセチンは生体内で代謝され、アセトアミノフェンになることがわかった。そこでアセトアミノフェンが合成された。1948年にはアセトアニリドがメトヘモグロビン血症を引き起こして肝臓や腎臓に損傷を与えることが発見された。そして、アセトアニリドそのものは医薬品として使用されなくなっていった。

1883年にドイツのクノール（Ludwig Knorr）は、解熱鎮痛薬キニーネの代用薬を探索して、ピリン系解熱薬（アンチピリン）を開発した。アンチピリンの構造変換が行われ、ヘキスト社は1896年にアミノピリンを創成した。1950年代になって、日本では「アンプル入りかぜ薬」の薬害事件が起きた。解熱剤としてピリン系製剤（アミノピリンやスルピリンなど）が多く含まれていたため、ショックなどのアレルギーで死亡する消費者が続出した。1959年（昭和34年）から1965年（昭和40年）までに38人の死者が出た。厚生省は1962年（昭和37年）に製薬企業に発売停止や回収などを指示した。しかし、その後もこの「アンプル入りかぜ薬」は販売されており、1965年（昭和40年）に国会の社会労働委員会で問題になるなどとして、全面発売禁止命令が出されるまで販売が続いていた。

医薬品とすることを目的として開発された化学物質が、食品添加物としても利用された。例えば、1859年に化学合成されたサリチル酸は消炎鎮痛剤としては用いることができなかったが、飲食物の防腐剤として利用されるようになった。日本では1879年（明治12年）から飲食物の防腐剤として、1903年（明治36年）以降は酒の防腐剤として用いられていたが、WHOの勧告や世論の反対運動などによって、1969年（昭和44年）に使用

禁止となった。現在、サリチル酸はその腐食作用により外用薬（イボ取りや魚の目取り）の主成分として利用されている。

　天然物化学の分野では、テオブロミン（theobromine）とエフェドリン（ephedrine）の発見が特筆に値する。テオブロミンは 1878 年にカカオ豆から単離抽出され、ドイツ人のエミール・フィッシャー（Hermann Emil Fischer）によってキサンチンから化学合成された。彼はこの成果により 1902 年にノーベル化学賞を受賞した。長井長義は 1885 年に麻黄からエフェドリンを単離した。テオブロミンもエフェドリンも、気管支拡張剤として現在でも使用されている。長井長義は 1929 年にエフェドリンを化学合成することによって構造を決定したとされるが、発見から合成まで 34 年を費やしたことになる。エフェドリンを化学修飾すると、覚せい剤であるところのアンフェタミンやメタンフェタミンを簡単に作製することができる。長井長義がエフェドリンを単離した 2 年後の 1887 年には、ドイツにおいてアンフェタミンが合成された。長井自身は 1893 年にメタンフェタミンの合成に成功した。以上の事実は、エフェドリンの化学構造が決定されるよりも早く、エフェドリンの誘導体が合成されていたことを意味する。1929 年になって生化学者のゴードン・アレス（Gordon Alles）は、エフェドリンの代替になり得る気管支拡張剤や鼻充血緩和剤を探していて、アンフェタミンにその作用があることを発見した。そこでカリフォルニア大学の協力を得て臨床試験を実施し、経口吸収性のある塩を作製し、1932 年 5 月に特許を取得した。一方、スミス・クライン・フレンチ（SKF）のグループは、1933 年に吸入による適用に関する特許を取得した。1934 年にアレスは自らの特許を SKF に譲渡した。SKF はアンフェタミンの追加適用を模索した。第 2 次世界大戦が始まる 2 年前の 1937 年に SKF は、ナルコレプシー（narcolepsy）、パーキンソン病、鬱病（minor depression）をアンフェタミンの追加適用とした。第 2 次世界大戦中にアンフェタミンやメタンフェタミンは軍事利用され、連合国側も日・独・伊側も自軍の兵士たちを常に覚醒させておく目的でこれらの薬物を使用した。特に潜水艦の乗組員に適用されたようである。日本では、神風特別攻撃隊の隊員が自爆作戦の前にメタンフェタミンを大量に与えられた。日本では大日本製薬（現在

の大日本住友製薬)が1943年(昭和18年)から「ヒロポン(PHILOPON)」との商品名でメタンフェタミンの販売を開始した。第2次世界大戦後、世界各国でアンフェタミンやメタンフェタミンの乱用が問題になった。中でも日本の状況は深刻であった。軍用の供給品が一般の市民に出回り、注射によるメタンフェタミンの乱用は伝染病のような勢いで広まっていった。1951年(昭和26年)6月30日には覚せい剤取締法(法律第252号)が公布されたものの、メタンフェタミンは簡単に入手できたため、大学生やタクシー、トラックの運転手など、夜更かしをする人々に興奮剤として使用され、覚せい剤乱用は一気に広まった。「注射1本、錠剤1錠ですぐに元気になり勇気が湧く」とうたわれたこの薬物は、戦後の敗戦による精神的混乱の最中にあった日本においてますます広がりを見せた。1954年(昭和29年)のピーク時には、検挙者数は約5万6,000人にも達した(第1次覚せい剤乱用期)。その後、覚せい剤の乱用は日本で大きな社会問題となり、1954年(昭和29年)と1955年(昭和30年)に取締まりの強化を目的に、覚せい剤取締法の改正が行われた。

合成染料そのものからも新たな医薬品が生まれてきた。抗菌剤の開発に貢献したのは、細菌学の進歩である。細菌を染色するために、新たな化学染料が求められた。現在毒性病理の分野で用いられている多くの組織染色剤は、この時代に生まれた。化学染料のスクリーニングの過程で化学染料の中に抗菌活性を示すものが見出され、それをリード化合物として化学構造変換が行われた。キノホルムは1899年に外用抗菌剤として、ヨードホルムの代わりに創面、やけど、潰瘍などに用いられた。その後、1933年にはアメーバ赤痢の駆虫薬として内服使用された。この薬剤はすぐに日本に導入され、1939年(昭和14年)には第5改正日本薬局方に収載された。この薬剤の内服適用はアメーバ赤痢であったが、日本では「整腸剤」として使用された。「整腸剤」との薬効分類は日本独特のものであり、なぜキノホルムが整腸剤として使用されたのか、その理由は不明である。キノホルムは副作用のない整腸剤として100余りの医薬品に配合され、幅広く大量に使用されていった。そして、アメーバ赤痢用内服剤として最初に使用されてから37年後に、日本では「スモン発症に対してキノホルムが何

らかの要因になっている可能性を否定できない」としてキノホルムの販売中止と使用見合わせが決定された(**第3章**参照)。

　キノホルムと類似の使用方法がされた薬物として「征露丸」がある。日清戦争において不衛生な水源による伝染病に悩まされた日本陸軍は感染症の対策に取り組んでおり、1903年(明治36年)にクレオソート剤がチフス菌に対する顕著な抑制効果を持つことを発見した。ドイツ医学に傾倒していた森林太郎(森鷗外)ら陸軍の軍医たちは、脚気も未知の微生物による感染症であろうとの考え方を持っていた。そのため、強力な殺菌力を持つクレオソートは脚気に対しても有効であるに違いないと考えて、日露戦争に赴く将兵にこれを大量に配付し、連日服用させることとした。これが「征露丸」の始まりである。その後、この丸薬は「正露丸」と名前を変え、整腸剤として現在も使用されている。

　ドイツのパウル・エールリヒ(Paul Ehrlich)はアゾ基(–N＝N–)を有する化学染料をスクリーニングし、1902年に志賀潔を助手としてアニリン色素・トリパン赤がアフリカ睡眠病を引き起こすトリパノソーマ原虫に効果があることを発見した。そして、彼は「化学療法(Chemotherapy)」との言葉を生み出した。エールリヒはこの考え方をアゾ基と同族のアルセン基(–As＝As–)に応用した。秦佐八郎は、大日本私立衛生会経営の伝染病研究所に入所して北里柴三郎の下でペストに関する研究を行っていたが、1907年に欧州に留学し、1909年1月よりエールリヒ博士の指導のもとでマウス、ラット、家兎、鶏などの実験動物に3種類のスピロヘータ(回帰熱、梅毒等)を植え、動物実験を行った。同年6月に科学者ベルトハイム(Alfred Bertheim)がアニリン色素から合成した砒素製剤606号の動物試験(薬効薬理試験と急性毒性)を秦佐八郎が実施し、その卓効が確認された。エールリヒは6月10日にこの薬の製造特許を申請し、同日発行された。1910年4月の第27回ドイツ内科学会で、エールリヒは新しい砒素化合物(606号)の梅毒に対する化学療法の総論を、秦佐八郎は動物試験の結果を発表し、医学界に大きな反響を呼び起こした。1910年にエールリヒと秦佐八郎の共著によるドイツ語書『スピロヘーターの実験化学療法』がベルリンで刊行された。1910年にドイツの製薬会社ヘキスト社は、この薬を

サルバルサン（Salvarsan）と名づけ、製造販売した。

ドイツ・バイエル社の実験病理学・細菌学研究所長のゲルハルト・ドーマク（Gerhard Domagk）は、各種化学染料の抗菌性をスクリーニングし、第2次世界大戦が勃発する6年前の1933年にようやくマラリア原虫を殺す赤い色素であるプロントジル（prontosil）を発見した。プロントジルはマラリア原虫だけでなく、連鎖球菌やぶどう球菌のような代表的な化膿菌を殺すことも発見した。さらに、動物試験においても有効性を示した。それまでの人類は外用殺菌剤（フェノール等）を持っていたものの、内服できる殺菌剤（抗菌剤）は持っていなかった。感染症に対抗する手段はなかったわけである。プロントジルが発見されたとの情報は、フランスのパスツール研究所に伝わった。パスツール研究所の研究者は、有効なのはプロントジルそのものではなく、その一部を構成するスルファニルアミドであることを発見した。バイエル社はプロントジルの特許を保有していたが、スルファニルアミドそのものは既知の化学物質であった。当初の薬は細菌のうちでグラム陽性菌と呼ばれるグループにしか有効性を示さなかったが、その後改良が繰り返され、グラム陰性菌にも有効なサルファ剤が開発されていった。そして1940年代以降、広い範囲の病原菌に効いてしかも副作用の少ない新しいサルファ剤が続々と登場した。人類はサルファ剤という新たな武器を入手したわけであるが、不幸にして薬害事件も発生してしまった。1937年の米国において、エリキシール・スルファニルアミド（スルファミン）事件が発生した（**第1章2-1項参照**）。ある製薬会社がスルファミンに甘味剤としてエチレングリコールを添加して販売したところ、それを服用した患者に腎毒性が発症した。この事件は、スルファミンそのものの腎毒性によるものなのか、甘味剤として添加物として混入されたエチレングリコールによるものなのか、それとも両者の併用毒性によるものなのかについては明らかではない。いずれにしても対応を迫られたFDAは、Original Pure Food and Drugs Act（1938年）を公布した。そして、この法律により、初めて医薬品の製造者に対して市販前に薬剤の安全性を示すことが要求された。第2次世界大戦が始まる前年のことである（**第1章参照**）。

麻酔薬の分野でも発展があった。1831年にドイツ人及びフランス人3

名の科学者がそれぞれ別々にクロロホルムを発見した。フランスの科学者であるソーベイラン（Eugène Soubeiran）は、脱色剤として使用していた次亜塩素酸カルシウムの粉末とアセトンもしくはエタノールと反応させることでクロロホルムを得た。彼は、ビクトリア女王にクロロホルム麻酔を用いた無痛分娩を行ったことで有名になった。1832年にはドイツのギーセン大学のユストゥス・フォン・リービッヒ（Justus Freiherr von Liebig）によって抱水クロラールが合成され、1869年にベルリン大学のオットー・リープライヒ（Otto Liebreich）が不眠症を改善する薬としての有効性を認めた。バルビタールはドイツの化学者エミール・フィッシャー（Hermann Emil Fischer）とヨーゼフ・フォン・メーリング（Joseph Mering）によって、1902年に初めて合成された。彼らの発見は1903年に公表され、1904年にバイエル社が「ベロナール」の名で発売した。

　オウム真理教事件で有名になった「サリン」との名称の化学物質は、1902年に有機リン系殺虫剤として作製されたが、農薬として使用するには毒性が強すぎた。第2次世界大戦中にナチス・ドイツはサリンを毒ガスとして使用することを考え、捕虜を用いてその解毒剤の開発を開始した。その作業の中で、敗戦1年前の1944年に1つの化学物質が見出された。サリドマイドである。サリドマイドがサリンに対して解毒性を示したかどうかは不明であるが、何らかの理由により着目すべき化学物質だったのであろう。第2次世界大戦後にスイスのチバ社は医薬品としてサリドマイドを開発しようとして適用疾患を探ったが、1953年に開発を断念した。次いで1954年から西ドイツのグリュネンタール社がサリドマイドの開発試験を開始した。最初に彼らは抗てんかん薬での開発を試みたが中止した。次いで抗ヒスタミン剤としての開発を試みたが、これも中止になった。最後に彼らは、鎮静剤としての開発を試みた。現在で言えば、「トランキライザー」との薬効分類である。当時はまだ、バルビタールしかこの目的で使用できる薬剤はなかった。最初のベンゾジアゼピン系薬剤が発見されたのは1955年であり、ホフマン・ロッシュ社がこれを販売するのは1960年のことである。サリドマイドの効能・効果として早く深い眠りにつけることがあったうえに、副作用が少ないため大量に服用しても死亡すること

はなく、服用による自殺も防止できるといった理由から、当時の一般的な睡眠薬となった。また、妊娠中の悪阻（つわり）を軽減するためにも用いられていた。そして1960年代になってサリドマイド事件が発生した。（第1章参照）

　以上で述べてきたことにより、幕末時代からドイツにおいて多くの薬剤が開発され、それらの薬剤は現在でも使用されていることを理解できるであろう。ここで、当時「どのように薬効スクリーニングを行っていたのか」とか「どのように被験物質の安全性を確保していたのか」とかの疑問が生じる。現在では動物を用いた薬理試験や安全性試験を実施するのは当たり前のことであるが、このような実験医学が必要であると最初に述べたのは、フランスの医師であり生理学者でもあるクロード・ベルナール（Claude Bernard）である。彼は1865年に、『実験医学序説』を出版した。この書の中で彼は、「科学は、単に観察を行うだけでなく、実験を行うことによって確立する」と述べている。ベルナールが実証主義に基づいた実験医学序説を出版する以前において、動物を用いた有効性と安全性に関する試験が実施されていたのかどうかはわからない。筆者が調査した範囲では、秦佐八郎がサルバルサンに関する動物試験の結果を報告（1910年）したのが動物試験に関する最初の資料であった。動物試験を実施するためには、薬効薬理試験や毒性試験の分野において評価系が確立される必要がある。抗菌剤であれば in vitro のスクリーニング系を確立するのも動物を用いた感染実験も可能だったろう。しかし、非ステロイド系抗炎症剤（NSAIDs）の鎮痛効果をスクリーニングするのは、現在の科学をもってしても難しい。当時は動物を用いた簡単な安全性試験を実施した後に、人での薬効判定が行われていたのではないかと推測される。

1-3 ｜ 化学肥料

　化学肥料は無機物質であり、鉱物の精錬とリンクして発展した産業である。しかし、日本の産業等に影響を与えているので、簡単にその動きを記載する。

第 6 章——化学物質の安全性

　ドイツ人の化学者であるユストゥス・フォン・リービッヒは、抱水クロラールを発見（**本章 1-2 項**参照）するとともに化学肥料の父とも呼ばれている。彼は 1840 年に無機栄養説を提唱し、従来からあった「植物の養分は有機物である」との観念を否定した。さらに翌 1841 年には、土の中の窒素、リン、カリウムが植物の生長に必須要件であり、土の中で最も少ない必須元素の量によって植物の生長速度が決定されるというリービッヒの最小律を提唱した。1843 年に英国のローズ（J.B. Lawes）はリン鉱石の硫酸処理による過リン酸石灰の製造を開始した。日本にはまず硫酸の製造技術が伝わり、1872 年（明治 4 年）に大阪造幣局内に日本で最初の硫酸製造工場が作られた。貨幣に利用する金銀合金の分離精製や貨幣の洗浄に用いるためである。しかし、日本では化学肥料そのものは必要としない農法であったため、日本で最初の人造肥料会社が東京に設立されたのはこれから約 40 年後のことである。

　1909 年にドイツ・BASF 社のハーバー（Fritz Haber）は、空気中に無尽蔵に存在する窒素ガスからアンモニアを合成する実験に成功し、1918 年にノーベル化学賞を受賞した。その後にハーバー法の改良に挑戦したボッシュ（Carl Bosch）は、高圧化学の技術を用いてアンモニアの大量生産に成功した。彼も 1931 年に技術者としては最初のノーベル化学賞を受賞した。彼らの功績をたたえ空中窒素から窒素肥料を作る技術を「ハーバー・ボッシュ法」と呼ぶ。その後、化学肥料の製造技術は多くの研究者によってさらに改良され、より品質の優れた安価な肥料が生産されるようになっていった。これらの化学肥料の利用により、欧米での農作物の生産量は急速に伸びていった。第 1 次世界大戦まで、アンモニア合成法は BASF 社の独占が続いた。1919 年の第 1 次世界大戦終結後に連合国側は、敗戦国ドイツに各種技術を公開させた。このことが契機となって、1920 年代にいくつかの合成法が生まれ工業化された。日本では 1908 年（明治 41 年）に日本窒素株式会社が設立され、1923 年（大正 12 年）にカザレー法によるアンモニア合成を導入して硫酸アンモニウムの製造を開始した。なお、同社は後にアセトアルデヒドの合成過程において水銀を触媒として使用し、熊本水俣病を引き起こすことになる。

305

1-4 農薬

　農薬としては、天然物と有機合成化合物がほぼ同時に使用されるようになった。フランスはワインの大生産地であるが、原料のブドウは病害に弱く生産が安定しなかった。1851年にフランスのグリソン（Grison）は石灰と硫黄を混ぜた物（石灰硫黄合剤）に病害防除の効果があることを発見した。しかし、石灰硫黄合剤は強アルカリ性で金属を侵す性質があるうえ悪臭が強いため扱いにくい液体であった。1880年頃のフランスにおいて、ボルドー液が発見された。硫酸銅に石灰を混ぜた物で、毒々しい色をしていることからブドウの盗難防止のために散布された。ボルドー液の殺菌効果は、散布により病気が発生しなかったことから偶然に発見されたと言われている。

　有機合成農薬の歴史は、化学兵器の歴史と一部が重なり合う。1848年に英国のステンハウス（John Stenhouse）は、ピクリン酸に塩素を反応させることによりクロルピクリンを合成した。ステンハウスがどのような目的をもってクロルピクリンを合成したのかは不明である。しかし、これより約60年後に勃発した第1次世界大戦（1914年―1918年）においてクロルピクリンは、ホスゲンとともに化学兵器として使用された。クロルピクリンもホスゲンも毒ガスとして使用されたが、クロルピクリンの毒性はホスゲンよりも弱かった。第1次世界大戦が終結した1年後（1919年）のフランスにおいて、クロルピクリンはコクゾウムシの駆除に有効であることが発見された。この情報は直ちに日本に伝わり、財団法人理化学研究所（1917年設立）においてクロルピクリンの合成法が検討された。三共（現在の第一三共）は1921年（大正10年）に鈴木梅太郎博士の指導により、クロルピクリン（商品名コクゾール）の量産化と販売を開始した。

　1825年にはファラデー（Michael Faraday）によりベンゼンヘキサクロリド（BHC）が合成された。1941年に殺虫力があることが発見された。殺虫効果が高いことから、乳剤、加湿性粉剤などとして、イネ、野菜、果樹、生薬などに広く使用されたが、人に対する毒性も強かった。ジクロロジフェニルトリクロロエタン（DDT）は、1874年にすでに合成されていた。

欧州では、絨毯や衣服が虫に食われるのを防ぐのに合成染料が役に立つことが知られていた。その事実をもとに、より強い防虫効果を持った化合物を探す過程で、1938 年にスイス・ガイギー社のミュラー（Paul Hermann Müller）は DDT に殺虫効果があることを見出した。第 2 次世界大戦（1939 年―1945 年）の 1 年前のことである。ガイギー社は本格的なプロジェクトを展開し、第 2 次世界大戦が勃発した 1939 年には、DDT が農業用、防疫用に有用であることを確認した。DDT の高い殺虫活性が戦場での病害虫防除に役立つことを知った欧米諸国は、1943 年に DDT を工業化し、兵士の病害虫による疾病回避に効果を上げた。この功績によりミュラーは 1948 年にノーベル生理学・医学賞を受賞した。

ガイギー社は永世中立国スイスにあったことから、英米と日独の両方に DDT を売り込んだが、その重要性に気がついたのは英米側だけだったとする報告もある。しかし一般には、日本人が BHC や DDT を知ったのは第 2 次世界大戦後であるとされている。終戦後に日本に入って来た進駐軍は、チフスやシラミを撲滅するために、日本人の体中に真っ白になるほど DDT を振りかけた。DDT の殺虫能力は高く、ヒトへの安全性は高かったため、30 年間に全世界で 300 万トンにも及ぶとされる量が合成され、使用され続けた。「地球全体がうっすらと白くなる量である」と述べる人もいる。1962 年に米国のレイチェル・カーソンは、大量の殺虫剤散布が野生生物に悪影響を及ぼすことを『沈黙の春』という一般向けの書物としてまとめ上げた。DDT を始めとする化学物質が環境汚染を引き起こし、鳥たちの鳴き声が聞こえなくなるという内容の書物である。科学技術は 20 世紀になって進歩し、特に第 2 次世界大戦後に急速に発展した。人々は豊かさと便利さを手にすることができた。しかし、発展の影では、環境汚染や自然破壊が進行して様々な環境問題が噴出してくるようになった。そうした状況のなかで『沈黙の春』は、環境を考える原点として読まれていった。この書物により市民運動が起き、ポリ塩化ビフェニル（PCB）問題を背景として、1970 年には米国環境保護庁（EPA）が設立された。

DDT より若干遅れて除草剤が生まれた。第 2 次世界大戦中の 1941 年に米国のロバート・ポコニー（Robert Pokorny）は、2,4-ジクロロフェノキ

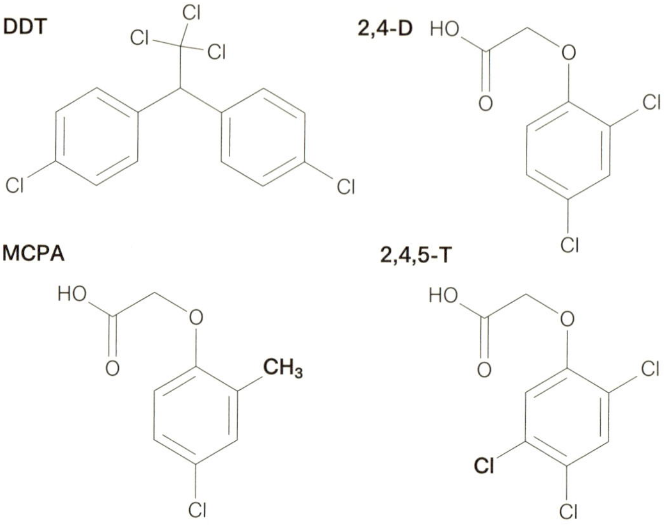

図31 殺虫剤（DDT）と除草剤（2,4-D、MCPA、2,4,5-T）

シ酢酸（2,4-D）を発見した。ほぼ同時期に、英国でMCPAが発見された。これらの物質は、戦時下において秘密裏に製造されたものである。終戦直前の1944年になって、これらの物質が除草剤として使用できることが初めて報告された。終戦の年の1945年にはこれらの化合物は市場に上がり、爆発的な売上げを示した。殺虫剤であるDDTと、除草剤である2,4-D、MCPA及びそれらの誘導体である2,4,5-Tの化学構造を図31に示す。全ての物質は芳香族化合物であり、その分子中に塩素原子を含む。除草剤の発見によって農作業量は大幅に軽減された。農林水産省はそのホームページの中で、「1949年では除草時間10アール当たり50時間であったものが、1999年では約2時間/10アールとなり、除草剤を使用することで除草作業は効率的に行えるようになった」と述べている。しかし、これらの除草剤が世の中に出ると、新たな問題も生まれてきた。

ベトナム戦争において米軍は、1961年頃より十数年間にわたって大量の枯れ葉剤を散布した。この時に使用された枯れ葉剤は2,4-Dと2,4-5-T

の混合物であった。この混合物はオレンジ色をしていたため、「エージェント・オレンジ」と呼ばれた。1969年になって、枯れ葉剤散布地域の出産異常が報告されるようになった。障害児の誕生である。1972年6月にスウェーデンのストックホルムで開催された国連環境会議において枯葉剤散布は主要議題となり、米国の批判派の科学者らから、ベトナムでの障害児出産の増加を含む膨大な報告がなされた。この原因として、枯れ葉剤中に含まれるダイオキシンによる可能性が示唆された。

1-5 樹脂化学

　1870年には米国において、セルロイドが工業化された。セルロイドの発明は、米国におけるビリヤードブームと直結している。セルロイドが発明されるまでは、ビリヤードの球は象牙で作られていた。象牙は貴重なだけでなく、加工が難しく歩留まりが悪かった。このためビリヤードの球の供給がまったく追いつかなくなってしまった。このような状況下で、フォエン社が代用となる球を作ったものに1万ドルの賞金を出すことを決めた。この懸賞金に動かされた1人が米国の印刷工ジョン・ハイアット（John Wesley Hyatt）である。彼は様々な実験を行い、ニトロセルロース（綿火薬）に樟脳を混ぜることを思いついた。彼の弟のイザイアはこの物質を「セルロイド」と名付けた。

　日露戦争（1904年—1905年）において、ロシアのバルチック艦隊が使用した火薬は、黒色火薬であった。一方、日本の連合艦隊が使用した火薬は綿火薬であった。連合艦隊が勝利を収めた原因として、この火薬の違いを論じる者もいる。日本は日露戦争を戦うために専売制を導入した。そして、1902年からセルロイドの可塑剤として使用される樟脳が専売品目になった。1900年代初頭の日本において、綿火薬及びセルロイドの製造産業はすでに大きく発展していたものと推測される。なお、日本におけるセルロイド産業は第2次世界大戦後まで続き、貴重な外貨獲得の手段となった。ただし、セルロイドは主要成分が綿火薬であるため非常に燃えやすく、取扱いが危険であるとともに火災の原因ともなった。

1872年にはドイツ・バイエル社がフェノール樹脂を発明し、1909年に米国のベークランド（Leo Hendrik Baekland）がこれの工業化に成功した。ベークランドの名前を取り、この樹脂には「ベークライト」と名づけられた。産業界においてベークライトは、カメラのボディや電話機に活用された。現在では、電子部品の基盤等に使用されている。ベークランドの親友であった高峰譲吉は、帰国後ベークライトの国産化を行うために起業を行った。このような理由により、日本は第2次大戦前にベークライトやセルロイドに関しては、人造絹糸と並んで世界のトップレベルの地位を占めるに至った。

　1911年にはアルキド樹脂、1917年には酢酸セルロース（不燃セルロイド）、1920年にはユリヤ樹脂が出現した。代替素材の開発により、セルロイドフィルムの発火を原因とする映画館からの出火は激減した。さらに1930年にはポリスチレンが工業化され、1934年には飛行機の風防で有名なアクリル樹脂（ポリメチルメタアクリレート）が工業化された。1935年にはデュポン社のカロザース（Wallace Hume Carothers）と230名のチームによりナイロンが生まれた。「ナイロン（NYLON）」という言葉は、5人の主な研究スタッフの夫人のイニシャルから命名されたものである。ナイロンは1941年に工業化された。

　第2次世界大戦（1939年—1945年）が開戦すると、日本軍はいち早くマレー半島を制圧して、戦争に欠かせないゴムの世界的産地を抑えた。日本軍は「日本からの絹の輸出が途絶えると欧米側は落下傘が作れなくなる」と楽観視していた。しかし、欧米では合成ゴムや絹に代わるナイロンや様々な合成樹脂が工業化され、連合軍の資源力や技術力が大きく日本を上回っていった。

1-6 ｜ 人工甘味料

　1878年に米国のジョンズ・ホプキンス大学のコンスタンチン・ファールバーグ（Constantin Fahlberg）とアイラ・レムセン（Ira Remsen）は、コールタールの研究中に偶然甘味物質を発見した。ある日、彼らが実験を終え

て食事をしていたところ、料理が異常に甘い味がすることに気づいた。その原因を調べたところ、彼らがその日に作った化合物が原因であることがわかった。実験者としてはあるまじき行為、すなわち手を良く洗わずに食事をしたことにより、人工甘味料が偶然に発見されたのである。ファールバーグはこの物質をサッカリンと名付けた。また、1884年にドイツのヨーゼフ・ベルリナーバウ（Joseph Berlinerbau）は、ズルチンを発見した。1937年には米国のマイケル・スヴェーダ（Michael Sveda）がチクロ（サイクラミン酸ナトリウム）を発見した。1950年代になって、これらの人工甘味料の長期毒性が問題になった。サッカリンについては雄ラットを用いた実験で弱い発がん性があると考えられ、一度は使用禁止になった。しかし、その後にサルも含めた様々な動物で試験が行われ、他の動物では発がん性は示されなかった。ズルチンについては、1951年にFDAの研究者がズルチンを含有する飼料でラットを2年間飼育し、肝臓に腫瘍発生を認めたとの報告を行った。この実験結果によって、1954年にFDAはズルチンの食品への使用を禁止した。

　日本では第2次世界大戦前からサッカリンを使用してきた。当時、サッカリンは糖尿病患者用の医薬品として販売されていた。第2次世界大戦後に甘味料不足に陥った日本では、1946年（昭和21年）5月に「溶性サッカリン」を、さらに同年7月には「ズルチン」を一般加工食品用として販売許可し、砂糖、黒砂糖等の絶対的な供給不足を補い、甘味に対する国民の欲求不満を解消するために少しでも役立つよう厚生行政が改正された。これらの高甘味度甘味料は非常に貴重なものであり、物々交換の対象品で米、貴金属類、衣類等と交換された。このような中で、ニトロオルトトルイジンの強烈な甘味に目を付けた悪徳業者が、これを甘味料として「爆弾糖」などの名称で販売し、ついに中毒死者を出す事件が発生した（**第2章**参照）。

　1946年（昭和21年）には「人工甘味質取締改正」を公布し、1947年（昭和22年）には食品衛生法が制定された。1948年（昭和23年）7月には「食品、添加物、器具及び容器包装の規格及び基準」が定められ、サッカリンナトリウム及びズルチンが指定された。敗戦後の砂糖供給不足が大きな理由であったが、当時としてはズルチンに関するかなりの基礎的並びに臨床

的研究が行われており、それほど大きな影響はないだろうということで指定されたようである。1954年にFDAがズルチンの使用を禁止した後も、日本ではズルチンを使用していた。国立衛生試験所の池田良雄らは、FDAが実施した試験の再現性試験（ズルチンの慢性毒性（発がん性）試験）を実施し、その結果を1960年（昭和35年）の『食品衛生学雑誌』(Vol. 1, No.1, 62-68)で報告した。池田らの実験では、肝臓腫瘍は発生しなかった。同時期に実施されたドイツの研究者の実験でもズルチンの発がん性を示唆するような所見は認められなかった。FDAの実験と国立衛生試験所の結果の差異について池田らは、使用したラットの系統差によるものとした。さらに池田らは、「われわれの使用した実験動物はWistarと注文して動物屋から購入したものであるが、果してどの程度均一化していたのかわからない。」とも述べ、FDAの結果を否定しなかった。日本ではまだまだ実験動物の品質そのものが低い時代であった。1969年（昭和44年）1月1日に厚生省は、中毒事故が多発したことと発がん疑惑が否定できないことにより、食品への添加を全面禁止した。チクロについても発がん性や催奇形性の疑いが指摘され、米国と日本は1969年に食品添加物の指定を取り消し、使用を禁止した（巻末の添付資料参照）。チクロの禁止により砂糖代替品としての高甘味度甘味料は、サッカリンナトリウムを除いて市場から消え去ったが、これに代わる製品の研究開発が高まっていった。

　1965年に米国のサール社は、ガストリンの合成研究中に強い甘味物質であるアスパルテームを発見した。アスパルテームは、フェニルアラニンのメチルエステルとアスパラギン酸とがペプチド結合した構造を持つ。サール社はアスパルテームに関する安全性試験を実施し、FDAに承認申請を行った。そしてアスパルテームの安全性に関する承認申請資料の信頼性に疑義が生じ、GLPが創成される一因となった（**第1章参照**）。一方、日本ではカンゾウ抽出物関連製品の品質改良が進められた。パラグアイで産出するステビア葉に甘味成分が約4%含まれていることが知られていた。1975年（昭和50年）頃から有効成分であるステビオサイド及びレバウディオサイドを高純度で得る抽出方法の研究が盛んになった。現在、これらの製品は市場に出回っている。

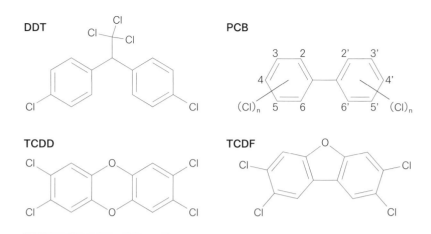

図 32　DDT、PCB 及びダイオキシン（TCDD、TCDF）の化学構造

1-7 ｜ 産業用化学物質

　産業用化学物質として使用された PCB（ポリ塩化ビフェニル）、農薬として使用された DDT（ジクロロジフェニルトリクロロエタン）及び代表的なダイオキシンとされる TCDD 及び TCDF の化学構造を図 32 に示す。全ての化学構造中には 2 つのベンゼン環と塩素原子が存在するという特徴を有している。DDT の場合には DDT の 1 分子中に 5 つの塩素原子を含む。しかし、PCB における塩素原子の結合部位と結合数は一定ではなく、理論的には 209 の異性体が存在すると言われている。この中でコプラナー PCB と呼ばれるものは非常に毒性が強く、ダイオキシン類の中に含める者もいる。

　PCB は 1865 年のドイツにおいてコールタール中から見出され、1881 年には PCB の中の 1 つがドイツで化学合成された。PCB が大量生産され始めたのは、第 2 次世界大戦が始まる 10 年ほど前の米国においてである。1927 年にアラバマ州にあるアニストン・オードナンス社は、PCB の工業生産を開始した。農薬である DDT が工業生産されたのは 1943 年からで

あり、PCBの工業生産はそれより16年ほど早い。1935年にアニストン・オードナンス社はモンサント社に買収され、モンサント社はPCBの製造権をイタリア、フランス、日本（鐘淵化学）及びドイツにライセンスアウトした。このライセンスアウトにより、PCBは世界各国で製造、使用されることになる。なお、日本（鐘淵化学）でPCBの製造が開始されたのは1954年（昭和29年）とされている。PCBは水に極めて溶けにくく、沸点が高いなどの物理的な性質を有する主に油状の物質である。また、熱により分解しにくい、不燃性、絶縁性がよいなど、化学的に安定した性質を有している。そこで、トランス・コンデンサ用の絶縁油、熱媒体（触媒油や潤滑油）、感圧複写紙などに使用された。

　モンサント社が製造したPCBの購入先は、主としてジェネラル・エレクトリック（GE）社であった。工業生産が開始された直後に工場労働者の皮膚にニキビ様の吹き出物が認められるようになり、24名中23名がこのような症状を呈した。このような症状は工場労働者本人たちに留まらず、工場労働者の家族にも及んだ。患者の頭皮、肩及び背中の皮膚は黒色化し、嚢胞が認められるようになった。1936年に米国公衆衛生局は、衣服を介在した塩素ざ瘡（塩素化合物の接触による皮膚病）であり、稀に起こりうると報告した。また、科学者の中には「黒人労働者は技術レベルが低く怠け者なのでこのようなことが起こった」と報告する者もいた。1937年にハーバード大学で開催されたPCBの毒性に関するシンポジウムでは、PCBの毒性を心配するとの発表と、問題はないとする発表とに分かれた。モンサント社及びGE社は、工場における作業環境に関して病的ヒステリーになる必要はないとの考え方を示した。PCBによるこのような症状は工場の製造現場でのみ発生するものであり、労働者が防御を完全に行っていなかったので塩素ざ瘡が発生したと企業側は主張したことになる。

　1939年に第2次世界大戦が始まり、1945年に終戦を迎えた。GE社はPCBの工業生産と使用を増加させ、1977年までに約250トンから750トンのPCBをハドソン川に放出したと言われている。1949年にモンサント社の除草剤工場で爆発が起き、工場労働者がエージェント・オレンジと呼ばれる除草剤に暴露された。この除草剤は後日米軍がベトナムで空中散布

した枯れ葉剤と同じものであり、ダイオキシンが含まれていた。モンサント社の科学者は工場労働者の健康被害について調査し報告したが、この調査そのものに不正疑惑が起きた。そして、それまでモンサント社が出してきた「PCBは安全である」とする様々なデータについても不正疑惑が生まれてきた。モンサント社は外部に対して「PCBは安全である」と言いつつも、会社内部ではPCBの安全性について懸念し始めた。1956年になってモンサント社は、彼らが出荷していたPCBの中に、ダイオキシンやジベンゾフラン（TCDF）が含まれ得ることを知った。そしてモンサント社は、PCB及びPCBに含まれうる化学物質の健康や生死に関わる危険に関する内部資料をファイルした。GE社のライバルでもあり、PCBの危険性について懸念していたウエスチンハウス社も、インディアナ州にPCBを使用した大規模な電気設備（コンデンサ）を作った。1959年にモンサント社はウエスチンハウス社に対し、「PCBの蒸気を吸入したり皮膚接触したりして塩素ざ瘡が認められた場合、それは全身傷害が起きていることの指標になりうるであろう」との手紙とともに、過剰暴露を受けた場合の危険性を記載した化学物質安全シート（MSDS）と動物試験に関する結果を送った。この時点までにPCBは発がん性を引き起こすことが報告されていたが、PCBの脅威は工場の作業環境に留まり、全人類に対する脅威になり得るとの考え方はなかったようである。

1962年にレイチェル・カーソンは『沈黙の春』を出版し、食物連鎖によるDDT濃縮の危険性を提唱した。PCBと農薬のDDTはともに塩素化合物であり、同時期に世界各国で使用されていた。1964年にスウェーデンのソレン・ヤンセン（Søren Jensen）は人の血中のDDT濃度を測定し、その分析中にDDTの定量を妨害する未知の物質が人の血中に存在することを知った。その阻害物質は、塩素系の農薬が市販され使用される以前のサンプルからも見出されたため、塩素系農薬ではないことが推測された。また、その阻害物質はスウェーデン全土及びスウェーデンが接する海でも見出された。さらに、彼の妻、娘及び幼児の髪の毛からも発見された。その後、彼はこの阻害物質がPCBであることを知った。1966年になってヤンセンはそれまでの研究成果をまとめ、食物連鎖によるPCB濃縮の危険性

を提唱した。

　米国で環境問題に対する世論が高まってきたころ、日本では、1968年（昭和43年）にカネミ油症事件が発生した。それまで米国では工場労働者における接触や吸入によるPCBの毒性は報告されていた。また、動物試験では経口投与におけるPCBの毒性は報告されていた。しかし、ヒトでの経口摂取による毒性は報告されていなかった。カネミ油症事件により、ヒトでの経口摂取の毒性が実証されたことになる。カネミ油症事件を知ったウエスチンハウス社の労働者たちはPCBの安全性について会社側に質問したが、会社側は「PCBは安全である」と回答した。そのときすでに会社側は、PCBにはダイオキシンが含有される可能性があり、ダイオキシンには発がん性があるとの動物試験の結果を保有していた。すなわち、会社側は労働作業環境におけるPCBの発がん性の危機を無視したことになる。1969年から1971年にかけて、食物中のPCB含量が測定され、主要9品目中にPCBが存在することが確認された。

　米国企業や国民は、環境汚染の問題を深刻な問題として感じていた。しかし、環境汚染の問題を解決するためには費用がかかり、国民に不便を強いるものであった。そして、規制に結びついた場合には、生活水準を維持するために必要な経済成長が抑制されると考えている者が多かった。それでも1969年には連邦環境法が議会を通過し、1970年には環境汚染行為を規制する活動の先頭に立つ独立した連邦機関として、環境保護庁（EPA）が設立された。EPAが設立された時点で米国下院代表のウィリアム・フィッツ・ライアン（William Fitts Ryan）は、PCBを全面禁止すべきであると提唱したが、連邦議会の賛同は得られず、審議が継続された。

　環境中や食物中にPCBが存在することはわかっていたが、低用量PCBが毒性を発現するかどうかは不明であった。モンサント社は1970年にPCB含有製品の長期毒性試験の実施をIBT（Industrial Bio-Test Laboratories）社に委託した。委託試験の内容は不明であるが、同時期に食品添加物である赤色2号の安全性も問題になっていたこと（第2章参照）より、赤色2号と同様に3世代発生毒性試験が委託されたものと推測される。3世代発生毒性試験とは、親子3代にわたってがん原性試験が実施されるようなも

のであり、試験開始から終了まで6年程度はかかる。1976年にFDAはIBT社の施設査察を行い、ひどい状況であることを確認した(**第1章**参照)。この事件によりGLP創成に向けてFDAは動き出した。従来からモンサント社が提出するデータそのものにも不正疑惑が起きていたわけであるし、IBT社の試験そのものも全く信じるに足るものではなかった。世論は環境汚染の抑制方向に動き、それまで5年間審議されていた法案が1976年10月11日に議会を通過した。有害物質規制法(TSCA)である。TSCAは、翌1977年の1月1日に発効した。TSCAは、有害な化学物質による人の健康又は環境への影響の不当なリスクを防止することを目的とした法律である。

　米国に比較して日本の動きは早かった。相次ぐ公害事件を受けて1971年(昭和46年)に環境庁が新設された。1972年(昭和47年)には労働安全衛生法(法律第57号)が公布され、その第28条にて化学物質の発がん性や重度の健康障害を起こす可能性がある化学物質を規定した。1973年(昭和48年)には「化学物質の審査及び製造等の規制に関する法律(化審法)」が制定され、新たに製造・輸入される化学物質について事前に人への有害性などについて審査するとともに、環境を経由して人の健康を損なうおそれがある化学物質の製造、輸入及び使用を規制する仕組みが設けられた。そして、化審法下でPCBの製造・輸入・使用を原則禁止する行政通知が発出された。当初、化審法の所管は厚生省と通産省であったが、2001年(平成13年)からは環境省も所管することとなった。

　米国で有害物質規制法(TSCA)が議会を通過した1976年、欧州において1つの事件が発生した。「セベソ事件」である。イタリアのセベソ、ホフマン・ラ・ケッシュ社(ホフマン・ロッシュ系)の工場B棟では、1,2,4,5-tetrachlorobenzeneに水酸化ナトリウムを反応させて芳香族求核置換反応を行い、中間原料である2,4,5-trichlorophenol(TCP)を作製していた(**図33**)。TCPは消毒薬であるhexachloropheneの原料や、除草剤である2,4,5-trichlorophenoxyacetic acidの原料として用いられていた。この芳香族求核置換反応の反応温度は158℃とされ、混合液の沸点である160℃に近いところで反応が行われていた。また、230℃に到達すると副反応が起きることが知

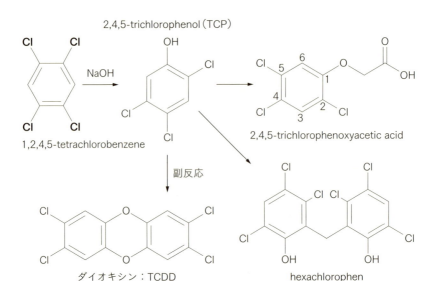

図33 セベソ事件の反応経路

られていた。この反応釜が暴走を起こし、爆発が起きた。爆発物中には副反応で生じたダイオキシンのTCDDが含まれていた。工場の風下では、兎、猫など3,300匹が死亡し、住民736人が居住地から強制退去させられ、ダイオキシンに汚染された地域は20年間にわたって閉鎖された。除染が行われたが、ダイオキシンが地下水に混じる可能性があったため、除染物の廃棄場所が問題になった。

セベソ事件そのものは、1949年に米国で起きたモンサント社の除草剤工場での爆発事件と同じような内容である。しかし、セベソ事件の時にはダイオキシンの毒性が社会的に懸念されていたことにより、大きな社会問題になった。さらに除染に伴った廃棄物が国境を越えて、責任の所在がわからないまま移動するという、いわゆる「越境移動」の問題が起きた。後者の問題に対応するために1989年3月にスイスのバーゼルにおいてバーゼル条約が採択され、1992年5月5日に発効した。セベソ事件を受けて欧州共同体は「セベソ指令(1)、(2)、(3)」を発出したが、これらの指令は

化学工場の安全規制を行うための指令であり、有害化学物質そのものを規制するものではなかった。2003年に欧州委員会は、REACH（Registration, Evaluation, Authorization and Restriction of Chemicals）を提案した。REACHは2007年6月1日より施行され、3極の有害化学物質に関する規制（日本：化審法、米国：TSCA）が出そろったことになる。

1990年代になって、化学物質の安全性に関する新たな問題が提唱された。1996年にシーア・コルボーン（Theo Colborn）、ダイアン・ダマノスキ（Dianne Dumanoski）及びジョン・ピーターソン・マイヤーズ（John Peterson Myers）は『奪われし未来（原題：Our Stolen Future）』との本を出版した。この本は、当時のゴア米国副大統領が序文を書いたことで有名になった。この本で彼らは野生生物の減少をもたらした最大の原因は外因性内分泌かく乱化学物質（いわゆる環境ホルモン）が後発的な生殖機能障害をもたらしたという仮説を提唱した。さらにそれが野生生物のみならず、人にも男子の精子数の減少など生殖機能障害を引き起こしている可能性に言及した。ダイオキシン類、PCB及びDDTには内分泌かく乱作用があることがわかった。ビスフェノールA（BPA）は、プラスチックのポリカーボネートやエポキシ樹脂などの原料であり、安全な化学物質として、米国では1960年代から使用されてきた。1997年にナーゲル（Nagel）らは、2つの論文を公表した。1月に発表された論文はBPAがエストロジェン様作用を示すとの内容であり、2つ目の論文は$2〜20\mu g/kg/day$のBPAをCF_1マウスの妊娠期間中に投与すると、雄の前立腺の重量が増加するとの報告であった。これらの報告により、これまでの毒性試験では有害な影響が認められなかった量より、極めて低い用量のBPA投与により新たな毒性を引き起こされる可能性が示唆された。これらの報告以降、多くの科学者が低用量BPAの毒性について検討を行い、問題ありとする報告は約1,000報にも及んだ。一方、GLPでの長期毒性試験において低用量BPAは問題を示さなかった。大学等で実施される科学試験（アカデミックサイエンス）の結果とGLP試験（レギュラトリーサイエンス）の結果が異なったわけである。試験数から言えば「問題あり」とするアカデミックサイエンスの結果は約1,000報にもなり、一方、「問題なし」とするレギュラトリーサイエンスの

結果は数報であった。アカデミックサイエンスの結果を信じるか、GLP試験の結果を信じるかで議論が生まれた。このような中でEPAは2011年9月8日に、「証拠の重み（Weight of Evidence：WoE）」との考え方を提示した。日本では2011年（平成23年）9月15日に、「化審法における信頼性基準」が発出された。

低用量BPAの毒性については、現在も決着がついていない。

Reference

- 農薬の歴史
  http://nouyaku.net/tishiki/REKISHI/REKI1.html
- 農林水産省：農薬の基礎知識 詳細
  http://www.maff.go.jp/j/nouyaku/n_tisiki/tisiki.html
- Wikipedia 英語版
- 北九州イノベーションギャラリー：
  http://www.kigs.jp/db/kioskdisp.php?ty=ra&kno=2454&PHPSESSID=8ab6d96e143c47cdec3a2f9f
- モリタ食材開発研究所：日本の高甘味度甘味料の歴史
  http://www.ajizukuri.co.jp/stevia/stevia-f/history/f-history/f-history.htm
- 池田良雄、大森義仁、岡 重徳ほか「ズルチンの慢性毒性とくに発癌性について」、食品衛生学雑誌 1960；1（1）：62-68.
- The History of PCBs, When Were Health Problems Detected?
  http://www.foxriverwatch.com/monsanto2a_pcb_pcbs.html
- Nagel SC, vom Saal FS, Thayer KA, *et al.*：Relative binding affinity-serum modified access (RBA-SMA) assay predicts the relative in vivo bioactivity of the xenoestrogens bisphenol A and octylphenol. *Environ Health Perspect* 1997 Jan；105（1）：70-76.
- vom Saal FS, Timms BG, Montano MM, *et al.*：Prostate enlargement in mice due to fetal exposure to low doses of estradiol or diethylstilbestrol and opposite effects at high doses., W.V. 1997. Proceedings of the National Academy of Sciences (USA) 94：2056-2061.［abstract］
- Endocrine Disruptor Screening Program：Weight-of-Evidence：Evaluating Results of EDSP Tier 1 Screening to Identify the Need for Tier 2 Testing, Office of Chemical Safety and Pollution Prevention, US Environmental Protection Agency Washington DC 20460, September 14, 2011
  http://op.bna.com/env.nsf/id/smiy-8m5qd4/$File/EndocrineScreen.pdf
- 経済産業省「平成25年度化学物質安全対策（化学物質適正管理の今後の課題に関する調査）報告書」（平成26年2月28日）
  http://www.meti.go.jp/meti_lib/report/2014fy/E004009.pdf

2 公害と食品公害

2-1 公害問題

　産業の活発化に従い、公害問題が発生した。足尾銅山の鉱毒問題は、江戸時代の末期から発生していた。神岡鉱山（岐阜県神岡町、現・飛騨市）は、亜鉛、鉛、銀の鉱山である。神岡鉱山から排出されたカドミウムが神通川に流れ、川水を灌漑用水に使用していた富山県の農地土壌が汚染された。そこで産出された米を長年摂取した中高年の女性多数が、骨粗鬆症を伴う骨軟化症を発症した。患者が「いたい、いたい」と骨折の痛みを訴えて亡くなることから、地元の医師の萩野昇が「イタイイタイ病」と名付けた。汚染米から多量に摂取したカドミウムが腎臓皮質に蓄積されると、尿中のタンパク質、糖分、カルシウム、リンなどの栄養分を再吸収する尿細管が障害を起こす「カドミウム腎症」になる。そして骨の成分であるカルシウムやリンが尿中に流出して欠乏するため骨がもろくなる。大正時代に発生し、罹患者は1,000人以上と推定されるが、発見は1955年（昭和30年）である。そして、1968年（昭和43年）に日本の公害病第1号に認定された。

　大規模な工場が林立する北九州市洞海湾周辺地域の「城山地区」では、1965年（昭和40年）に年平均 $80\,t/km^2/$月（最大 $108\,t/km^2/$月）という日本一の降下ばいじん量を記録した。1969年（昭和44年）には、日本で初めてのスモッグ警報が発令されるなど、著しい大気汚染に苦しんだ。三重県四日市市では、高度経済成長期の1960年（昭和35年）から1972年（昭和47年）にかけて、四日市コンビナートから発生した大気汚染による集団喘息障害が起き、政治問題化した。

　工場からの廃液中に含まれる水銀により、2つの公害が起きた。熊本水俣病と、第2水俣病とも呼ばれる新潟水俣病である。1908年（明治41年）に日本窒素株式会社が設立された。同社は1923年（大正12年）にカザレー法によるアンモニア合成を導入して硫酸アンモニウムの製造を開始した。1926年（大正15年）には、水俣工場でも硫酸アンモニウムの製造を開始した。廃液を水俣湾に放出したために海は汚れ、漁業組合への補償を行っ

た。1932年(昭和7年)には、水俣工場でアセトアルデヒドの製造を開始した。硫酸アンモニウムの製造過程において水銀は使用されていなかったが、アセトアルデヒドの製造過程において触媒として水銀が使用された。1941年(昭和16年)には、水銀を触媒とした塩化ビニルの合成が日本で最初に開始され、翌1942年(昭和17年)には確認できる最初の水俣病が発病した。

水俣病の主要な症状は中枢神経傷害であり、感覚・運動・言語障害や振戦等がある。症状が重篤な場合には、意識不明になり死亡すると言われている。1943年(昭和18年)にはヘドロにより水俣湾の漁場が荒廃した。1952年(昭和27年)には、アセトアルデヒドを原料としてオクタノールの製造を開始し、1960年(昭和35年)にはアセトアルデヒドの生産量はピークに達した。

1959年(昭和34年)7月に熊本大学水俣病研究班は、それまでに発生していた奇病の原因物質は、有機水銀だという発表を行った。1965年(昭和40年)には、新潟県の阿賀野川流域で第2の水俣病が発見された。水銀汚染源は河口から約60キロ上流の鹿瀬町(現・阿賀町)にある昭和電工鹿瀬工場のアセトアルデヒド製造工程である。日本で水俣病が問題になっているころに、米国ではレイチェル・カーソンが『沈黙の春』を出版した(1962年)。『沈黙の春』は農薬のDDTを事例とした小説であったが、原因物質こそ異なるものの、この小説が指摘した食物連鎖によるヒトへの毒性が、実際に日本で発生してしまったことになる。

上述の公害問題と時を同じくして、本州製紙江戸川工場汚水放流事件が起きた。1958年(昭和33年)4月7日、浦安の漁民たちがいつも通り漁に向かうと、江戸川の水がドス黒く濁っている異常事態が発生していた。浦安沿岸はもちろん、葛西沖まで汚染は広がっており、魚が至るところで白い腹を上に向けて浮き、貝類は口を開けたまま死滅していた。この異常事態に、直ちに漁業協同組合が動き、浦安の人口の過半数を占める漁民達が立ち上がった。七ヵ浦(浦安、行徳、南行徳、葛西、城東、深川、荒川)の漁業組合は個々に本州製紙側に排水の中止を申し出たが、本州製紙は拒否し、依然として放流を続けた。度重なる陳情から、6月5日になって東

京都は水質調査を実施した。工場の排水が褐色の細かい錆のような沈殿物を多量に含み、酸化してドス黒い水になっていることが判明するとともに、魚介類の死滅に因果関係があることを認めた。東京都庁の指導を受けて一時は放流を停止するも、その後に本州製紙は再度放流を開始した。6月10日、怒りが頂点に達した漁師たちは工場に乱入し、機動隊と衝突した。漁業組合側は逮捕者8名（翌日釈放）、重軽傷者108名を出し、工場周辺住民、新聞記者、カメラマンなど数名も負傷した。機動隊側からも36名の負傷者が出た。

　本州製紙江戸川工場汚水放流事件を機に、1958年（昭和33年）12月25日に「公共用水域の水質の保全に関する法律（通称、水質保全法）」（法律第181号）と「工場排水等の規制に関する法律（通称、工場排水規制法）」（法律第182号）のいわゆる水質2法が制定されたが、この法体系は汚染対策と産業発展の調和を保つことに基本が置かれていた。さらに、鉱害についても鉱山保安法の枠内で必要上やむなく規制を行ったものであった。このため、これらの法的整備にもかかわらず、汚染防止の効果はあまり上がらなかった。この時代には、産業発展による豊かさの享受と公害抑制との相反する両問題を天秤にかける必要があったのである。1967年（昭和42年）には公害対策基本法が制定された。1968年（昭和43年）には大気汚染防止法と騒音規制法が制定された。本州製紙江戸川工場汚水放流事件を機にして制定された水質保全法と工場排水規制法とでは規制が不十分との指摘が強まり、1970年（昭和45年）にはこれらを発展的に解消し水質汚濁防止法が制定された。同年（1970年）には米国において、環境保護庁（EPA）が設立された。日本では公害関係法を総合的に推進・運用し、環境行政を一元化推進するために1971年（昭和46年）7月に環境庁が設置され、それ以降の産業公害の問題は沈静化していった。

2-2　食品公害問題

　食品に有害物質が含まれ不特定多数の消費者が害を被ることを一般的に食品公害と言うが、法的な定義や学問的定義が存在するわけではない。

森永乳業徳島工場では、ヒ素を大量に含む第2リン酸ソーダを使用して「森永ドライミルクMF缶」を製造し、出荷した。その結果、発症者12,131名、死亡者130名からなる世界最大級の食品公害が西日本を中心として1955年（昭和30年）に起きてしまった。第2リン酸ソーダは粉乳を溶解したときにダマ状になることを改良する目的で添加された。森永乳業徳島工場は第2リン酸ソーダを「共和」から購入していた。共和からの10回目の納品にあたる1955年4月13日の第2リン酸ソーダに重量比4.2～6.3％のヒ素成分が含まれていた。10回目と同じ第2リン酸ソーダは、11回目（1955年4月30日）と13回目（1955年7月26日）にも納品された。これらのヒ素が混入した第2リン酸ソーダを使用して製造された粉乳が出荷されてしまった。これらのヒ素が混入された第2リン酸ソーダは、それまでとは異なった製造所で製造されたものであったが、最終的に共和に納品されたものであった。問題になった第2リン酸ソーダは、日本軽金属清水工場で製造されたものであった。日本軽金属清水工場ではボーキサイトからアルミナを製造しており、廃棄物を新日本金属化学（京都市）に販売した。新日本金属化学は瀬戸物の塗料として利用できるかもしれないと考えてこの廃棄物を購入したが、その目的では使用することができなかったため、その大部分を「粗製リン酸ソーダ」と称して他社に転売した。その後、複数の会社を介してこの廃棄物は共和に渡り、共和はこれを森永乳業徳島工場に納品した。ヒ素を大量に含む廃棄物（粗製リン酸ソーダ）は、飲食物に使用されるとは知らずに転売されていったわけである。森永乳業徳島工場が使用する第2リン酸ソーダには規格が存在しなかった。共和も森永乳業徳島工場も、第2リン酸ソーダの分析をせずにこれを粉乳の製造に使用した。そして、世界最大級の食品公害が起きてしまった。

福岡県北九州市の小倉北区にあるカネミ倉庫では、米油（ライスオイル）を製造していた。米油の原料は米ぬかであり、抽出と精製という2つの工程を経て米油が作られる。米油には高融点のろう分が含まれているため、他の食用植物油と比較して精製工程が難しいと言われている。精製工程の中に、脱臭工程が含まれる。カネミ倉庫は1961年（昭和36年）に米ぬか油の新たな製法を採用し、装置を購入した。加熱したポリ塩化ビフェニル

（PCB）をステンレス蛇管に循環させ、米油を熱する脱臭手法である。脱臭された米油は食用油として販売され、脱臭工程で得られた脂肪酸を主とする副産物（ダークオイル）は配合飼料に添加され、養鶏場に販売された。1968年（昭和43年）2月下旬から3月にかけて、西日本一帯の養鶏場において、カネミ倉庫が製造したダークオイルを使った配合飼料によって飼育された40万羽の鶏が呼吸困難により死亡した。この段階で、農林省の福岡肥飼料検査所がカネミ倉庫の工場を立入検査し、家畜衛生試験場に病性鑑定を依頼していた。鶏への被害に引き続き、同年6月頃から8月頃にかけて西日本一帯で人への被害が続出した。吹き出物や内臓疾患を主訴とするいわゆる油症の患者の出現である。同年10月に患者の1人が使用中のカネミ倉庫のライスオイルを保健所に提出した。九州大学医学部と福岡県衛生部が調査した結果、ライスオイルに混入したPCBが油症の原因と結論された。患者は23府県で1万4,000人となり、製造元であるカネミ倉庫製油部に営業停止通達が出された。PCB混入の原因はステンレス蛇管に開いたピンホールから米油中にPCBが漏れ出したことが原因と判明した。

「ダークオイル事件が起きた時にすぐに米油の販売を停止させていればカネミ油症事件は防げた」と主張する方がいるが、元国立衛生試験所GLP査察官の降矢強氏は「不可能であった」と語っている。なぜならば、カネミ油症の福岡地裁小倉支部の判決によれば、福岡肥飼料検査所によるカネミ倉庫工場の立ち入り検査に際して、担当官が食用油の安全性について疑念を抱かず、食品衛生行政庁への通報連絡を怠ったことに加えて、家畜衛生試験所の油脂変質との誤った鑑定結果が重なり、カネミダークオイル事件とカネミ油症事件が同一原因によって発生したとは誰も想像できなかった。

ダークオイル事件が起きた後に、ダークオイルが当時の国立衛生試験所に持ち込まれた。当時の薬理部長であった池田良雄氏は部員であった降矢強氏と金子豊蔵氏にダークオイルの亜急性毒性試験を実施するように命じた。両氏はニワトリ及びマウスを用いて他社製品のライスオイル及びダーク油とカネミライスオイル及びダーク油に加え、原因物質とされたカネクロール（PCB400及び300）の28日間の亜急性毒性試験を実施し、ヒトで

の中毒症状である眼瞼及び皮下浮腫、眼脂分泌の増加、爪の変化（茶色又は黒色化）等の症状を動物実験でも認めた。さらに剖検所見では心嚢水、肝褪色、肝黄色化と肝臓及び副腎の重量増加と脾臓重量の減少を認めた（巻末の添付資料参照）。本来、食品は自由に製造、販売されるものなので、安全・安心が担保されなければならない前提にあるが、食品そのものを用いた毒性試験は動物の栄養バランスが崩れるため成立せず、原則として動物実験を必要としない。

　カネミ油症裁判で最も有意義なことは、判決においてこのような食品公害の再発を防止するためには、行政の縦割りをなくし、食品の生産流通を担当する農林省（当時）と食品の衛生をチェックする厚生省（当時）が有機的な連携と協力する体制が必要であることを指摘されたことである。

Reference
- 北九州市：産業の隆興と公害の発生
  https://www.city.kitakyushu.lg.jp/kankyou/file_0268.htm
- 浦安市：本州製紙工場事件
  http://www.city.urayasu.chiba.jp/dd.aspx?menuid=3876

3 化学物質の法規制

3-1 日本の動き

　1945年（昭和20年）8月14日に日本はポツダム宣言を受諾することを連合国側に伝えた。その翌日8月15日に玉音放送があり、第2次世界大戦は終了した。その後、1952年（昭和27年）4月28日にサンフランシスコ講和条約が発効するまでの約7年間にわたり、日本は連合国側の占領下に置かれ、米国の統治下で日本国憲法をはじめとする各種法律が整備されていった。人々は困窮しており、様々な物資に対して「質よりも量」を求める時代であった。

第 6 章──化学物質の安全性

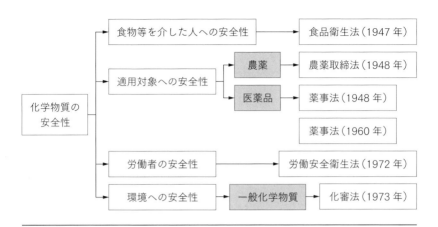

図34　化学物質の安全性

　占領統治国の米国では、食物の安全性と医薬品の安全性は、1938年に制定された連邦食品・医薬品・化粧品法（Original Pure Food and Drugs Act）という1つの法律で規制されていた。一方、日本には薬事法は存在したが、これは戦時下で作られたものであり、医薬品の製造販売業者を規定する根幹の法律条文がなくなってしまっていた。また、日本には食品の安全性を規制する法律は存在しなかった。戦時下で作られた薬事法（法律第48号）は、1947年（昭和22年）12月24日に法律第233号によって改正され、翌1948年（昭和23年）7月29日には法律第197号により廃止されるとともに、新たな薬事法（法律第197号、「旧薬事法」と呼ぶ）が制定された（図34）。旧薬事法の主眼点として、「国民の誰もが医薬品を利用できるようにすること」と「戦時下における医薬品の国家統制から脱却する」との2点が挙げられよう。旧薬事法では、戦時下に作られた薬事法（法律第48号）における抜け穴などが見直されたほか、政府による許可事項は大幅に削減され、医薬品の製造業、流通業等は政府または都道府県知事への登録制になった。そして、旧薬事法下では、事前に公表された一定の基準を満たす者が登録申請した場合、無条件で登録されることになり、政府の恣意的な運用ができないような制度となった。このため、海外ですでに発売

されており、安全性が確認されている医薬品については、現在と比較すると無審査に近いような状況で国内における承認が得られた。

1960年（昭和35年）には、戦後占領下において制定された薬事法（法律第197号）が廃止され、新たに薬事法の基となる法律（法律第145号）が制定された。翌1961年（昭和36年）には、薬事法の運用を規定した薬事法施行令（政令第11号）、薬事法施行規則（厚生省令第1号）が公布された。これらの法令により、医薬品に関する各種業体系及びそれに対する要求事項が明示された。米国もサリドマイド事件を教訓にして新たな法律の制定を目指していたが、その動きは日本よりも遅かった。薬事法（法律第145号）が制定された2年後の1962年に米国では、キーフォーバー・ハリス改正法が可決され、両国の規制当局とも新規医薬品の承認審査に関する法律的根拠を得ることができた。

米国統治下の1947年（昭和22年）2月24日に、食品衛生法（法律第233号）が制定された（図34）。食品とは、一般に食べられている全ての飲食物（医薬品は除く）を意味する。食品衛生法に基づき人工甘味料が規制されたことについては、すでに本章1-6項で記載している。食品の着色料として使用される化学染料については、明治時代から規制が開始されていた（第3章2-4項参照）が、食品衛生法において改めて指定がなされた。この時の状況を国立衛生試験所の池田良雄氏は、「指定されたタール色素の種類および規格は米国のコールタール系色素取締規則に認められている17種で、その他の数種のもののうち赤色104号、同106号の両者以外は米国以外の外国で使用されていたものである。外国で用いられているという事実に基づいてわが国でも採用されたのであるが、外国でこのような色素の使用を認めるときに詳細な慢性毒性の研究によってその安全性を確認したかというとそうではなく、多くのものは急性毒性あるいは亜急性毒性試験の結果から、また昔から一般に広く使用されているという事実から、まず危険はないとの判断から実際使用が認められたものである。」と述べている。食品添加物の種類や使用量は食品衛生法に基づいて厳しく規制されることになったが、十分な非臨床安全性試験が実施され、その結果に基づいて規制がなされていたわけではない。

第2次世界大戦以前には、除虫菊、硫酸ニコチンなどを用いた殺虫剤、銅、石灰硫黄などの殺菌剤など天然物由来の農薬が日本では使われてきた。また、鯨から取った油を水田に撒き、稲に付いている害虫を払い落とすとの方法が江戸時代から行われてきた。第2次世界大戦後に初めて日本人はDDTという有用な殺虫剤を手にすることができた。占領統治国側の米国では、1947年（昭和22年）に連邦殺虫剤殺菌剤殺鼠剤法（FIFRA）が議会を通過した。この法は農薬に対する連邦政府の権限を拡大し、州間で取引される農薬は農務省に登録することを求めた。米国統治下の日本では、その翌年の1948年（昭和23年）7月1日に、農薬取締法（法律第82号）が制定された（**図34**）。農薬取締法の第1条（目的）には、「この法律は、農薬について登録の制度を設け、販売及び使用の規制等を行なうことにより、農薬の品質の適正化とその安全かつ適正な使用の確保を図り、もって農業生産の安定と国民の健康の保護に資するとともに、国民の生活環境の保全に寄与することを目的とする。」と記載されている。また、農林水産省は当時の状況を、次のように述べている。「当時は戦後の食料危機のため食糧増産が急がれていたが、反面、不良農薬が出回って農家に損害を与える例が少なくなかった。そのため不正、粗悪な農薬を追放し、農薬の品質保持と向上を図り、ひいては食糧の増産を推進することが、本法が制定された目的であった。」と。

朝鮮戦争（1950年—1953年休戦）景気により、日本経済は徐々に立ち直っていった。1955年（昭和30年）から1968年（昭和43年）までの日本は、国民総生産（GNP）平均年率10％上昇という驚くべき経済成長を遂げた。1956年（昭和31年）7月17日に発表された『経済白書』（副題「日本経済の成長と近代化」）の結びの言葉には「もはや戦後ではない」と記述され、流行語にもなった。技術革新があらゆる分野で進み、新たな原材料、工法、機械設備が相次ぎ導入され、それに伴い労働災害の大型化や新たな職業病が生じた。1961年（昭和36年）の労働災害による死傷者数は81万人にも及んだ。また、常磐線三河島事故（1962年）、東海道線鶴見事故（1963年）、福岡炭鉱爆発事故（1963年）などが発生し、生産中心の産業構造に警鐘が鳴らされた。このような状況下で産業社会の進展に即応できる

労働災害、職業病防止のための総合立法の必要性が求められ、1972年（昭和47年）6月8日に労働安全衛生法（法律第57号）が制定された。米国においてPCBの毒性は、まず工場労働者において認められた。労働安全衛生法第28条では化学物質の労働者に対する安全性が述べられた。

　カネミ油症事件までは、一般化学物質を規制する法律はなかった。労働安全衛生法が制定された2ヵ月ほど後に厚生省は食品衛生法に基づき、「食品中に残留するPCBの規制について」（昭和47年8月24日；環食第442号）を発出してPCBの規制を開始した。その翌年の1973年（昭和48年）10月16日には、「化学物質の審査及び製造等の規制に関する法律（化審法）」（法律第117号）が制定された。化審法の制定経緯について、環境省は次のように述べている。「化審法は、難分解性の性状を有し、かつ人の健康を損なうおそれがある化学物質による環境の汚染を防止するため、昭和48年（1973年）に制定された。新規の化学物質の事前審査制度を設けるとともに、PCBと同様、難分解であり高蓄積性を有し、かつ、長期毒性を有する化学物質を特定化学物質（現在の第一種特定化学物質）に指定し、製造、輸入について許可制をとるとともに使用に係る規制を行うこととされた。」と。当初化審法は厚生省と通産省の両省が所管する法律であったが、その後に環境省も所管するようになった。

　1971年（昭和46年）には食物連鎖による人畜の被害を防止するため、残留農薬に対する対策の整備強化、登録制度の強化、農薬の使用規制の整備等に関して農薬取締法の大改正が行われた。この時の状況について、農林水産省は「農薬の中には、人に対する毒性が強く、農薬使用中の事故が多発したもの、農作物に残留する性質（作物残留性）が高いもの、土壌への残留性が高いものなどがあったため、このことが1960年代に社会問題となった。このため、1971年（昭和46年）に農薬取締法が改正され、目的規定に「国民の健康の保護」と「国民の生活環境の保全」を位置づけるとともに、農薬の登録の際に、登録申請を行う農薬製造業者や輸入業者は、農薬のほ乳類に対する急性毒性試験成績書及び慢性毒性試験成績書、農作物及び土壌において残留する性質に関する試験成績書を新たに提出することとなった。その結果、これまで使用されてきたBHC、DDT、ドリン剤

などの、残留性が高く、人に対する毒性が強い農薬の販売禁止や制限がなされた。」と述べている。

　化学物質（農薬、医薬品及び一般化学物質）そのものの安全性はそれぞれの法律で規制されるが、食物を介した人への安全性は食品衛生法で、労働者に対する安全性は労働安全衛生法で、また環境への安全性は化審法で規制される。食生活が豊かになる一方、それを取り巻く環境は大きく変化した。また、食に対する国民の関心も高まってきた。このような情勢の変化に的確に対応するため、食品安全基本法が2003年（平成15年）5月に制定され、これに基づいて新たな食品安全行政を展開していくことになった。この法律では基本的認識として、「国民の健康の保護が最も重要である」と定められ、それを行うための関係者の責務と役割が決められている。

3-2 ｜ 安全性試験の国際調和

　化学物質産業が発達することにより、様々な副作用が生まれた。しかし、化学物質産業の発達により、人類は豊かになり便利になったことを否定することはできない。例えば農薬や化学肥料が存在しなければ、これほど多くの人類が地球上に暮らすことはできなかったであろう。一般化学物質が存在しなければ、自動車も飛行機も家電製品も存在しなかったであろう。医薬品が存在しなければ、人々は江戸時代と同様に病に苦しむことになったであろう。化学物質の発達と安全性は両立する必要がある。また、そのためには化学物質の安全性（毒性）試験の信頼性と効率性とのバランスを取る必要がある（**図35**）。効率性を悪くする最大の要因は、規制が異なることによる各国での重複試験の実施である。安全性（毒性）試験を実施する場合、まずその試験法が重要になる。実験者ごとに国ごとに試験方法が異なった場合、その評価方法が適切であったのかどうかとの問題から話を始めなければならなくなる。また、各種化学物質の安全性（毒性）を横並びで比較することができなくなる。このようなことからOECDでは、毒性試験法ガイドライン（TG）の作成を開始した（**第7章2項**参照）。次に、そのTGに従って試験を実施する上での信頼性の基準を作成した。1981

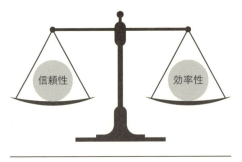

図 35　信頼性と効率

年に OECD 理事会は、データの相互受理 (MAD) に関する決定を下し、その中の Annex II に GLP 原則が記載された。これが「OECD GLP 原則」(1981 年) である。1990 年になり規制調和の新たな動きが生まれた。ICH である。日・米・欧の 3 極は、医薬品分野に特化した毒性試験法 (TG) ガイドラインの作成を開始した。一方、OECD GLP は圃場試験等を対象分野に取り込むために 1997 年に大幅改正された。また、OECD 加盟各国は MAD の実現に向けて動き出した。これらの動きを反映させるために、日本における化学物質 (医薬品も含む) の GLP と TG は変更・修正されていった。1980 年代になり、プラスチックや電子機器の向上により医療機器は急速な進歩を見せ始めた。それまで日・米・欧とも医薬品規制の延長線上で医療機器規制がなされていたが、この適切性が問題になった。1985 年に欧州共同体 (EC) 閣僚会議は医療機器を工業製品と位置づけ、ニュー・アプローチの対照とした。1992 年から GHTF (Global Harmonization Task Force：医療機器規制国際整合化会議) が動き出した。日本では薬事法が改正 (2002 年制定、2005 年施行) され、医療機器に関する新たな規制と GLP が生まれた。

Reference
- 池田良雄「有色色素」、総合医学 1963；20 (1)：28.
- 農林水産省 HP：農薬の歴史

- 農薬工業会 HP（http://www.jcpa.or.jp/qa/a6_25.html）
- 環境省 HP
- 斉藤信吾「産業安全運動 100 年の歴史」、予防時報 2011；244：14-21.
  http://www.sonpo.or.jp/archive/publish/bousai/jiho/pdf/no_244/yj24414.pd

4 一般化学物質の安全性

4-1 人と環境への安全性

　多くの種類の化学物質の中で医薬品は、「ヒトが直接暴露されることを目的に作製された化学物質である」という点で、非常に特殊な種類の化学物質である。

　一般的な化学物質の安全性というものは、以下の3つに分けて考えることができる。

　①ヒトが直接暴露された時の安全性
　②ヒトが間接的に暴露された時の安全性
　③環境（環境生物を含む）への安全性

　化学物質の安全性について、農薬の場合を例にとって考えてみる。ヒトは農薬に暴露されない方が好ましい。しかし、農薬製造時の工場労働者の暴露、農薬輸送時の事故による暴露、農薬散布時の作業者等の暴露など直接暴露される危険性がある。また、農薬は田畑等に散布することを目的に作製された化合物である。農薬が作物に残留したり、河川に流出して魚介類に蓄積したりし、それをヒトが摂取することにより間接的な暴露が発生する可能性がある。また、農薬等の化学物質は、環境（環境生物）に影響を与え、環境破壊が起きる可能性が考えられる。このような化学物質の安全性を評価する試験データの信頼性を確保するために、日本には各規制を管轄する省庁の下で多数の GLP とそれらの査察制度が存在している。

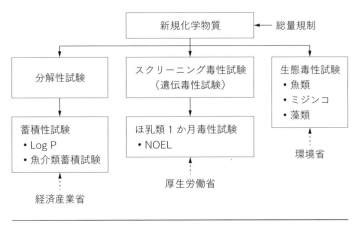

図36 化審法で求められる新規化学物質の安全評価

4-2 化審法での安全評価フロー

　化審法とは「化学物質の審査及び製造等の規制に関する法律」のことであり、環境経由で人の健康及び生態系に影響を及ぼすおそれがある化学物質による被害を防止することを目的とする。化審法では、①新規化学物質に関する審査及び規制、②上市後の化学物質に関する継続的な管理措置及び③化学物質の性状等に応じた規制を行っている。化審法における化学物質の安全評価の仕組みをフローチャートとして図36に示す。化学物質は3つのフローにより安全性がチェックされ、最終的な評価が下される。

　1つ目のフローは、化学物質の分解性と蓄積性に関する評価フローで、管轄官庁は経済産業省である。分解性試験では、活性汚泥（微生物）による分解性が評価される。微生物によって速やかに無機化される化学物質は、健康影響や環境影響を起こす懸念が低いものと判断される.

　微生物によって分解されにくい化学物質については、次に蓄積性を評価するために魚類への濃縮度試験が実施される。生体内への蓄積性を評価し、長期的な健康影響を起こす懸念の有無を判断する。蓄積性を「1-オクタノール／水分配係数（Pow）測定試験」により Log P から評価することも

できる。Log P が大きいほど被験物質の脂溶性が高くなり、生体内への蓄積性が懸念される。

　2つ目のフローは、毒性試験のフローである。ヒトへの直接的な毒性を評価するフローで、厚生労働省が管轄する。化学物質の安全性評価では、まずスクリーニング毒性試験に被験物質が供される。このスクリーニング毒性試験として、遺伝毒性試験（Ames 試験等）が実施される。遺伝毒性試験で問題がなければ、ほ乳類を用いた1ヵ月毒性試験が実施される。

　3つ目のフローは、環境生物への直接的な影響を見るフローであり、環境省が管轄官庁となる。生態毒性試験の項目としては、藻類生長阻害試験、ミジンコ急性遊泳阻害試験、魚類急性毒性試験などの水生生物影響試験と、陸生生物である鳥類の繁殖に及ぼす影響に関する試験がある。

　国内で生態影響試験を実施する GLP 適合試験施設は、2014 年（平成 26 年）時点で9施設である。その多くはコントラクトラボである。医薬品の毒性試験を実施する試験施設数と比較すると、生態毒性試験を実施している施設は少ないことがわかる。

　化審法は、薬事法、農薬取締法、毒物及び劇物取締法などの他法の適用を受けない一般化学物質を規制する法律である。医薬品の場合、薬事法の適用を受けるため化審法の適用外であり、届け出は必要ない。しかし、医薬品の業務に携わる者も、化審法における化学物質の安全性評価について知っておく意味はあるだろう。

4-3 ｜ OECD 試験法ガイドライン

　OECD の試験法ガイドラインは、下記の5つのセクションに分類されている。

- SECTION 1 - Physical-Chemical Properties　　物理化学的特性　　23
- SECTION 2 - Effects on Biotic Systems　　生態系に対する影響　　37
- SECTION 3 - Degradation and Accumulation　　分解と蓄積　　19
- SECTION 4 - Health Effects　　健康に対する影響　　67
- SECTION 5 - Other Test Guidelines　　その他　　9

OECD試験法ガイドラインの作成や改廃は、各国から召集された専門家による会合で継続的に行われており、2014年時点で155のガイドラインが存在する。この分類を見ると、化学物質の安全性がどのような体系で評価されるのか、その考え方を知ることができる。

4-3-1 物理化学的特性

第1セクションの「物理化学的特性」は、化学物質の物性情報を得る試験である。医薬品における品質（Quality）に関する試験に該当すると考えて良いであろう。ただし、医薬品において品質試験はGLPで実施する必要はないが、医薬品以外の化学物質では、物理化学的特性試験をGLPで実施することが求められる場合が多い。物理化学的特性試験の結果は、他のセクションの試験に用いられるからである。医薬品の開発においても、毒性試験（GLP）に用いる被験物質の特性確認試験はGLPで実施しなければならないのと同様である。

4-3-2 生態系に対する影響

第2セクションの「生態系に対する影響」は、生態系を構成する生物への化学物質の安全性を評価するための試験である。水生生物として魚、ミジンコ、藻類、土中生物としてミミズ類への評価が基本となる。その他にも環境中には、鳥類、昆虫、植物、微生物など、多くの生物が存在する。このような多種多様な環境生物に対する試験方法が、第2セクションに収載されている。

4-3-3 分解と蓄積

第3セクションの「分解と蓄積」は、化学物質の環境中での挙動を知ることで、ヒトへの長期的な影響を評価するための試験である。分解性試験は、化学物質を活性汚泥（微生物）に暴露して、環境中で分解されるか否かを評価する試験である。蓄積性試験は化学物質が生体に蓄積する性質を持つか否かを調べる試験で、主に魚類を用いて実施される。化学物質を含む水中で魚を飼育し、水と魚を経時的に分析し、水中濃度と魚体中濃度の

対比で濃縮倍率を算出し、蓄積性を評価する。

　生態毒性試験でも水生生物が用いられるが、生態毒性と蓄積性は観点が異なる。放出された化学物質は、水中の魚や藻に急性の毒性影響は与えないかもしれない。しかし、そのような場合でもヒトに慢性的な影響を与える可能性がある。過去に起こった「水銀問題」を例にとる。無機水銀を含有した排水が工場から河川に流出し、無機水銀が土壌微生物等の作用で有機水銀に変えられた。有機水銀に暴露されても、魚介類が死滅しなかったのなら、生存や生育には影響はなかったのかもしれない（そうであれば生態毒性は低いとみなせる）。しかし、有機水銀は食物連鎖によって上位捕食者である魚介類に蓄積されていった。そして、この魚介類を摂取し続けることにより、有機水銀はヒトの体内に蓄積し、重大な健康被害を引き起こしたのである。急性毒性試験だけでは予測し得ない「長期間の暴露による健康影響」の潜在的危険性を判断するための根拠となるのが、蓄積性試験である。もう一つ、化学物質の蓄積性が、健康被害と現在に至る環境汚染をもたらした事例が、ポリ塩化ビフェニル（PCB）という化学物質である。熱媒体や絶縁油として広く用いられたこの物質は、急性毒性を示さず「安全」であり、「安価」に製造でき、非常に「安定」な化学物質であったため、世界中で合成が行われ、大量に使用された。しかし、PCB は長期間摂取することによってヒトの健康に重大な影響を与えることが判明した。PCB は脂溶性が高く、体内に取り込まれたら容易に排泄されないため、蓄積されていく。また、極めて安定な構造のため、環境中において分解・代謝されて消失することは期待できない。PCB は日本では 1970 年代に化審法により製造・輸入が禁止されたものの、PCB を含有する既存の電気製品はその耐用年数まで使用することが認められた。PCB を全廃することは国際条約でも取り決められているが、有効な処理方法の確立には時間を要し、現在も大量の PCB が製品として合法的に存在すると言われている。

4-3-4　健康に対する作用

　第 4 セクションの「健康に対する作用」は、化学物質のヒトへの直接的影響を見る目的で実施される試験である。ここで医薬品とそれ以外の化学

物質の大きな違いが生じる。医薬品の場合には臨床試験を実施するが、それ以外の化学物質では臨床試験が実施されることはないので、毒性試験の結果からヒトへの影響を推測することが必要になってくる。

通常、化学物質の安全性を評価するためには OECD GLP と OECD の TG が利用される。そして、OECD の動きに伴い日本の GLP も影響を受けた（**第 5 章及び第 7 章**参照）。1990 年代になって、医薬品及び医療機器に関する国際調和の動きが始まった。例えば医薬品の場合には 1990 年に ICH が動き出して毒性試験法 TG の作成を開始した。医療機器の場合には 1992 年に GHTF が活動を開始して、ISO が毒性試験法 TG の作成を開始した。

4-4 化審法 GLP

GLP の適用対象としては、医薬品、化学物質、化粧品、食品添加物、農薬、医療機器、動物用医薬品、飼料添加物、殺虫剤等広範囲な分野が存在する。『医薬品 GLP ガイドブック 2009』には、日本において GLP 適合確認を行っている項目について、7ヵ国（日本、フランス、ドイツ、韓国、スイス、英国、米国）の GLP 適合性調査の実態が記載されている（**第 5 章 10-6-1 項、表 23** 参照）。医薬品、化学物質及び農薬については、全ての国が GLP 適合性調査を行っていることがわかる。いずれの国もこの 3 品目が重要であると考えているからであろう。日本においても、医薬品、化学物質及び農薬の 3 つの分野に関して、ほぼ同時期に最初の GLP 基準（通知）が発出されている。

表 24 に化審法 GLP の歴史を記載する。化審法の制定経緯については環境省等のホームページに掲載されているので、それらを参考にされたい。医薬品 GLP 基準施行の 1 年後の 1984 年（昭和 59 年）に、化審法にも GLP が導入された。「新規化学物質に係る試験の項目等を定める命令第 3 条に規定する試験施設について」（昭和 59 年 3 月 31 日；環保業第 39 号、薬発第 229 号、59 基局第 85 号）である。1997 年に OECD GLP が改正され、「複数場所試験」が GLP 原則の中に盛り込まれた。また OECD は、OECD 加盟国間の相互データの受入れ（MAD）に向けたパイロット MJV の実施を

第 6 章——化学物質の安全性

表 24　化審法 GLP の歴史

年号	内容
1973 年（昭和 48 年）	・化審法制定（所管：厚生省、通商産業省）
1984 年（昭和 59 年）	・化審法に GLP を導入
1997 年（平成 9 年）	・OECD GLP 改正
1998 年（平成 10 年）	・日本に対する OECD MAD パイロット MJV の実施
2000 年（平成 12 年）	・化審法 GLP の一部改正
2001 年（平成 13 年）	・中央省庁再編 ・環境省も化審法を所管するようになる
2003 年（平成 15 年）	・新たな化審法 GLP の発出
2004 年（平成 16 年）	・旧化審法 GLP を完全廃止
2011 年（平成 23 年）	・化審法 GLP の最終改正

決定した。日本の規制当局は、1998 年（平成 10 年）にパイロット MJV を受けた（**第 7 章 5 項**参照）。改正 OECD GLP への整合性を高めるために、2000 年（平成 12 年）3 月 31 日には化審法 GLP の一部が改正された。この一部改正化審法 GLP 基準及び質疑応答集は、厚生労働省のホームページに掲載されているので参照されたい。例えば、運営管理者の責務の項（第 4 条）では、「複数場所試験の場合、必要に応じて、試験主任者を任命し、かつその者が委任された試験の段階を監督するのに必要な訓練、資格及び経験を有していることを確認すること。また試験主任者の交替は、定められた手続に従って行い、文書により記録し保管すること。」と述べ、1997 年の OECD GLP 原則の改正ポイントが組み込まれた。2000 年（平成 12 年）の化審法 GLP の一部改正において、厚生省と通商産業省の GLP の解釈及び運用の方針が統一化される方向で動き出すとともに、それまで「化学物質 GLP」もしくは「化審法 GLP」と呼ばれていた当該基準が、「化学物質 GLP」として統一化された（『CERI NEWS』2000 年 8 月号（No. 30）、化

学物質評価研究機構）。なお本書では読者が混乱しないように、原則として、「化審法 GLP」との言葉を使用する。

2001 年（平成 13 年）には「中央省庁等改革基本法」（平成 10 年 6 月 12 日；法律第 103 号）を受けて、厚生労働省、経済産業省及び環境省が発足し、化審法の所管に環境省も加わった。2003 年（平成 15 年）には化審法そのものが大きく変更された。独立行政法人製品評価技術基盤機構（NITE）のホームページによると、化学物質管理に関する国際動向及び OECD 勧告を契機にして改正されたものである。この改正目的であるが、以下の 4 点が挙げられる。

①化学物質の動植物への影響に着目した審査・規制制度の導入
②難分解性・高濃縮性の既存化学物質に関する規制の導入
③環境中への放出可能性に着目した審査制度の導入
④事業者が入手した有害性情報の報告の義務づけ

これらの目的を達成するために、分解性試験、蓄積性試験、スクリーニング毒性試験、慢性毒性試験及び生態毒性試験が求められることとなった。

この法律改正を受けて、2003 年（平成 15 年）に新たな GLP が発出された。「新規化学物質等に係る試験を実施する試験施設に関する基準について」（平成 15 年 11 月 21 日；薬食発第 1121003 号、平成 15・11・17 製局第 3 号、環保企発第 031121004 号）である。

化審法（化学物質）GLP は 2011 年（平成 23 年）に「新規化学物質等に係る試験を実施する試験施設に関する基準について」（平成 23 年 3 月 31 日；薬食発 0331 第 8 号、平成 23・03・29 製局第 6 号、環保企発第 110331010 号）により改正され、現在に至っている。

4-5 化審法 GLP と適合性調査

化審法は、厚生労働省、経済産業省及び環境省の 3 省の所管である。このため化審法で求められる安全性試験は前述（**本章 4-2 項**、**図 36**）したように、3 省で分担して管理される。GLP 適合性調査の分担は、以下のよう

になっている。
　①厚生労働省：毒性を担当
　　査察実施者：厚生労働省＋国立医薬品食品衛生研究所
　②経済産業省：分解性及び蓄積性を担当
　　査察実施者：経済産業省＋（独）製品評価技術基盤機構
　③環境省：生態毒性を担当
　　調査実施者：環境省＋（独）国立環境研究所
資料：第 19 回 GLP 研修会（平成 25 年 9 月 9 日：東京、13 日：大阪）での PMDA（宮崎生子氏、上野清美氏）の発表スライド

　厚生労働省所轄の毒性試験分野の GLP 適合確認施設一覧は公開されていないようである。経済産業省は分解性・蓄積性試験を行う GLP 適合確認試験施設一覧を公開しており、2014 年（平成 26 年）現在、8 施設が GLP の適合確認を受けている。環境省は動植物毒性試験を行う GLP 適合確認試験施設一覧を公開しており、2014 年現在、9 施設が GLP の適合確認を受けている。

Reference
- 化学物質の審査及び製造等の規制に関する法律【Q & A】（平成 23 年 5 月）
  厚生労働省医薬食品局審査管理課化学物質安全対策室、経済産業省製造産業局化学物質管理課化学物質安全室、環境省総合環境政策局環境保健部企画課化学物質審査室
  http://www.env.go.jp/chemi/kagaku/etc/tikujyo-faq/CSCL_QA.pdf
- 厚生労働省：一部改正化審法 GLP 基準
  http://www1.mhlw.go.jp/topics/kagakuglp/tp0306-1_13.html#qa
- 環境省 HP（http://www.env.go.jp/chemi/info/guide01.html）
- 製品評価技術基盤機構 HP（http://www.safe.nite.go.jp/kasinn/kaisei/kaiseikasinhou01.html）

5 労働者の安全性

5-1 | 安衛法 GLP と適合性調査

　労働安全衛生法（安衛法）は、1972 年（昭和 47 年）6 月 8 日に法律第 57 号として公布された。同年、労働安全衛生規則（昭和 47 年 9 月 30 日；労働省令第 32 号）が公布され、第 34 条の 3 に「有害性の調査」が記載された。有害性の調査項目として、「変異原性試験、化学物質の**がん原性**に関し変異原性試験と同等以上の知見を得ることができる試験又はがん原性試験のうちいずれかの試験行うこと。」と記載された。この試験を実施する基準として労働安全衛生規則（省令）では、「試験施設等が具備すべき組織、設備等に関する基準は、（厚生）労働大臣が定める。」とした。1988 年（昭和 63 年）10 月 1 日、労働省告示第 76 号として「労働安全衛生規則第 34 条の 3 第 2 項の規定に基づき試験施設等が具備すべき基準を定める告示」が公布された。この告示が安衛法 GLP である。安衛法 GLP は、大臣告示として公布されたので、省令に準ずるものである。

　規制緩和推進 3 か年計画（1998 年）において経団連は、「労働安全衛生法、化審法の新規化学物質の届出の際に提出できる、薬事法及び関係法令に基づく GLP 適合性の判定通知に基づく有効期間に関して、薬事法上で 3 年間保証されている場合は、当該 2 法律においても、3 年間保証すべきである。」と要求した（**第 5 章 1-2 項**参照）。これに対して当局側は 2001 年（平成 13 年）に、「化審法の毒性等試験を行う試験施設については、従来から、薬事法上で GLP 適合性が 3 年間保証されている場合にあっては、化審法上の GLP 適合性も 3 年間として取り扱っている（ただし、薬事法上で GLP 適合性が確認されている試験項目に限る。）。」と回答した。2001 年（平成 13 年）段階で、医薬品 GLP と安衛法 GLP 間の相互乗り入れは実現していなかったようである。ただし OECD GLP に基づく海外データに関しては、これを受け入れていた。その後、2009 年（平成 21 年）5 月 25 日に発出された「厚生労働省労働基準局長、基発第 0525001 号」により、医薬品 GLP、医療機器 GLP 及び化審法 GLP に関する GLP 適合確認書を

表25　薬事法で定める医薬品・医薬部外品

> （定義）
> 第二条　この法律で「医薬品」とは、次に掲げる物をいう。
>   二　人又は動物の疾病の診断、治療又は**予防に使用される**ことが目的とされている物（後略）
> 2．この法律で「医薬部外品」とは、次に掲げる物であつて人体に対する作用が緩和なものをいう。
>   二　**人又は動物の保健のためにするねずみ、はえ、蚊、のみその他これらに類する生物の防除の目的のために使用される物**（後略）

もって安衛法 GLP の適合確認書に代えることができるようになった。

なお、安衛法 GLP の査察実施者は、厚生労働省及び独立行政法人労働安全衛生総合研究所である。

Reference
- 株式会社 LSI メディエンス HP（http://www.medience.co.jp/medichem/anei.html）

6　農薬の安全性

6-1　農薬の分類

農薬とは、農作物を害虫、病気、雑草など有害生物から守るために使われる薬剤である。現在使用されている農薬の種類としては殺虫剤、殺菌剤、殺虫・殺菌剤、除草剤、殺鼠剤、植物生長調整剤、誘引剤、展着剤、天敵、微生物剤、その他に分類される。この中で殺虫剤は、ある特徴を有する。すなわち「薬事法で規制される殺虫剤と、農薬取締法で規制される殺虫剤が存在する」との特徴である。

薬事法で述べる医薬品もしくは医薬部外品の定義を**表25**に示す。感染症（病気）を予防する目的で使用される殺虫剤は、医薬品もしくは医薬部

表26 農薬の登録申請に係わる試験成績（12農産第8147号（平成12年11月24日）より抜粋）

---
(1)薬効に関する試験成績
(2)薬害に関する試験成績
(3)毒性に関する試験成績
 ・急性毒性、刺激性、亜急性毒性、慢性毒性、発がん性試験
 ・繁殖毒性試験催奇形性試験、変異原性試験
 ・動物代謝、植物代謝、土壌中動態
 ・水産動植物及び水産動植物以外の有用生物への影響
 ・有効成分の性状、安定性、分解性
 ・環境中予測濃度算定
(4)残留性に関する試験成績
 ・農作物への残留性
 ・土壌への残留性

外品として薬事法で規制され、管轄官庁は厚生労働省となる。例えば、ハエ、カ、ノミ、トコジラミ、南京虫、家ダニ、チリダニ類、ゴキブリ等を対象とした殺虫剤は、医薬品もしくは医薬部外品とし承認申請する必要がある。第2次世界大戦後に進駐軍はチフスやシラミの撲滅のため、日本人の身体に真っ白になるほどDDTを振りかけてまわった。このような目的でDDTを使用する場合においては、DDTは医薬品として薬事法で規制される。一方、DDTが農作物の害虫駆除のために使用される場合には、DDTは農薬として農薬取締法で規制されることになる。なお、次項から記載する農薬とは、農林水産省が管轄する農薬であることを付け加えておく。また、農林水産省が管轄する農薬は、海外では「農業に使用される化学物質（agriculture chemicals）」と表記されることも付け加えておく。

6-2 農薬の開発

農薬の登録申請に必要な試験資料を**表26**に示す。大別すると、(1)薬効に関する試験成績、(2)薬害に関する試験成績、(3)毒性に関する試験成績及び(4)残留性に関する試験成績が必要である。この中で、(1)薬効に関する試

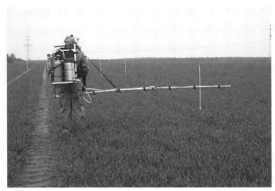
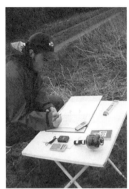

図37　圃場試験の様子

験、(2)薬害に関する試験及び(4)残留性（農作物）に関する試験は、圃場での試験の結果を登録承認に用いる。毒性に関する試験は実験室内試験である。ただし、医薬品と異なり農薬の場合には求められる毒性試験の範囲が非常に広い。医薬品の場合の一般的な毒性試験のパッケージングのほかに、動物代謝、植物代謝、土壌中動態、水産動植物及び水産動植物以外の有用生物への影響、有効成分の性状・安定性・分解性、環境中予測濃度算定等がこの分類に含まれる。すなわち、農薬の場合には幅広い試験がGLPで実施されなければならないことになる。

6-3　圃場試験

6-3-1　薬効薬害試験

　農薬の開発ステップにおいて最も特徴的なのは、開発中の薬剤を田畑に散布する試験（圃場試験）が存在することである（図37）。この圃場試験の中には、「農薬の薬効と薬害を調査する試験（薬効薬害試験）」と「作物中への農薬の残量を調査する試験（作物残留性試験）」が含まれる。薬効薬害試験の実施例数は、「少なくとも2か年にわたって、原則としてそれぞれ異なる都道府県から選定した3か所」とされている。先にも述べたが、農薬の適用対象は多種にわたる。そこで非常に規模の大きな長期間にわたる複

数場所試験の実施が求められることになる。

　従来、薬効薬害試験を実施することができる施設は、公的試験研究施設かそれに準じた施設（大学等）とされていた。農薬メーカーが自前の田畑を保有していても、その田畑を使用した薬効薬害試験の結果を農薬の登録申請に用いることはできなかった。そこで農薬メーカー等は主として社団法人日本植物防疫協会に委託し、同協会は受託した試験を同協会の研究所、都道府県試験研究機関等（農業試験場、果樹試験場、病害虫防除所、植物防疫協会等）に割り振って薬効薬害試験を実施してきた。しかし、2007年（平成19年）6月22日の規制改革推進のための3か年計画に関する閣議で、「信頼性を確保できる民間機関による試験を認めるなど民間開放を推進する。」と決定され、薬効薬害試験が民間施設で実施できるようになった。GLP適用の要否については、「農薬の登録申請に係る試験成績について」（平成12年11月24日；12農産第8147号農林水産省農産園芸局長通知）に記載されている。

　なお、この通知は2013年（平成25年）に至るまで計8回の一部改正がなされている。2013年のこの通知には、「薬効試験を適切に実施する能力を持った施設」、「薬害試験を適切に実施する能力を持った施設」と記載されている。すなわち、薬効薬害試験についてGLPが要求されているわけではないが、次に述べるように作物残留性試験ではGLPが求められている点には注意する必要がある。

6-3-2　作物残留性試験

　圃場試験としては、薬効薬害試験以外に農薬作物残留性試験も求められる。試験圃場において作物の栽培及び農薬散布等を行った後、収穫した作物への農薬の残留の程度を調査（分析）する試験であり、農薬の散布方法や残留基準値を定めるために用いられる。OECDの農薬作業部会は、農薬登録制度の国際調和を目指して活動している。OECDでは、2008年1月に専門家会合が開催され、2008年末から2009年上旬を目標に、①作物残留性試験ガイドライン・ガイダンス作成作業、②作物残留性試験ガイダンス、③作物残留性試験から最大残留量を算出する手法及び、④作物残留

表27　作物残留試験の設計

	FAO マニュアル	EU	米国	日本
試験例数 (メジャー作物)	6〜10例	16例/2ゾーン (南ゾーン・北ゾーン)	8〜20例	2例以上 (各2分析機関)
GLP	○	○	○	×

FAO：国際連合食料農業機関（Food and Agriculture Organization）
（第1回農林水産省懇談会資料より抜粋）

性試験テンプレートに関する4つのグループが活動を開始した。一方、農林水産省の消費・安全局農産安全管理課は、2007年（平成19年）12月5日に第1回農薬登録制度に関する懇談会を開催した。この懇談会では、試験例数と薬効薬害試験へのGLPの適用が討議された。この懇談会に提出された資料を**表27**に示す。

作物残留性試験に関して日本の規制は非常に緩やかであることがわかる。懇談会での結果を受けて、農林水産省は「2008年4月に作物残留性試験へGLPを導入する」とした。2013年（平成25年）段階での「農薬の登録申請に係る試験成績について」（平成12年11月24日；12農産第8147号農林水産省農産園芸局長通知）では、「農薬GLP基準に適合した試験施設とする。ただし、生産量の少ない農作物を適用農作物として試験を実施する場合は、この限りではない」としている。

6-4　農林水産省所管のGLP

農林水産省が所管するGLPとしては、農薬GLP、飼料添加物GLP、動物用医薬品GLP及び動物用医療機器GLPの4つが存在する（**表28**）。

このうち、動物用医薬品GLPと動物用医療機器GLPについては、話が若干複雑である。医薬品と医療機器は、ヒト用であろうが動物用であろうが、薬事法（法律第145号）で規定される。薬事法を所管するのは、厚生

表28 農林水産省が所管する4つのGLP

GLPの名称	上位の法律	GLPの発出
農薬GLP	農薬取締法	農産園芸局長通知
飼料添加物GLP	飼料の安全性の確保及び品質の改善に関する法律	農林水産省畜産局長・水産庁長官通知
動物用医薬品GLP 動物用医療機器GLP	薬事法	農林水産省令

労働大臣（厚生労働省）である。そこでヒト用医薬品のGLP及びヒト用医療機器のGLPは、厚生労働省令として公布されている。しかし、薬事法（法律第145号）では、「専ら動物のために使用することが目的とされる医薬品に関しては、「厚生労働大臣」とあるのは「農林水産大臣」と、「厚生労働省令」とあるのは「農林水産省令」と読み替える（第83条）」としている。このことにより動物用医薬品と動物用医療機器は薬事法で規定されるものの、厚生労働大臣（厚生労働省）ではなく、農林水産大臣（農林水産省）が所管している。動物用医薬品GLPと動物用医療機器GLPは、ヒト用医薬品GLP及びヒト用医療機器GLPの読み変えで、農林水産省令として公布されている。これら4つのGLP条文は、非常に類似している。

6-4-1　農薬GLP

医薬品GLP基準（通知）が発出された2年後の1984年（昭和59年）に、農薬GLPと化審法GLPが発出された。農薬GLPの歴史を表29に示す。同年8月10日に、「農薬の毒性試験の適正実施に関する基準について（昭和59年8月10日；59農蚕第3850号 別添：農薬の毒性試験の適正実施に関する基準（GLP）」が発出された。これが最初の農薬GLPである。

1997年にはOECD GLPが改正され、翌1998年には日本に対するOECD MADパイロットMJVが実施された。その翌年の1999年には、物理化学的性状試験が農薬の安全性試験に追加されたことに伴い、農薬GLPが全面改正された。そして「農薬の毒性に関する試験の適正実施について」（11

表29　農薬 GLP の歴史

年号	内容
1948年（昭和23年）	・農薬取締法（法律第82号）制定
1984年（昭和59年）	・農薬取締法に GLP を導入
1997年（平成9年）	・OECD GLP 改正 ・農薬 GLP の一部改正（微生物農薬を追加）
1998年（平成10年）	・日本に対する OECD MAD パイロット MJV の実施
1999年（平成11年）	・物理化学的性状試験が追加されることに伴い、農薬 GLP が抜本改正された。
2000年（平成12年）	・複数場所試験の解釈方法等について通知した。
2008年（平成20年）	・「農薬の毒性に関する試験の適正実施に係る基準」を「農薬の毒性**及び残留性**に関する試験の適正実施に係る基準」に変更

農産第 6283 号農林水産省農産園芸局長通知）に添付された「農薬の毒性に関する試験の適正実施に係る基準」が、現在まで続く農薬 GLP の元となっている。2000 年（平成 12 年）8 月 21 日には農林水産省農薬検査所長より通知（12 薬検 852 号）が発出され、複数場所試験における試験場所、主任試験員、試験場所管理責任者の解釈及び設置する場合の考え方並びに GLP 基準に従って使用される大型機器の借用についての取扱いが述べられた。農薬 GLP はその後、数度にわたる一部改正が行われた。2008 年（平成 20 年）3 月 31 日には、作物残留性試験に GLP が適用されるにあたって GLP 基準の表題が、「農薬の毒性に関する試験の適正実施に係る基準」から「農薬の毒性及び残留性に関する試験の適正実施に係る基準」に変更となった。

農薬 GLP の査察は、独立行政法人農林水産省消費安全技術センター（FAMIC）により行われている。

6-4-2 飼料添加物 GLP

　化審法 GLP や農薬 GLP は、OECD における動きを反映して作られた。つまり、多角的な貿易の拡大等を目的とし、これらの物質の輸出入を考えて導入されたと考えられる。一方、飼料添加物 GLP と動物用医薬品 GLP は、1985年 (昭和60年) 7月30日に決定された「市場アクセスのためのアクション・プログラムの骨子」において、日本への導入が決定された GLP である。当時の農林水産省の担当者は、「外国試験施設で実施された試験データの受け入れが問題になったため、飼料添加物 GLP と動物用医薬品 GLP が発出されることになった。」と述べている。つまり、わが国への動物用飼料及び動物用医薬品の輸入申請のための基準として、これらの GLP が作られるようになったようである。日本以外で飼料添加物 GLP が存在するのは、米国と英国のみである (**第5章10-6項、表23**参照)。農林水産省の富沢宏氏は、「1985年度の日本の対米貿易黒字 (通関ベース) は433億ドルに上り、その他の地域についても、ヨーロッパをはじめ多くの国に対し我が国は多額の黒字を生じている。」と述べている。このような環境下で輸入申請の基準として飼料添加物 GLP と動物用医薬品 GLP が発出されることになったのであろう。

　「飼料添加物の動物試験の実施に関する基準」(昭和63年7月29日；63畜A第3039号農林水産省畜産局長・水産庁長官通達) が飼料添加物 GLP である。この GLP は、「飼料の安全性の確保及び品質の改善に関する法律」(昭和28年4月11日；法律第35号) の下で通達されている。この GLP が発出される前までは、毒性試験データの信頼性の確保については、評価基準において、「十分な試験を行いうる施設において適正に行われ、精密かつ客観的な考察がなされていなければならない」と規定されていたほか、手引きにおいて、試験動物、飼料等について一部規定されていたのみであった。1988年 (昭和63年) に発出された飼料添加物 GLP は、第1条から第59条まで、詳細な運用方法が記載された GLP であった。2011年 (平成23年) 8月31日に、OECD GLP 原則に準拠する形で飼料添加物 GLP 及び査察実施要領の一部改正が行われた (23消安全第2690号)。この改正により、第1条から第18条までのコンパクトな GLP 基準となった。

飼料添加物 GLP の査察は、独立行政法人農林水産消費安全技術センター（FAMIC）が担当している。

6-4-3　動物用医薬品 GLP

動物用医薬品 GLP も、外国データを受け入れるために導入された。それまでは、「動物用医薬品等取締規則の一部を改正する省令の運用について」（昭和 55 年 4 月 1 日；55 審 A 第 940 号農林水産省畜産局長通達）により、一定の試験施設等において試験を行うよう指導されていた。そして「市場アクセスのためのアクション・プログラムの骨子」において、1987 年度（昭和 62 年度）中に動物用医薬品 GLP 制度の導入を検討することとされた。動物用医薬品 GLP は、ヒト用医薬品 GLP と同じく薬事法を根拠に制定されていることから、全体の構成や内容はヒト用医薬品 GLP に準拠している。しかし、動物用医薬品 GLP の対象動物には、マウス・ラット等の小動物を用いた試験と牛や豚等の大型家畜を用いた試験が存在するため、別々の章として記載された。現行の動物用医薬品 GLP は、「動物用医薬品の安全性に関する非臨床試験の実施の基準に関する省令」（平成 9 年 10 月 21 日；農林水産省令第 74 号）である。

ヒト用医療機器 GLP に関しては、2005 年（平成 17 年）に「医療機器の安全性に関する非臨床試験の実施の基準に関する省令」（平成 17 年 3 月 23 日；厚生労働省令第 37 号）が公布された。動物用医療機器 GLP に関してはその 6 日後の 3 月 29 日に、「動物用医療機器の安全性に関する非臨床試験の実施の基準に関する省令」（平成 17 年 3 月 29 日；農林水産省令第 31 号）が公布された。ヒトの医療機器の臨床試験の場合には、医療機器 GCP 省令（平成 17 年 3 月 23 日；厚生労働省令第 36 号）が存在する。動物用医療機器の場合には、動物用医療機器 GCP 省令（平成 17 年 3 月 29 日；農林水産省令第 32 号）が存在する。その他の GXP としては、ヒトの場合と同様に、以下に示すようなものが存在する。

(1) GMP

- 動物用医薬品 GMP（動物用医薬品の製造管理及び品質管理に関する基準、平成 6 年 3 月 29 日；農林水産省令第 18 号）

- 動物用医療機器 GMP（動物用医療機器の製造管理及び品質管理に関する省令、平成 7 年 6 月 29 日；農林水産省令第 40 号）

(2)GPSP
- 動物用医薬品、動物用医薬部外品及び動物用医療機器の製造販売後の調査及び試験の実施に関する基準（Good Post-Marketing Study Practice）（平成 17 年 3 月 29 日；農林水産省令第 34 号）

(3)GQP
- 動物用医薬品、動物用医薬部外品及び動物用医療機器の製造販売後の品質管理の基準（Good Quality Practice）（平成 17 年 3 月 9 日；農林水産省令第 19 号）

(4)GVP
- 動物用医薬品、動物用医薬部外品及び動物用医療機器の製造販売後安全管理の基準（Good Vigilance Practice）（平成 17 年 3 月 9 日；農林水産省令第 20 号）

ヒト用医薬品 GLP 及び医療機器 GLP の適合性調査は PMDA が担当している。動物用医薬品 GLP 及び医療機器 GLP の適合性査察は、農林水産省動物医薬品検査所（NVAL）が担当している。

Reference
- 山下敬三「動物用医薬品と GLP」農林水産省
- 中央畜産会 HP（http://library.lin.gr.jp/bunken_info.php?id=31848）
- 農林水産消費安全技術センター HP（http://www.famic.go.jp/ffis/feed/tuti/1_3039.html）
- 富沢宏：「対外不均衡と我が国の課題」
  http://www.mof.go.jp/pri/publication/zaikin_geppo/hyou/g410/410_a.pdf

7 食品の安全性

7-1 食品安全基本法

　農林水産省の重要な役割の中に「食料」がある。一方、「食品」の管轄官庁は厚生労働省である。両省は、食品安全基本法（平成15年5月23日；法律第48号）のもとで分担・協力し、食品の安全性について規制を行っている。食品安全基本法第2条には、「この法律において「食品」とは、すべての飲食物（薬事法（昭和35年法律第145号）に規定する医薬品及び医薬部外品を除く。）をいう。」と記載されている。つまり、ヒト及び動物が摂取する飲食物の中で、医薬品及び医薬部外品以外の全ての飲食物はこの法律の管理下に置かれていることになる。

7-2 食品衛生法

　食品衛生法（昭和22年12月24日；法律第233号）は、1948年（昭和23年）1月1日から施行された。現在の管轄官庁は厚生労働省である。

　食品衛生法において、農薬の残留基準値が設定される。残留基準値の設定方法を図38に示す。動物を用いた毒性試験の結果より、「最大無作用量」を求める。その最大無作用量をヒトに当てはめるため、最低100の安全係数をかけて、ヒトに対する安全な量が決められる（最大無作用量の1/100）。これを一日摂取許容量（ADI：Acceptable Daily Intake）という。ADIは、「ヒトが一生涯摂取し続けても安全な量（推測値）」として規定されている。医薬品の場合には、「服薬している治験期間の安全性データ（実証値）」から投与量が決定される。この点が医薬品と食品とで異なる点である。ADIが定まると、作物別摂取量や作物別残留試験結果から、作物別残留基準が決定される。その農薬の残留農薬基準を上回ることがないように適用作物や希釈倍率、使用時期や使用回数が、農薬安全使用基準として定められる。これらの過程には、次項で述べるコーデックス委員会が関係してくる。

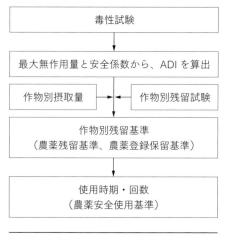

図 38　農薬の残留基準値の設定方法

7-3 ｜ コーデックス委員会と HACCP

　国際食品規格委員会（Codex Alimentarius Commission）の名称は、Codex Alimentarius（コーデックス・アリメンタリウス：食品法典；ラテン語）に由来する。消費者の健康の保護、食品の公正な貿易の確保等を目的として、1962 年に FAO と WHO が合同で設置した国際政府間機関であり、1963 年より活動を開始している。日本は 1966 年（昭和 41 年）よりコーデックス委員会に加盟している。コーデックス委員会の事務局（FAO 本部）はイタリアのローマに置かれている。コーデックス委員会の下に 28 部会（休会中の部会も含む）が設けられている。部会は、加盟国の中から選ばれたホスト国が運営しており、会議は通常ホスト国で開催される。2013 年現在の加盟数は 185 ヵ国、1 加盟機関（EU）である。2003 年 6 月の第 26 回総会で、加盟機関として初めて欧州共同体（EC）が承認され、2009 年 12 月のリスボン条約の発効により、欧州連合（EU）が EC の権限を継承した。

　コーデックス委員会では、Codex Alimentarius（食品規格）を定めている。コーデックス委員会で定められた規格は、世界貿易機関（WTO：World Trade Organization）の多角的貿易協定のもとで、国際的な制度の整合と調

和を図るものと位置づけられている。したがって、コーデックスの規格に法的な拘束力はないが、コーデックス規格に整合していないと非関税障壁としてWTOに提訴される懸念があるため、各国の規格はこの規格との整合が必要となる。

　食品添加物、汚染物質、動物用医薬品、農薬、有害微生物の安全性の評価については、専門家会合において検討されている。これらの会合はコーデックス委員会とは独立した機関であり、専門家が個人として参加する。専門家委員会としては以下の3つが存在し、中でもJECFAの動きが医薬品の規制に影響を与えた（**第2章**参照）。

　①食品添加物、汚染物質及び動物用医薬品：FAO/WHO合同食品添加物専門家委員会（JECFA）
　②農薬：FAO/WHO合同残留農薬専門家会合（JMPR）
　③有害微生物：FAO/WHO微生物学的リスク評価専門家会合（JEMRA）

　HACCP（Hazard Analysis Critical Control Point：ハサップ）は、「食品GMP」とも呼ばれることがある。食品の製造・加工工程で発生するおそれのある微生物汚染等の危害をあらかじめ分析し、製造工程のどの段階でどのような対策を講じればより安全な製品を得ることができるかという重要管理点を定め、これを監視することにより製品の安全を確保する衛生管理手法である。米国において1960年代に開始された宇宙開発計画の一環として、宇宙食の微生物学的安全性確保のために開発された。コーデックス委員会は、食品衛生の一般原則及びその付属文書である「HACCPシステムおよびその適用のためのガイドライン」に基づいた食品の国際安全管理基準としてHACCPを採用している。一方、コーデックス委員会は「発展途上国のため」とし、ISOと協調路線を取った。HACCPについては、これとほぼ同様のものとしてISO 22000（食品安全マネジメントシステム）が存在する。国からの認証が得られない民間施設については、ISO 22000の認証を取ってその食品を輸出することになる。

　2013年（平成25年）時点で、日本ではHACCPは法令化されていない。「総合衛生管理製造過程の承認とHACCPシステムについて」（平成8年

10月22日；衛食第262号・衛乳第240号）では、「このHACCPシステムによる食品の衛生管理の方法は、承認対象の食品以外の食品等の製造・加工施設における衛生管理を実施する上でも大変有益であるので、別添を参考にし、貴管下のこれら施設に係る営業者への周知、導入に向けての適切な助言等についても併せてお願いする」と述べている。つまり、2013年現在でHACCPは行政指導の段階である。

2012年頃よりFDAは米国内の食品及びペット用食品企業に対し、「HACCP違反」との名目で警告文書を多数発出している。「米国国内規制を強化することにより実質的輸入規制の目的を果たす」ということであろうか。特にHACCPは国際規格であるため、食料品の輸出国側としては問題になる。2013年（平成25年）、厚生労働省は日本再興戦略（平成25年6月14日閣議決定）において、「食品の大幅な輸出促進が求められる中、海外から求められる安全基準に対応するHACCPの普及が不可欠となっている。こうした状況を踏まえ、食品製造における衛生管理について、HACCPによる工程管理を一層普及推進させるための施策等を検討している。」と説明した。

7-4 食品分析GLP

食品の安全性を監視するために都道府県は、食品衛生検査を実施している。例えば横浜市衛生局は、市中央卸売市場を経由する農作物や市内を流通する野菜、果実を中心に食肉類についても過去5年間で1,666検体の残留農薬を検査している。このようにして市民は食品による危害から守られているわけである。

1996年（平成8年）5月の食品衛生法施行令改正及び1997年（平成9年）の食品衛生法施行規則改正により、1997年（平成9年）4月1日から都道府県等が設置する食品衛生検査施設にもGLPが導入されることが決定された。食品分析GLPは公的機関に対して適用されるGLPであり、民間施設は適用外である。しかし、両者に共通している点や両者で異なっている点をチェックすることにより、GLPへの理解がさらに深まるものと推測される。京都市は食品分析GLPをインターネットで公開している。本書

の読者で GLP に関して深い見識を持っておられる方は、一読されることをお勧めする。

7-5 薬事・食品衛生審議会と食品安全委員会

　医薬品を承認申請した場合には、薬事・食品衛生審議会で最終的に結論が下される。薬事・食品衛生審議会は厚生労働大臣の諮問機関であり、その中には薬事分科会と食品衛生分科会が設置されている。薬事分科会には、扱う事象ごとに、医薬品第一部会、食品規格部会などの各部会とその下の調査会が存在する。医薬品の承認申請に関しては、薬事分科会医薬品第一部会がその任にあたり、食品については薬事・食品衛生審議会が、最終的な承認の可否を厚生労働大臣に答申する。ただし、食品の場合には、薬事・食品衛生審議会のほかに、内閣府に食品安全委員会が設置されている。食品安全委員会とは、規制や指導等のリスク管理を行う関係行政機関から独立して、科学的知見に基づき客観的かつ中立公正にリスク評価を行う機関である。医薬品と同様、食品にもリスクが伴う。食品安全委員会のメンバーは科学者であり、諮問された案件に対してリスク評価を行い、答申を行う。例えば、動物用医薬品として非ステロイド性抗炎症剤の輸入承認申請が農林水産大臣に提出されたとする。この場合の「動物」は、ペットではなく食料のことを意味する。すなわち食料への非ステロイド性抗炎症剤の残留が問題になる。農林水産大臣は、食品安全委員会に対して諮問を行う。その答申内容を見て、承認可否の判断を行う。リスク評価は数値により行われる。毒性試験の結果から導き出された ADI 値や、分析施設が実施した作物残留性がその結果にあたる。

　食品規格や基準（農薬の残留規格）等については、食品安全委員会が評価した結果を受けて薬事・食品衛生審議会が様々な観点を総合的に検討したうえで、図 39 に示すように厚生労働大臣に対して最終的な答申を行う。薬事・食品衛生審議会の組織図、委員名簿等は厚生労働省のホームページで公開されているので、それを参照されたい。薬事・食品衛生審議会の委員の中には、医薬に関する学識者のほかに、様々な分野の学識者、消費者

> 食審第0223001号
> 平成17年2月23日
>
> 厚生労働大臣
> 　尾辻　秀久　殿
>
> 　　　　　　　　　　　　　　　　　薬事・食品衛生審議会
> 　　　　　　　　　　　　　　　　　　会長　井村　伸正
>
> 答申書
> 　平成16年7月29日厚生労働省発食安第0729001号及び平成16年7月29日厚生労働省発食安第0729002号をもって厚生労働大臣から諮問されたシアゾファミド及びトルフェンピラドに係る食品規格（農産物等に係る農薬の残留基準）の設定については、下記のとおり答申する。
>
> 　　　　　　　　　　　　記
>
> 　シアゾファミド及びトルフェンピラドについては、別紙のとおり食品規格（農産物等に係る農薬の残留基準）を設定することが適当である。

図39　薬事・食品衛生審議会答申書

団体代表者、弁護士が含まれていることに気がつくであろう。

Reference

- http://www.pref.kyoto.jp/yakujikaisei/gaiyouseizou.html

8　医療機器の安全性

8-1　医療機器の発達と規制

　医療用具（機器）の歴史を正確に述べることはその多様性から困難であるが、医療器具の起源が医薬品と同様に古代に遡ることは想像に難くない。実際に古代メソポタミア文明の地からは黒曜石や金属（青銅）製の手術用具が発見されている。近代では、今から400年ほど前の16世紀末から17世紀前半にかけて顕微鏡や体温計が発明され、17世紀後半には人工呼吸器も開発された。

　第2次世界大戦が終了するまでは、医療用具を規制する法律は日本に存在しなかった。日本で最初に医療用具を規制した法律は、1948年（昭和23年）に米国占領統治下で制定された薬事法（法律第197号）であると言

われている。敗戦の混乱下で市中に存在した医療用具としては、体温計、ガラス製注射筒と金属製注射針、手術器具や絆創膏、ガーゼ程度であったものと推測される。しかし、医療機関側は、これらでさえ十分に得ることができなかったであろう。戦後の混乱期から脱却した1960年（昭和35年）に、新たな薬事法（法律第145号）が制定された。この薬事法で医療用具が規制されることとなった。この時点では、麻酔器、保育器、心電計、水銀血圧計、エックス線等が一般的に使用されるようになっていたが、これらの医療用具は現在と比較して非常に単純な機器であった。

　1960年以降、医療用具は急速に進歩していった。ペースメーカーそのものは、1950年代には存在していたが、その電源には家庭用電源が用いられており、停電時のリスクや自由に歩き回れないなどのリスクがあった。1950年代後期には電池式のペースメーカーが生まれ、患者は家庭内を歩き回ることができるようになった。ペースメーカーには外付け型と埋め込み型があるが、電池の寿命が短いため、埋め込み型の場合には2年に1回の大手術を実施しなければならなかった。1970年代にはリチウム電池が利用できるようになり、手術の回数は減った。人工心肺装置を用いた最初の手術は、1953年に実施された。その後、装置の改良により機器の信頼性は向上していった。人工腎臓（血液透析）の原形は、1913年に生まれていた。そして1926年に急性腎不全患者に応用されたが、透析効率が悪くて生存者は1人もいなかった。1945年にナチス・ドイツの占領下のオランダにおいて、人工透析により生存者を出すことに初めて成功した。1945年以降、技術（装置）改良が急速に進められていった。1960年代になると、慢性維持透析療法への応用や在宅血液透析装置が生まれてきた。1960年代後期になると、新たなろ過膜（ダイアライザー）の開発に拍車がかかり、ろ過効率が上がると同時に血液透析のリスクは低下していった。カテーテルも多様化し、急速に進歩していった。1960年にはシリコン製の小球による脳動静脈奇形治療が行われた。1974年には離脱式バルーン法による血管閉塞が報告された。1991年には電気式離脱型コイルが開発され、治療対象を脳動脈瘤まで拡大することにより実用的な治療法としての地位を固めるに至った。これにより、開頭手術を行わなくても治療がで

きるようになった。心臓の人工弁、人工関節、人工歯根、人工血管等も生まれてきた。プラスチックのほかに、金属、金属合金、高分子材料、セラミックなど多種の材料が外科的にヒトの生体内に適用されるようになってきた。

　前項までに薬害や公害問題等を契機に医薬品、農薬や一般化学物質の規制が厳しくなってきたことを述べてきた。元厚生労働省審議官の土井脩氏は、第2次世界大戦後の医療用具が関連した健康被害事件として、①保育器に収容する際の酸素供給による未熟児網膜症（1975年頃）、②ダイアライザーによる眼障害（1982年頃）、③ヒト乾燥硬膜によるプリオン感染（CJD事件）（1997年頃）等を挙げている。このうち①と②の健康被害は医療器具そのものの問題もあるが、その使用方法の問題もあった。他方、③のヒト乾燥硬膜は、薬事法に基づき輸入承認を得た医療用具であり、主として脳外科手術の際に切除した硬膜を補綴（ほてつ）するために使用された。同じ医療用具と言っても、保育器やダイアライザーと、死亡したヒトから入手した乾燥硬膜とを同一視することができないことは、誰でも理解できるであろう。多種多様化していく医療用具に対して新たな規制が求められた。

　従来、日・米・欧とも医療用具については、医薬品と同様の考え方の下で規制されていた。米国では連邦食品・医薬品・化粧品法（FD&C法）（1938年）（**第1章**参照）で規制されていたし、日本では薬事法（法律第145号）で規制されていた。米国では1970年代になって、医薬品と医療機器の性質の違いを踏まえて、医薬品とは異なる規制枠組みを導入していくようになった。そして、1976年にMedical Device Amendments of 1976との連邦法により、FD&C法（1938年）の医療用具部分が改正された。ただし、FD&C法の中で規制することには変わりはなく、医薬品規制の延長線上での規制であるといえよう。1980年代の欧州では、医療用具のための特別な規制を導入していたのはフランス、ドイツ、イタリア、英国のわずか4ヵ国に過ぎなかった。日本も医薬品規制と同様の考え方の下で、医療用具の規制が行われていた。

　欧州各国は、欧州共同体（EC）もしくは欧州連合（EU）に参加している

ため、「1つの国」として機能しているように誤解されるが、そうではない。EC/EU に参加している各国は、それぞれが独立した国家であり、各国にはそれぞれの法律が存在する。そして、それぞれの国の法律下で規制を行うというのが基本的な考え方になる。これを「オールド・アプローチ」と呼ぶことがある。1985 年まで、医薬品、医療用具及び工業製品の規制は、オールド・アプローチであった。しかし、オールド・アプローチにこだわると EC 域内の貿易が抑制され、EC として共同体を作っている利点が薄れる。そこで、1985 年に EC 閣僚会議は域内で工業製品の安全性や品質の基準を統一するために、「技術的調和および基準に対するニュー・アプローチに関する理事会決議」を採択した。理事会決定により発出されたニュー・アプローチ指令では、「製品の自由な移動、および人・環境の保護という本質的な要請を満たすための必須要求事項のみを規定し、技術仕様は欧州の各標準化機関が定めること」とした。標準化機関には、欧州電気通信標準化機構（ETSI）や国際標準化機構（ISO）などがある。このニュー・アプローチの対象は工業製品であったが、EC は「医療用具は医療に使用されるものの、そのリスクは医薬品のそれとは決定的に異なる」との判断を下した。そして、医療用具は工業製品の範疇に含まれるとして、ニュー・アプローチの対象品とした。一方、医薬品や化粧品はニュー・アプローチの対象外とされた。ニュー・アプローチ指令に基づき、埋込式能動医療機器（1990 年）、医療機器（1993 年）、体外診断用医療機器（1998 年）に関する欧州指令が次々に発出された。また関連する指令としては、測量機器（2004 年）、電磁環境両立性（2004 年）、低電圧電気機器（2006 年）が発出された。

　1990 年代初頭において、日・米・欧の考え方に差が生まれ、それが GHTF による国際調和（次項）に結びついて行くことになる。

8-2 ｜ GHTF による国際調和

　1992 年に GHTF（医療機器規制国際整合化会議）が生まれた。GHTF には、アジア・オセアニア地域、北米地域、ヨーロッパ地域の世界の 3 つの

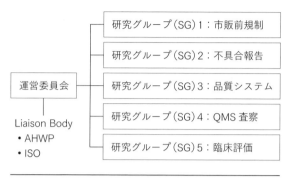

図40　GHTFの構成（PMDAの発表スライドより抜粋）

地域を代表してそれぞれ、日本及びオーストラリア、米国及びカナダ、欧州連合（EU）の5つの国と機関の規制当局と産業界の代表者が集まった。GHTFは国際機関でも政府間組織でもないが、各国の医療機器規制の国際的整合化について議論し、ガイダンスの作成等を行っていた。各国（地域）は、GHTFで策定されたガイダンスを自主的に自国（地域）の規制に取り込む努力をした。

　GHTFの構成を図40に示す。運営委員会の下に5つの研究グループ（SG：Study Group）が設置されていた。GHTFの特徴として、「ISOと相互協力関係にある」との点が挙げられる。この背景には、ECのニュー・アプローチ指令がある。GHTFでは、従来から個別のISO/TC（国際標準化機構の専門委員会）との間で覚書を締結し連携していたが、2009年にGHTFとISOとの間の包括的な覚書が締結され、より幅広くISOと連携することとなった。GHTFの議長国は1年半ごと（EUのみ3年）の持ち回り制で、日本は2011年（平成23年）7月から2012年（平成24年）末まで議長国を務めた。

　GHTFの活動成果は、医療機器の基本要件、承認申請に必要な資料概要の様式であるSTED（Summary Technical Documentation）、クラス分類等についての整合化作業の結果をGHTF文書として取りまとめられた。GHTFは2012年12月をもって活動を停止し、現在は2011年2月に発足したIMDRF（International Medical Device Regulators Forum）がGHTFに代

表 30　基準・認証制度の見直し（規制緩和推進 3 か年計画
（1998 年から 2000 年）より抜粋）

> 基準・認証制度について、①自己確認、第三者認証への移行等による政府の直接的な規制の必要最小限化、②認証・検査業務への競争原理の導入、③適切な場合における性能規定化、④国際相互承認の推進等を基本に見直し、できる限り速やかに所要の措置を講ずる。

わる活動をしている。

8-3　規制緩和と規制の調和

　日本では、1998 年（平成 10 年）より規制緩和と規制調和について政府が具体的に動き出した。この中に、「基準・認証制度の見直し」（表 30）というものがあった。政府による直接的な規制を必要最小限とし、民間の自己確認もしくは第三者認証を利用していくとの構想である。この考え方は、欧州のニュー・アプローチに類似する。厚生労働省は、2001 年（平成 13 年）からの規制改革推進 3 か年計画で「医療用具に係る安全性等に関し、JIS 化、JIS と国際規格の整合化及び薬事法上の承認に係る各種基準の国際的な整合化を推進する」との計画を立てた。この計画に対して 2003 年（平成 15 年）の報告では、「最近では、平成 15 年 2 月 13 日医薬審発第 0213001 号『医療用具の製造（輸入）承認申請に必要な生物学的安全性試験の基本的考え方について』により、ISO 10993-1 に整合した生物学的安全性試験データの取扱いを示したところであり、随時、薬事法上の承認に係る各種基準の国際的な整合化を推進している」と説明した。さらに厚生労働省は、JIS T14971：2012「医療機器—リスクマネジメントの医療機器への適用」（ISO 14971 と整合）を 2003 年（平成 15 年）8 月 25 日に制定したほか、2001 年（平成 13 年）以降、国際規格への整合を図りつつ 20 件の JIS を制定、13 件の JIS を改正したことも報告した。

　さらに厚生労働省は、「平成 17 年 4 月 1 日施行の改正薬事法において

は比較的リスクの少ない医療機器のうち厚生労働大臣が基準を定めて指定する医療機器については、厚生労働大臣の登録を受けた第三者認証機関による認証を義務づけることとしているが、その基準については、ISO やIEC（国際電気標準会議）等の国際的な基準と整合化された JIS を引用することとしている」とも説明している。リスク分類に関して厚生労働省は、「平成17年4月1日施行の改正薬事法においては、GMDN（The Global Medical Device Nomenclature：国際医療機器名称）で定められた医療機器の名称に準じて医療機器の一般的名称を新たに定め、その医療機器の一般的名称ごとに医療機器規制国際整合化会議において検討されている医療機器のリスク分類ルールに基づきリスク分類を行い、その結果、極低リスクと判断される医療機器に関しては、承認（認証）不要とすることとしている」と説明している。

　このように、特に医療機器の分野では1998年（平成10年）から始まった規制の緩和と調和が具体的に動き出し、その結果が2005年（平成17年）施行の薬事法改正へと結び付いていくことになる。

8-4　日・欧州共同体相互承認協定

　日・欧州共同体相互承認協定（MRA）（**第5章**参照）の中には、医療用具分野は入っていなかった。2001年（平成13年）までの段階で GHTF による国際調和に関する討議（**本章8-2項参照**）は行われていたものの、医療用具に関する両極間の規制調和はまだ進んでいなかった。様々な産業分野の中で、日本及び欧州の産業界の双方ともが強く MRA の実現を望んだのは、医療用具分野であった。産業界側は、品質管理システム（QMS：Quality Management System）の相互承認、市販前審査結果の相互承認、医療機器 GCP の相互承認等を求めた。特に日本側が国際基準を採用するよう求めた。その背景には、「デバイス・ラグ」の問題があった。産業界側は、デバイス・ラグにより、一般国民、研究者、業界のいずれもが不利益を被っていると主張した。

8-5 薬事法改正

2002年（平成14年）に「薬事法及び採血及び供血あつせん業取締法の一部を改正する法律」（平成14年7月31日；法律第96号）により薬事法の改正が公布された。この改正薬事法の施行日は政令により2005年（平成17年）4月1日とされ、関係各法令や通知の整備が指示された。そして、改正薬事法の施行に向けた約3年間に多くの省令や通知等が次々と発出された。この薬事法改正は、従来からの薬事法を根底から見直すような大改正であった。改正内容は多岐にわたるが、医療用具に関する改正内容が多くを占める。なお、この薬事法改正により、医療用具に関する規制調和は大きく前進することになった。医療用具に関する主たる改正内容を以下に示す。

8-5-1 医療用具の名称変更

改正前の薬事法には「医療用具」と記載されていたが、「医療機器」に変更された。その理由について薬食発第0709004号（平成16年7月9日；厚生労働省医薬食品局長通知）では、「現行の薬事法制定当時において医療用具として規制の対象となっていたものは、主に構造の簡単な器械、ガーゼ等であったが、現在の医療現場においては、高度電装機器等その製造、取扱いに特段の注意を要するものが増加してきていることを踏まえ、今般、医療用具の名称を『医療機器』に改めることとした。」と述べている。

8-5-2 通知 GLP 基準と省令 GLP

医療機器の安全性評価項目には5つのカテゴリーがある。①物理的、化学的特性、②電気的安全性及び電磁両立性、③生物学的安全性、④放射線に関する安全性、⑤機械的安全性である。医療機器の生物学的安全性はさらに2つの区分に分類される。医療機器の素材（プラスチック等）から溶出される化学物質の安全性、いわゆる生体適合性（Biocompatibility：バイオコンパチ）試験と、医療機器そのものを動物に適用する使用模擬試験（海外では Animal Study と呼ぶ）の区分である。前者として細胞毒性、感作性、

刺激性/皮内反応、亜急性全身毒性、遺伝毒性、発熱性、埋植、血液適合性等の試験が実施される。また、特定の医療機器では、これに加えて慢性毒性、発がん性、生体内分解性、トキシコキネティクス、免疫毒性、生殖/発生毒性、その他臓器特異的毒性についても評価が必要となる場合がある。これらの試験にはGLPが適用される。後者の場合、例えばヒツジに人工心臓を埋設し、その有用性や安全性を短期・長期にわたって確認するような試験が実施される。

医薬品GLPが省令化された1997年（平成9年）当時、医療機器の安全性試験はGLP適用されていなかったが、その代わり自社（承認申請者）の試験施設か、公的機関もしくは公的機関に準ずる機関でしか実施することができなかった。公的機関に準ずる機関とは、大学等を意味する。生体適合性試験そのものは医薬品の安全性（毒性）試験とほぼ同様の試験内容なので、受託研究機関（CRO）でも実施することは可能であったが、当時はCROで実施した試験は承認申請資料として許容されていなかった。

1998年（平成10年）になり、「規制緩和推進計画の再改定について」（平成9年3月28日閣議決定）に基づき、「医療用具の製造（輸入）承認申請に際し提出すべき資料のうち、公的機関等以外の試験施設で実施された生物学的試験データの取扱いについて」（平成10年3月31日；医薬審第349号通知）が発出された。この通知により、「国内の公的機関等以外の試験施設で実施されたものであっても、当該試験施設が医薬品GLP省令に適合していることをOPSR（医薬品機構）が確認しており、当該試験が医薬品GLP省令に従っていれば審査資料として受け入れる」とした。つまり、厚生労働省は、医薬品GLPに適合しているCROの試験データを受け入れることとなった。ただし、公的機関等に対しては、引き続き医薬品GLPの適用は求めなかった。

1999年（平成11年）になって、当時の日本医療機器関係団体協議会（日医機協；現在の日本医療機器産業連合会（医機連））に対して、当局から医療用具GLP制定について意見を求める動きがあった。日医機協は業界内で検討を始めることとし、GLPのワーキング・グループを編成して1999年から約1年間の検討を行った。その検討結果を「医療用具GLPについ

======== COLUMN ========

卵が先か鶏が先か

　GLP 施設を新たに立ち上げた場合、GLP 適合確認を受けるまでの間は公には非 GLP 施設とみなされる。言い換えれば、非 GLP 施設で実施された試験は、GLP 適合とみなされないのである。医薬品・医療機器の承認申請に係る生物学的安全性試験には GLP 適用が求められているため、スポンサーは GLP 適合確認書のない受託機関（CRO）には試験を依頼したがらないであろう。しかし、GLP 適合性調査の確認項目には、製造販売承認申請を目的とした試験、すなわち GLP 適用試験に対する調査（スタディー・オーディット）が含まれている。新たな GLP 適合確認を受けるためには、GLP 適合施設で実施された GLP 試験が必要であり、いわば"Chicken or the Egg"の状態である。

　実は、この矛盾は医療機器 GLP の省令化に際してほとんど問題にならなかった。医薬品 GLP 適合施設で実施された医療機器の試験を承認審査の資料として受け入れるという従前からの方策によって解消されていたのである。承認申請に際して提出が求められる「医療機器 GLP 適合確認書」の写しについては、承認申請時に有効な最新のものと指定されており、当該試験実施当時の確認書は不要であった。さらに、医薬品では GLP 試験実施当時の試験施設の GLP 適合状況をまとめた「GLP 適用試験施設票」の提出が申請者に求められているが、医療機器では現在も提出を求められていない。これらの方策により、医療機器 GLP 省令の施行は大きな混乱なく業界に受け入れられることとなった。

　ただし、医薬品 GLP の適合を有していなかった CRO は、ダミーの製品か部材を用いて自ら模擬 GLP 試験を行うか、GLP 適用が求められていない認証品目の安全性試験を受託して、これらを GLP 試験として実施したうえで GLP 適合性調査を受ける以外、新規に参入することができなかったと思われる。

==

ての検討報告書」としてまとめ、2000 年（平成 12 年）3 月末に医薬安全局審査管理課長宛てに提出した。

　その後、2002 年（平成 14 年）7 月に改正薬事法（法律第 96 号）が公布されるとともに、同年 9 月に通知「医療用具 GLP 基準」（平成 14 年 9 月 30

日；薬発第 0930001 号）が発出され、1 年後の 2003 年（平成 15 年）10 月から適用された。この基準は、医薬品 GLP 省令をほぼそのまま転用した内容であったが、被験物質の定義には医療機器からの抽出物や抽出液が含まれていた。

通知 GLP 基準の発出から 3 年後の 2005 年（平成 17 年）には、医療機器 GLP 省令「医療機器の安全性に関する非臨床試験の実施の基準に関する省令」（平成 17 年 3 月 23 日；厚生労働省令第 37 号）が公布された。この GLP 省令の施行日は 1 週間後となっていたが、通知 GLP の発出日から計算すると、運用開始まで 2 年半の猶予期間があった。なぜ猶予期間が必要なのかというと、その間に民間施設は医療機器の SOP 等を整備し、実際に承認申請を目的とした GLP 試験を実施しなければ、適合性調査を受けることができなかったからである。医薬品が GLP 通知の発出から省令化までに 15 年の期間を経たのに対して、医療機器の場合は 2 年半と短い。医療機器 GLP 試験を行うこととなった施設の多くは、すでに医薬品 GLP 施設として適合を得ていたことから、比較的短期間の猶予期間であっても対応が可能であったものと思われる。なお、実際に医療機器 GLP の適合性調査が PMDA によって開始されたのは、GLP 省令が施行されてから半年以上経過した 2005 年（平成 17 年）11 月からである。

8-5-3　GLP 適用範囲の相違

日本では、医療機器の安全性評価のうち生体適合性試験（Biocompatibility Study）にのみ GLP が適用されている。一方、医療機器そのものを使用する動物試験（Animal Study）は、日本では使用模擬試験と呼ばれており、実質的には GLP の適用対象とはなっていない。使用模擬試験は医薬品の薬効薬理試験に類似するが、医療機器の有用性だけでなく安全性についても確認するため、非常に重要な試験である。この種の試験では、被験物質である医療機器の取扱いや操作に習熟していることが必要である。メーカーの毒性部門の実験者は、あらかじめ工学系の開発者から機器の操作方法を修得しておく必要がある。また、ヒツジなどの大動物に人工心臓等を埋設する手術を実施する場合、外科手術そのものについてもヒトに対する手術

と同様の手技を模倣するため、大学の医学部や獣医学部で試験が実施されるか、もしくはメーカーの動物試験施設に医師もしくは獣医師を招いて試験が実施されることとなる。したがって、この種の試験を GLP で実施するためには、大動物用の手術設備を有する大学等の施設に GLP 体制を構築してスポンサー側から被験物質の操作に習熟した試験責任者等を派遣するか、逆に外部の専門家を自施設の GLP 組織員として一時的に登録するなどの方策が必要となる。

　専門的な手術技術や設備のほかにも、飼育管理の問題がある。医療機器を埋設手術した動物を長期間飼育する必要があるが、抗生物質やその他の医薬品の投与などの術後管理の面においても、健常な小動物の飼育管理とは異なる配慮が必要である。また、十分な飼育スペースも必要なため、従来の医薬品 GLP 施設では対応できないハードルがいくつもある。そこで、業界からの要望にも配慮し、この種の試験のうち生物学的安全性評価を二次的な目的とする試験には GLP を適用しないことが医療機器 GLP 省令施行後の事務連絡（2007 年 1 月）の Q&A 等で解説されている。また、仮に安全性評価を一次目的とした使用模擬試験を GLP で実施したとしても、これまでの GLP 調査制度では、試験法ガイドラインのない試験種については GLP 適合確認が行われていない実態がある。このような背景もあり、日本においては実質的には生体適合性試験（Biocompatibility Study）にのみ GLP が適用されているのである。

　これに対し、欧州では医療機器への GLP 適用は明文化されておらず、CE マークの取得においても必須要件とはなっていない。ただし、ISO 10993-1 において生物学的評価には GLP または該当する場合 ISO/IEC 17025（試験所及び校正機関の能力に関する一般要求事項）の適用が注記されているため、欧州各国の規制当局には生体適合性試験の GLP 適合施設を認証しているところもある。この場合、OECD GLP の適用区分としては、"9. Other（その他）" と標記され、具体的な試験項目として "Biocompatibility Study" と併記されている場合が多い。

　なお、CE マークとは、EEA（European Economic Area：欧州経済領域）内で商品を流通させるために必要な認証制度であり、欧州で医療機器を販売

COLUMN

Footnote #34 問題（Cadaver への GLP 適用 !?）

　FDA は 510(k) プログラムが本来の目的を十分に果たしていないとの批判を受けて、2009 年 9 月に作業グループを CDRH 内に設置し、510(k) の改良を検討していた。2011 年末には 510(k) プログラムの修正案が一般公開されたが、その中には GLP の適用範囲として信じ難い記述があった。米国医療機器の業界誌である Gray Sheet は、2012 年 1 月 23 月号で "510(k) Guidance Footnote may signal greater FDA Oversight of Preclinical Testing" と題する記事を速報した。これは、GLP 適用に係る重要な記述が脚注という目立ちにくいところに記載されていたことに対する批判と、内容が規制強化を意図しているのではないかという疑問点に警鐘を鳴らす記事であった。

　問題となった脚注 34 には "all nonclinical laboratory studies" に GLP を適用するとの記載があった。この脚注は、本文中の "animal/cadaver" に紐付されていた。Cadaver とは献体のことで、日本では解剖実習に供されている。米国では、医療機器が実際にヒトの体に適用可能であるかなど、主にサイズや形状等の妥当性や適切性を確認するための試験に用いられる。この試験は日本国内では実施できないため、米国内の施設で実施されることが多い。Cadaver を動物（ヒト）と解釈すれば、Animal Study であるし、モノと解釈すればベンチテストという判断になる。いずれにしても、Cadaver に GLP を適用した場合、試験系として入手経路や識別等を明らかにすることが必要になるであろう。

　Gray Sheet が最も問題視したのは、"all nonclinical laboratory studies" への GLP 適用が性能検査であるベンチテスト全体に波及するのかという点である。米国医療機器業界はこの記事に反応し、いくつかの企業・団体から CDRH に対して脚注 34 の記述に反対するコメントが出されることとなった。記載そのものの削除を求める要望のほか、重要な要件を記載するのであれば脚注ではなく本文に記述すべきとの意見もあった。

　　The 510(k) Program：Evaluating Substantial Equivalence in Premarket Notifications [510(k)] *DRAFT GUIDANCE* December 27, 2011
　　F. Requests for Performance Data（※筆者抜粋）
　　　• mechanical, electrical, and biological engineering performance, such as fatigue,

第 6 章──化学物質の安全性

wear, tensile strength, compression, flowrate, burst pressure；
- biocompatibility；
- electromagnetic compatibility (EMC)；
- sterility；
- stability/shelf life data；
- software validation；
- laboratory；
- other forms of non-clinical, including device-specific；
- animal/cadaver[34]； and
- clinical.

〈Footnote〉34 Nonclinical laboratory studies that support the safety of medical devices must be conducted in compliance with 21 CFR Part 58, Good Laboratory Practice (GLP) for Nonclinical Laboratory Studies, as applicable, to ensure the quality, reliability, and integrity of study data. Any nonclinical laboratory studies submitted as part of a 510 (k) should include a statement that all nonclinical laboratory studies were conducted in compliance with 21 CFR Part 58, or if not in compliance, then a statement of the reason for noncompliance should be provided.

その後、510 (k) Guidance は 2014 年 7 月 28 日に最終化された。本文から Cadaver の記載が削除されたほか、GLP の適用範囲に関する基本的な考え方に関しては別のガイダンス文書案 (Q&A) に振る形で事態の収拾が図られていた。なお、2013 年 8 月 20 日に公開されていた Q&A 案は、510 (k) のみならず PMA や IDE（治験前届け）などに対しても区別なく GLP 適用指針として整備された文書である。内容的には 1976 年の Preamble に回帰して解説しているため、目新しい情報はほとんどない。困った時には Preamble（バイブル）に立ち戻るといった FDA の基本姿勢をここでも見てとることができる。一連の騒動を俯瞰して思うところは、CDRH もしくはその職員は本当に GLP を理解しているのであろうか、という素朴な疑問であった。

The 510 (k) Program：Evaluating Substantial Equivalence in Premarket Notifications [510 (k)] July 28, 2014
F. Requests for Performance Data（※筆者抜粋）
Non-clinical animal and/or biocompatibility studies are typically requested when

371

other forms of non-clinical bench performance testing are not sufficient to demonstrate substantial equivalence. Non-clinical laboratory studies that support the safety of medical devices must be conducted in compliance with 21 CFR Part 58, Good Laboratory Practice (GLP) for Nonclinical Laboratory Studies, as applicable, to ensure the quality, reliability, and integrity of study data.[33] For more information on this topic, see FDA's Draft Guidance for Industry and Food and Drug Administration Staff, "The Applicability of Good Laboratory Practice in Premarket Device Submissions：Questions & Answers"
(http://www.fda.gov/medicaldevices/deviceregulationandguidance/guidancedocuments/ucm366338.htm). FDA's draft guidance represents FDA's proposed approach on this topic.

〈Footnote〉33 The applicability of GLPs to non-clinical studies in a 510 (k) submission is also mentioned in FDA's Guidance "Refuse to Accept Policy for 510 (k)s" in the Performance Data-General section of the checklist
(http://www.fda.gov/downloads/MedicalDevices/DeviceRegulationandGuidance/GuidanceDocuments/ucm315014.pdf).

するためにはNotified Body（第三者認証機関）からの認証を得て全ての商品にCEマークを表示することが義務づけられている。また、医薬品の投与を意図したコンビネーション医療機器などの高リスク医療機器の場合には、包含する医薬品の安全性についてはGLPが適用される。この部分の審査は、欧州で当該医療機器を登録する国の審査機関が対応している。
　日本及び欧州とは異なり、米国は2009年以降、医療機器へのGLP規制を拡大する動きを見せている。2010年7月にFDAのCDRH（Center for Devices and Radiological Health：医療機器局）は、心臓血管領域の医療機器について承認申請に必要な動物試験（Animal study）に関するガイダンス"General Considerations for Animal Studies for Cardiovascular Devices"を公布した。このガイダンスには、全てのAnimal studyにGLPを適用することが基本要件として述べられている。さらに、2012年末には510 (k)に関して「生物学的安全性試験以外の動物試験（Animal study）にもGLP適用を求

める」とする内容の含まれたガイダンス"Refuse to Accept Policy for 510(k)s"が公布された。これらのガイダンスが公布されたことにより、Animal Study を GLP で実施していない場合には、日本での既承認品目の承認申請データであっても、FDA は PMA（新医療機器の市販前承認申請）や 510(k) 届けを受理しない対応を取り始めた。日本ではこの状況に関して、2013年（平成 25 年）の第 19 回 GLP 研修会において医療機器の GLP 適用範囲のハーモナイズの必要性について当局の考えを問う質問が出された。PMDA 側の回答は、「OECD 加盟国と情報交換を密にし、最新情報に基づき、諸外国の GLP 制度との調和を図っているところであるが、どの試験に GLP を適用するかはその国の専権事項である。」というものであった。

なお、米国 FDA の 510(k) とは、リスクの比較的低い後発医療機器について、米国内での既承認品との実質的な同等性を示すことで販売許可登録を行える「市販前届出」（Premarket Notification）のことであり、PMN とも呼称される。ちなみに、510(k) という呼称は、連邦食品・医薬品・化粧品法（FD&C 法）510 条の (k) 項という意味である。FDA GLP の発出当時である 1979 年の Q&A "Management Briefings on the Good Laboratory Practice Regulations Post Conference Report" では、510(k) には GLP を適用しないことが明確に述べられていた。しかし、FDA は 2009 年頃から、治験が必要な 510(k) 届け品目に関して GLP の適用を非公式に求めるようになっていた。そして、2012 年の 510(k) ガイダンスでは、治験のあるなしに関わらず、全ての届出品目に GLP 適用を求めることとなったのである。

8-5-4　試験法ガイドライン

医薬品の安全性（毒性）評価には、ICH の試験法ガイドライン（TG）が用いられる。化学物質の安全性評価には OECD の TG が用いられる。医療機器の安全性評価には、ISO 10993 シリーズが用いられる（**章末のリスト**参照）。日本も含め、以前は国ごとに独自規格があったが、最近では FDA も認知規格として ISO 10993 をリストに掲載している。ICH では、3極の規制当局及び業界関係者の討議により TG が決定された。一方、GHTF（**本章 8-2 項**参照）は試験法などの詳細を議論する場ではなかったた

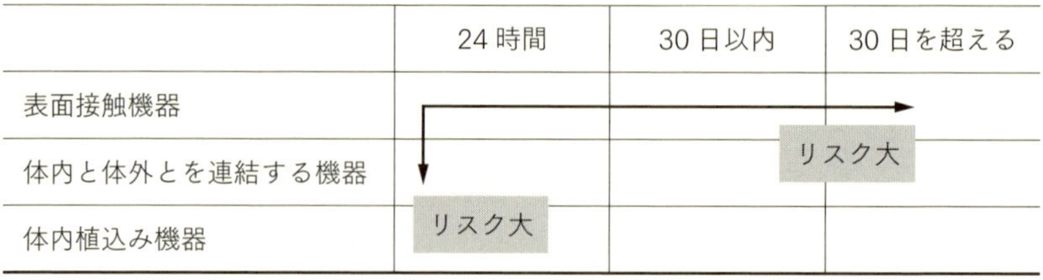

	24時間	30日以内	30日を超える
表面接触機器			リスク大
体内と体外とを連結する機器			
体内植込み機器	リスク大		

図41　生物学的安全性評価項目のリスク評価

め、ISOがTGの作成を担っている。この点が医薬品のICHと医療機器のGHTFとの異なるところである。ISO 10993シリーズには複数の試験法が列記されているが、中には具体的な試験方法の記載がない項目もある。これを補うものとして、日本国内においては「医療機器の生物学的安全性評価の基本的考え方について」（平成24年3月1日；薬食機発0301第20号）の別添にある医療機器の生物学的安全性試験法ガイダンスを参照して試験を行うことが求められている。このガイダンスでは、細胞毒性試験（第1部）、感作性試験（第2部）、遺伝毒性試験（第3部）、埋植試験（第4部）、刺激性試験（第5部）、全身毒性試験（第6部）、発熱性物質試験（第7部）、血液適合性試験（第8部）に関する詳細な試験方法が記載されている。

　生物学的安全性試験の試験実施項目は、承認申請される医療機器のリスクにより異なる。リスク評価の概念図を図41に示す。生体と医療機器の接触状況と、接触時間によりリスクが評価される。医療機器は大別して、「表面接触機器」、「体内と体外とを連結する機器」、「体内植込み機器」の3つに分類される。さらに、それぞれが接触部位に応じて2～3のカテゴリーに分類される。例えば、表面接触機器の場合には、「皮膚」、「粘膜」及び「損傷表面」に3分類される。それぞれに分類された医療機器は、その接触時間によってリスク評価がなされる。リスクの低い医療機器ほど求められる生物学的安全性試験の試験項目が少なく、逆にリスクが高い医療機器ほど多くの試験項目を実施しなければならない。生物学的安全性評価項目のうち、ほぼ全ての医療機器で実施しなければならない評価項目とし

ては、細胞毒性試験、感作性試験、刺激性／皮内反応試験がある。一方、急性全身毒性試験、亜急性毒性試験、遺伝毒性試験、発熱性試験、埋植試験、血液適合性試験等は、リスク分類に応じて実施が求められる。なお、リスク評価の結果によっては、試験を実施することが必須でない場合もある。

8-5-5 医療機器クラス分類

　JMDN（Japan Medical Device Nomenclature：日本医療機器名称）の制定にあわせて、「一般医療機器」、「管理医療機器」、「高度管理医療機器」に対応した医療機器のクラス分類（クラスⅠ～Ⅳ）の考え方が厚生労働省から薬食発第0720022号（平成16年7月20日）によって通知された。医療機器GLPの適用をクラス分類別にみると、リスクの低い一般医療機器（クラスⅠ）や管理医療機器（クラスⅡ）については、GLP適用外である。しかし、クラスⅡのうち人工心肺回路用血液フィルタの部材については、その安全性試験に「GLP適合試験であることが望ましい」との取扱いが行われてきた。また、クラスⅡであっても認証基準が未整備の品目についてはPMDAでの審査と厚生労働省での承認が必要なため、GLP適用が求められている。一方、クラスⅢ及びⅣの医療機器はGLPの対象である。2014年（平成26年）の医薬品医療機器等法（改正薬事法）では、クラスⅢの一部について認証制度への移行が予定されているが、GLPの適用判断に関しては従前の取扱いが踏襲される見込みである。すなわち、今後は見た目上は認証品目の一部にもGLPが適用されることになるが、実態はこれまでと変わらない運用となる見込みである。

　なお、医療機器のクラス分類とは別に、保守点検、修理その他の管理に専門的な知識及び技能を必要とすることからその適正な管理が行われなければ疾病の診断、治療又は予防に重大な影響を与えるおそれがある医療機器を「特定保守管理医療機器」（薬事法第2条第8項）といい、各種の安全対策を講ずることとされている。

8-5-6　第三者登録認証機関

　2005年（平成17年）の薬事法改正（施行）において、「第三者登録認証機関」との新たな概念が薬事法に盛り込まれた。薬事法第23条の2に「厚生労働大臣が基準を定めて指定した管理医療機器又は体外診断用医薬品（「指定管理医療機器等」という。）を製造販売する場合には、品目ごとに厚生労働大臣の登録を受けた者（「登録認証機関」）の認証（「第三者認証」）を受ける必要がある」とされた。すなわち、比較的リスクの低いものについては、製造販売承認に代えて、登録認証機関による製造販売認証を行うという新たな制度が導入されたのである。これにより、クラスIIの医療機器は原則として登録認証機関による認証制度の対象となった。実際に認証の対象となるのは、「認証基準」が定められた医療機器等であり、クラスIIであっても認証基準のない一部の品目は従来通り承認制度で審査される。「認証基準」とは、登録認証機関がその基準への適合性を確認することにより認証審査を行う医療機器等に関する基準で、厚生労働大臣が定めることになっている。認証基準では、技術・性能等に関してはJIS規格への適合が求められ、試験の信頼性に関してはISO/IEC 17025適合施設での実施等が求められる。改正薬事法において制定された認証基準の数は768（一般的名称にして1,292）であったが、その後も新たな認証基準が制定されている。

　認証基準は一般名称で括られる医療機器等の品目に関して統一的な技術要件を定めているものであり、その基準への適合性が客観的に判断できるような記載となっている。なお、「認証基準」とは別に「基本要件基準」も定められており、両者への適合状況が審査の対象となる。審査を行う登録認証機関は現在12機関ある。これら認証機関が行う基準適合性認証の業務範囲は一律ではなく、全ての医療機器について認証を行える機関もあれば、限られた医療機器の認証のみを行う機関もある。

　登録認証機関は、当局に代わって審査を行う役割を担っていることから、その監督責任は厚労省にある。最近になって、いくつかの不祥事が報道されるようになってきた。2011年（平成23年）には登録認証機関に対する厚労省の立入検査で、認証基準に適合しない家庭用電気マッサージ器に認証を付与していたとして行政処分（業務改善命令）が行われている。

////////////////////////////// COLUMN //////////////////////////////

69条調査と検体の収去

　医薬品 GMP 省令及び医療機器 QMS 省令の調査には、製造販売承認審査の過程等の調査（適合性調査）に加え、薬事法第 69 条の規定に基づく立入検査等（69条調査）がある。これは、医薬品・医療機器等の製造販売業者が薬事法に基づく命令を遵守しているかどうかを確かめるために、必要に応じて当該業者に遵守状況を報告させるほか、規制当局が工場や事業所に立ち入って構造設備や帳簿書類その他の物件を検査し、従業員などから直接聞き取りを行う調査である。

　この 69 条調査には、GMP/QMS 遵守状況を定期的に確認するために行われる通常調査と、必要に応じて行われる特別調査がある。調査は厚生労働大臣の製造業許可に係る製造所においては PMDA が行い、それ以外は都道府県の薬事監視員が行う。医療機器の場合、認証／承認が不要な一般医療機器（クラスⅠ）であっても、製造工程において滅菌が行われるなど、QMS 省令の対象となる品目については 69 条調査の対象となるため注意が必要である。

　製造販売承認審査等に係る適合性調査との違いは、必要に応じて製品や製造工程中の中間製品、試料等の検体を収去され、公的認定試験検査機関等での試験・検査に供されることである。その結果は製造業者側で実施された試験結果の信頼性判断の参考とされる。

　これに対し、日本の医薬品・医療機器 GLP 制度では、安全性試験の結果についてその検体を収去して信頼性を確認されることはない。「GLP 適合性調査実施要領」には、「調査の結果必要と認められる場合には、被験物質等のサンプル、標本、生データ、その他資料の提出を求める」と記載されている。しかし、提出した被験物質等について当局がどのように取り扱うかについては記載がない。

　GLP 省令の調査対象は試験施設の構造設備や GLP 組織の体制、試験記録、最終報告書のみであり、被験物質そのものについては調査対象外であるといえる。GLP 試験施設では、4 週間以上にわたる長期試験の被験物質について、後日の検証のために特性確認に必要な量を保存しておくことが求められているが、この検証は試験施設側が行うことを想定している。すなわち、試験結果にどのような疑義があっても、あくまでも試験関係資料の信頼性が調査の対象であり、被験物質そのものの妥当性・適切性については申請者側に立証の責任と権限が委ねられている。

2014年（平成26年）には別の登録認証機関に対する立入検査で、審査記録に記載漏れがあるまま一部の医療機器の認証が行われていたことが確認され、初めての業務停止命令（15日間）が言い渡された。なお、業務停止処分の間はPMDAがその業務を代行する。

8-5-7　QMS（Quality Management System）省令

医薬品の場合のGMP省令に相当するものが、医療機器のQMS省令（「医療機器及び体外診断用医薬品の製造管理及び品質管理の基準に関する省令」（平成16年12月17日；厚生労働省令第169号））である。QMS省令は、国際的な整合を図るためにISO 13485：2003（以下「ISO 13485」という。）を踏まえ作成されたものである。QMS省令とISO 13485との関係性に関しては、「QMS省令とISO 13485：2003との関係性に関する質疑応答集（Q&A）について」（平成23年5月30日；厚生労働省医薬食品局監視指導・麻薬対策課事務連絡）が発出された。この中で当局は、「QMS省令は、国際的な整合性の確保という観点からISO 13485を踏まえ制定されたものであり、包装等製造業者等に適用される第三章及び生物由来医療機器等製造業者等に適用される第四章の要求事項及び医療機器製造業者等に適用される第二章の一部追加要求事項等を除き、ISO 13485と一致している」と説明した。

8-5-8　承認申請書に添付すべき資料

STED（Summary Technical Document）とは、医薬品の場合のICH CTD（Common Technical Document）に相当する承認申請資料添付資料の編集様式である。改正薬事法が公布された2002年（平成14年）に、厚生労働省医薬局審査管理課長通知「医療用具の承認審査におけるサマリー・テクニカル・ドキュメント（STED）の試行的受け入れについて」（平成14年2月1日；医薬審発第0201099号）が発出された。この通知の中で、「資料概要に変えて、医療機器規制国際整合化会議（GHTF）において検討されているSTEDの試行的受け入れを行ってきたところであるが、改正薬事法下の製造販売承認申請においては、これらの経験を踏まえ、STEDを資料概

第 6 章――化学物質の安全性

―――――――――――――――――――― COLUMN ――――――――――――――――――――
QMS 制度の合理化

　平成 26 年（2014 年）11 月 25 日施行の改正薬事法（医薬品医療機器等法）では、医療機器 QMS 制度の合理化が行われ、製造所ごとに調査・判定をするのではなく、製造販売業者に対してシステム全体を包括的に調査・判定する方針に変更される。これは、医療機器については複数の製造所を含むシステムとしての品質管理が重要であり、全製造所を統括した QMS として管理すべきであるとの考え方によるものである。今後は、全体の QMS 適合性を製造販売業者に対する要件とするため、従来の製造所ごとの所管都道府県による調査は廃止される。これに代わって、全体を 1 つのシステムとして調査・評価できる広域的な調査機関として、PMDA または登録認証機関に調査権が集約されることになる。これまで GQP の要件として業許可を受けていた製造販売業者は QMS での業許可となる。また、QMS において個別に業許可を受けていた国内製造所及び QMS 適合認定を受けていた海外製造所については、今後は製造販売業者の業許可の下での QMS 登録に変更となる。

――

要として取り入れることとしている」と説明された。改正薬事法の施行（2005 年）に伴い、薬事法施行規則第 40 条も改正された。STED の分類が薬事法施行規則第 40 条にも反映されたわけであるが、STED の各項と薬事法施行規則の項立て（いわゆるロハホヘ）の対応関係は難解であった。

8-6 ｜ 米国の医療機器 GLP 事情

　米国は医療機器に対して GLP を法的に適用した最初の国である。1976 年の FDA GLP（案）の適用範囲には医薬品と医療用具が併記されており、その後この規定は変更されていない。2000 年代の初めまでは、米国以外に明示的に医療機器を GLP 適用範囲に加えている規制当局はなかった。

このため、実質的に米国の医療機器GLP制度が最も歴史を重ねた円熟した制度であるかのように思われるが、実態はそうとも言い切れない。2000年代のFDAは、第43代米国大統領ジョージ・W・ブッシュの政権（2001年―2009年）によって骨抜きにされていた可能性が示唆されている。ブッシュ政権は2001年に1兆3,500億ドルの減税プログラム（ブッシュ減税）を執行した。政府財源の減少はFDAにとっても無関係ではなかったようである。2000年代前半のFDAは資金不足から人員が不足し、職員は過重労働を強いられる状況になっていた。一方で、米国内の医薬品・医療機器業界からはFDAによる承認審査の時間短縮を求める声が高まっていた。十分な予算がなく、人材も不足している状況において、審査の迅速化という抗し難い圧力を受けたFDAの医療機器局（CDRH）のトップが下した結論は、もはや医療機器の安全性試験にGLPを適用しないという選択であった。

このことが周知となった発端は、2007年のSQA年会でのFDA関係者の発表である。その衝撃的な内容は、CDRHが医療機器の非臨床安全性試験にGLPを求めていなかったとする直截簡明なものであった。この発表資料は、当時のSQA年会に参加したメンバーに向けて限定配信されたが、その後POGO（Project On Government Oversight）のサイトからもスライド全ページを閲覧可能となっている（http://pogoarchives.org/m/science/cdrh-presentation-20070503.pdf）。

問題となったスライドから3枚を抜粋して紹介する。

> スライド63　*Device GLP Program Status*
> - CDRHの審査部門は動物を用いた安全性試験にGLP適用を求めてこなかった。
> - 多くの市販医療機器はGLPに従った安全性試験を行っていない。
> - 実際問題として、医療機器メーカーにGLP適用を求めるのは現実的ではない。

> スライド64　*Device GLP Program Status*
> - GLP試験か非GLP試験かに関わらず動物試験に対する査察が行われる。

第 6 章──化学物質の安全性

- GLP 要求に従っているかという視点よりも、データの監査と照合に重点を置いている。
- 特に高リスク製品の申請に係る安全性データの確認に注力している。
- もし、改ざんや脱落など、データの信頼性に問題があれば、行政措置を講じる。

スライド 93　*Plenary Session Question #12*
Q12：1 つの試験で、動物への医療機器の埋植から回収までの操作性を in vivo で確認する非 GLP のパートと、動物から摘出した臓器を GLP 施設で検査する ex vivo のパートがある場合、FDA はどのように試験の信頼性を評価しますか。
A12：CDRH は非臨床試験に GLP 適用を求めていません。データの正確性と完全性が適切に確保されていることを監査で確認します。

　質問 12 は、医療機器の特性を勘案した現実的な質問であったが、CDRH 職員の回答は実に素っ気ないものであった。FDA 側に一理あるとすれば、当該試験の一部が GLP 適用であるか否かに関わらず、リスクベースで申請資料の信頼性を判断することは当局としてしかるべき姿勢であるという主張であろう。しかし、聴衆は GLP を信じていた。規制当局から、GLP を求めていないと明言されたショックは、その後の QA 業界団体からの公開質問状や市民団体からの告訴へと発展する。
　後日明らかになった事実は、次のようなものである。2000 年代の前半に予算不足と人員不足にあえぐ CDRH は GLP 査察を予定どおり実施できていなかった。2006 年に当時の CDRH の査察部門の責任者であったマイケル・マルカレッリ（Michael Marcarelli）博士は、CDRH 副センター長のリンダ・カアン（Linda Kahan）に医療機器への不十分な GLP 適用状況の改善を直訴するという大胆な行動に打って出た。これに対するカアンの対応は素早く、そして断固として否定的なものであった。マルカレッリ博士からの意見書を受け取ったカアンは緊急のミーティングを行い、改めて CDRH の方針を変更しないことを職員の前で宣言した。CDRH は GLP を施行しない。1 年後、カアンは CDRH を去ったが、彼女の断固とした方針はそのまま CDRH の職員らに根付いていた。すなわち、2007 年の

SQA 年会での CDRH 職員の報告は、CDRH の方針をそのまま述べたものだったのである。

その後、この衝撃的な話題は、GAO（米政府説明責任局、旧会計監査院）からの FDA 告発を受けて終息する。2009 年以降、CDRH は医療機器 GLP の施行と規制強化に向けて大きく舵を切ることになった。

8-7 アジアの医療機器 GLP 事情

日本は、米国に次いで医療機器に GLP を適用した国であるが、それは 2002 年（平成 14 年）のことである。韓国においても医療機器 GLP 制度を準備中であると言われており、近年、アジア各国は医療機器の GLP にも関心が高い。ここでは、中国、台湾及び ASEAN の状況を中心に紹介するが、アジア諸国の動きは目覚ましいため、執筆時点の情報はすぐに陳腐化するかもしれない。2010 年代以降の動きも含め、最新の情報を記載することとした。

8-7-1 中国

中国は医療機器に対して GLP 規制を施行していない。ところが、2007 年 6 月 15 日に突然、外国からの医療機器登録には生物学的安全性試験を実施した試験施設の GLP 適合確認書の提出を求める旨の通知（345 号）を発出した。この当時、医療機器に GLP を適用していたのは米国と日本（2002 年）及び台湾（2006 年）だけであったが、FDA は GLP 適合確認書を発行しておらず、台湾においても GLP 制度施行から 1 年経っていなかったため、この通知に対応できるのは実質的に日本だけであった。このため、この通知自体が日本からの医療機器登録を規制する目的で発出されたかのように受け取ることもできる。しかし、当時の中国は米国との間で 2006 年からの米中戦略経済対話の最中であった。

当時の背景として、米国では 2007 年に中国製のメラミン混入ペットフード事件やジエチレングリコール混入歯磨き粉事件が報道されていた。一方の中国では、未承認であった米国製人工心臓の移植手術で少年の死亡

事故が起きており、双方がお互いの規制不備を指摘しあう状況であった。さらに、2008年には中国産ヘパリン事件（過硫酸化コンドロイチン硫酸 oversulfated chondroitin sulfate（OSCS）の混入で、米国では448人がアレルギー反応を起こし、21人が死亡）やメラミン混入粉ミルク事件が中国国内でも社会問題化していた。ヘパリンは医療機器のコーティング材としても使用されており、当時、日本国内でも深刻な問題となった。このような状況において外国製の医療機器にのみGLP適合を求めてきた中国当局の対応には、国民の安全確保の目的以上に経済戦略としてのしたたかさを感じとることができる。

なお、2007年当時、中国への販売登録を行う日本製医療機器は日本での既承認品がほとんどであった。既承認品に関しては日本の医療機器GLP制度が始まる前の2002年以前に実施された試験資料（非GLP）を提出するケースもある。しかし、この通知が求めているのは、当該試験施設のGLP適合確認書の提出であって、杓子定規に解釈すればGLP適用試験の結果そのものの提出を求めているのではない。実際、最新のGLP適合確認書の写しを提出することで、非GLPの安全性試験資料であっても問題なく登録審査が行われていた。

中国　345号通知

关于印发医疗器械生物学评价和审查指南的通知

国食药监械［2007］345号

各省、自治区、直辖市食品药品监督管理局(药品监督管理局)：

为规范医疗器械生物学评价和审查工作，我局组织制定了《医疗器械生物学评价和审查指南》。现印发给你们，请参照执行，并将有关事项通知如下：

一、申请涉及生物学评价的产品注册的企业、可提供生物学评价报告(含支持性文件)代替产品注册检验报告中的生物学试验部分、或进行全项生物学试验。

二、国外企业提供的医疗器械生物学评价报告中含有生物学试验报告的、企业应提供**生物学试验室所在国的**GLP**证明**。

附件：1. 医疗器械生物学评价和审查指南·
　　　2.《医疗器械生物学评价报告》的出具与审查要点

国家食品药品监督管理局　　二〇〇七年六月十五日

8-7-2 台湾

台湾は 1990 年に「優良實驗操作規範」を発出し、1998 年には医薬品 GLP として「藥品非臨床試驗優良操作規範（初版）」を制定している。その後、2006 年に医療機器等を適用範囲に加えて GLP を改定し、「藥物[注]非臨床試驗優良操作規範（新版）」を発出した。

また、中華民国 101 年 7 月 20 日（2012 年）には、医療機器の登録に際して生物学的安全性、電気的安全性、電磁両立性の各試験に受託試験施設の GLP または ISO 17025 認証を必要とする通知を発出し、2013 年 7 月からこれを施行している。さらに、2014 年 9 月には医療器材検査登録審査準則の修正版が発出されたが、ここでは無菌試験についても、上記 3 試験と同様に GLP または ISO17025 を適用することが求められている。なお、申請者の自社施設で実施した試験についてはこれらの適用対象外である。

> 公告修正「醫療器材查驗登記審查準則」
> 發文日期：中華民國 103 年 9 月 5 日【2014-09-05】
>
> 醫療器材查驗登記審查準則修正條文　（※ 筆者抜粋）
> 第一章 總則
> 第十二條 本準則所定臨床前測試及原廠品質管制之檢驗規格與方法、原始檢驗紀錄及檢驗成績書、包括為確保產品宣稱效能、結構、材質、設計及品質所進行之安全性及功能性檢測等資料。
> 申請第二等級醫療器材查驗登記、變更規格或效能之登記、如有類似品經中央衛生主管機關核准上市者、得以下列文件之一替代前項資料：
> 一、經美國官方及歐盟會員國之官方或權責機關出具之核准上市證明文件、其產品效能及用途應符合前開機關之核准範圍。
> 二、符合中央衛生主管機關公告品項之臨床前測試資料切結書。
>
> 依前項規定申請者、得免附之第一項資料應留廠備查、必要時、中央衛生主管機關得命其提出。
> 執行第一項檢測之受託實驗室、執行生物相容性、電性安全性、電磁相容性檢

注：藥物：藥品、醫療器材、新興生醫科技衍生性產品等 IVDs（體外診斷試劑）as a sub-set of medical devices

測及無菌性試驗、應符合下列條件之一：
一、符合 ISO/IEC 17025 之規定。
二、符合藥物非臨床試驗優良操作規範(GLP)之規定。

台湾における医療機器の GLP 適用試験項目を以下に示す。

GLP 查核範圍及試驗項目(更新版) 　　　　　　中華民國 103 年 2 月
貳、醫療器材

申請領域	試驗項目	
一、生物相容性試驗	1. 基因毒性試驗 3. 生殖與發育毒性試驗 5. 細胞毒性試驗 7. 過敏性試驗 9. 全身毒性試驗 11. 免疫毒性試驗	2. 致癌性試驗 4. 血液相容性試驗 6. 植入試驗 8. 刺激性試驗 10. 毒物動力學試驗
二、其他	1. 熱原試驗	2. 其他

8-7-3　ASEAN

ASEAN（東南アジア諸国連合）は 1967 年に設立され、現在はインドネシア、カンボジア、シンガポール、タイ、フィリピン、ブルネイ、ベトナム、マレーシア、ミャンマー、ラオスの 10 ヵ国が参加している。地域連合としての ASEAN は、ここ 10 年あまりの間に高い経済成長を遂げている。すでに OECD GLP の MAD システム（GLP データ相互受入れ制度）の正式参加国となったシンガポール（2009 年）やマレーシア（2013 年）は、自国の GLP 制度を施行し、適合試験施設の育成にも国家を上げて取り組んでいる。今後は ASEAN が世界の受託 GLP 試験センターとなる可能性が秘められているのである。

現在、ASEAN は欧州の医療機器指令（MDD）にならって東南アジア圏での包括的な医療機器規制を整備しており、2014 年末までに確定予定である。現時点の ASEAN MDD（AMDD）案の附属文書（ANNEX 4：CSDT）には、医療機器に GLP 適用を明示する文章が記載されている。CSDT と

は、ASEAN 諸国で医療機器の製造販売登録申請をするときに提出する技術資料概要の様式（共通申請資料テンプレート）である。CSDT は、アジアの医療機器の国際整合を目的とした会議（Asian Harmonization Working Party：AHWP）で検討され、GHTF の STED（本章 8-2 項参照）をもとに 2007 年に最初の草案が作成されている。

> ASEAN Agreement on Medical Device Directive Ver.14 Dated 26 Apr 2013
> ANNEX 4：ASEAN Common Submission Dossier Template（CSDT）
> （※筆者抜粋）
> 4.3. Summary of Design Verification and Validation Documents
> • biocompatibility tests
> • animal tests
> 4.3.1. Pre-clinical Studies
> Pre-clinical **animal studies** used to support the probability of effectiveness in humans must be reported. These studies must be undertaken using **good laboratory practices**.

　ここで注目すべき点は、生物学的安全性試験（biocompatibility tests）のみではなく、Animal Study にも GLP 適用が必須であると記載されている点である。これは、明らかに 2012 年に発出された米国 FDA の 510（k）ガイダンスへの対応を意識しているものと思われる。AMDD は欧州の医療機器指令 MDD を模しており、CSDT での GLP の適用範囲は FDA に倣うなど、ASEAN が世界の薬事規制に積極的に対応しようという戦略がうかがえる。

　マレーシアではすでに AMDD を引用した CSDT ガイダンス文書が発行されており、2015 年 7 月からの施行を予定している。マレーシアには GLP 規制当局として Standards Malaysia と National Pharmaceutical Control Bureau（BPFK）があるが、それぞれの管轄は殺虫剤、化学品、飼料添加物、生物製剤と医薬品、化粧品、食品添加物、動物用医薬品である。医療機器の規制当局としてはマレーシア厚生省の Medical Device Control Division（MDCD）が規制の整備を行っていたが、2012 年 5 月に改組されて新たに Medical Device Authority（MDA）が設立された。医療機器 GLP は MDA の

管轄となる。MDA は医療機器の GLP 施設を育成するための基金を設立し、2014 年の 10 月初旬まで内外からの応募を募っていた。既存の試験検査施設を GLP 施設に格上げするために資金を提供するほか、海外からの CRO 誘致にも積極的である。

　CSDT 案を作成した AHWP（アジア医療機器規制整合会議）は、アジア諸国の医療機器規制を整合化し、医療機器の流通を図るための枠組みを検討する目的で 1996 年に発足した。ASEAN 諸国（10 ヵ国）のほか、東アジアからは中国、韓国、台湾、香港が、南アジアからはインドとパキスタン、中東からはサウジアラビア、ヨルダン、アブダビ、イエメン、クウェート、そのほか南アフリカとチリも加盟している。現在、参加国は 23 の国と地域からなり、世界人口の 51% 以上を占めている。したがって、AHWP は世界最大規模の医療機器整合化組織であると言える。日本は AHWP に参加していないが、その活動については無視できない存在となっている。

Reference
- 佐藤智晶「医療機器に対する欧米の薬事規制変遷」、医療機器産業研究所（2012）
- 中嶋洋介「EU のニュー・アプローチ指令」、機械安全標準化特別委員会 ISO/TC199 委員会委員（2001 年 5 月）
- 医薬品医療機器総合機構：GHTF とは
  http://www.pmda.go.jp/kokusai/ghtf/ghtf.html
- 日本貿易振興機構（ジェトロ）：『自己宣言のための CE マーキング適合対策実務ガイドブック』（2005）
- 財団法人国際経済交流財団「日 EU・EIA（Economic Integration Agreement）に関する調査研究報告書」（平成 21 年 3 月）
  http://www.jef.or.jp/PDF/report_a6_h20.pdf
- 久保田博南「知っておきたい医療機器のあゆみ」、JAAME ニュース No.73（2009 年 9 月）
  http://www.iryokiki.com/files/JAAME_NEWS73-P01.pdf
- 日本医療機器産業連合会『医療機器レギュラトリーサイエンスガイドブック』、医療技術産業戦略コンソーシアム（METIS）（平成 24 年 7 月）
  http://www.jfmda.gr.jp/metis/guidebook/pdf/120801/120801_01.pdf
- 「医療機器の安全性に関する非臨床試験の実施の基準に関する Q&A について」（平成 19 年 1 月 22 日；厚生労働省事務連絡）
- 日下部哲也「米国食品医薬品局 FDA の組織構造」
  http://www.pmda.go.jp/kokusai/liaison/fda.pdf

- POGO Report "The FDA's Deadly Gamble with the Safety of Medical Devices"
  http://www.pogo.org/our-work/reports/2009/ph-fda-20090218.html

9 国内の8つのGLP

　2014年（平成26年）6月現在、表31に示すように日本には8つのGLP基準が存在する。

　これらの8つのGLPを所管するのは厚生労働省、農林水産省、経済産業省及び環境省の4省であり、これらの4省がそれぞれ所管するGLPの規制当局になっている。規制当局の数が4つもあり、さらに査察関連機関が7つも存在するというのが日本のGLPの特徴である。例えば、米国では医薬品、医療機器、化学物質、農薬、動物用医薬品及び飼料添加物がGLP規制の対象になっているが、査察当局にはFDAとEPAの2つしか存在しない。また、GLP基準にはFDA GLP、TSCA GLP及びFIFRA GLPの3つしか存在しない。複数の査察当局が存在する場合に、OECDは査察プログラムが同じであり、同じ方法で査察を実施することを求めている。

　8つのGLPのうち、4つのGLPが薬事法下で規制される省令GLPである。動物用医薬品GLP及び動物用医療機器GLPは、薬事法で規制されるものの、薬事法における読み替えにより農林水産省が所管している。薬事法下の4つの省令GLP基準は全て類似した条文構成になっている。これは最も早くから存在した医薬品GLP基準に合わせたためであるものと推測される。安衛法GLPは、労働省告示として1988年（昭和63年）に発出された。2001年（平成13年）に労働省と厚生省が統合して厚生労働省となり、2009年（平成21年）には医薬品GLP、医療機器GLP及び化審法GLPに関するGLP適合確認書をもって安衛法GLPの適合確認書に代えることができるようになった。その他の3つのGLP（農薬、飼料添加物、化審法）は、通知GLPである。これらのGLPはOECD GLP原則に類似した文章になっている。

第6章──化学物質の安全性

表31　日本の8つのGLP

適用対象	規制法律	規制当局	GLP基準	査察関連機関
(1)医薬品	薬事法	MHLW	厚生省令第21号（平成9年）	PMDA
(2)医療機器	薬事法	MHLW	厚生労働省令第37号（平成17年）	PMDA
(3)動物用医薬品	薬事法	MAFF	農林水産省令第74号（平成9年）	NVAL
(4)動物用医療機器	薬事法	MAFF	農林水産省令第31号（平成17年）	NVAL
(5)農薬	農薬取締法	MAFF	11農産第6283号通知（平成11年）	FAMIC
(6)飼料添加物	飼料安全法（注1）	MAFF	63畜A第3039（昭和63年）	FAMIC
(7)化学物質	安衛法	MHLW	労働省告示第76号（昭和63年）	NIOSH
(8)化学物質	化審法（注2）	MHLW	薬食発0331第8号 平成23・03・29製局第6号、環保企発第110331010号（平成23年）	NIHS
(8)化学物質	化審法（注2）	METI	薬食発0331第8号 平成23・03・29製局第6号、環保企発第110331010号（平成23年）	NITE
(8)化学物質	化審法（注2）	MOE	薬食発0331第8号 平成23・03・29製局第6号、環保企発第110331010号（平成23年）	NIES

注1：飼料の安全性の確保及び品質の改善に関する法律（昭和28年；法律第35号）
注2：MHLW：人毒性、METI：分解性・蓄積性、MOE：生態毒性を分担所管
- 規制当局（Regulatory Authority）：MHLW（厚生労働省）、MAFF（農林水産省）、METI（経済産業省）、MOE（環境省）
- 査察関連機関（Monitoring Authority）：PMDA（医薬品医療機器総合機構）、NVAL（動物医薬品検査所）、FAMIC（農林水産消費安全技術センター）、NIOSH（労働安全衛生総合研究所）、NIHS（国立医薬品食品衛生研究所）、NITE（製品評価技術基盤機構）、NIES（国立環境研究所）

日本の8つのGLP基準は全てOECD GLPに整合が取れているものの、GLP基準で使用されている日本語の用語は微妙に異なると言われている。そのため、民間施設が8つのGLPに対応するためには、該当する8つのGLP基準に準拠した標準操作手順書の作成、教育・訓練等を行い、それぞれに対応した試験法ガイドライン（TG）に従った試験を実施しなければならない。さらに、8つのGLPに対応した複数のGLP査察を受けなければならない。OECD GLP基準は唯一のグローバル基準である。TGにはOECD TG、ICH TG及びISO 10993の3種が存在するが、動物を用いた毒性試験の場合にはそれほど大きな差はない。民間側は、国内におけるさらなる規制の調和と緩和を求めている。

〈List of the ISO 10993 series〉

ISO 10993-1：2009　Biological evaluation of medical devices Part 1：Evaluation and testing in the risk management process

ISO 10993-2：2006　Biological evaluation of medical devices Part 2：Animal welfare requirements

ISO 10993-3：2014　Biological evaluation of medical devices Part 3：Tests for genotoxicity, carcinogenicity and reproductive toxicity

ISO 10993-4：2002/Amd1：2006
　　　　　　　　　　Biological evaluation of medical devices Part 4：Selection of tests for interactions with blood

ISO 10993-5：2009　Biological evaluation of medical devices Part 5：Tests for in vitro cytotoxicity

ISO 10993-6：2007　Biological evaluation of medical devices Part 6：Tests for local effects after implantation

ISO 10993-7：2008　Biological evaluation of medical devices Part 7：Ethylene oxide sterilization residuals

ISO 10993-8：2001　Biological evaluation of medical devices Part 8：Selection of reference materials

ISO 10993-9：1999　Biological evaluation of medical devices Part 9：Framework for identification and quantification of potential degradation products

ISO 10993-10：2010　Biological evaluation of medical devices Part 10：Tests for irritation and delayed-type hypersensitivity

ISO 10993-11：2006　Biological evaluation of medical devices Part 11：Tests for systemic toxicity

ISO 10993-12：2012　Biological evaluation of medical devices Part 12：Sample preparation and reference materials

ISO 10993-13：1998　Biological evaluation of medical devices Part 13：Identification and quantification of degradation products from polymeric medical devices

ISO 10993-14：2001　Biological evaluation of medical devices Part 14：Identification and quantification of degradation products from ceramics

ISO 10993-15：2000　Biological evaluation of medical devices Part 15：Identification and quantification of degradation products from metals and alloys

ISO 10993-16：1997　Biological evaluation of medical devices Part 16：Toxicokinetic study design for degradation products and leachables

ISO 10993-17：2002　Biological evaluation of medical devices Part 17：Establishment of allowable limits for leachable substances

ISO 10993-18：2005　Biological evaluation of medical devices Part 18：Chemical characterization of materials

ISO/TS 10993-19：2006　Biological evaluation of medical devices Part 19：Physico-chemical, morphological and topographical characterization of materials

ISO/TS 10993-20：2006　Biological evaluation of medical devices Part 20：Principles and methods for immunotoxicology testing of medical devices

///////////////// COLUMN /////////////////

日本の複数 GLP の不思議

　2005年2月に第1回グローバル信頼性保証会議（GQAC）が米国フロリダのオーランドでSQAの主催で開催された。日本QA研究会（JSQA）からも60名以上の参加者があり、発表も多数行った。その中の1つに"Seven GLP Regulations in Japan, Their History, Characteristics and Current Situation"があった。いわゆる、日本の複数GLPsの比較に関する発表である。口頭発表のほかにポスター発表もしていたので、併設で行われていたOECD GLPのEWGの会議に参加していた各国のGLPの行政官も、ポスターを見学に来ていた。欧州の行政官がJSQAの発表を見て、ニヤニヤ笑ってDr. Nの話と違うじゃないか、と話していった。後から、件のDr. NがJSQAのポスター発表の所にやってきて「日本には7GLPなんてないんだから、こんな説明はしてないんだ」と、とてもご立腹の様子でクレームをつけて行った。どうやら、日本政府は7GLPとは言わず「4省庁（厚労省・農水省・経産省・環境省）のGLPモニタリングプログラム」と説明していたようだ。JSQAの発表者は、まさか発表の題名にいきなりクレームが来るとは予想しておらず、とても驚いた。日本国内のGLP施設は、7GLPのモニタリングプログラムで毎年のように複数のGLP査察を受けなければならない施設もあり、苦しんでいるのに、お国は「日本にGLPのモニタリングをしている省庁は4つしかありません」と諸外国に説明しているんだなぁ～と、何か割り切れないもやもや感が残った会議であった。

　それから数年の時が流れて、なんとGLPは1つ増えていた。6GLPと主張する人と8GLPと数え上げる人がいるが、いずれにしても諸外国と比較して際立って多いといえるだろう。OECDのGLP WG（ワーキンググループ）でも特異な状況として話題になっているのであろうと思われる頃、以下のような事件（？）があった。

　日本のあるGLP施設では、複数の当局が発行したGLP適合性確認書を額に入れて壁に並べて掛けていた。施設の引率者の説明を聞いた後、OECDの査察官は問いかけた。

　「日本には多数のGLPがあるが、不自由なことはないのか？」

施設の者が口を開くより早く、日本の査察の担当官がきっぱりと言い放った。

「No problem. We have no inconvenience.(誰も困っていない！)」

いえいえ、異なるGLP間では少しずつ要求事項が違うし、そもそも用語が違う。同じ厚生労働省であっても医薬品と安衛法では指導が異なるし、まして省庁が違えば着眼点も異なりあちらを立てればこちらが立たずで、同じ施設で矛盾した対応を求められる。適合性確認は一部相乗りが認められるが基本的にはGLPプログラムごとに受けなければならない……

「We have significant problems.」とは、言えなかったけれど、

日本のGLP施設には、その適合確認書の数だけ苦悩や葛藤があるのですよ。

第 7 章

海外における動き

　邪馬台国・卑弥呼の時代から、日本は海外の影響を受けて独自の文化を育んできた。その一方で、日本は海外に対して影響を与えてきた。GLPや安全性試験も同じである。2国間の関係であれば本書に記載しやすいし、読者も理解しやすいであろう。しかし、これらの関係は、多国・多行政機関の間の動きになる。記載することは可能であるが、その内容を理解することは非常に難しくなるため、FDA以外の海外の動きを本章で一括して記載することとした。本章ではまず、米国EPAの歴史から話を始める。次に、欧州を中心としたOECDの設立経緯について述べることとする。日本の若者には、海外で羽ばたくことが求められている。英語力も必要であるが、海外のカルチャーを知ることも重要になる。カルチャーというものは、その国の歴史によって育まれてきたものである。それぞれの国の歴史を知ることにより、日本人程度の英語力でも海外の状況を容易に理解できるようになる。本書を締めくくるにあたり、このような願いを込めて第7章を記載することとした。

第 7 章——海外における動き

1 米国の動き

1-1 米国環境保護庁（EPA）

1-1-1 化学物質の安全性

　第 2 次世界大戦により、欧米における化学物質の合成能力は格段に進歩した。この中に農薬がある。日本人にも馴染みの深い DDT は、明治時代（1873 年）にはすでに合成されていた。1930 年代になり、スイス・ガイギー社のミュラーを中心とする研究グループは、DDT に強い殺虫能力があることを発見し、農業用・防疫用殺虫剤として商品化を目指した（第 6 章 1-4 項参照）。

　DDT の高い殺虫活性が戦場にも役立つことを知った欧米諸国は、第 2 次大戦中の 1943 年に DDT を工業化し、兵士の病害虫による疾病回避に成功した。この功績によりミュラーは、1948 年にノーベル生理学・医学賞を受賞した。終戦後に日本に入って来た進駐軍は、チフスやシラミを撲滅するために日本人の体中に真っ白になるほど DDT を振りかけた。DDT の殺虫能力は高く、ヒトへの安全性は高かったため、30 年間に全世界で 300 万トンにも及ぶとされる量が合成され、使用され続けてきた。「地球全体がうっすらと白くなる量である」と述べる人もいる。1962 年に米国のレイチェル・カーソンは、大量の殺虫剤散布が野生生物に悪影響を及ぼすことを『沈黙の春』という書物としてまとめ上げた（第 6 章 1-4 項参照）。

　人間の体内の脂肪組織に DDT が蓄積（濃縮）されることは確かであるが、毒性作用を示すのかどうか、また、毒性があればどのような毒性発現形態を取るかは明らかではなかった。農薬のような化学物質は、戦争において自国の軍隊を守る目的でも使用されるし、逆にベトナム戦争における枯れ葉剤のように敵国を攻撃する武器にもなる。いずれにしても、農薬によって自国民が影響を受けることは避けなければならない。この場合に特に問題にされるのが、食物中の残留農薬である。兵士の食物中に農薬が混入し、気がついたときには軍隊の戦闘能力が低下している可能性があるからだ。このようなこともあり、米国では各省庁や軍隊による研究費が IBT

社（第1章4-2項参照）に流れ込み、第1章で述べたとおり、全米における全ての毒性試験のうち35％～40％の試験がIBT社により実施されることになったわけである。

1-1-2　EPAの設立

EPA（米国環境保護庁）は1970年に設立され、FDAと比較して新しい組織である。EPAは、市民の健康保護と自然環境の保護を目的とする米国の行政機関であり、そのミッション（目標）は、人の健康及び大気・水質・土壌などに関する環境の保護・保全と位置づけている。EPAが所管する法律に、「連邦殺虫剤・殺菌剤・殺鼠剤法（FIFRA）」と「有害物質規制法（TSCA）」の2つがある。すなわち、EPAは、農薬（殺虫剤はFDAが管轄）の規制官庁であるとともに、有害化学物質の規制官庁でもある。

FIFRAは、日本の農薬取締法に相当する法律である。日本の農薬取締法は1948年（昭和23年）に制定された（第6章3-1項参照）が、FIFRAの前身はこれよりも約40年前の1910年に公布された「殺虫剤管理法（Pesticide Control Law）」である。1947年には最初のFIFRAが公布された。この法律の所管は米国農務省であり、殺虫剤の登録と表示に関する規定が行われた。1972年にFIFRAは「連邦環境殺虫剤管理法（Federal Environmental Pesticide Control Act；FEPCA）」のもとで全面的に改定された。その後、FIFRAは数度改定されているが、最大の改定は「食品品質管理法（Food Quality Protection Law）」に伴う1996年の改定である。これによってEPAは、ヒトの健康を守るために農薬の使用と販売並びに環境保全を監督することになった。

TSCAは、日本の化審法（第6章3-1項参照）に相当する法律である。有害な化学物質が人の健康または環境に不当なリスクを及ぼすことを防止する目的で、日本で化審法が制定された3年後の1976年（昭和51年）に制定された。

EPAとFDAの管轄は重なり合う部分がある。例えば、FDAは「連邦食品・医薬品・化粧品法（FD&C法）」の下で、殺虫剤、食品、食品添加物、医薬品、化粧品、医療機器、放射性物質、軍需物資、タバコについて規制

を行っているが、EPAとの重複を避けるために、これらの物質はTSCA及びFIFRAから除外されている。また、製造従事者の安全性に関しては、労働安全衛生庁（OSHA：Occupational Safety and Health Administration）が所管する「労働安全衛生法（Occupational Safety and Health Act：OSHA）」によって管理されている。OSHAの規制対象は、米国内の製造業者、輸入業者、流通業者及び事業者であり、米国外の製造業者、輸出業者は対象外になる。しかし、米国内の輸入業者は、この規制に対応するため輸出業者に化学品に関する情報、特に安全性データシート（Material Safety Data Sheet：MSDS）の提供を要求することがある。

1-1-3　食品の安全性

日本の厚生労働省と農林水産省の関係と同様（**第6章7項**参照）に、米国の場合にはFDAとEPAが協力して食品の安全性が確保されている。両庁の分担については、以下のとおりである。

(1)FDA

FDAの中で食品行政を担当しているのが、食品安全・応用栄養センター（Center for Food Safety and Applied Nutrition）である。ここではFD&C法に基づいて、食品の定義と規格基準、表示などを策定するほか、食品添加物や動物用医薬品の安全性と有効性を評価し、必要と認めたものには使用基準や残留基準を設定する。また、使用実態の継続的なモニタリングや新しい学問的なデータに基づく再検討なども行っている。

さらにFDAは、水産食品の安全性を確保するために、1995年12月に米国内で製造加工される全ての水産食品にHACCP（危害分析重要管理点）を法制化する規則を公布し、1997年12月から施行している。この規則は、諸外国から米国に輸入される水産食品にも適用される。また、2004年1月までに、果物・野菜ジュースにも安全で衛生的な加工及び輸入のための手法として、HACCPの実施を義務化する規則を適用している。

(2)EPA

EPAはFIFRAに基づいて、農薬の登録と使用基準の設定を行っている。農薬の登録に際しては、FD&C法に基づき、残留基準も定めることになっ

ている。この2つの法律は連動して適用されるため、残留基準が抹消されると自動的に農薬の登録も取り消される。新しい農薬の登録の際には、EPAはFIFRAのもとに、表示されている使用法に従って使用した場合に、人間の健康と環境に対して不適当なリスクがないことを保証する。その農薬が食品や飼料に使用されると考えられるときには、登録者は食品の許容レベルの設定をEPAに申請しなくてはならない。米国内で販売される食品・食料や動物用飼料に存在する農薬の許容レベルまたは法的な最大限レベルを設定することによって、EPAは食品の安全性を確保する。

FD&C法の408条と409条に基づく許容基準の設定（または許容基準設定不要の決定）がEPAによってなされてはじめて農薬が登録される。408条は農場を出るまでの間の生鮮農作物・穀物に対する農薬の許容レベルの設定に関わる規定、409条は食品添加物に関わる規定である。トマトのような生鮮農作物に存在する残留農薬がトマト・ペーストのような加工食品に濃縮されるような場合には、その農薬は食品添加物とみなされる。

食品中の残留物質の規制・監督を行う省庁としては、FDAとEPAが関係するわけであるが、「使用基準はEPAによって監督され、FDAはEPAによって設定された食品中の残留基準が守られているのかを監督する」という概念になる。

なお、自然環境行政に関しては、日本では環境省内の自然環境局が担当しているが、米国においては、内務省の国立公園局及び魚類・野生生物局が主に担当している。

1-1-4　EPA GLPの制定経緯

EPAが所管する法律はTSCAとFIFRAの2つある。このことにより、EPAには2つのGLP（TSCA GLPとFIFRA GLP）が存在する。

EPA GLPの制定経緯は、FDA GLPのそれと同じである。第1章で述べたとおり、受託研究機関であるIBT社で実施したデータの不正事件がFDA GLP創設の契機となった。IBT社は、当時の10年間で全米における全ての毒性試験のうち35%～40%の試験を実施していたが、同社のデータは、医薬品、殺虫剤、除草剤、食物添加物、農薬、化粧品、洗剤など多

くの化学物質の承認申請に用いられていた。

　IBT社などによるデータ不正事件は、FDAのみならずEPAにも大きな影響を与えた。例えば、IBT社は多くの環境物質の毒性試験を実施していたからである。これらの施設に対する査察はFDAにより行われ、議会の公聴会ではFDAが矢面に立たされたため、FDAのみが注目されているが、両庁の最終目標である「ヒトでの安全性の確保」という側面から見た場合、EPAの受けた影響の方が大きかったかもしれない。医薬品の場合には臨床試験が実施されることで、服薬の有無と副作用発現の有無との関係をチェックしやすいからである。一方、殺虫剤や農薬などの化学物質は、環境への蓄積という形でいずれヒトにも暴露される場合がある。しかし、これらの化学物質を直接ヒトに投与して安全性を確認することはできない。

　EPAが特に問題にしたのは環境分析である。EPAは、分析施設に対して許可を与える際に、品質基準に適合していることをどのように確認するかが問題であると考えた。なぜなら、試験に容認される範囲、QC（Quality Control）の手順などに施設間の差が非常に大きかったからである。

　当初、EPAは自主的基準を採用しようとしたが、強制力が及ばないため、この案は却下された。そこでEPAは、FDAと同様に法律でGLPを制定することが最善の方法であると判断した。EPAは1979年5月9日にTSCAの下で、EPA GLPを提唱した。EPA GLPは1980年4月18日に公布され、さらに同年11月21日には、化学物質の物理化学的性質、安定性及び生態系に対する作用に関して追加GLPが公布された。

　以上のことより、FDAとは異なりEPAが問題にしていたのは、「動物試験そのものよりも分析試験であったこと」が理解できる。

1-1-5　EPA GLPの制定

　1979年と1980年にEPA GLP案が公表され、1983年11月29日の米国官報（Federal Register）に、TSCA GLP（40 CFR part 792）及びFIFRA GLP（40 CFR part 160）が掲載された。FDA GLPとEPA GLPは、「基本的には同じ条文構成である」と考えて良い。製薬協は日本にGLPを導入する時点で、FDA GLPとEPA GLPの条文比較を行い、以下の3点が最も大きな差異で

あると述べた。
　①EPA GLP には FDA GLP とは異なり「不適格処分」に関する記載がないこと。
　②資料の保存期間が異なること（FDA GLP では 5 年、EPA GLP では 10 年）。
　③EPA GLP では試験前に媒体（飼料）との混合物中の安定性の確認が必ず行われていなくてはならず、不安定な場合には全てのバッチについての分析が要求されること。

　ハンシンガー（Del W. Huntsinger）は、「EPA GLP では、試験責任者に対して GLP コンプライアンス・ステートメントへの署名を求めているが、FDA GLP ではそれを求めていない」と述べている。FDA GLP の場合には、GLP そのものの中に「不適格処分」が記載されている。GLP 査察により不正行為が認められた場合、FDA はこの項を利用して罰を与えるのであろう（第 1 章コラム「Form FDA 482 と 483 について」を参照）。一方、EPA GLP には不適格処分の項が存在しない代わりに、試験責任者の GLP コンプライアンス・ステートメントを求めている。不正行為があった場合には、GLP コンプライアンス・ステートメントの宣言違反として罰を与えるのであろう。これらの場合において「罰」とは、行政処分ばかりでなく司法処分も含まれる。なお、FDA のホームページに EPA GLP と FDA GLP の比較表が掲載されているので、興味のある方は参照されたい。

1-2 　食品医薬品庁（FDA）

1-2-1　FDA GLP の改正

　FDA の設立経緯については、第 2 章 2 項で詳細を記載している。また FDA GLP の設立経緯については第 1 章で詳細を記載している。FDA は 1979 年からの GLP の運用実績を背景に、また 1983 年に公布された EPA GLP と整合性を高めるために、1984 年 10 月 29 日の官報（49 FR 43530）において FDA GLP（21 CFR Part 58）の改正案を公表した。パブリックコ

メントを求めた後に、FDA は 1987 年 9 月 4 日に GLP の最終版（Final Rule）（52 FR 33768）を公表した。この GLP 最終版の運用開始日は 1987 年 10 月 5 日とされた。この改正の理由として、以下の 2 点が存在する。
　①実際に GLP を施行した経験に基づく変更
　②EPA GLP との整合性の向上

　この改正により、FDA は試験施設におけるペーパーワークの重荷を減少することができるとした。大きな変更点としては、①QA、②試験計画書、③被験物質の特性確認と被験物質サンプルの保存の 3 点が挙げられる。
　FDA GLP が改正されるとともに、日本の医薬品 GLP が改正された（**第 3 章 9-1 項**参照）。QAU に関する改正ポイントの概略についてはすでに述べているので、FDA GLP に関するそれ以外の主な改正点を以下に記載する。なお、翻訳及び変更点等は製薬協の資料から抜粋した。
- 改正により、試験開始日及び試験終了日の定義がなされた。
- 試験責任者の交代に関する文書は生データであるとされていたが、改正によりこの旨が削除された。
- 通常業務を遂行する施設として無菌手術室、集中管理、剖検、組織学、放射線写真、バイオハザード等の特別に分離された区域の設置を例示していたが、改正によりこれらの例示が削除された。
- 腐敗しやすいものについては冷蔵庫に保存せよとされていたが、「適切な方法で保存せよ」と変更された。
- 「各実験区域には直ちに利用できるような実験手引き及び、**例えば毒性学、組織学、臨床化学、血液学、催奇形学、剖検などのような実施**される実験手順に関する標準操作手順書を備えなければならない」と記載されていたが、改正により例示（太字）が削除された。
- 「非臨床試験の開始に先立って、被験物質及び対照物質それぞれの安定性を試験施設またはスポンサーは測定しなければならない。もし試験開始前に被験物質及び対照物質の安定性を測定できない場合は、バッチごとの定期的再分析を行うように標準操作手順を定め、それに従わなければならない。」と記載されていたが、改正により「被験物質または対照物

表32　FDA GLP における生データの定義

> FDA GLP 58.3(k)
> 生データとは、試験所のワークシート、記録、メモ、ノートまたはその正確なコピーで、**試験の原観察および試験活動で作成された結果およびその試験報告の再構成と評価に必要なもの**をいう。生データの正確な写し(例えば逐語的に写されたテープ、日付および署名により立証できる)が作成されている場合には、その正確なコピーまたは正確な転写を生データとしてもとの資料と置き換えることができる。生データは写真、マイクロフィルムまたはマイクロフィッシュ、コンピュータ記録、**観察結果を口述した磁気記録**および自動装置から記録されたデータでも差支えない。

質それぞれの安定性は、試験施設またはスポンサーが、①試験の開始前又は②各バッチの定期分析を定めた標準操作手順書に従って試験の進行に併せて測定しなければならない。」と変更された。

- 「非臨床試験の結果生じた全ての生データ、文書、プロトコール、標本及び最終報告書は保存されなければならない。」と記載されていたが、改正により「非臨床試験の結果生じた全ての生データ、文書、プロトコール、最終報告書及び標本(**変異原性試験で得られた標本および血液、尿、糞便ならびに体液の湿標本を除く**)は保管しなければならない。」と変更された。

以上で示したように、1987年のFDA GLP 改正ではそれほど大きく条文が変更されたわけではない。しかし、FDA はこの改正に伴い、改正 GLP の序文において GLP 各条の解釈方法を示すとともに Q&A を発行した。このことにより、民間側は FDA GLP の運用解釈がより容易になった。なお、EPA は FDA GLP との整合性を高めるために、1989年8月17日に TSCA GLP と FIFRA GLP を改正し、これらを最終版とした。

1-2-2　生データの定義の除外規定

FDA と EPA が整合性を取った項目の中に、病理生データの定義が存在する。FDA GLP における生データの定義を表32に示す。この生データの定義は、EPA GLP、日本の医薬品 GLP をはじめとした全ての GLP に共通したものである。

この生データの定義によると、生データとは、①試験の原観察結果、②試験活動で作成された結果及び、③最終報告書の再構成と評価に必要なものとしている。例えば剖検において、試験従事者がテープレコーダーに観察結果を記録した場合、その磁気テープが生データとなる。

FDA GLP は 1979 年 6 月 20 日から効力を発した。その直前の 5 月 1 日から 3 日にかけて、GLP の説明会（Management Briefing）が行われた。（**第 3 章 3-2 項**参照）。FDA のルポア博士によると、この説明会において「病理の生データについては除外規定とし、署名及び日付が記載された病理報告書（Pathology Report）を生データとする」と報告されたようである。

一方の EPA は、あくまでも生データの定義にこだわった。すなわち、「最初に記録されたもの（原観察結果）を生データとする」との考え方である。病理研究者は毎日病理標本を鏡検し、その記録を残す。EPA の場合には、その毎日の観察記録が生データとなるわけである。EPA GLP に従えば、膨大な観察記録が保存され、病理報告書との整合性が重視される。病理所見（所見名や発現強度等）が生データと病理報告書間で異なっている場合には、その理由も記載される必要がある。

その後、EPA は FDA の考え方に従うこととした。すなわち、「病理の生データについては除外規定とし、署名及び日付が記載された病理報告書（Pathology Report）を生データとする」との考え方である。ここで病理生データに関する FDA の最終的な考え方を以下に示す。

①署名、日付を記載した病理責任者（Pathologist）の最終報告書が生データである。
②病理責任者の中間報告書は、スライドを再評価することによりしばしば変わるので、最終報告書の再構築と評価には必要とされない。病理責任者の最終報告書とスライドがあれば、最終報告書の再構築と評価には十分である。
③QAU が病理中間ノート（Pathologist Interim note）やコンピュータのプリントアウトを調査するほうが良いが、それは GLP の要求事項ではない。
④剖検の生データの定義は、組織病理のそれとは異なる。

FDA と EPA の討議の過程において彼らが最も重視していたのは、「所見の見逃し」と「所見の偏り」である。FDA も EPA も、組織病理に対して従来どおりの生データの定義を当てはめたとしても、これらを防ぐことは不可能であると考え、これらの懸念を払拭するためには、第三者によるピアレビューが最適の方法であるとの結論に至った。そして FDA と EPA の合意のもとで、病理生データの定義が変更されることになった。

　米国のこのような考え方は、直ちに日本の医薬品 GLP の運用方法にも反映された。そして『GLP 解説 1989』（1989 年、17 頁）に以下の記載がなされた。「病理組織のデータは、数値データとは異なり、初めにスライドを見て得た所見は、全スライドを見た後に再度検鏡してそれらの所見を最終化し、事実にできるだけ近づけるという操作を行ったものである。それ故、生データの定義に規定する原観察結果は、病理組織データにおいては、最初の所見ではなく最終化した所見とするのが妥当である。そこで、病理組織における生データは、個々の動物ごと及び検査したすべての組織ごとの記録に基づいて最終化したデータとする。生データには、最終化した所見であること、及び最終化した担当者の署名と日付を記載する。なお、最終化した日以降に変更する場合には、生データの変更の規定によらなければならない。」と。

　日本の GLP の場合には、病理報告書との概念は導入せずに、病理の専門家が最終化した所見を生データとすることとした。

Reference
- 日本貿易振興機構（ジェトロ）HP（http://www.jetro.go.jp/world/n_america/us/qa/01/04A-010115）
- 在日米国大使館：米国の食品安全に関する Q&A
  http://japan2.usembassy.gov/j/p/tpj-j20060324-50.html
- Sandy Weinberg (ed.)："Good Laboratory Practice Regulations -Third Edition-", Marcel Dekker, Inc., New York（2003）.
- DDT の歴史：各種 HP を参考にして記載
- Keith Schneider：Faking it-The Case against Industrial Bio-Test Laboratories
  http://planetwaves.net/contents/faking_it.html
- FDA：Comparison Chart of FDA and EPA Good Laboratory Practice（GLP）Regulations and the OECD Principles of GLP Document issued on：June 2004

http://www.fda.gov/ICECI/EnforcementActions/BioresearchMonitoring/ucm135197.htm
- Huntsinger del W：OECD and USA GLP applications. *Ann Ist Super Sanita* 2008；44(4)：403-6.
- 日本製薬工業協会資料(1987年9月4日)改訂訳文加筆済み書
- 日本医薬情報センター、日本製薬工業協会 医薬品評価委員会 基礎研究部会「アメリカのGLP改訂通知」
- FDA：FDA GLP(1987) Final Rule
  http://www.fda.gov/ICECI/EnforcementActions/BioresearchMonitoring/NonclinicalLaboratoriesInspectedunderGoodLaboratoryPractices/ucm072706.htm
- FDA POST CONFERENCE REPORT
  http://www.fda.gov/downloads/Drugs/GuidanceComplianceRegulatoryInformation/UCM117911.pdf
- Goeke JE：FDA/EPA Perspective on what Constitutes Raw Pathology Data. *J Am Coll Toxicol* 1987；6(4)：519.
- Lepore PD：Pathology raw data. *Toxicol Pathol* 1996；24(1)：147.
- 厚生省薬務局審査第一課監修『GLP解説 1989』、薬事日報社(1989)
- GLP研究会監修『医薬品・化学物質 GLP解説』、薬事日報社(2002)
- Committee on the carcinogenicity of the chemicals in food, consumer products and the environment
- OECD Guidance Document for the performance of chronic toxicity and carcinogenicity studies, Supporting TG451, 452 and 453, Draft Chapter 3.6
- Geoly FJ, Kerlin RL：Pathology Raw data in Nonclinical Laboratory Studies for the pharmaceutical industry：the pahologists' view, *Qual Assur J* 2004；8, 161-166.
- Mann PC：Pathology peer review from the perspective of an external peer review pathologist. *Toxicol Pathol* 1996；24(5)：650-3.
- Peer review in toxicologic pathology：some recommendations. The Society of Toxicologic Pathologists. *Toxicol Pathol* 1991；19(3)：290-2.
- Crissman JW, Goodman DG, Hildebrabdt PK, *et. al*.：Best practices guideline：toxicologic histopathology. *Toxicol Pathol* 2004；32(1)：126-31.
- Tuomari DL, Kemp RK, Sellers R, *et al*.：Society of Toxicologic Pathology position paper on pathology image data：compliance with 21 CFR Part 58 and 11. *Toxicol Pathol* 2007；35(3)：450-5.
- OECD Global Science Forum：Best Practices for Ensuring Scientific Integrity and Preventing Misconduct.
  http://www.oecd.org/dataoecd/37/17/40188303

表33 欧州とOECDの歴史

西暦	欧州域内の動き	米国等の動き
1945年	・第2次世界大戦終了	
1947年	・米国は欧州を救済するためにマーシャルプランを発表	
1948年	・OEEC(欧州経済協力機構)が発足	
1949年	・欧州評議会設立	
1950年	・シューマン宣言によるECSC(石炭鉄鋼共同体)設立提案	・米国及びカナダが準加盟国としてOEECに参加
1951年	・パリ条約によりECSCが設立 独・仏は参加したが、英国は不参加	
1957年	・英国はFTA(工業製品自由貿易地帯)設立交渉を開始 ・独・仏等はローマ条約に署名	・米国は、欧州域内の貿易自由化は許容したが、対米貿易差別拡大に対する懸念を感じた
1958年	・独・仏等はEEC(欧州共同体)を設立	
1959年	・米国によるOEECの再編への介入とOAEC(大西洋経済協力機構)の設立	
1960年	・英国によるEFTA(欧州自由貿易連合)の設立	
1961年	・OECDの設立	
1967年	・ECSC、EEC、欧州原子力共同体(EAEC)が統合されてEC(欧州共同体)が設立	
1973年	・英国はEFTAを脱退しECに加盟	
1993年	・EU(欧州連合)の設立	

2 欧州の動き

2-1 欧州の歴史とOECDの設立

　欧州の歴史とOECDの設立とは、密接な関係にある。両者の年表を**表33**に示す。1939年から1945年まで続いた第2次世界大戦は、欧州諸国に甚

406

大な人的、経済的損失をもたらした。第2次大戦後、米国のマーシャル国務長官は、経済的に混乱状態にあった欧州各国を救済すべきとの提案を行い、「マーシャルプラン」を発表した。これを契機として、1948年4月に欧州16ヵ国でOEEC（欧州経済協力機構）が発足した。これがOECDの前身である。1950年には、米国及びカナダが準加盟国としてOEECに参加した。

1946年には英国のウィンストン・チャーチルがヨーロッパ合衆国構想を唱えたことが反響を呼び、1949年には初の汎ヨーロッパ機関である欧州評議会が設立された。翌1950年5月9日には、フランス外相ロベール・シューマンが、戦争で用いられる兵器の製造に欠かせない石炭と鉄鋼という2つの素材に関する産業を統合することを目的とした共同体の設立を趣旨とする、いわゆるシューマン宣言を発した。そして1951年に、フランス、イタリア、ベルギー、オランダ、ルクセンブルクと西ドイツは、欧州石炭鉄鋼共同体を設立するためのパリ条約に署名した。

一方、英国は1957年2月に、OEEC加盟17ヵ国（後に18ヵ国）のFTA（工業製品自由貿易地帯）設立交渉を開始した。しかし、フランスとドイツを中心とする6ヵ国はこれに反対し、同年3月25日にローマ条約を締結した。ローマ条約とは、欧州連合の2つの基本条約、すなわち欧州経済共同体設立条約と欧州原子力共同体設立条約である。この条約に調印したのはベルギー、フランス、イタリア、ルクセンブルク、オランダ、西ドイツの6ヵ国である。翌1958年には、現在のEUの前々身である欧州共同体（EEC）が設立された。このような動きに対して脅威を感じた英国は、1960年5月3日にEECの枠外にあったオーストリア、スウェーデン、スイス、デンマーク、ノルウェー、ポルトガル、そして英国の欧州7ヵ国が加盟したEFTA（欧州自由貿易連合）を設立した。これらの動きにより、1948年に設立されたOEECは、設立12年後の1960年にEECとEFTAに分裂される危機にさらされたわけである。

米国は、統合という政治的意義のあるEEC域内の排他的貿易自由化は許容できるが、政治的利益に乏しいOEEC規模の対米貿易差別拡大は受け入れ難いとする姿勢を英国に明示した。この背景には、1957年から

1959年にかけて米国の国際収支の赤字が4億ドルから45億ドルへと増大したことが挙げられる。そして、1959年6月に米国のハンフリー上院議員の提案により、米国とカナダを完全加盟させ、OEECをOAEC（大西洋経済協力機構）に改編することが決議された。これにより、OECDの基礎となる設立条約が調印され、大西洋にまたがる規模の組織が構築されたことになる。ただし、OAECは限定的な経済・貿易・開発政策調整機能しか有しておらず、英国としては、EFTAの意義を認めようとしない米国の姿勢に落胆したものと推測される。一方の米国は、EECとEFTAの対立に強い危機感を抱いたものと推測される。

　1960年1月12日と13日の両日に開催されたパリ特別経済委員会にて、「西欧貿易問題を検討するための20ヵ国貿易委員会の設置」が決議された。1960年12月には、OEEC加盟18ヵ国に米国とカナダを加えた20ヵ国がOECD条約に署名し、1961年9月には世界的視野に立って国際経済全般について協議することを目的としたOECDが正式に設立された。OECDの原加盟国は、オーストリア、ベルギー、カナダ、デンマーク、フランス、ドイツ、ギリシャ、アイスランド、アイルランド、イタリア、ルクセンブルク、オランダ、ノルウェー、ポルトガル、スペイン、スウェーデン、スイス、トルコ、英国、米国の20ヵ国であり、EEC及びEFTAの加盟国もこれに参加していた。

　1967年7月1日には、欧州石炭鉄鋼共同体（ECSC）、欧州経済共同体（EEC）、欧州原子力共同体（EAEC）の3つが統合され、欧州共同体（EC）が発足した。この時点での加盟国は、西ドイツ（当時）、ベルギー、フランス、イタリア、ルクセンブルク、オランダの6ヵ国であった。

　1973年に英国はEFTAを脱退しECに加盟したが、1980年代前半にはECにおける単一市場への歩みは事実上ストップした。主たる原因は、競争力を失う一途の欧州各国の国内経済があまりにも硬直的で分断していたこと、及び欧州各国がその状況を変えるために必要な全会一致の合意に達することができなかったことである。1985年に欧州委員会は、「1992年末までに真に国境のない単一市場を創設する」ために、分断された各国市場を融合するための包括的な設計図を発表した。1986年には単一欧州議

定書を採択し、閣僚理事会において多数決による決定が一部の分野で可能になった。これは1992年という期限を満たすために不可欠な要素であった。

1986年から1992年にかけて単一市場の完成に向け、それまで閉ざされていた各国市場をこじ開けるために約280の法律を採択した。多くの分野において、12（当時の加盟国数）の異なる各国の法律に1つの欧州共通のルールが取って代わった結果、企業が全域において製品を販売するための手続きとコストが大きく軽減された。また、分野によっては、加盟国が新たな法律を採択する必要性を回避するために、互いの法律や技術基準に自国のものと同じ有効性を与えることに合意するだけでよくなった（「相互承認」原則）。

1992年2月7日に欧州連合条約が調印され、翌1993年11月1日に欧州連合（EU）が発足した。その間、EFTAはECの勢力に押され続けた。その結果、EFTAを脱退する国が相次ぎ、2014年現在の加盟国数はスイス、ノルウェー、アイスランド及びリヒテンシュタインの4ヵ国となっている。なお、1994年にスイスを除くEFTA諸国は、EUとともに欧州経済領域（EEA）を発足させ、同領域内における自由貿易の促進を図っている。

2-2 │ EC/EU の行政・立法体系

日本や米国は、それぞれが1つの国であるため、管轄官庁が明確である。例えば、医薬品行政に関する情報を得たい場合には、厚生労働省（またはPMDA）やFDAのホームページから的確な情報が得られる。しかし、欧州の場合には、国々がそれぞれの法律を保有したままEC/EUに参加しているので、非常にわかりにくい。また、このことが関係し、EUにおけるGLPの状況が非常にわかりにくくなっている。そこで本項では、EUの行政・立法体系と医薬品行政に関して概略を記載する。

EUの政策は、「条約」によって決められる。また、施策は「法令」によって発出される。「法令」とは法的拘束力のあるものであり、以下の3つに分類される。

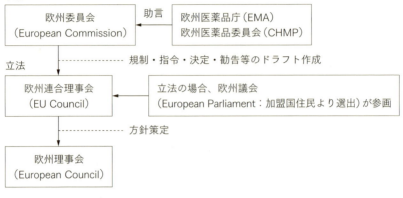

図42 欧州での行政・立法体系

①規則（Regulation）：加盟国を直接拘束する法令
②指令（Directive）：定められた事項を定められた期限内に加盟国の国内法として導入しなければならならいことを指示する法令
③決定（Decision）：特定の国や特定のグループが対象となる法令

　さらに、法的拘束力はないものの、EU としての方針や考え方の解説を行うものに、勧告（Recommendation）、決議（Resolutions）、合意（Agreements）、ガイドライン（Guidelines）、意見（Opinion）、通知（Communication）、決定（Decision）などがある。これらの文書には法的拘束力はないものの、EU 各国の法律や考え方に整合性を取ったうえで発出されるため、民間としては実質的には従うべき責務が負わされていることになる。
　欧州における行政・立法体系を図42に示す。EU の主な意志決定機関は、欧州委員会、欧州議会、欧州連合理事会である。欧州委員会は立法・政策の提案権を有し、欧州議会と欧州連合理事会がその採否を決定する。立法手続きにおける欧州議会と欧州連合理事会の関わり方には Co-decision、Consultation、Assent の3通りがあり、分野によりいずれに該当するかが規定されている。「Health」の分野は Co-decision に該当する。

410

欧州委員会は各国の政府委員から成り立っており、欧州法の執行に責任を持つ。欧州委員会が規則（Regulation）、指令（Directive）、決定（Decision）、勧告（Recommendation）等を新たに作成したい、もしくは変更したいと考えた場合、例えば医薬品の場合であれば欧州医薬品庁（EMA）や欧州医薬品委員会（CHMP）からの助言を受けて欧州委員会はドラフトを作成し、そのドラフトを欧州連合理事会に提出する。欧州連合理事会は欧州議会の立法参画を受けて方針を策定し、その方針を欧州理事会に提出し、決定される。

2-3 │ EU における医薬品承認審査制度

EU の医薬品承認審査制度は、中央承認審査方式（Central Procedure）と、相互認証審査（Mutual Recognition）とに分かれる。前者は欧州加盟国全てに同時に承認を与えるシステムであり、これに EMA が関与する。後者はさらに分散承認審査方式と、相互認証審査方式に分かれる。通常新薬効成分含有医薬品の場合には、欧州全体で臨床試験を実施し、その審査を中央審査方式に委ねることになる。一方、例えばすでに英国で医薬品として認可されているジェネリック医薬品を EU 全体に広めて行きたいと考える場合には、分散承認審査方式に委ねることになる。

EMA（本章 2-4 項参照）の主業務として、ヒト用医薬品及び動物用医薬品の科学的審査（Scientific Evaluation）がある。バイオテクノロジー応用医薬品や革新的医薬品等が EU に承認申請された場合には、EMA が中央審査を行う。これ以外の医薬品が承認申請された場合には、EU 加盟国の相互承認によるか、中央審査が行われる。例えば、日本のある製薬企業が抗 HIV 薬を開発した場合には、EMA による中央審査方式が採用されるであろう。一方、その製薬企業が抗糖尿病薬を開発したとする。その薬が革新的新薬として認められない場合には、EU 加盟各国の法制度に従い加盟各国で臨床試験が実施され、その結果が EMA の科学グループである CHMP に提出され、EU 加盟各国による相互承認が行われることになる。EU の場合には、相互認証審査により EU 加盟各国が独自に医薬品を承認するこ

COLUMN
試験計画書とSOP

　試験は試験計画書とSOPに従って実施される。特に日本では、試験計画書に試験方法の詳細を記載するよう求められている。海外でGLPの委託試験を実施するにあたり、このことに関して発生した問題事例を記載する。

　ある試験をスイスの大手CROに委託することになった。委託担当者は試験計画書案を英語で作成し、当該試験の試験責任者と打ち合わせを行った。日本の常識に従って、英語で作成した試験計画書案には詳細な実験方法が記載されていた。投与液の作製方法として、「最終容量の約8割の媒体をビーカーにとり、攪拌しつつ少量の被験物質を添加し、全ての被験物質を溶解させる。その後、メスシリンダを用いて最終容量までメスアップする。」と記載されていた。この調製方法でないと投与液の含量が未達になってしまうためであり、本委託試験のキーポイントの1つであった。試験を開始するにあたり委託担当者は、まず投与液を作製させ、含量を測定させ、そのデータを送ってもらった。結果は、「含量未達」であった。メールや電話ではラチがあかなかった。そこで委託担当者はすぐにスイスのCRO施設を訪問し、状況を聞くとともに生データチェックを行った。その結果、最終用量の被験物質をビーカーに取り、それに少しずつ媒体を加えて投与液を作っていることに気がついた。つまり、試験計画書の記載とは逆の操作をしていたことになる。委託担当者が「なぜ試験計画書どおりの操作を行わないのか」と試験責任者に尋ねたところ、試験責任者は「試験計画書が英語で書かれているので、試験従事者はそれを理解することができない」と答えた。本件に対する対処を求められた筆者は、そのCROのQAMに連絡を取った。QAMは答えた。「試験従事者はSOP（ドイツ語）に従って投与液の調製を行った。試験責任者の責務は、試験計画書（英語）に書いてあるポイント（守らなければならないこと）を試験従事者に理解させ、それを実施させることにある。試験計画書にあまりにも詳細な記載がなされると、試験責任者としても何がポイントとなるのかわからなくなる。試験計画書には、SOPとは異なっているポイントのみを記載すべきである。」と。筆者は委託責任者に対し、本試験を実施するうえでのポイントを箇条書きさせ、それを試験責任者（候補）に送らせた。そして試験は、何事もなく順調にスタートすることができた。日本の常識と他国の常識は異なっていることに注意を要する。

とも可能である。例えば EU が設立される前から英国のみで使用されていた薬剤をドイツやフランスにも拡販しようと考えた場合には、英国／ドイツ／フランス間の相互認証審査で承認を得ることができる。ジェネリック医薬品の場合にはこのような手法が取られることが多い。

以上で述べてきたように、EU における医薬品の承認審査については、各国の自主性が重んじられているが、医薬品の安全情報の管理と指示については EU として統括管理を行うことが望ましいため、医薬品の安全情報については EMA が中央管理体制を取っている。EU 各国のみならず、世界各国から寄せられた医薬品の安全情報は EMA に集められる。EMA は収集されたこれらの安全情報を分析し、医薬品の有用性と副作用とのバランスチェックを行い、EU 参加各国に対してその情報を発信する。すなわち、EMA の最大の責務は、「医薬品の安全情報の収集・管理・分析・情報発信」と考えても良いであろう。

EMA は EU 各国により作られた組織であるが、EMA には EU 加盟国のほかに、EEA/EFTA 加盟国のアイスランド、リヒテンシュタイン、ノルウェーも参画しており、計 30 ヵ国、45 の規制当局が参画している。EMA には 4,500 人以上の欧州専門家が所属している。

2-4 EMA とは

欧州における医薬品の審査を目的にして、1995 年に欧州連合と製薬産業からの資金提供を基に、欧州医薬品審査庁（European Agency for the Evaluation of Medicinal Products）が設立された。それまでの医薬品開発会社は EU 加盟各国に対して承認申請を行い、それぞれの国から承認を得ていた。欧州医薬品審査庁の設立により、製薬会社は年間 3 億 5,000 万ユーロのコスト削減につながると期待された。さらに、EU 内各国の製薬会社によりすでに生産されている薬品と競合する可能性のある他国の新薬を承認したくないといった保護貿易的傾向を排除するという目的もあった。

2004 年になると医薬品の審査以外にもその範囲を広げ、欧州医薬品庁（European Medicines Agency、略称 EMEA。その後 EMA に改称）が設立さ

れた。ちなみに、EMAの本部は英国のロンドンにある（図43）。

EMAと類似する組織としては、米国FDAが存在する。FDAの場合には中央集権化の組織であるが、EMAの場合には中央集権化を求めず、EU加盟（批准も含む）各国の既存の国家医療政策間の調和を取ることを目的としている。

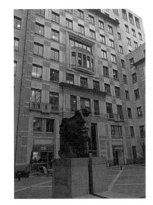

図43　EMA本部

2-5　EMAの役割

EUにおける承認審査フローを図44に示す。EMAの役割は、①窓口業務、②医薬品の承認審査フローにおけるコーディネーター業務、③情報の一括管理と対外発表である。

EUに対して医薬品等の承認申請がなされた場合、EMA自体が承認審査業務を行うわけではなく、承認申請された品目に関する審査を科学委員会に依頼している。さらに、科学委員会は自らが承認申請された品目の評価を行うわけではなく、実質的な評価作業はワーキングパーティーによって行われる。科学委員会はEU各国の代議委員会として機能し、ワーキングパーティーの評価結果をまとめ、EMAに対して承認等の勧告を行う。

科学委員会には、以下の6つの委員会がある。

①ヒト用医薬品委員会（CHMP）
②生薬委員会（HMPC）
③小児委員会（PDCO）
④先進医療委員会（CAT）
⑤オーファン医薬品委員会（COMP）
⑥動物用医薬品委員会（CVMP）

EMAは、CHMP等の科学委員会からの要請に基づき、承認申請に関する種々の委員会と連携して種々の査察等のコーディネートを行う責務を有

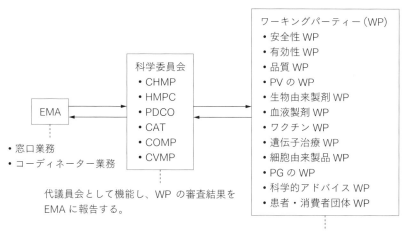

図44　EUにおける承認審査フロー

する。これら科学委員会には患者の代表及び健康管理に関する専門家団体も参加している。

　EMAの科学委員会は27のEU加盟国、EEA/EFTA諸国等のメンバーから構成され、さらに各国から集まった4,500名を超える専門家のネットワーク（ワーキングパーティー）にも支えられて、EMAがその機能を果たしていくうえで重要な役割を果たしている。

　動物用医薬品委員会（CVMP）はCHMPとともにEMA設立当初から設けられている科学委員会である。CHMPとCVMP以外は、異なる時期にそのときどきの社会的要請に従って設置され、根拠法令も一部異なっていたりするため、役割はもちろんメンバー構成や手続き等にも違いが生じ、やや複雑な構成になっている。

　CHMPは承認申請された医薬品の評価を行う委員会である。CHMPのメンバー構成は、27の各加盟国から指名されたメンバー1名とその代理、EEA/EFTA諸国のノルウェー、アイスランドから各1名とその代理、5名の選任メンバーである。要はCHMPは、EU及び関連各国代表による「医

薬品の評価に関する代議員会」という形態になっている。CHMP の選任メンバーは、生物由来製品の品質・安全性、薬剤疫学、生物統計など特に高度な専門性が求められる領域について、CHMP が追加で専門家を選任するシステムにより選ばれた人たちである。

　CHMP の会議は、原則として 8 月を除き毎月開催される。会議の日程は 5 年先まで決められており、毎月 4 日間、毎日午前 8 時半から午後 7 時過ぎまで相当数に上る議題を次々にこなしていく。タイトなスケジュールのため、当日出席できない専門家が関係する議題に関して、電話で討議に参加するシーンもしばしば見られる。また、緊急の案件が生じた場合には、臨時の会議が開かれることもある。EU 加盟国間の相互承認や非中央審査手続きでは、CHMP が仲裁者として特定の医薬品に関して加盟国間で意見の相違がある場合に調整を行ったり、公衆衛生上の懸念その他共同体の利益が脅かされるような問題が起きた際に、照会に対して意見を述べたりする機能がある。

　CHMP によって行われる評価は、純粋に科学的な基準（クライテリア）に基づいて行われ、その医薬品が品質、安全性、有効性について必要とされる要件を満たしているか否かを、EU の法令、特に指令 2001/83/EC の規定に従って確認していく。このプロセスにより、医薬品が市場に出たときに患者／使用者にとって望ましいリスク／ベネフィット・バランスを有しているかどうかの確認が行われる。指令 2001/83/EC では、CHMP は見解を出す前に承認申請者または承認保持者に書面または口頭で意見を述べる機会を与えるとされていることから、文書回答に加えて CHMP での口頭説明（oral explanation、いわゆるプレゼンテーション）を希望する製薬企業もある。

　CHMP の見解は基本的にコンセンサスにより決定されるが、専門家の意見が分かれた場合には投票による決定が行われる。投票は賛成か反対のいずれかで、棄権は認められていない。意見の採択は、投票資格を持つメンバーの過半数の賛成により決定され、対立する意見があれば記録に残される。ノルウェーとアイスランドは投票はできるものの他の加盟国とは別に扱われ、委員会決定のための票数には含まれない。医薬品が承認された

後は、EU各国の医薬品規制当局によるネットワークが医療関係者や医薬品を販売している製薬企業と連携して安全性モニタリングを行う。CHMPはEUのファーマコビジランス活動でも重要な役目を担っており、各国のファーマコビジランス・システムを通じて集積された安全性情報をモニターすることにより、必要な場合には欧州委員会に承認内容の変更や販売の一時停止または承認の取消しなどの勧告を行うこととされている。安全性の理由から緊急に承認内容を変更する必要があるときは、緊急安全規制（urgent safety restriction：USR）を出して変更の内容及びどのような場合に使ってよいかなどの情報を医療関係者に知らせる。

　承認申請された品目について、実質的な評価作業を行うのがワーキングパーティー（WP）である。WPには、①安全性WP、②有効性WP、③CHMP/CVMP合同品質WP、④ファーマコビジランスWP、⑤生物由来製剤WP、⑥血液製剤WP、⑦ワクチンWP、⑧遺伝子治療WP、⑨細胞由来製品WP、⑩ファーマコゲノミクスWP、⑪科学的アドバイスWP、⑫患者・消費者団体WPがある。また、臨時の作業が必要な場合には、CHMPはテンポラリーWPを設置して作業を行わせることができる。

　WPはEMAが保有する欧州専門家のリストから選ばれた特定の分野の専門知識を有するメンバーから構成されている。CHMPは科学的課題について各分野のWPの意見を聴いたり、承認申請に関する事項やガイドライン案の作成・改正作業の検討などをWPに行わせたりする。そのため、CHMPでは個々の医薬品の審議とは別に、各WPから活動のアップデートやガイドライン案の検討状況等の報告を行う時間が設けられている。このWPでは特定のトピックに対する提案やCHMPで提議された疑問への回答案の作成、当該WPが専門性を有する分野のガイドライン案の作成や改定作業が行われる。2014年現在設置されているテンポラリーWPとしては、バイオシミラー医薬品WPがある。

　ヒト用医薬品が承認申請された場合、CHMPは「有効性に関するWP」、「安全性に関するWP」、「品質に関するWP」に評価を依頼する。ヒト用医薬品が承認申請された場合、CHMPは各WPから得られた回答を集約し、その医薬品が品質、安全性、有効性について必要とされる要件を満たして

いるか否かを、EU の法令、特に「指令 2001/83/EC」の規定に従って確認し、審査結果を EMA に報告する。EMA は CHMP と各 WP 間のコーディネートを行うとともに、CHMP の結果を受けて、欧州委員会に審査結果を報告する。

EMA は画期的新薬やバイオテクノロジー製剤について、自ら中央審査を行うことがある。中央審査については、規則（EC）No.726/2004 のヒト用医薬品の MA（Marketing Authorisation）審査の手続きを定めた第 5 条以下で、「中央審査手続きに従って提出されたヒト用医薬品の MA 申請資料の受入れ、承認、承認事項の一部変更、承認の一時停止または取消しに関するあらゆる疑問に対し EMA としての見解を用意する責務を負うこと」が規定されている（EMA の責務を定めた第 56 条にも関連する規定が見られる）、CHMP は医薬品の品質・安全性・有効性の評価において中心的な役割を担っている。この目的のため、CHMP は中央審査手続きに従い共同体全域での MA を求める医薬品に対して最初の評価を実施するほか、承認後のメンテナンスに係る評価（承認事項の一部変更、ファーマコビジランス等）も担当している。

WP の中には、ワーキンググループ（WG）が存在し、GXP の査察等を行っている。例えば、GMP の査察に関する WG（GMP/GDP inspectors working group）、GCP の査察に関する WG（GCP inspectors working group）及びファーマコビジランス（PhV）の査察に関する WG（PhV inspectors working group）が存在する。例えば GMP/GDP inspectors working group は EU 各国の GMP 査察官から構成されており、欧州委員会の代表も参画している。GMP 上級査察官は年に 4 回会合を開き、GMP 関連のガイドラインの改定や GMP 査察官のハーモナイゼーションや査察手順の見直しなどを行っている。

後述するが、GMP、GCP や PhV とは異なり、GLP の査察は各国政府に完全に任されており、EU 各国間で GLP の運用方法についてはハーモナイズされていない。このことにより各国政府の GLP の運用上の違いが生じ、2008 年にイタリアで開催された OECD GLP イベントにおいて民間側から多くの不満が寄せられたものと推測される（**第 5 章 10-7 項**参照）。

OECD GLP WG ではこの問題を重視し、ディスカッション・グループが作られた。このディスカッション・グループは、欧州の規制当局と民間団体のメンバーから構成されている。欧州各国における「GLP 運用の国際間の違い」は、欧州の民間団体にとって非常に重大な問題になっているのであろう。

Reference
- 医薬品医療機器総合機構 HP（http://www.pmda.go.jp/kokusai/canary/cw_004.html）等

3 OECD の動き

3-1 OECD の目的

OECD の目的は、「先進国間の自由な意見交換・情報交換を通じて、①経済成長、②貿易自由化、③途上国支援（これを「OECD の三大目的」という）に貢献すること」とされている。OECD はパリ西部、凱旋門の近くにあるシャトー・ド・ラ・ミュエット（Chateau de la Muette：通称シャトー）を OEEC 時代から本部として使っている（図45）。もともとこの場所には1550年フランス王室の狩猟の館が建てられ、その後宮殿となり、あの人気劇画「ベルサイユのばら」で有名なルイ16世とマリー・アントワネットも革命前に2年間、この宮殿で過ごした。1919年に宮殿は取り壊されてしまったが、同じ場所にロスチャイルド男爵が新たに建設したものが今日のシャトーである。年に1回行われる閣僚理事会はここで行われている。

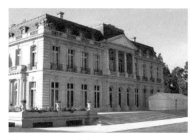

図45　OECD 本部

3-2 日本の参加（1964年）

　明治時代の開国以来、日本は先進国に仲間入りすることを悲願としていた。第2次世界大戦により、日本の国土は欧州同様に荒廃した。戦後、米国の支援を受けた日本の経済は、朝鮮戦争特需により向上し、1956年（昭和31年）12月18日に国際連合に加盟することができた。同年に経済企画庁は、経済白書「日本経済の成長と近代化」の結びで「もはや戦後ではない」と記述し、この言葉は流行語にもなった。さらに、1959年（昭和34年）5月26日のIOC（国際オリンピック委員会）総会において、1964年（昭和39年）のオリンピックの東京開催が決定され、オリンピックの開催に向けて、東海道新幹線や高速道路が作られた。1964年（昭和39年）4月28日に日本はOECDへの加盟を果たし、さらに同年10月10日より東京オリンピックを開催することにより、先進国に肩を並べるまでに発展したことを世界にアピールしたのである。

　OECDの原加盟国にはトルコが含まれていた。トルコはアジア圏に属するものの、西洋との結びつきは強い。1964年（昭和39年）に日本がOECDに参加することにより、実質的なアジア圏としての、そして太平洋圏の国がOECDに加盟したことになる。これにより、OECDが名実ともに世界的な規模で動き出したわけである。なお、日本のOECD加盟後には、フィンランド（1969年）、オーストラリア（1971年）、ニュージーランド（1973年）が加盟し、OECDは自由主義先進工業国を全て網羅した国際機関となった。その後、アジアでは韓国が1996年にOECDに加盟している。

3-3 OECD GLPの制定（1981年）

3-3-1 OECD GLP原案の作成経緯

　様々なGLPが出てくるので、読者は混乱しているものと推測される。そこでFDA GLP、EPA GLP、厚生省GLP及びOECD GLPの歴史を**表34**に示す。

表34　GLPの年表

西暦	米国		日本	OECD
	FDA	EPA	厚生省	
1976年	GLP（案）を公表	—	—	スイスがGLPの作成開始
1977年	Pilot Inspection			
1978年	GLP（最終版）を公表	—	調査班を設置	・スイスがOECD GLP Ver. 1を作成 ・OECDはExpert Groupを設置
1979年		GLP（案）を公表		
1981年				GLPを公表
1982年			GLPを公表	
1983年		GLP（最終版）を公表		GLP査察を勧告
1987年	GLP大改正			

　世界で初めてGLPを公布したのはFDAである（**第1章参照**）。1976年にFDAは、GLP案を公表した。FDA GLPの序文には、「FDAは、国内外を問わず、GLPにて実施されていない試験データを受け付けない」と記載されている。つまり、FDAに承認申請を行うためには、世界中がFDA GLPに従う必要が出てきたことになる。

　FDAがGLP案を公表（1976年）したことにより、これに即座に反応したのがスイスであった。スイスはFDA GLP案を参考にして、同年（1976年）からスイスGLPの作成作業を開始した。そしてFDAがGLP（最終版）を公表したのと同じ年（1978年）にスイスは、「スイス（化学物質）GLP」を公表した。スイス政府はこのGLPをOECD GLPバージョン1と呼んでいる。スイスGLPの条文構成は、現行のOECD GLP原則よりもFDA

GLPの条文構成に類似している。スイスGLPそのものがOECD GLP原則を作るうえでの直接的なたたき台になったのか、以下に示すECETOC GLPのたたき台になり、間接的にOECD GLP原則を作るうえでのたたき台になったのかは不明である。

　欧州委員会は参加各国に対して、OECD GLP原則に従うことを求める指令（Directive 87/18/EEC, Directive 88/320/EEC）を発した。この指令の中の参考文献の項には、4つの文書が記載されていた。すなわち、FDA GLP、EPA GLP、ECETOC GLP及びWHOの環境毒性に関する資料（ENVIRONMENTAL HEALTH CRITERIA 6、1978年）である。WHOの資料を引用していることからOECD及び欧州委員会は、環境毒性を意識していることが推測される。また、FDA GLPやEPA GLPに対比させる形でECETOC GLPを引用しているのが興味深い。FDA GLPとEPA GLPについては本書の各所で述べてきたが、OECDやECが参考にしたもう1つのGLPであるところのECETOC GLPについて知っている者は少ない。また**表34**の中にも記載していない。そこで本項では、ECETOC GLPについて簡単に触れておく。

　欧州化学物質環境毒性及び毒性センター（ECETOC：European Center for Ecotoxicology and Toxicology of Chemicals）は、欧州各国の民間企業の科学者からなる団体であり、化学物質を評価するうえでの科学的信頼性（Scientific Quality）を向上させることを目的としている。OECDでは1975年から毒性試験法（TG）の確立作業を開始した。ECETOCは、このOECD TGの作成においても寄与していたようである。1978年になりFDAはFDA GLP（最終版）を公表した。欧州企業が米国に化学物質（医薬品等）を承認申請するためには、FDA GLPに従った毒性試験の実施が求められた。FDA GLP（最終版）が公布されたことに呼応して、ECETOCの10ヵ国（ベルギー、フランス、ドイツ、イタリア、オランダ、ノルウェー、スペイン、スウェーデン、スイス、英国）の民間科学者約40名が集まり、FDA GLPに関する勉強を開始するとともに、FDA GLPを化学物質に適用する場合の問題点を検討し始めた。FDA GLP（最終版）が公布された翌年の1979年には、EPAがGLP案を公表した。このような中でECETOCの

科学者は、全ての化学物質（医薬品も含む）に適用できるような GLP を考え、資料（Monograph No.1, Good Laboratory Practice, October 1979, ISSN-0773-6347-1）としてまとめ、これを欧州委員会に提出した。さらにこの資料（ECETOC GLP）は OECD GLP の第1回会合に提示された。ECETOC GLP (Monograph No.1) の中で ECETOC は、「この GLP は OECD GLP の作成に関する討議の主要資料になるであろう。」と述べている。

ECETOC は、ECETOC GLP と FDA GLP とは基本的に同じものとしつつも、QAU に関する点が最大の違いであると述べた。特に ECETOC GLP では、固定化した QAU 組織を求めなかった。筆者が ECETOC GLP を読んだところ、現在の OECD GLP 条文構成よりも FDA GLP 条文構成に類似するとの印象を持った。ただし、FDA GLP で述べるところの試験系（動物、植物等）に付け加えて ECETOC GLP では、化学物質（Chemical）もしくは物性システム（physical system）を試験系として挙げている。このことに伴い FDA GLP で特徴的である動物の飼育施設に関する要求事項は、試験系施設（Test System Facility）と改められ、どのような試験系でも対応できるような文章に改められている。

1979年段階で、4つの GLP が存在した。すなわち FDA GLP（最終版）、EPA GLP（案）、スイス GLP（最終）及び ECETOC GLP（最終）である。OECD の場ではこれらの GLP が比較検討され、世界中で全ての化学物質に適用可能な GLP としての OECD GLP に関するディスカッションがなされたものと推測される。そして 1981 年に OECD は、OECD GLP 原則を公表した。このような動きはさらに、EPA GLP の最終化に対しても影響を与えたものと推測される。

3-3-2　OECD GLP の発出

OECD の目標には、①健康影響の未然防止と、②貿易障害の未然防止がある。この目的を達成するために、OECD は第1期（1975年—1983年）に「科学的方法論の確立」を採用し、1975 年から試験方法（TG：Test Guideline）の確立作業を開始していた。

1978年に OECD は、TG の信頼性を確保する手段として全ての OECD

加盟諸国で採用が可能なGLPを作成するための活動を開始した。OECDはいくつかの分野に分かれて活動しているが、この中で「化学物質の管理に関する特別プログラム（Special Programme on the Control of Chemicals）」がOECD GLPの設立を担当した。OECD GLPを設立するための専門者会議（Expert Group）には、オーストラリア、オーストリア、ベルギー、カナダ、デンマーク、フランス、西ドイツ、ギリシャ、イタリア、**日本**、オランダ、ニュージーランド、ノルウェー、スウェーデン、スイス、英国、米国の各国と、EC、WHO及びISOの各機関が参加していた。WHOがOECD GLPを採用しているのは、このような理由がある。また、ISOがこの会議に参加しているのは、大変興味深い。

　この専門者会議の座長はEPAのモリス博士（第4章2項参照）であった。FDAからはGLPの業務担当のルポア博士（第1章8項参照）が、日本からは国立衛生試験所の大森義仁氏（安全性生物試験センター長）が出席した。OECDがGLPの作成を開始した1978年（昭和53年）に、厚生省は「GLP検討委員会」（委員長：大森義仁）を設置し、3年計画でGLP案作成を行うこととした。OECDでは、米国メンバーがリードする中で各種GLPをベースに翌1979年から、OECD GLP案の実質的な検討が始まった。この専門者会議から得られた情報が、様々な形で日本のGLPの立ち上げに反映されていったものと推測される。

　当時について、上述の大森義仁氏は1984年（昭和59年）の『ファルマシア』誌（Vol.20, No4, 423-424）において以下のように述べている。「彼らとのディスカッションにより、現在の（国立衛生試験所の）安全性生物試験研究センターの新庁舎の建設に当たっても多くの点で参考とし、ハード面で各種試験区域や飼育施設の分離ならびに資料保管施設の確保などに配慮することができた。特に、GLPでは生データをはじめ、試験計画書及び標本などをかなり長期間にわたり適切な容器・包装におさめ良好な条件下で保管することが求められ、資料保管施設はかなり広いスペースを占めるものとなった」と。大森義仁氏は、FDA GLPの実際上の運用方法等についてOECD GLPの専門者会議の中で知り、それを日本の医薬品GLPの作成に反映させていったようである。

1981 年に OECD 理事会（Council）は、データの相互受理（Mutual Acceptance of Data）に関する決定を下し、その中の Annex II に GLP 原則が記載された。これが「OECD GLP 原則（1981 年）」である。この理事会決定の中には、「OECD 加盟国において OECD 試験法ガイドラインと OECD GLP 原則に則って実施された化学物質に関する試験結果は、他のメンバー国が評価目的並びにヒト及び環境の保護に関する使用を行う場合には、そのデータを受け入れる必要がある」と記載されていた。OECD 加盟国が毒性データを相互受理されるためには、車の両輪であるところの OECD GLP と OECD の毒性試験法ガイドラインに従うことが義務づけられたわけである。日本では 1982 年（昭和 57 年）に医薬品 GLP 基準（通知）が発出され、1983 年（昭和 58 年）から施行された。さらに 1984 年（昭和 59 年）には、農薬 GLP と化審法 GLP が発出された。

3-3-3　欧州の出遅れ

　日本と欧州（EC/EU）の最大の違いは、欧州の場合には各国の法律がそのまま存在するうえで EC/EU として統合を目指しているとの点である。欧州における GMP 査察、GCP 査察及び PhV 査察については、EMA の管轄下で各 WP が査察を行う。一方 GLP 査察の場合には、欧州連合に参加した各国が査察を行うとの違いがある。OECD の参加国の過半数は欧州の国々であるが、1981 年に OECD GLP が発出された後も、欧州各国は各国の規制に OECD GLP を取り込むために時間を費やしてしまった。

　日本で医薬品 GLP 基準が施行された 1983 年（昭和 58 年）に OECD 理事会は、GLP 適合性査察に関する勧告を行った。しかし、すぐに欧州が動き出したわけではない。OECD GLP が発出された 5 年後の 1986 年 12 月 11 日に欧州委員会は、Council Directive 87/18/EEC を発出した。この指令（Directive）により、「ヒトの健康及び環境への観点から、化学物質の承認申請を目的とした試験に使用する GLP に関する法律、レギュレーション及び管理規定は EEC 各国においてハーモナイズしなければならない」とした。さらに、1988 年 6 月 9 日には Council Directive 88/320/EEC を発出し、「各国における GLP 査察の検証」を指示した。

これらの指令には、OECD GLP 原則が添付された。この GLP の対象は「全ての化学物質（例えば化粧品、産業化学物質、医薬品、食品添加物、飼料添加物、農薬）」とした。EU が指令（Directive）を発出した翌年の 1989 年になり OECD 理事会は、「GLP の遵守に関する理事会決定・勧告」を行い、国による GLP 査察制度の構築等を求めた。

　GLP 査察制度に関連して OECD から、以下の査察当局のためのガイダンス文書が発行されていた。

- GLP 適合性モニタリングの指針（1983 年、現在の文書 No.2）
- 施設査察及び試験査察実施のためのガイダンス（1983 年、現在の文書 No.3）

　それでも欧州諸国において、「GLP の査察制度と査察方法の統一」という点で足並みがそろうまでには時間を要した。当時の欧州各国の状況について厚生省薬務局の堤俊也氏は、1993 年（平成 5 年）の日本 QA 研究会の講演会において「欧州諸国の中できちんとした GLP 査察体制を保有していない国があったため、協定を進めることを躊躇している」と述べている（第 4 章 5 項参照）。すなわち、1993 年時点でも欧州内部において、GLP の査察制度が統一化されていなかったことを意味する。

3-3-4　EU 域内の相互査察の実施

　1993 年という年は、EC（欧州共同体）から EU（欧州連合）に変わった年でもある。EU 各国は OECD GLP ワーキンググループメンバーをサポートするために、1995 年から 1996 年にかけて画期的な試みを EU 域内で実施した。相互訪問（MJV）プログラムである。すなわち、EU に参加する 3ヵ国からなる査察官チームが、他の国の GLP 査察制度が適切に構築され、運用されているかを査察するという仕組みである。この EU 域内の MJV プログラムにより、欧州委員会からの指令（Directive）が加盟各国において実際に守られていたことを確実化することができた。EU が最初に実施したこの MJV プログラムは、EU 域内における GLP の運用の統一に大きな効果を示したため、この MJV プログラムがその後に OECD でも採用されることになる。

欧州の国々が開始した方法は決して新しいものではない。1978年にFDAがFDA GLPを発出した際に、FDAは他国と協定を結ぶうえで「他の国の政府の査察制度と査察状況をFDAが査察する」との考え方を打ち出していた。しかし、FDAが求めた他の国の査察は、FDAによる一方的なものであった。FDAから査察を受けた側が、逆にFDAを査察することはない。それに対して欧州の国々が開始したものは、相互査察であるとの違いがある。

3-3-5 OECD GLPの改正

1978年に公表されたFDA GLPは、動物を用いた慢性毒性試験等をターゲットとするものであった。旧OECD GLPはFDA GLPを参考にして作成され、1981年に制定された。その後、OECD GLPの適用範囲は化学物質の物理化学的試験や農薬の圃場試験など様々な試験に対して広がっていった。圃場試験に対して旧OECD GLPを適用させるためには、オンラインデータの記録の問題、情報技術システムのバリデーションの問題、1つの試験が多国・多施設間で分断実施される可能性があることなど、様々な問題があることが挙げられた。そこでOECDの主催でワークショップが開催され、1990年から1993年の間に以下のコンセンサスドキュメント（CD）が発行された（**本章4項参照**）。

- GLPとQAの役割（1990年、現在の文書No.4）
- 試験供給業者のGLP原則適合性（1990年、現在の文書No.5）
- 圃場試験へのGLP原則の適用（1991年、現在の文書No.6）
- 短期試験へのGLP原則の適用（1993年、現在の文書No.7）
- GLP試験における試験責任者の役割と責任（1993年、現在の文書No.8）

これらのコンセンサスドキュメントが発行されると、旧OECD GLPとの整合性が問題になり、旧OECD GLPそのものを改正しなければならないとの動きが生まれていった。

改訂OECD GLP原則（ENV/MC/CHEM（98）17）には、「旧OECD GLPの設立時と同じようにOECD GLPの改訂時にも新たな専門家グループ

(New Expert Group）が設置された」と記載されている。しかし、どのように専門者グループが活動したのかについて記載している論文は見つからなかった。筆者らは、OECD GLP の改正に向けた専門家会議（Expert Group on the Revision of the OECD Principles of GLP）に、日本 QA 研究会のメンバーであった倉持正博氏（当時 BML 所属）が参加していたことを知った。そこで倉持正博氏と面会し、当時の状況を尋ねた。

OECD GLP の改訂案は、EPA のデビット・ダル（David L. Dull）氏が提案したようである。厚生省化学物質安全対策室はこの原案を日本 QA 研究会に提示して意見を求めた。日本 QA 研究会は OECD GLP 改訂原案を翻訳し、コメントを提出した。その後、化学物質安全対策室は日本 QA 研究会に対し、OECD GLP 改正に関する専門家グループに代表を派遣するよう要請した。要請を受けた日本 QA 研究会は、倉持正博氏を「代表」として当該会議に派遣した。当時、倉持正博氏が所属していた企業（施設）は、国内の 6 つの GLP の全てを実施している数少ない施設だったからである。倉持正博氏は 1995 年と 1996 年に開催された専門家グループに参加した。

1995 年の専門家グループの会合は、ドイツ厚生省のあるリューベックで 4 日間にわたって開催された。25 ヵ国（韓国も含む）約 40 名の規制当局関係者及び民間メンバーが集まった。日本からは、厚生省（化審法：2 名）、労働省（2 名）、農水省（2 名）、通産省（1 名）及び民間（倉持正博氏：1 名）の計 8 名が参加した。約 40 名の参加者は、4 つのグループ（環境問題、健康、複数場所試験等）に分かれ、GLP 改正原案について、条文ごとに 3 日間ディスカッションし、最終日にまとめを作った。

同様の会議が翌年にも開催された。1996 年の会議は、フランス厚生省（サンドー）にて開催された。改正 OECD GLP の発行（Issue）に向けた会議であり、前回（1995 年）と同様のメンバーが 4 日間のディスカッションを行った。倉持正博氏は専門家グループ会合の思い出を次のように語っている。「他国のメンバーから、『なぜもっと多数の民間側が会合に参加しないのか、なぜ日本には 6 つも GLP が存在するのか』と尋ねられた。また、ディスカッションを通じ、日本と他国との GLP の運用の違いについて認識させられた。例えば Facility Management（FM）である。他国の場合の

FM は、一個人ではなく、運営管理組織を指す。日本では独立した QAU 組織を持つことが求められるが、他国ではそれほどリジッドな組織は必要とされない。QAU 陳述書についても、『QAU Certificate』と発言するといぶかしがられた。他国では、QAU による『査察明細書』程度のものであった。例えて言えば、クレジットカードの明細書のようなもので、いつ誰が何にいくら使ったかを明らかにするものである。従って、QA の陳述書には、誰が、何時、どのような項目について、査察を行ったかを記載することが要求されている。また、QAU は何度でも陳述書を出すということが欧米での理解であったが、日本では、試験に対して一度のみ発行する『証明書』のような考え方であった。日本に GLP が最初に入った時に、誰が FDA GLP を翻訳したのかわからないが、そのときに今のような形になったのであろう。」と。

　試験データの相互受入れに関して倉持正博氏は「MAD そのものは強制力を持たないが、その受入れを促進すべく専門家グループで討議された。当時は、2ヵ国間協定（条約として承認が必要）が主流だったが、米国 FDA のスタン・ウォーレン（Stan Woollen）は、それに代わる多国間のデータ受入れを達成したいと考えていた。」と語った。

　OECD GLP 改正の専門者グループ会合は、1997 年にも開催された。倉持氏はこの会合には参加しなかったが、改正 OECD GLP の発行に向けた最終的な討議がなされたものと推測される。そして 1997 年 11 月の OECD 理事会での採択を経て、翌 1998 年に ENV/MC/CHEM (98) 17 として、改正 OECD GLP 原則が公表された。

3-3-6　その後の欧州の動き

　1997 年に OECD GLP が改正され、GLP データの相互受け入れ（MAD）に向けて具体的に動き出した。欧州委員会は改正 OECD GLP を 1998 年 10 月に取り入れ、すでに発出されていた Council Directive 87/18/EEC を改正し、新たに Commission Directive 1999/11/EC を発出した。この「欧州指令」には改正 OECD GLP が添付されており、改正 OECD GLP に従って EU 各国の規制をハーモナイズするよう求めた。さらに 1999 年 3 月 8 日

には Commission Directive 1999/12/EC が発出された。これは Council Directive 88/320/EEC を改定したものである。

1998年から2001年にかけて3ヵ年計画でパイロットMJVが開始された（**本章5項**参照）。世界33ヵ国・地域の査察当局が、他の3ヵ国の査察当局の代表メンバーからなる現地評価を受けた。2001年4月4日にECと日本との間で「日・欧州共同体相互承認協定（相互承認に関する日本国と欧州共同体との間の協定）」が署名された（**第5章3項**参照）。この協定は、2002年1月1日に発効した。ここで注意しておきたいのは、1993年段階でECはEUに変わっていたのに、日本はEC諸国と2001年に協定書を締結したことである。EC諸国については、2001年段階でOECD GLPが浸透していたのではないかと推測される。ただしEU全域で見た場合には、さらなるハーモナイズが必要だったのであろう。2004年2月11日に欧州委員会は、2つの欧州指令（Directive 2004/10/EC 及び Directive 2004/9/EC）を発出した。

欧州指令（Directive 2004/10/EC）の第1条から第3条を以下に記載する。
- 第1条：メンバー各国は、GLP施設の適切性を確認できるような全ての対策を講じなければならない。
- 第2条：ヒト及び環境に対する安全性に対して、第1条を適用する。
- 第3条：メンバー各国は、査察や試験チェックを含むOECD GLPへの適合性を確認するのに必要とされる全ての手順を講じなければならない。

同日に欧州委員会は、GLP査察と適合確認に関するDirective 2004/9/ECも発出した。この指令（Directive）は第1条から第10条までの構成になっており、以下の内容が記載されていた。また、OECD文書3（施設査察及び試験査察実施のためのガイダンス）に相当する内容の文書が添付されていた。
- 第1条：この法律をヒト、動物及び環境への安全性を評価するために、全ての化学物質（化粧品、産業化学物質、**医薬品**、食品添加物、飼料添加物、農薬）の非臨床試験に適用する。
- 第3条：メンバー国は、GLPの査察に責任を持つ機関（Agency）と

その範囲を決定しなければならない。またこの査察機関は、別添1に従ってGLP施設とGLP試験を査察しなければならない。

- 第4条：メンバー国は、GLP査察の実施状況を年に1回報告しなければならない。この報告書には、査察した施設のリスト、査察日、査察結果の簡単なサマリーが記載されなければならない。この報告書は3月31日までに欧州委員会に提出されなければならない。委員会は第7条に従い、その結果を評価する。
- 第5条：あるメンバー国がGLPに問題がある施設を見つけた場合、委員会はその旨を他の国に通達する。
- 第6条：あるメンバー国がGLPに問題なしと考えても、他の国が問題ありとした場合、査察内容に対するさらなる情報を求めることもできるし、追加の査察も可能である。

3-4 | OECD GLPの特徴

「試験系」に関する日本の医薬品GLPとOECD GLPの記載を以下に示す。

- 医薬品GLP

「試験系」とは、被験物質が投与され、若しくは加えられる動物、植物、微生物又はこの構成成分、又はその対照として用いられるものをいう。

- OECD GLP

「試験系」とは、試験に用いられる生物、化学または物理系またはそれらの組み合わせの系をいう。

医薬品GLPでは、被験物質が投与もしくは添加されるものを「試験系」と呼ぶ。例えば毒性試験の場合には、動物が試験系になる。遺伝毒性試験の場合には、細胞が試験系になる。一方OECD GLPでは、①生物、②化学または物理系、③それらの組み合わせの3種類が試験系として挙げられ

ている。OECD GLP では、動物を用いた試験（生物試験）の他に、物理化学的分析試験もその対象になっているわけである。なお、物理化学的分析試験においては、分析機器が試験系となる。動物試験では動物が試験系なので、その適切性というものが非常に重視される。理化学分析試験においても同様に、試験系が分析機器なのでその適切性が非常に重視される。

　OECD GLP は加盟各国で使用されることとその適用対象が広いことにより、医薬品 GLP と比較して、非常にシンプルな記載がなされている。すなわち、OECD GLP には、「絶対に守らなければならない原則」のみが記載されている。これらのことから、OECD GLP のことを、「GLP 原則（GLP Principle）」と呼んでいる。

Reference
- 農林水産省 HP（http://www.mofa.go.jp/mofaj/press/pr/pub/pamph/pdfs/p_oecd_06.pdf）
- Berend K：Good laboratory practice in the European Community. Role of the commission and the member states：external aspects. *Ann Ist Super Sanita* 2002；38（1）：9-13.
- 日本 QA 研究会 HP：OECD GLP
- http://www.env.go.jp/chemi/entaku/kaigi01/shiryo/masuda/masuda.pdf
- Huntsinger del W：OECD and USA GLP applications. *Ann Ist Super Sanita* 2008；44（4）：403-6.

4 医薬品に適用する場合の意見の不一致

　1998年9月3日と4日の両日にベルギーのブリュッセルにおいて、改正 OECD GLP に関する DIA（Drug Information Associate）のワークショップが開催された。このワークショップには、規制当局の査察官、民間の QAU 担当者や試験責任者等が参加した。このワークショップは DIA が主催したワークショップなので、医薬品関係者が集まったものと推測される。OECD GLP が改正されたとはいえ、これを医薬品の安全性試験に適用するためには意見の不一致（Controversial）部分が多数存在したので、討議が必要とされたわけである。このワークショップでは、OECD GLP の

改正ポイントにあたる以下の点について討議がなされたが、意見が一致するまでには至らなかった。
　①実験開始日／実験終了日
　②試験計画変更と逸脱との違い
　③複数場所試験
　④短期試験
　⑤スポンサーの責務
　⑥情報技術

　医薬品分野での意見の一致をみないままに OECD GLP のワーキンググループでは、OECD GLP をサポートするために表35に示すような各種文書を次々と発行した。
　文書1が OECD GLP 原則である。文書2、3、9は査察当局に関する文書（表中では GDMA と分類記載）であり、それぞれ査察手順（文書2）、査察方法（文書3）及び査察報告（文書9）が記載されている。これらの文書は、OECD GLP に関する必須文書とされ、各国の査察当局が必ず守らなければならない文書である。相互訪問（査察）制度（**本章5項**参照）とは、各国の規制当局がこれらの文書の記載を遵守しているかどうかを査察する制度になる。
　OECD には、これらの必須文書（文書1、2、3、9）以外に、コンセンサス・ドキュメント（表中では CD と記載）が7つと、OECD GLP ワーキンググループによるアドバイザリー・ドキュメント（表中では AD と記載）が5つある。2014年（平成26年）9月26日には病理ピアレビューに関する文書（文書16）が発行されている。
　ここで、「OECD 参加各国は、これらコンセンサスドキュメントやアドバイザリー・ドキュメントに従わなければならないのか」との疑問が生まれる。医薬品 GLP に複数場所試験（CD No.13）を導入するうえで、OPSR の津田重城氏は「日本語で『コンセンサス』というと100％同意しているように思われるが、コンセンサスドキュメントの場合には、『みんなそれぞれ考え方は違うのだけれども、これだったら妥協してもしょうがないか』

表 35　OECD GLP 文書（2014 年時点）

文書 No.	文書名	分類*	発行（年）	最終改正（年）
No.1	OECD Principles of Good Laboratory Practice（OECD GLP 原則）	Principle	1981	1997
No.2	Revised Guides for Compliance Monitoring Procedures for Good Laboratory Practice（GLP 適合性モニタリング手順の改訂指針）	GDMA	1983	1995
No.3	Revised Guidance for the Conduct of Laboratory Inspections and Study Audits（施設査察及び試験査察実施のための改訂ガイダンス）	GDMA	1983	1995
No.4	Quality Assurance and GLP（信頼性保証と GLP）	CD	1990	1999
No.5	Compliance of Laboratory Suppliers with GLP Principles（試験施設供給業者の GLP 原則適合性）	CD	1990	1999
No.6	The Application of the GLP Principles to Field Studies（圃場試験への GLP 原則の適用）	CD	1991	1999
No.7	The Application of the GLP Principles to Short Term Studies（短期試験に対する GLP 原則の適用）	CD	1993	1999
No.8	The Role and Responsibilities of the Study Director in GLP Studies（GLP 試験における試験責任者の責任と役割）	CD	1993	1999
No.9	Guidance for the Preparation of GLP Inspection Reports（GLP 査察報告書作成のための手引き）	GDMA	1995	—
No.10	The Application of the Principles of GLP to Computerised Systems（GLP 原則のコンピュータ・システムへの適用）	CD	1995	—
No.11	The Role and Responsibilities of the Sponsor in the Application of the Principles of GLP（GLP 原則適用における委託者の責任と役割）	AD	1998	—
No.12	Requesting and Carrying Out Inspections and Study Audits in Another Country（他国における施設査察、試験査察の要請及び実施についての勧告）	AD	2000	2002
No.13	The Application of the OECD Principles of GLP to the Organisation and Management of Multi-Site Studies（複数場所試験の組織及び管理における GLP 原則の適用）	CD	2002	2002
No.14	The Application of the Principles of GLP to in vitro Studies（in vitro 試験における GLP 原則の適用）	AD	2004	—
No.15	Establishment and Control of Archives that Operate in Compliance with the Principles of GLP（GLP 原則遵守下に運営される資料保存施設の設置及び管理）	AD	2007	2007
No.16	Guidance on the GLP Requirements for Peer Review of Histopathology（病理ピアレビューにおける GLP 要件に関する手引き）	AD	2014	—

* Principle: 原則
　GDMA: Guidance for GLP Monitoring Authorities　査察当局のためのガイダンス・ドキュメント
　CD: Consensus Document　コンセンサス・ドキュメント
　AD: Advisory Document　アドバイザリー・ドキュメント

という意味になる。」と語っている（第5章6-3項参照）。日本の医薬品GLPは、複数場所試験（CD No.13）を取り込んだ。一方、日本の医薬品GLPは短期試験（CD No.7）を取り込まなかった。2008年（平成20年）の医薬品GLP改正において当局側は、「短期試験を取り込んでいない国があるため」と述べている（第5章10-5項参照）。CD文書については、OECD参加各国は基本的には合意しているので、GLPの運用に取り込む方向で動くが、取り込まないとの選択肢もあるようだ。

以上で述べてきたように、OECD GLPに関する必須文書以外については、それをどのように各国の規制に反映させるかは、各国の規制当局の考え方に依存することになる。特に欧州の場合には、EU/ECとの共同体は作っているものの、GLPの運用に関しては各国の規制当局に任されている（本章2-5項参照）。EUの基本目標の1つは、市民がEU内を自由に移動し、居住し、働くことを可能にする「域内国境のない領域を作ること」である。EU加盟28ヵ国内の22ヵ国と欧州自由貿易協定（EFTA）加盟4ヵ国の計26ヵ国は「シェンゲン圏（The Schengen Area）」という領域を形成し、これら26ヵ国の間では、EU市民であるかEU域外国の人であるかにかかわらず、旅券（パスポート）検査などの出入国審査（域内国境管理）が廃止されている。例えば、ドイツとフランスは隣同士の国であり、両国に研究所を設置した場合、研究員は自由に両国の研究所間を行き来することができる。しかし、両研究所のGLPの運用方法に関しては各国の規制当局に任されているため、異なった運用を求められる可能性がある。例えば、同一国内であっても農薬の規制の場合には短期試験（CD No.7）を取り込んでいるのに、医薬品の規制の場合には取り込まないとの選択肢もある。EU/ECの枠組みは、域内の経済を活発化させるために生まれた（本章2-1項参照）。そして、欧州を中心とした動きが全世界的に発展してOECDが生まれた。しかし、その思惑とは逆行する形で、GLPの運用に関する各国間の違いが生まれてきた。2008年に開催されたOECDイベントでは、このような欧州域内におけるGLPの運用の違いに関する民間の不満が爆発したのであろう（第5章10-7項参照）。実際、OECDイベントで過激な発表を行っていたのは欧州業界団体の代表であった。その後に設立された

ディスカッション・グループメンバーは、欧州各国の代表から成り立っている。

Reference
- 日本 QA 研究会ニュース No.15（1997）
- Beernaert H, Saroli S, Clausing P, *et al.*：The revised principles of good laboratory practice of the organisation for economic cooperation and development-changes, chances, and controversies. *Drug Information Journal* 2000；34：33-45.
- 日本 QA 研究会会報 No. 12 "FDA's GLP & GCP Inspection Program" Dr. Stan Woollen

5 OECD GLP の相互訪問（MJV）による現地評価制度

5-1 パイロット MJV

5-1-1 パイロット MJV の実施決定（1997 年）

　OECD パイロット MJV の実施については、ダイアン・ターンハイム（Dian Turnheim）が詳細に述べているので、その論文の内容を以下に記載する。

　1981 年及び 1989 年の理事会決定により、OECD GLP 基準に基づき、一定の要件を満たす OECD 加盟国の査察機関が査察を行った当該他国の非臨床試験データを受入れることが決定された。しかしながら、各国の査察機関の他国の査察機関への信頼性の醸成、言い換えると、他国の査察機関が 1989 年の OECD 理事会決議で求められている一定の要件を実際に満たしているのかどうかの確認作業が、実際の相互のデータ交換の課題として残されていた。また、信頼関係を維持するためには、継続的、周期的な確認作業を行う必要が指摘されていた。そして OECD では先行する EU での同じような試みを背景に、1995 年頃から、相互訪問（MJV：Mutual Joint Visit）による現地評価（On Site Evaluation）の話が出てきた。

1997年になると、OECDの化学物質委員会及び化学物質、農薬及びバイオテクノロジーのワーキングパーティーのジョイントミーティングにおいて、1997年から2001年にかけてMJVの試験的試みが実施されることが決定された。この試みは自主的なものであったが、1998年秋の段階で1ヵ国を除いて参加表明がなされた。そして、1998年から2001年の初頭にかけて、33ヵ国・地域の査察当局が、他の3ヵ国の査察当局代表メンバーからなる現地評価を受けた。

現地評価のチームメンバーは、地理的条件や従来からの国間のつながり等を考慮して決められた。現地評価のチームリーダーは、現地評価の報告書を最終化させた。費用の全ては評価を受ける方の各国査察当局が支払った。費用の中には、旅費、宿泊費、現地施設調査での交通費等全てが含まれた。現地評価チームは、前もって各国査察当局と話し合い、OECD GLPがどのように反映されているのか調査していた。通常、査察には1週間をかけるが、そのうち3日間が各国査察当局によるGLP施設適合性調査への参加に費やされた。現地評価を受ける2ヵ月ほど前までに各国の査察当局は、査察用資料（1989年、Council Act Annex Ⅲ）を必要に応じて翻訳し、提出することになっている。MJV 1日目は、前もって提出された資料に基づき、各国の査察当局の組織図、手順等が上述したDocument No.2（表35）に従っているかどうか、以下の分野についてチェックされる。

- GLPデータの査察／受入官庁の関係を含む査察プログラムの指揮命令系統
- 価値ある情報の秘匿の保持
- 査察プログラムの人員と訓練状況
- 査察報告書を含むGLP適合性プログラムの要点
- 査察後のフォローアップ

MJV 2日目から5日目は、各国の査察当局によるGLP施設調査に同行し、各国の査察当局が上述（表35）したDocument No.3及びDocument No.9に従って査察を実施しているかどうか以下の分野についてチェックする。

- 査察前の手順
- 査察開始時のカンファレンス
- 試験実施施設の組織と人員
- QAUプログラム
- 施設
- 機器、材料、試薬と試料
- 試験系
- 被験物質と対照物質
- 標準操作手順書
- 試験の実施
- 試験結果の報告
- 記録の保管
- 終了時カンファレンス
- 査察報告書の準備

　MJV実施者側は査察結果をまとめ、英語で報告書（案）を作成し、各国査察当局のコメントを受ける。査察報告書はMJV期間内に最終化することが望ましいが、できない場合にはMJV実施1ヵ月以内に最終化する。報告書はまずMJVステアリンググループの小委員会に提出され、ヒアリングを受ける。その後、結論と勧告が記載され、OECD GLPワーキンググループに提出される。この報告書に基づきOECD GLPワーキンググループは討議を行う。この過程は全て秘匿下で行われる。

5-1-2　日本へのパイロットMJV（1998年）

　1998年（平成10年）10月にスタン・ウォーレン（FDAの査察官）、ヘレン・リディー（Helen Liddy）（オーストラリアの査察官）及びテオ・ヘルダー（Theo Helder）（オランダの査察官）の3名が、医薬品GLP、化学物質GLP及び農薬GLPの3分野に関して日本を訪問した。現地評価の場として選択された施設は、万有製薬株式会社妻沼研究所（医薬品GLP）、ライオン株式会社小田原研究所（化審法GLP）及び財団法人残留農薬研究所

（農薬 GLP）だったようである。これらの施設における定期調査（査察）において、パイロット MJV が実施された。本書を記載するにあたり筆者はこれらの研究所の QAU メンバーにパイロット MJV の様子を尋ねた。彼らはこの時の定期査察の査察記録を見直したが、その査察記録には「外国人のオブザーバーが何人か定期査察に立ち会った」程度のことしか記載されていなかった。彼らは外国人オブザーバーが GLP 適合性調査に来たことは覚えていたが、彼らが何の目的でこれらの民間施設の査察に同道したのかは、全く知らなかった。日本におけるパイロット MJV の現地評価制度（on site evaluation）に関しては、民間施設に対して完全に秘密裏に実施されたようである。

なお、日本 QA 研究会にはある程度の情報が入っていたようである。前述した 3 つの施設にて査察が実施される前の週の 1998 年（平成 10 年）10 月 5 日に日本 QA 研究会は、「OECD-GLP の動向と MJV について」と題した特別講演会を開催した。講演会が開催された週には、日本の査察当局に対する調査が行われていたものと推測される。その席上において座長の吉田秀雄氏は、日本へのパイロット MJV に対する印象を 3 名の査察官に尋ねている（日本 QA 研究会会報 No.12, p.70）。

- 座長：最後の質問です。日本における査察状況をご覧になった印象はどうでしょうか。
- ウォーレン博士：FDA と厚生省の間ではバイレタル・アグリーメントがかなりの間交渉されていて、進展はしていないようですが、交渉だけは続いているということなので、日本の査察の仕方について、FDA はほぼわかっていると思います。今日の午前中、厚生省とお話しした限りでは、FDA の行っている方法と非常に近い内容で、日本でも行われているということを再度確認しました。
- リディー博士：先週から日本に入って、これからいろいろな施設に行ってみるというスケジュールなのでよくわからないのですが、最初にこちらに来たときには日本語もよくわからないし、不安を覚えていたのですが、実際に皆さんとお話ししたら、非常に同じような形で査察もされているということで、少し安心したというのが印象です。
- ヘルダー博士：オランダと厚生省の間は、2 国間協定がもうすでに結ば

れて、早10年くらいになるのですが、その時に確認しているので、それほど変わっているとは思いません。

次項（5-2項）の記載内容とも考え合わせると、日本に対するOECDパイロットMJVにおいて特に大きな問題は指摘されなかったようである。ただし、注意が必要である。OECDには、第4項で前述したように16のGLP関連文書が存在する。これらの文書の中の多くの文書は、パイロットMJVの実施中もしくは実施後に作成された文書である。これらの文書はパイロットMJVにおける指摘事項には反映されなかったものの、その後のMJVの本格運用時には指摘される可能性がある文書であった。

5-2 日本の規制当局の対応（1999年）

パイロットMJV後の日本の医薬品GLPの対応について、国立医薬品食品衛生研究所、医薬品審査センター審査官（当時）の佐藤洋一氏が『日本QA研究会会報』（No.14（1999））で述べているので、以下にそれを抜粋する。

> 「昨年10月に日本にもオーストラリアと米国FDAとオランダからいらっしゃって、日本のGLPのInspectionをご覧になったわけですが、結論から言いますと、非常に日本のInspectionの能力がすばらしいと言っておられました。実際についこの間、オーストラリアと米国とオランダの方の報告書をOECDが受けて、OECDが日本にその結果を教えてきたのですが、それについても日本のGLPはOECD GLPに適合していると言ってきたわけです。一つ不思議に思うかもしれないのは、日本の省令とか通知というものはOECDのいわゆるGLPの基準とは形式上、かなりかけ離れていると私は思います。これはあくまでも形式上の話なのですが、で、OECDもGLPについての基準というか、制度を何度か変えていて、例えば農林水産省とか通産省、あるいは労働省というのはそれに合わせていろいろ通達なんかを変えていらっしゃるところがあります。全く無視して独自の路線でやっているというのは医薬だけなんですね。省令を変える、変えないというのは上の方の判断なんで何とも言えないのですが、変える必要はあまりないのではないかと思うのです。今の省令だけでも十分OECDのGLP基準に対応できると私は思っておりますし、GLPというのは最初に申しましたように技術的な話ですから、やはり字面だけ合っていればいいというものでは絶対にないと思いま

す。ですから最初に昨年、そのお三方がいらっしゃって、日本はOECDのGLP基準に制度を合わせるつもりはないのかと聞かれて、私ははっきり、ないと言ったのですが、それはまあ、あまり必要はないのではないかと思うんですね。いろいろ細かいやり方はOECDの方であると思うのですが、大きく見れば今の省令で十分に解釈できる範囲でいるとも思っているのも、やっぱりそう思う理由の1つです。もう1つはOECDのGLP基準がもし、その一部がまた省令になりでもすれば、たぶん一番苦しむのは皆さん方ではないかと思います。そういうこともあり、あまりOECDを丸のまま受けては…、例えば通産省なんかのお話を聞くと、OECDのGLPのほとんど丸のままの訳を基準として取り込んでいるようなことも聞いています。それが行政指導のレベルだったら別にそれで構わないと思うのですが、やはり省令に一部でも入ってくるということになると、やはりそれは問題であろうと思います。OECDのGLPの部分というのは、これはあくまでもCommissionのRecommendationの部分ですから、Recommendationの部分について加盟国はそれに拘束される必要は全然ないわけでして、それも私があまりOECDのGLPにこだわる必要はないのではないかと思っている理由です。やはり大事なのは、GLPの字面の話をするのではなくて、技術的なものをもっと身につけるということだと思います。そういうことで私も、全く字面上はかなり形態が異なっても、日本のGLPの査察能力は非常に優秀であると評価していただいて、一つ安心しているところです。MJVというのは、まあパイロットプロジェクトだからなのですが、意味のある話なのかなあと思うわけですね。それはなぜかというと、このMJVによって出てくるレポートを読んでいると、GLPの本質とは違う部分を見ているのか、その国というか、その施設のGLP、例えばそのMJVが入った国の施設のGLPが非常に優秀で、その国の政府が指摘することがなかったからそういうふうに書いているのかわからないのですが、あまり何か内容があるような指摘をしていないのですね。」

　佐藤洋一氏の講演内容を要約すると、「1997年にOECD GLPが改正され、1998年に日本（厚生労働省、農林水産省、通産省あるいは労働省）はパイロットMJVを受けることになっており、厚生労働省以外の各省は改正OECD GLPに対応すべく種々の通達を発出した。厚生労働省は何も対応を行わずにパイロットMJVを受けたが、何も問題点は指摘されなかった。さらにOECDの査察メンバーから、非常に日本のInspectionの能力がすばらしいと言われた。OECD MJVによって出てくるレポートを読む

COLUMN
米国におけるデータ捏造事件

　Craven Labs は、市販殺虫剤の残留性試験を実施する理化学分析受託研究機関であり、262 の殺虫剤メーカーから試験を受託していた。1991 年に EPA は、Craven Labs の従業員が様々な手法を用いてデータの偽装を行っていたことを知った。Craven Labs のオーナーは「偽装手順書（Trick Manual）」というものを作成し、従業員に対して偽装の実施の仕方を教えていた。例えばデータを操作する場合、「注入用量を変える」とか、「ゼロコントロールノブを使用してピークを操作する」とか、「標準品を希釈したり濃縮したりして濃度を変える」とか、「受託した試験方法とは全く異なる試験方法で分析を実施する」とか、「実験ノートを 2 組作っておき、1 つには実際に実施した生データが記載され、もう 1 つはスポンサーや EPA に提出するもので偽造したデータが書かれる」とかである。この事件で Craven Labs の 11 名の従業員は有罪になった。

　Intertech Testing Service（ITS）社は 280 にも及ぶ試験施設を展開するグローバルな受託試験機関（CRO）であり、従業員は 9,000 名以上にも上っていた。事件は ITS 社の中でも環境分析を実施する施設で発生した。この施設は、環境中（土、水、空気）の化学物質を GC もしくは GC/MS で測定していた。1997 年（平成 19 年）、環境中の残留化学物質をダブルブラインドで検証する試験において、最初に偽造が明らかになった。生データをレビューすると、機器の較正において集団的不正操作が行われていることが明らかになった。EPA の査察官は、試資料やコンピュータを差し押さえた。2000 年（平成 20 年）の 9 月までに、13 名の従業員が数千の有害汚染場所から得られた試験結果を偽装していたことがわかった。ITS の偽装方法であるが、ピーク面積の積分計算をマニュアル操作することによりキャリブレーションデータを変えるというものであった。

　FDA GLP の改正と生物分析バリデーション法が問題になっていた 2008 年（平成 20 年）と 2009 年（平成 21 年）に、日本 QA 研究会（JSQA）は、FDA GLP のトップであるビシュワナサン博士を招聘してセミクローズドの講演会を開催した。彼は様々な指摘事項を示した。ある生物学的同等性試験（BE 試験）において FDA は、多くの検量線と QC の積分計算がマニュアル操作で実施されていることを発見した。マニュアル操作の基準や方法が、SOP には記載されていなかっ

た。FDA は電子データの提示を求めたが、電子データはすでに破棄されていた。FDA はオリジナルのクロマトグラムの提示を求めたが、その施設では PDF しか保存していなかった。分析は何回かにわたって実施されており、内部標準（IS）は同じものが使用されていた。しかし、各分析物を分析するときの IS の積分パラメターが異なっており、それを正当化するための客観的なクライテリアが存在しなかった。FDA はバイアスがかかった試験結果なのかどうか判断できなかった。

　Cetero Research は、臨床試験及び臨床血中濃度測定を実施する米国の CRO であった。2011 年（平成 23 年）7 月 26 日に FDA は、Cetero Research に対してワーニング・レターを発出した。「この手紙を受けとって 5 日以内に 2005 年 4 月 1 日から 2010 年 6 月 15 日の間に実施された全ての試験リストを提出せよ。FDA は Cetero Research のデータを承認申請（IND/NDA）に使用できるかどうか決定する権利を保有している。」との内容が書かれていた。ワーニング・レターが発出された根拠試験であるが、臨床血中濃度推移試験と BE 試験であった。このワーニング・レターの記載内容だけを見てもその具体的背景は明らかにならない。しかし筆者は、2009 年（平成 21 年）に開催された JSQA の講演会におけるビシュワナサン博士の講演内容（前述）を思い出した。FDA によるワーニング・レターに対してマスコミは飛びつき、Cetero Research の内部体制や Cetero 社を利用した製薬企業の対応等を報告し、2013 年（平成 25 年）に Cetero Research は破産した。

　Cetero 事件に前後して FDA は、日本の複数の試験施設に対して直接査察を実施した。査察対象は、BE 試験である。筆者の耳に入ってきた情報によると、いずれの施設でも問題は起きなかったようである。

と、MJV そのものが意味ある行為とは思われない。」との内容になる。

　1990 年代後半には、ICH の毒性試験法ガイドラインが次々と発出された。これらは OECD の毒性試験法ガイドラインとは異なるものである。さらに当局側より、「OECD パイロット MJV は意味のある行為とは思われない」との発言がなされた。これらのことより民間側は、「医薬品 GLP と OECD GLP とは異なったものである」との考え方に陥っていくことになる。

Reference
- Turnheim D : The OECD pilot project of mutual joint visits : state of the art and need for future action. *Ann Ist Super Sanita* 2002 ; 38(1) : 3-7.

6 ICHとの決裂（1999年）

　1990年代後半には、OECDという場での各国間の規制の融合が進んだ一方、「規制の分裂」という新たな動きも始まった。OECDのルールの中に、「OECD加盟国は、OECD GLPとOECD TG（試験法ガイドライン）に従って実施されたデータを受入れなければならない」との決まりがある。この場合、OECD GLPとOECD TGは車の両輪にあたる。しかし、医薬品に関してICHはOECD TGとは異なったガイドラインの作成を開始した。

　1997年にOECDは、MAD MJVを確実にするためにOECD GLPを改正した。しかしその年（1997年）までにICHでは、5つの毒性試験法が合意に達した。すなわち、3極の医薬品に関する行政機関は、OECDの毒性試験法ではなく、ICHの毒性試験法を受け入れたことになる。

　1997年4月23日と24日にパリにおいて、OECDの第8回ナショナルコーディネーター会議（NC会議）が開催され、24ヵ国52名の行政関係者が出席した。日本からは、国立衛生試験所の三森国敏氏（病理部）が出席した。三森国敏氏の報告書には、「OECD-TG作成においては、医薬品ICHの動向と歩調をあわせるべきであることが前回のNC会議（NCM）において強調され、ICHとの協力体制を強化する方向でOECD事務局はICHに働きかけてきたが、未だICHから詳細な情報は得られていないとの説明があった。」と記載されている。

　同年12月3日と4日に第9回NC会議が開催された。日本からは国立衛生試験所の三森国敏氏と長谷川隆一氏（毒性部）が出席した。三森国敏氏の報告書には、「OECDの生殖発生毒性TG414と416をICHのそれと比較対比した要約表が作成され、両者における相違が事務局より説明され

た。米国と英国から医薬品とその他の化学品ではその使用目的が異なることから、ICH の TG を参考にして OECD の TG を変更することには無理があるとの意見が出された。また、日本から、ICH は医薬品についての膨大な毒性データを集積し、8 年間にわたる討論の上に TG が作成された経緯があり、TG の内容が必然的に他の化学品の TG と異なることは否定できないとの説明がなされた。特に発がん性の TG は OECD のそれとは著しく異なることが強調された。また、ICH の TG は既に 3 極 6 者の承認を得ているので、OECD の要求に従い ICH がそれを変更することは非常に困難であろうとの意見が出された。今後 ICH に対して OECD としてどうするかについては、NC 会議の結論は出されなかった。」と記載されている。

その 2 年後の 1999 年 4 月 21 日と 22 日には、第 11 回 NC 会議が開催され、日本からは三森国敏氏が参加した。三森国敏氏の報告書には、「医薬品の ICH ガイドラインとの整合性については、今まで ICH 事務局、米国や EC に対して ICH ガイドラインの情報を取得したい旨の連絡をしてきたが、OECD の要求は聞き入れられなかったことから、今後 ICH との交渉を事務局は行わないことが確認された。」と記載されている。

医薬品に関しては、20 世紀の最後の年になって OECD の基本ルールの一部が崩れたことになる。また、民間には「OECD GLP は化学物質の GLP であって、医薬品の GLP ではない」との考えが生まれていった。

7 MJV の本格運用（2008 年）

パイロット MJV で成功を収めた OECD GLP のワーキンググループは、2002 年の会合（21 回）において、MJV の本格運用（第 1 巡目）を 2008 年から 2017 年にかけての 10 年間で実施することを決めた。2002 年段階で決まっていたスケジュールを**表 36** に示す。

2009 年に米国 FDA は、OECD MJV の現地評価を受けるスケジュールになっていた。2007 年になって FDA は、OECD GLP との整合性を高め

表36 MJVの本格運用スケジュール(2002年段階)

西暦	順番	MJVを受ける国とGLP	査察官チーム
2008年	1	チェコ共和国	イタリアと南アフリカ
	2	ドイツ	アイルランドとスイス
	3	**日本：医薬品・安衛法**	ベルギーと韓国
2009年	4	ノルウェー	オランダとイスラエル
	5	米国：医薬品	デンマークとオーストラリア
	6	フランス：医薬品	米国とギリシャ
	7	オーストリア：化学物質・農薬	ノルウェーとスロベニア
	8	デンマーク：医薬品・化学物質・農薬	**日本（医薬品、安衛法）**とフィンランド
2010年	9	ベルギー	ニュージーランドとフランス
	10	米国：化学物質・農薬	スイスとチェコ共和国
	11	フィンランド	**日本（医薬品、安衛法）**とハンガリー
	12	フランス：化学物質・農薬	英国及びカナダ
2011年	13	ギリシャ：化学物質・農薬	**日本（化学物質）**とオーストリア（化学物質・農薬）
	14	ハンガリー	**日本（農薬）**とフランス（医薬品）
	15	アイルランド	スウェーデンとインド
	16	イタリア	ポルトガルと米国（医薬品）
2012年	17	オーストラリア	オーストリア（医薬品）と南アフリカ
	18	フランス：動物用医薬品	ドイツと韓国
	19	**日本：農薬・動物用医薬品・飼料添加物**	ポーランドとカナダ（化学物質・農薬）
	20	**日本：化学物質**	フランス（動物用医薬品）とイスラエル
2013年	21	韓国	スロバキア共和国と米国（医薬品）
	22	オランダ	—
	23	ニュージーランド	—
	24	ポルトガル：化学物質・農薬・医薬品	—

るために、FDA GLP の改正を考えた（第 5 章 9-2 項参照）。FDA GLP の主たる改正ポイントは、複数場所試験の導入であった。一方、日本の場合には、2008 年（平成 20 年）に医薬品 GLP と安衛法 GLP が、OECD MJV の現地評価を受けるスケジュールになっていた。それに向けて 2007 年（平成 19 年）から医薬品・医療機器 GLP 省令の改正作業が開始された。そして、2008 年（平成 20 年）6 月 13 日に改正された（第 5 章 10 項参照）。

2010 年 12 月 21 日に FDA は、FDA GLP の改正ポイント（第 5 章 11 項参照）を示したが、2015 年 2 月時点で FDA GLP はまだ改正されていない。また FDA や EPA が OECD MJV の現地評価を受けたとの噂も筆者の耳には聞こえてきていない。

8 GLP の解釈と運用の違い

2008 年に開催された OECD イベントにて民間側は、各国の GLP の解釈と運用の違いを述べるとともにその改善を訴えた（第 5 章 10-7 項参照）。ウェブ調査によると、「各国間である程度の差が生じるのはやむを得ない」と考えている規制当局が多いようである。その理由は、GLP が存在している法体系の違いと査察当局が置かれた立場の違いがある。例えば FDA GLP 案（1976 年）には、動物愛護法と労働安全衛生法が引用されていた。仮に当時のままの GLP であったら、FDA は GLP 査察においてこれらの法律に対する適合性もチェックする必要があった。欧州の場合には、ISO の規格を法律に取り込んでおり、同一の査察機関が GLP 査察と ISO 査察を実施する場合がある。このような場合には、GLP 査察に対する ISO の影響が大きくなるであろう。日本には 8 つの GLP と 6 つの査察プログラムが存在する。しかし OECD イベントでの発表と比較した場合には、査察プログラム間での GLP の解釈と運用の違いは少ないものと推測される。この理由は、日本独特の「GLP 解説書」によるところが大きいと筆者は考えている。

GLP解説書は、法令でもなければ行政通知でもない。しかし、民間側はそれに従ってGLPを運用している。また、GLP施設調査において当局側はGLP解説書を携えている。日本のGLPは、GLP解説書に従って運用されてきたと考えても過言ではない。医薬品GLPは、1983年（昭和58年）4月1日から運用が開始された（第3章4項参照）。これと同時に厚生省薬務局審査課の監修により『GLP基準解説』（初版）が発行された。翌1984年（昭和59年）には、農薬GLPと化審法GLPが発出された。

　『GLP基準解説』（1983年）の序で厚生省の審査課長は、「本書は、（この）GLPに対する理解を深めていただくため、国立衛生試験所の先生方を中心として条文を追って解説を簡潔にとりまとめていただいた。」と述べていた。GLP基準を読んだだけでGLPを理解し、運用することは不可能である。FDA GLPの場合には、序文を読んで初めてGLPの運用を理解することが可能となる。このFDA GLPの序文の部分がGLP解説書に反映されたのであろう。さらに当時の国立衛生試験所の先生方は、OECDにて試験法ガイドライン（TG）の作成やGLPの作成に関与していた。これらで得られた情報もGLP解説書に反映されたのであろう。世界中の情報を集めてGLP解説書が作成されたため、世界中のどこにでも通用するようなすばらしい書物になった。読者のターゲットとしては、民間施設だけでなく規制当局の査察担当者も挙げられよう。この時点でのGLP解説書は、GLPを理解するうえでの参考書であり、「記載内容とおりに民間側はGLP体制を構築し、当局側はそれを査察せよ」との意味を含んだ指導書ではなかった。

　GLPの運用が開始されてから時間が経っても自主的検討事項は減る気配をみせず、厚生省は懸念し始めた。その一因として厚生省は、受託研究機関（CRO）への情報伝達不足があると考えて、製薬協に対して1987年（昭和62年）にQA団体の設立を打診した（第4章2項参照）。さらに、厚生省はそれまでの査察経験をもとにして、1989年（平成元年）にGLP基準解説を『GLP解説』として改訂した。この改訂においてGLP解説書は、「参考書」との立場から「教科書／指導書」の立場に変わった。OPSR調査指導部の西山博幸氏は『医薬品GLPガイドブック』（1997年、8頁）の中

で、「1989年以降はGLP解説書に基づいた具体的な指導を開始した」と述べている。このような状況変化に対応して、QAUの地域会（**第4章2項参照**）が活動を開始した。例えば、筆者らの1人が参加していた東京QA談話会では、『GLP解説』（1989年）の読み合わせ会を開始した。また、主催等は不明であるが、「GLP基準説明会」との会合も1989年（平成元年）に開催された。

1992年（平成4年）には、日本QA研究会（JSQA）が設立された。日本QA研究会はGLPに関する理解を深めるための教育訓練を実施するとともに、各社の情報交換の場を提供してGLPの運用改善に努めた。米国の場合にはFDA GLPが公表されて以降、月日が経つとともに文書による指摘事項（評価B）や自主的検討事項は減っていった。しかし、日本の場合には、自主的検討事項が減ることはなかった。

1997年（平成9年）にはGLPが省令化されるとともに、医薬品機構（OPSR）がGLP調査を担当した（**第4章4-1項参照**）。そして、さらに微に入り細に入るようなGLP調査が行われるようになった。GLP解説書に従っていない部分があると、「法律違反である」と怒鳴られることがあった。もともとGLPというものは、各施設の自主的矯正プログラムとしてFDAが作成したものである（**第1章参照**）。各施設の置かれた状況により、GLPで規定する範囲内での自由度が許容される。しかしGLPが省令化され、「GLP解説書も含めて法律である」との当局側のスタンスにより、自由度は全く許容されなくなった。GLP解説書には非常に細かいことまで記載されており、民間施設としては改善が及ばない点もあったであろう。自主的検討事項の中で最も多かったのが、標準操作手順書（SOP）である。「SOPに記載がない」とか「SOPをもっと詳細に書け」とかの指摘が続発した。さらに「SOPを片手に実験しろ」と指導する者までが現れた。ジェット機のパイロットは大きな鞄を持って機に乗り込む。この鞄の中にはマニュアルが入っている。もしパイロットがマニュアルを見ながら操縦したらどうだろうか。操縦に専念できなくなりかえって危険である。また、その姿を見た第三者は恐怖を感じるであろう。ジェット機のパイロットが機内に持ちこむマニュアルは、異常時の対応マニュアルである。もし日本の

当局側の指導に従い、実験者がSOPを片手に実験したとしたらどうであろうか。その姿を見たFDAの査察官は、「教育訓練が十分になされていない」と指摘するであろう。動物試験というものは、素人が実験書やSOPを見てすぐに実施することは不可能である。すなわち、十分に教育訓練がなされた試験従事者が利用するものがSOPになる。では、SOPには何を書かなければならないのかとの疑問が生まれる。

　GLP省令（厚生省令第21号）第11条には、「運営管理者はSOPを作成しなければならない」と記載されている。この条文を読んだ場合には、2つの極論が考えられる。1つ目は運営管理者が自ら現場の情報収集を行い、自らワープロにてSOPを作成するとの極論である。2つ目は、SOPに承認署名さえしておけば内容は何も知らなくても良いとの極論である。SOPの作成に関して運営管理者は、どのように動けば良いのかとの疑問が生まれる。

　試験施設は数百にも上るSOPで運営管理されている。試験項目が多い施設では、1,000以上のSOPで動いている施設もある。QAUはその全てのSOPについて知っておかなければならない。数百に上るSOPは、それぞれにリンクしている。そのリンクの状況を一番知っているのはQAUであるが、日本のGLP上QAUはSOPの作成過程に関与することはできない。QAUがより良いSOPを希望した場合、どうすれば良いのかとの疑問が生まれる。このような民間側の疑問に答えることもなく当局側は、SOPに対する自主的検討事項を多発させた。筆者は当局側のみを責めているわけではない。ひどい施設もあったようである。筆者が述べたいのは、「詳細な記載がなされたGLP解説書とそれに従った指導により、逆に民間側は考える力を低下させてしまったのではないか」とのことである。

　1997年（平成9年）の省令化により医薬品GLP第6条（運営管理者）には、「被験物質若しくは対照物質又はこれを含む混合物の同一性、力価、純度、安定性及び均一性について**適切に試験されている**ことを確認すること。」と記載された。すなわち運営管理者には、被験物質の特性試験や安定性試験が**適切に試験されている**ことの確認義務が存在する。「適切に」とは、何を意味するのであろうか。1991年（平成3年）に当局側は、「『適

切な』とか『適当な』とかこういう形で言葉が出てくれば、これは自分で技術者の一人として何か方策を考えて、ご自分でやっていただくように考えていただきたいと思います。」と述べた（**第 4 章 10-1-4 項**参照）。しかし、2000 年代に入って当局側は「『適切に』とは、GLP で試験されることを意味する」として指摘を開始した。一方、民間側は、「GMP での試験も許容されうる」として反論した。GMP を主張する施設に対して「評価 B」が発出された。民間側では、品質部門（ロハ項）の一部を GLP 施設に移動させて対応したり、品質試験（ロハ項）とは重複するものの、品質試験の一部を CRO に委託して GLP 分析を行う会社が出てきた。莫大な投資と品質試験の重複実施を余儀なくされたことになる。そして、某学会のシンポジウムにおいて、GMP 分析を許容するかどうかで民間側の代表者と当局側の代表者は、ぶつかりあうことになった。

　当局側の考え方と民間側の考え方のどちらが正しかったのであろうか。筆者は、「両者の考え方とも正しかった」と考えている。2008 年の OECD イベント（**第 5 章 10-7 項**参照）にてカトリン・エルツ氏は、「OECD では被験物質の特性確認試験は GLP で実施する必要はないと考えられている。米国の EPA は、被験物質の分析は GLP か GMP で実施しなければならないと述べている。一方日本では、被験物質の分析は GLP で実施しなければならないとしている。」と報告している。さらに、フランス QA 研究会会長のロウイング氏は、「欧州の場合には、GMP での要求事項に従うことが求められる。この GMP は、患者さんにその被験物質を使用しても安全性が確保されるようなレベルである。」と発表している。筆者の調査では、FDA は「被験物質の特性確認試験は GLP で実施すべきである。ただしフェーズ 1 で多くの被験物質が脱落してしまい、フェーズ 1 に進むために実施する毒性試験に対してこれを適用すると、動物試験にかかる経費よりも分析試験にかかる経費の方が莫大になってしまう。フェーズ 2 に進むことが決定された時点で GLP の特性確認試験を実施せよ。」との考えであった。2010 年に FDA は FDA GLP の改正骨子（**第 5 章 11 項**参照）を公表した。この中で FDA は、「被験物質の特性確認試験は、GLP で実施することが求められる。被験物質の GMP 分析を許容するかどうかについて

は考慮中である。」と述べた。つまり、1900年代後半において被験物質の分析をGLPで実施すべきかどうか、GMP分析を許容するかどうかについては、世界的に見た場合にはグレーゾーンだったわけである。日本の規制当局の決定は、このグレーゾーンをいち早く明確化した点で意義のある行為であった。しかし民間側は、海外で実施されたGLPデータを利用して日本で承認申請を行うこともある。民間側の多くは規制当局に対して、「被験物質の分析はGLPで実施せよ。確認できない場合、そのGLPデータを受理しない。」と海外に対して発信して欲しいと願っていた。

　このような動きに対して民間側は、「日本のGLPはオーバー・クオリティーである」とPMDAに訴えていった。日本QA研究会のGLP部会は、「3極のGLPの運用の違い」との特別プロジェクトを立ち上げた。日本QA研究会が質問事項を設定し、米国QA研究会（SQA）、英国QA研究会（BARQA）及び日本QA研究会（JSQA）のそれぞれの団体がそれぞれの当局の考え方を反映した回答を行うものであった。質問項目は66に及んだ。この66項目は、GLP全般に渡るものであり、運用上のグレーゾーンに属するものも多くあった。3極の回答はほぼ同じであり、表向き上は3極間のGLPの解釈に大きな差がないとの結果になった（日本QA研究会会報No.32 (Sep.) (2006)「日米欧のGLPの運用」参照）。筆者は、日本（厚生労働省／PMDA）、米国（FDA）及び英国（MHRA：Medicines and Healthcare product Regulatory Agency）間のGLPの解釈と運用は、比較的類似しているものと考えている。しかしFDAは、医療機器の動物を用いた安全性試験に対してGLPの適用を求めてこなかった（**第6章8-6項参照**）。欧州諸国も含めて世界全体で見た場合、GLPの解釈と運用に関して大きな格差が存在しているのであろう。

　2002年（平成14年）頃になると、新たな指導事項が出てきた。1つ目は、「最終報告書に動物室等の実温湿度を記載せよ」との指摘である。現在の動物室の温湿度のコントロールと実温湿度の記録はコンピュータ・システムによって行われている。異常警報が出なければ設定温湿度内で推移したことになる。つまり、異常警報が出ないかぎり、試験計画書どおりの温湿度で推移したと言える。しかし、実温湿度を知ろうとすると、コンピュー

タ・システムを変更し、バリデーションを行わなければならない施設が出てきた。GLP解釈上、最終報告書に実温湿度を記載しなければならない責務は見当たらない。民間側は反発したが、最終的にはこの指導に従うこととなった。なお海外の最終報告書（GLP）を見ると、実温湿度が記載されている場合の方がまれであった。この指導事項は、日本特有の指導事項であろう。

　2つ目は、「再測定値に★を付けろ」との指導である。最初の指導は、TK分析に関するものであった。しかし、その後に臨床検査値にも広がり、さらに全ての測定に求められるような気配を示した。動物が暴れて体重を再測定した場合も、最終報告書に記載を求めるような気配であった。筆者がインターネットを用いてその指導背景に関する調査を開始したところ、FDAが生物学的同等性試験における再測定値に指摘事項を続発させていることがわかった。さらに詳細調査を行うと、血中濃度測定における異常値の多発とそれに伴ったデータ・ハンドリングが存在していたことがわかった。また、異常値の多発に関してFDAは、クリスタル・シティに関係学術団体を集め、生物学的バリデーション法の改訂作業を開始したことがわかった。

　2006年（平成18年）頃になると、2つの新たな問題が出てきた。1つ目は、GLP試験にデジタルカメラを使用できるか否かとの問題である。当時はすでにデジタルカメラしか販売されていない測定機器もあったが、当局側のスタンスは、デジタルカメラは使用できないものであった。日本QA研究会はこの問題に取り組むこととなった。2つ目は、一般状態観察での生データの定義である。PMDAの降矢強氏（専門調査員）にその背景を尋ねた結果、筆者は民間GLP施設側の完全な落ち度であると判断した。その施設では、数十項目に渡る観察項目をSOPに記載していた。一般毒性試験のSOPなのに、生殖発生毒性でしかチェックしないような観察項目も入っていた。降矢強氏から見ると、教科書を丸写ししたようなSOPであった。SOPに記載された観察項目は全てコンピュータに登録されており、試験現場で「異常なし」とクリックすると、数十項目全てに「異常なし」との結果が電子記録されていた。降矢強氏は「本当に数十項目全てを

観察しているのか？」、「そんな短時間に数十項目全てを観察できるのか？」と研究員に尋ねた。研究員は「私はプロフェッショナルなので、一瞬で数十項目全てを観察できる。」と回答した。筆者の勤務していた施設でもコンピュータ・システムを利用していたが、一般状態観察に関してはコンピュータ・システムを利用していなかった。観察項目の選び出しが大変であるし、登録されていない症状が発見された場合の対応も大変だからである。この施設以外にも同様の状況の施設が存在する可能性があった。日本QA研究会は、SOPと実際の行為との間の差をチェックするよう、加盟全施設のQAUに対して要請した。当局への対応のみに腐心した結果、形だけのGLP運用を行うことになり、考える力をなくした施設の典型例であると筆者は考えた。

　2007年（平成19年）にGLP省令の改正に向けて当局側と民間側は、ラウンド・テーブルを持った。その席上にて当局側の代表者は、「OECDとは官民が協力のもとで運営されるものである。」と述べた。また「GLP解説書は製造指針と同様に『参考書』であり、今後（2008年以降）のGLP解説書は官民の協力のもとで改訂される」とも述べた。これを聞いた筆者は、新しい時代の幕開けを感じ、日本QA研究会のGLP改正を担当するプロジェクトに対し、「新しいGLPを考える会」と名づけた。

// COLUMN //

再測定に★を付けろ

　2003年（平成15年）頃よりPMDAは、「最終報告書において再測定値を明記せよ」との指導を開始した。この背景には欧米の動きがあったものと筆者は考えている。

　がん原性試験における陰性対照群は、自然発症の腫瘍を識別するうえで非常に重要な意味を持っている。通常、がん原性試験においては被験物質が混餌投与されるため、被験物質のクロス・コンタミに十分な注意を払わなければならない。ある欧州メーカーが化学物質の登録申請を行った。規制当局は「陰性対照群で被験物質の血中濃度が認められたため、ADIが計算できない」として、この試験結果の受入れを拒絶した。このような動きは、その後に欧州におけるControl動物の血中濃度測定のガイドライン作成へと結びついていく。

　FDAの考え方は、欧州とは異なっていた。クロス・コンタミがなくても異常値は出現することがあるとの考え方である。FDAのビシュワナサン博士は、MDS-Pharma社が2000年から2004年に実施した血中濃度測定試験（LC/MS）に疑義を持った。異常値が出現していた。研究者が恣意的データのハンドリングと再測定等を行っていることに気がついた。2004年3月26日にFDAは受託研究機関のMDS-Pharma社に対してワーニング・レターを発出した。

　FDAは生物分析結果に対する査察を強化するとともに、異常ピークが出現する原因追及と生物分析法バリデーション（BMV：bioanalytical method validation）の改訂を考え、米国薬学界（AAPS）を中心とした様々な学術団体の研究者を集めて討議を開始した。第3回クリスタル・シティー会合（C.C.）での討議結果は複数の論文として2007年のAAPS Journalに掲載された。結論を述べると、「異常ピークの出現原因は不明であった」、「異常ピークの出現を抑制する方法は見出されなかった」、「BMVを改訂することにより対処することはできない」の3点である。FDAはWhite Paperにて、新たな試験を提案した。ISR（Incurred Sample Reanalysis）である。実測試験において再測定を実施せよとの提案である。通常、異常が認められない限り実測サンプルの再測定が実施されることはない。しかしISRの場合、ある一定比率の実測サンプルについて、異常のあるなしに係わらず再測定がなされる。

2008年（平成20年）5月14日に日本QA研究会（JSQA）は、ビシュワナサン博士を招聘してセミクローズドの講演会を開催した。出席者がISRの背景について質問した。彼は「数年前に被験物質Aと被験物質Bとを同時定量した実験に遭遇した。被験物質Aの測定はうまく行っていたが、被験物質Bの測定がうまくいかず、再測定を行った。その結果、被験物質Bの測定は成功したが、その時に得られた被験物質Aの血中濃度は1回目の測定値と大きく異なっていた。偶然このような結果に遭遇したので、専門の科学者たちに『このようなことはよく発生することなのか』と尋ねた。最初は彼らの口は堅かったが、そのうち『よく発生することである』と述べた。そこで科学者たちを集めて討議を開始した。」と回答した。また、コントロール動物の20%についてISRを実施せよとの指導背景について、「エイヤー（恣意的）で決めた数値だ。25%でも30%でも良いかもしれない。無理な数値ではないと思われる。各施設で十分と言える数値を決めても良いのでは。」と回答した。またWhite Paperの位置づけについては、「米国では弁護士の力が強いので、ガイドラインやガイダンス等の公式なものまで持ち上げるのは、非常に大変である。ただしFDAとしてはWhite Paperに従ってほしいと考えている。」と回答した。FDAのWhite Paperの記載内容は、その後に欧州のBMVガイドラインに取り込まれた。　ビシュワナサン博士は、この時の欧州の学会と規制当局との討議に参加している。

　筆者がJSQAのメンバーに「異常値は頻繁に出現するものなのか」と尋ねたところ、彼らの回答は「否」であった。筆者の施設においても、FDAが心配するような異常は出現していなかった。FDAはこの頃に日本の複数の分析施設に対して直接査察を実施していたが、何も問題はなかったようである。異常値が出現しないというのは、日本人の性格、すなわち几帳面さとまじめさと正確さがなせる技であろう。しかし、注意をしておかなければならない。海外から見た場合、「日本人は悪さをしているのではないか」と映るかもしれないからである。

おわりに
―得られたことと失われたこと―

　人類が化学物質を手に入れてから約150年が経過した。このことにより、人々の生活は豊かになった反面、失われたものも多かった。中毒死するヒトも多かったであろう。戦争に化学兵器が使用されることにより、多くの人の命が奪われた。化学の進歩に実験科学の進歩が追いついたのは、たかだか50年前に過ぎない。しかし、このことにより人々は、化学物質を規制する手段を得ることができた。日本において医薬品の承認申請に関する規制を作るうえでも、GLPを導入するうえでも、最初に動いたのは民間団体であった。民間団体が作成したガイドラインを参考にして、俗に言う「イロハニホヘト」が作られたし、医薬品GLPも作られた。ただし、これらが通知や法令になり、厳格に運用されるようになると民間側に不満が生まれた。民間団体は、「日本のGLPはオーバー・クオリティーである」と当局側を非難するようになった。このような民間側の不満は海外でも存在し、OECDイベントにおいて爆発した。しかし、日本の場合には、両者は完全対立したわけではなかった。例えば安全性薬理試験へのGLPは、両者の協力の下で行われた。2007年（平成19年）から始まったGLP省令の改正作業もそうであった。省令改正作業の過程において、筆者は自らがGLPを理解していないことに気づいた。GLP省令にも解説通知にもGLP解説書にも、「・・・を実施しなければならない」とは書いてあるが、なぜそのようにしなければならないのかという理由については記載されて

いない。社内であれば「GLP解説書に書いてある」というのが、そのことを実施しなければならない大きな理由になる。しかし、GLP省令の改正作業に携わるうえでは、「GLP解説書に書いてある」ということは理由にはならない。そこでGLPが制定されることになった歴史的背景、GLPが求めている元来の目的、そして現在の各国における運用の背景・理由を知る必要があった。省令改正後も資料収集に努め、集めた資料をまとめてみることにした。そして、資料を集め始めてから第1案が完成するまで4年かかった。本書の特別プロジェクトのメンバーの一人が、私の第1案に目をとめてくれ、JSQAの特別プロジェクトを立ち上げてくれた。集まってくれたメンバーは、医薬品・医療機器GLPの改正作業に中心的に携わってくれた方々である。プロジェクトメンバーとともに改めて資料収集を開始し、ディスカッションを行い、原稿をゼロから書き始めた。わからないことがわかるようになると、新たな疑問も生まれてきた。そして、記載内容はどんどん膨らんでいった。本書（第2案）を完成させるためにはさらに2年を要した。

　FDAはGMPを参考にしてGLPを作った。両者の最大の違いはこれらが適用される環境である。GLPの場合には、刻々と環境が変わっていく。例えば昨日まで元気であった動物が、今日は瀕死状態になっているかもしれない。医薬品の製造過程（GMP）において故意か過失かにかかわらず異物が混入してしまった場合、最終製品の分析によりこのことを知ることができる。一方、GLPの投与液に異物が混入してしまった場合、そのことを知ることは不可能に近い。投与液の分析は行うが調製ごとに分析するわけでもないし、分析項目も限られているからである。例え投与液が間違いなく作られたとしても、投与の段階で不正行為が実施されてしまえば、GLPといえどもそれを完全に防ぐことはできない。厚生省GLP査察官の坂野和英氏は、「科学とGLPは車の両輪のようなものであり、GLPを必要以上に行ったとしてもその意義は薄い。逆に科学性を十分追求したとしても信頼性がなければ役に立たない。」と述べた（『GLPの実際と毒性試験の進め方』、1991年、ミクス）。GLPに関与する者には高い倫理観と使命感のもとで、科学とGLPとを融合させる能力と、変わりゆく環境に対す

おわりに

る即応力が求められることになる。言葉にすることは簡単であるが、それを実行することは非常に難しい。GLPを良く理解していないとこのようなことはできないからである。

日本にGLPが導入されてから30年以上の月日が経った。現在のGLP施設の方々は、先輩方が作ったGLPシステムを維持管理することが主要な業務になった。先輩方がどのようなポリシーの下で施設ごとのGLPシステム、すなわちSOPネットワークを作ったのかも伝承されないようになってきた。度重なる指摘に対応してきたため、逆にトータルとしてのGLPシステムに異常を来す施設も出てきているかもしれない。

本書では、時間経過とともにGLPを中心とした世界各国の動きについても述べてきた。様々な事柄が相互に関係しあって現在の日本があるからである。非常に読みにくくなってしまったことについてお詫びする。プロジェクトメンバーや出版社の編集者である小山大輔氏と何度もディスカッションを行い、章項立てを変更したが、これが限界であった。

本書を完成するうえで多くのコメントや情報を提供していただいた国内外の全ての方々に深謝するとともに、本書が読者の皆様の今後の発展に寄与できることを祈りつつ、筆を置くこととする。

筆者代表　猪　好孝

年表

西暦(年) 月 日	国・地域	できごと	参考
1760年代〜	英国	産業革命（〜1830年代）	
1796年 5月14日	英国	種痘の人体実験	エドワード・ジェンナー
1825年	英国	ベンゼンヘキサクロリド（BHC）合成	ファラデー
1830年	フランス	柳の樹皮から薬効成分を単離（サリシン）	アンリ・ルルー
1831年	ドイツ、フランス	クロロホルム合成	
1851年	フランス	石灰硫黄合剤に農薬としての効果があることを発見	
1862年	日本	江戸幕府がオランダへ留学生を派遣	
1865年	フランス	「実験医学序説」出版（クロード・ベルナール）	「あらゆる生命現象の不思議は正しい科学的実験の積み重ねによって解明せられるべきであって、方法論的には生物体の科学も無生物の科学も決して別のものではない」
1868年 4月17日	日本	日本政府は横浜に軍陣病院設置	（明治元年）
7月20日	日本	軍陣病院を東京に移し，東京大病院設置	
1869年	日本	日本政府がドイツ医学採用を決める	
1870年	日本	売薬取締規則制定	池之端・守田治兵衛の「宝丹」が許可1号となる
1873年	日本	第一大学区医学校に製薬教場を付設	（現在の東京大学薬学部）
	日本	「薬剤取締之法」施行	
	オーストリア	DDT合成	オトマール・ツァイドラー
1874年	日本	「売薬取締規則」公布、「医制」布達	薬舗主に調剤権が付与される
	日本	東京司薬場開設	国立医薬品食品衛生研究所の前身
1875年	日本	京都、大阪に司薬場開設	売薬取締など衛生事務が文部省から内務省に移管
7月	日本	第1回「薬舗主試験」実施	薬剤師国家試験
	日本	「医術開業試験」開始	

460

年表

西暦(年) 月 日	国・地域	できごと	参考
1877 年	日本	「毒薬劇薬取締規則」施行	
	日本	売薬規則公布	
	日本	東京医学校製薬学科を東京大学医学部製薬学科と改称	
1878 年	米国	農務省化学局発足	
	ドイツ	カカオの種子からテオブロミン抽出	
	米国	サッカリン発見	
1880 年	日本	東京薬舗学校開校	東京薬科大学の前身
	フランス	ボルドー液にブドウの病気を防ぐ効果があることを発見	硫酸銅と生石灰より調製
	日本	「毒薬劇薬取締規則」を「薬品取締規則」へ改正、施行	
	日本	日本薬学会設立	
1883 年	日本	大日本製薬合資会社設立	半官半民、医薬品の国産化を意図
1885 年	日本	麻黄からエフェドリン発見	交感神経興奮剤、気管支拡張剤 長井長義(東京帝国大学教授)
1886 年	日本	日本薬局方公布	1887 年施行
1889 年	日本	薬品営業並薬品取扱規則(薬律)布達	付則で医師の調剤を認める 以後付則の改廃を巡り百年余の議論が続く
1890 年頃	日本	足尾鉱毒事件	栃木県と群馬県の渡良瀬川周辺で起きた足尾銅山の公害事件。排煙、鉱毒ガス、鉱毒水などの有害物質が周辺環境を汚染。原因企業：古河鉱業
1890 年	日本	除虫菊と「蚊遣火」を応用して「蚊取線香」を発明	上山英一郎(『金鳥』の大日本除虫菊の創業者)
1893 年	日本	日本薬剤師会創立	
1894-1895 年	日本 中国	日清戦争	
1894 年	日本	日本薬剤師会が医薬分業を決議	
1895 年 11 月 8 日	ドイツ	X 線発見	ヴィルヘルム・レントゲン
1899 年 3 月 6 日	ドイツ	バイエル社より「アスピリン」発売	世界初の合成医薬品(アセチルサリチル酸)
	日本	キノホルム開発	防腐薬として開発、その後、抗アメーバ薬、整腸剤として広く使用
1902 年	米国	Biologics Control Act 議会通過	"the origin of regulation over a large and important class of medicines in this country"

461

西暦(年) 月 日	国・地域	できごと	参考
1906年 6月30日	米国	Pure Food and Drug Act 議会通過	Public Law Number 59-384 34 STAT. 768(1906)
1908年	ドイツ	窒素と水素からアンモニアを合成	フリッツ・ハーバー
1909年	米国	ベークライト工業化	レオ・ベークランド
1910年頃	日本	医薬品政策「有効無害主義」へと転換	「医薬品は人体に害を及ぼさず、かつ薬効が確認できるものでなければならず、この2要件を一方でも満たさないものはすべて規制するべきである」それまでは「無効無害主義」(害を及ぼすものでなければ、仮に薬効がなかったとしても積極的には規制しない)
	日本	イタイイタイ病確認	岐阜県の神岡鉱山の未処理排水中のカドミウムにより、神通川下流域の富山県で発生した鉱害。原因企業：三井金属鉱業。四大公害病の1つ。
1910年	米国	Pesticide Control Law 発効	This law was primarily aimed at protecting consumers from ineffective products and deceptive labeling. (EPA website)
	ドイツ 日本	サルバルサン製造販売。日本はドイツから輸入。	ドイツのパウル・エールリヒと日本の秦佐八郎が合成した有機ヒ素化合物。スピロヘータ感染症の特効薬。サルバルサンに関する実験報告書『スピロヘータの実験化学療法』が初の動物実験報告書と言われる。
1914年 6月28日	オーストリア	サラエボ事件、第1次世界大戦開戦	
	日本	売薬法成立	売薬の有効無害主義を確立。調剤権が薬剤師に与えられる。
	日本	日本政府は重要医薬品の国産化策を打ち出す	第1次世界大戦勃発でドイツからの輸入医薬品途絶
1915年	日本	染料医薬品製造奨励法公布	保護助成政策で製薬工業が急速に成長。
	日本	コールタールによる人工発がん実験	山際勝三郎
1917年	日本	財団法人理化学研究所設立	
1918年11月		第1次世界大戦終結	
1922年	日本	健康保険法公布	
1924年	ドイツ	除虫菊の主成分(殺虫成分)ピレトリン構造決定	ヘルマン・シュタウディンガーら
1926年	日本	公法人日本薬剤師会設立	

西暦(年) 月 日	国・地域	できごと	参考
1927 年	米国	農務省化学局は食品・医薬品・農薬局（Food, Drug, and Insecticide Administration）と改称・昇格	
1929 年	英国	ペニシリン発見	世界初の抗生物質。アレクサンダー・フレミング（1945 年ノーベル医学・生理学賞受賞）
1930 年代～	日本	日本で農薬が普及し始める	
1930 年	日本	政府が医薬品の国産化を奨励	
	米国	現在の名称 Food and Drug Administration（食品・医薬品局）に改称	
1932 年	日本	デリス根の有効成分（殺虫成分）ロテノン 構造決定	武居三吉ら
1934 年 10 月 8 日	日本	価格等統制令	昭和 14 年 10 月 18 日勅令第 703 号
	日本	国産新薬類の生産額が外国新薬類の輸入額を上回る	国産品の生産が軌道に乗る
1937 年頃	日本	安中公害訴訟	群馬県安中市周辺で起きた公害事件及び訴訟。亜鉛精錬所の煤煙、廃液による水質汚染。原因企業：東邦亜鉛
	米国	エリキシール・スルファニルアミド事件	抗菌剤シロップ中のジエチレングリコールによる中毒事件 死者 100 名以上（多数の子供を含む）
1938 年 6 月 25 日	米国	Original Pure Food and Drugs Act（連邦食品・医薬品法）	"医薬品を販売するには、前もって安全性を証明しなくてはならない"
	日本	厚生省設置	
1939 年 9 月 1 日	欧州	ドイツ軍ポーランド侵攻、第 2 次世界大戦開戦	
		有機合成農薬の研究が盛んになる	第 2 次世界大戦突入とともに除虫菊やデリス根、その他の物資の生産国からの輸送が困難になり欠乏が発生
	スイス	DDT の殺虫効果発見	ガイギー社 パウル・ヘルマン・ミュラー 1948 年ノーベル生理学・医学賞受賞
1940 年	米国	FDA 農務省から新設の「連邦安全保障庁」へ移管	初代長官 ウォルター・G・キャンベル
	日本	中国大陸に戦火拡大 医薬品の統制価格や配給統制が始まる	
1941 年	米国	ナイロン工業化	
	フランス 英国	γ-BHC の殺虫活性発見	速効的で安価
	米国	インスリン改正法	インスリンが FDA によって純度や力価が検定される「国家検定品目」となる

西暦(年) 月 日	国・地域	できごと	参考
	日本	日本医薬品生産統制株式会社および日本医薬品配給統制株式会社設立	
12月8日	米国 日本	真珠湾攻撃、日米開戦	(日付は日本時間)
1942年	日本	国民医療法公布	
1943年3月12日	日本	薬事法制定	昭和18年3月12日法律第48号
10月19日	米国	ストレプトマイシン発見	結核の治療に用いられた最初の抗生物質
1944年頃	ドイツ	殺虫剤パラチオン発明	シュレーダーら(バイエル社)
	米国	殺虫剤ディルドリン発明	
	英国	除草剤2,4-D開発	
1944年	日本	日本医薬品統制株式会社設立	医薬品の生産・配給を一元化する目的で業界6団体を統合
	米国	Public Health Service Act(公衆保険法)議会通過	生物学的製剤に関する規定と伝染病のコントロールを含む広範な国民の保険に関する法律
1945年6月	米国	ペニシリン改正法	ペニシリンが国会検定品目となる。この後、いったん全ての抗生物質が国家検定品目となったが、1983年にはその全てが解除。
		第2次世界大戦終結	
11月20日	ドイツ	ニュルンベルク裁判	ナチス・ドイツによるユダヤ人に対する虐殺、人体実験が裁かれた(〜1946年10月1日)
1946年5月11日	日本	人工甘味質取締法改正	第19号省令
6月	ドイツ	ニュルンベルク綱領	人を対象とした臨床試験を行うにあたって厳守すべき10項目の基本原則
	日本	日本ペニシリン協会設立	製薬産業の復興を牽引
	日本	米軍、日本にDDTを広める	(ノミ、シラミ、蚊の防除)
1947年	米国	Federal Insecticide、Fungicide, and Rodenticide Act (FIFRA)議会通過	It established procedures for registering pesticides with the U.S. Department of Agriculture and established labeling provisions.(EPA website)
12月24日	日本	食品衛生法公布	1948年1月1日施行(法律第233号)
1948年4月7日	WHO	世界保健機関(World Health Organization)設立	
4月16日	欧州	欧州経済協力機構(OEEC)設立	欧州16ヵ国
7月	日本	食品衛生法施行規則公布	厚生省令第23号
7月29日	日本	薬事法制定	昭和23年7月29日法律第197号

年表

西暦(年) 月 日	国・地域	できごと	参考
7月30日	日本	医療法、医師法、保健婦助産婦看護婦法制定	昭和23年7月30日成立
7月	日本	農薬取締法公布	農業生産の安定、国民の健康保護、生活環境の保全のために、農薬について登録制度を設け販売・使用を規制することにより、農薬の品質の適正化とその安全・適正な使用の確保を図ることを目的とする（第1条）（法律第48号）
10月	日本	ジフテリア予防接種禍事件	強制的な予防接種、84名死亡
	米国	ミラー改正法	連邦食品・医薬品・化粧品法が、手段を問わず州間を移動して消費者に届いた対象製品に関して全て適用されることを確認
1949年	米国	FDA 産業に対するガイダンス（Guidance for Industry）「食品中の化学物質の毒性評価の手順」（ブラックブック）発表	
1950年	日本	森林病害虫等防除法、植物防疫法公布	
1951年	米国	デュラム・ハンフリー改正法	処方箋薬の範囲を明確化
5月	WHO 日本	日本がWHOに加盟	
1952年 4月28日	日本 米国	サンフランシスコ講和条約	
7月23日	欧州	European Coal and Steel Community（ECSC、欧州石炭鉄鋼共同体）設立	パリ条約：ベルギー、フランス、西ドイツ、イタリア、ルクセンブルク、オランダ（6か国）
1953年	米国	FDA 新設の「連邦保険・教育・福祉省」付けとなる	
1954年	米国	農薬改正法	農作物の残留農薬の安全域とその概念を設定
	WHO	WHO 食品添加物専門委員会設置	
1955年	日本	森永ヒ素ミルク事件	
	WHO	WHOとFAO 食品添加物の使用を管理するための基本原則	
1956年 5月	日本	ペニシリンショック事件	歯科治療時のペニシリン注射によるアナフィラキシーショック。
	日本	水俣病発生確認	四大公害病の1つ。熊本県水俣市で発生した健康被害。感覚障害、運動失調、言語障害、手足の震えなど。原因は容易に特定されず。
12月18日	日本	国際連合に日本が加盟	
1957年10月	ドイツ	サリドマイド開発・販売開始	

西暦(年) 月 日			国・地域	できごと	参考
1958年	1月	1日	欧州	European Economic Community（EEC、欧州経済共同体）及び European Atomic Energy Community（EAEC、欧州原子力共同体）設立	
	1月		日本	サリドマイド販売開始（大日本製薬）	
	4月頃から		日本	江戸川漁業被害	水質保全法、工場排水規制法制定のきっかけ
			米国	食品添加物改正法	食品添加物の安全性と有効性の証明を製造業者に求め、FDAの認可を使用の条件とする。安全食品認定（GRAS：Generally Recognized As Safe）
	12月25日		日本	公共用水域の水質の保全に関する法律（水質保全法）および工場排水等の規制に関する法律（工場排水規制法）制定	法律第181号、182号
1959年			米国	FDA「食品、医薬品及び化粧品中の化学物質の安全性評価」グレーブック発出	
	12月		日本	「食品添加物等の規格基準」の告示	厚生省告示第370号
1959年〜			日本	クロロキン網膜症報告	
1960年	8月10日		日本	薬事法公布	昭和35年法律第145号
	8月10日		日本	薬剤師法公布	昭和35年法律第146号
	9月		米国	サリドマイド販売申請	
	12月14日			OEECに米国とカナダが準加盟国として参加	
			米国	色素添加物改正法	食品、医薬品や化粧品への色素添加物の安全性の確立を製造業者に要求
			日本	四日市ぜんそく	四大公害病の1つ。三重県四日市市及び隣接する楠町で発生。大気汚染による集団喘息障害。
1961年	1月26日		日本	薬事法施行令	昭和36年1月26日政令第11号
	2月 1日		日本	薬事法施行規則公布	厚生省令第1号
	9月30日		OECD	経済協力開発機構（OECD）設立	設立目的：(1)経済成長(2)開発(3)貿易 原加盟国20カ国（オーストリア、ベルギー、デンマーク、フランス、ドイツ、ギリシャ、アイスランド、アイルランド、イタリア、ルクセンブルク、オランダ、ノルウェー、ポルトガル、スペイン、スウェーデン、スイス、トルコ、イギリス、アメリカ、カナダ）

年表

西暦(年) 月 日	国・地域	できごと	参考
11月	ドイツ	サリドマイド催奇性報告『レンツ警告』	
11月 以降	欧州	サリドマイド販売中止・回収	
	日本	健康保険制度発足	国民皆保険制度 製薬産業が急速に成長
1962年 5月	日本	「医薬品製造指針」(初版)厚生省監修	
	日本	サリドマイド出荷中止・回収(9月)	
9月27日	米国	「沈黙の春(Silent Spring)」(レイチェル・カーソン)発表	DDTなどによる環境悪化を告発
	米国	キーフォーバー・ハリス改正法可決	"医薬品を販売するには、前もって安全性と有効性を証明しなければならない" 医薬品GMPが確立
	日本	ばい煙の排出の規制等に関する法律(ばい煙防止法)制定	日本で最初の大気汚染防振に関する法律。石炭の燃焼による煤塵の規制。
	欧州	サリドマイドの非臨床安全性試験における胎児奇形報告(フランス語論文)	
1963年 4月	日本	「医薬品の胎児に及ぼす影響に関する動物試験法の基準」	昭和38年薬製第120号
6月20日	米国	FDA Good Manufacture Practice 制定	"Drugs; Current Good Manufacturing Practice in Manufacture, Processing, Packing or Holding" Part 133, 28 FR 6385, June 20, 1963
	米国	臨床研究の問題事例報告	
1964年 4月28日	OECD	OECDに日本が加盟	加盟21ヵ国
6月	フィンランド	世界医師会 ヘルシンキ宣言	「ヒトを対象とする医学研究の倫理的原則」
1965年 2月	日本	アンプル入りかぜ薬事件	解熱鎮痛剤の製剤(大衆薬)で血中濃度急上昇によるショック症状。死者計38名。医療用医薬品と大衆薬の薬効量を区別、医療用医薬品の一般消費者向けの宣伝が禁止。
	日本	新潟水俣病発生確認	新潟県阿賀野川下流域で発生した公害病。工場の未処理廃液中の有機水銀による中毒。原因企業：昭和電工。四大公害病の1つ。
	WHO	WHO 医薬品の副作用情報の収集・評価のための国内モニター制度を確立を各国に勧告	

西暦(年) 月 日	国・地域	できごと	参考
1966年10月	日本	厚生省薬務局長通知「医薬品の製造承認に関する基本方針の取扱いについて」(昭和42年薬発第747号)発出	
	米国	「人に対する試験新薬の使用に対する同意―指針の発表」FDA	試験薬の臨床試験の参加者に対する説明・同意要件具体化
	米国	「人間を対象とする臨床的研究・調査―公衆衛生局の補助金を受ける研究を実施する施設の長に宛てた医務局長の覚書」NIH, PHS	
12月16日		国連総会で 国際人権規約第1選択議定書採択 1976年発効	第7条：何人も、拷問又は残虐な、非人道的な若しくは品位を傷つける取扱い若しくは刑罰を受けない。特に、何人も、その自由な同意なしに医学的又は科学的実験を受けない。
1967年 3月	日本	厚生省 国内の副作用モニター制度開始	
7月 1日	欧州	European Community (EC、欧州諸共同体)発足	3つの共同体(EEC、ECSC、EAEC)を統合
8月 3日	日本	公害対策基本法	昭和42年法律第132号
9月13日	日本	厚生省薬務局長通知「医薬品の製造承認に関する基本方針について」発出	昭和42年薬発第645号
10月21日	日本	「医薬品の製造承認等に関する基本方針の取扱いについて」	昭和42年薬発第747号薬務局長通知
1968年 6月10日	日本	大気汚染防止法制定	昭和43年6月10日法律第97号
	日本	水俣病の原因をメチル水銀と断定	"食物連鎖により引き起こされた人類史上初の病気" 認定患者約3,000人
	日本	カネミ油症事件	PCBなどが混入した食用油による健康被害。皮膚障害、頭痛、手足のしびれ、肝機能障害など。被害申請約14,000人、認定患者1,906人
	日本	BHC製造禁止	残留毒性の問題あり
1969年 1月28日	OECD	OECDにフィンランドが加盟	加盟22ヵ国
	日本	パラチオン製造中止	哺乳動物に対して毒性あり
1970年 9月 7日	日本	スモンとキノホルムの関係を公表 キノホルムの製造販売・使用停止	Subacute myelo-optico-neuropathy：亜急性脊髄視神経症(消化器障害、知覚障害、下肢麻痺、歩行障害など)
12月 2日	米国	Environmental Protection Agency (EPA)設立	
12月25日	日本	水質汚濁防止法制定	公共水域の水質汚濁の防止

年表

西暦(年) 月 日	国・地域	できごと	参考
	日本	光化学スモッグ 東京で初めて確認	
	日本	「薬効問題懇談会」設置	
1971年 6月7日	OECD	OECDにオーストラリアが加盟	加盟23ヵ国
7月	日本	厚生省薬務局長通知「薬効問題懇談会の答申について」	既存の医薬品の再評価が求められる
7月1日	日本	環境庁発足	
	日本	DDT使用禁止	
	日本	BHC使用禁止	
	日本	農薬取締法大幅改正	
1972年 6月5日	欧州	国際連合人間環境会議(ストックホルム会議)	環境問題についての世界で初めての大規模な政府間会合。113ヵ国参加。キャッチフレーズは「Only One Earth」
6月8日	日本	労働安全衛生法(安衛法)制定	昭和47年6月8日法律第57号
	ニュージーランド	ニュージーランド Testing Laboratory Act 1972公布	世界で最初に「Good Laboratory Practice」という用語を使用?
	米国	サール社事件	
	米国	FIFRA改正	
1973年 1月1日	欧州	ECに、イギリス、アイルランド、デンマークが加盟	加盟9ヵ国
3月21日	デンマーク	デンマーク Danish National Testing Board Act No.144, 21st March, 1973)公布	「Good Laboratory Practice」という用語の記載あり
5月29日	OECD	OECDにニュージーランドが加盟	加盟24ヵ国
10月16日	日本	「化学物質の審査及び製造等の規制に関する法律」(化審法)制定	昭和48年法律第117号 難分解性、高蓄積性、人への長期毒性を有する化学物質について規制
	米国	タスキギー事件	
1974年 7月12日	米国	「国家研究法」National Research Act of 1974	
7月13日	日本	「新規化学物質に係る試験の項目等を定める命令」	昭和49年7月13日総理府・厚生省・通商産業省令第1号
9月14日	日本	「医薬品の製造及び品質管理に関する基準」	厚生省薬務局長通知(GMP通知)
10月14日	日本	「複合汚染」(有吉佐和子)発表(朝日新聞連載、1975年6月30日まで)	農薬と化学肥料の危険性を指摘

西暦(年) 月 日	国・地域	できごと	参考
12月	米国	アスパルテーム(サール社の製品)の食品添加物としての有効性の承認を保留	
1975年	日本	江戸川区六価クロム廃棄事件	
	日本	生殖毒性試験法ガイドライン	薬審第529号
	米国	IBT社事件	
1976年 1月	米国	議会公聴会	FDAがGLP規定を作成することと、査察プログラムを実施することを決定
10月 1日	日本	「医薬品の製造(輸入)承認申請に際して提出すべき動物実験に関する資料等の取扱いについて」	昭和51年10月1日薬発第970薬務局長通知
10月11日	米国	Toxic Substance Control Law(TSCA)連邦議会承認	有害な化学物質による人の健康又は環境への影響の不当なリスクの防止を目的とする
11月19日	米国	FDA GLP(案) 官報に掲載	
1977年 1月 1日	米国	TSCA発効	
2月	米国	GLP案に対する企業からのコメントの公聴会を開催	
	OECD	OECD化学品の安全対策に関する国際調和のための作業開始	
1978年	スイス	スイス(化学物質)GLP公表	OECDバージョン1とも呼ばれる。
4月18日	米国	ベルモント・レポート	研究対象者保護のための倫理原則および指針
9月29日	米国	Drug GMPs Final Rule 公表	Current Good Manufacturing Practice in Manufacturing, Processing, Packing, or Holding of Drugs, 21 CFR 210 and Current Good Manufacturing Practice for Finished Pharmaceutical, 21 CFR 211
12月22日	米国	FDA GLP(最終)公表	Good Laboratory Practice for Nonclinical Laboratory Studies, 21 CFR 58, Dec. 22, 1978
1979年 5月 9日	米国	環境保護庁(Environmental Protection Agency、EPA) TSCA GLP提案	
6月20日	米国	FDA GLP法令施行	
10月 1日	日本	薬事法の一部を改正する法律	法律第56号
10月 1日	日本	医薬品副作用被害救済基金法	法律第55号(昭和54年10月1日)
10月	欧州	EC TOC Monograph No.1 GLP勧告	
1980年 4月18日	米国	TSCA GLP公布	

西暦(年) 月 日	国・地域	できごと	参考
5月30日	日本	「医薬品の製造又は輸入の承認申請に際し添付すべき資料について」	昭和55年5月30日薬発第698号薬務局長通知
11月21日	米国	TSCAによる追加EPA GLP公布	化学物質の物理学的性質、安定性及び生態系に対する作用に関する。
1981年 1月1日	欧州	ECにギリシャが加盟	
5月	OECD	OECD GLP基準、データの相互受理(Mutual Acceptance of Data、MAD)に関する決定、テストガイドライン 理事会採択	OECD Good Laboratory Practice [Annex 2 to Council Decision C (81) 30 (Final)]
1982年 3月31日	日本	「医薬品の安全性試験の実施に関する基準」(厚生省GLP)発出	昭和57年3月31日薬発第313号厚生省薬務局長通知
	日本	「医薬品等の製造(輸入)承認申請に際して提出すべき試験資料のうち、外国で実施された試験データの取扱いについて」	昭和57年3月31日薬発第315号厚生省薬務局長通知
1983年 4月1日	日本	「医薬品の安全性試験の実施に関する基準」(厚生省GLP)適用	
7月	OECD	OECD GLP導入推進方策及び各国間における相互認証に関する勧告	
8月1日	日本	薬事法改正	
10月	日本	薬発第776号「医薬品の安全性試験の実施に関する基準について」一部改正	薬事法施行規則第18条の3第2項に次の規定追加「審査を行うための職員を施設に出張させた場合にはその手数料を請求できる」
11月29日	米国	TSCA GLP及びFIFRA GLP官報(Federal Register)掲載	TSCA GLP (40 CFR part 792) FIFRA GLP (40 CFR part 160)
1984年 1月	米国	FDA GLPの改訂作業開始	
2月15日	日本	「医薬品の製造(輸入)承認申請に必要な毒性試験ガイドライン」	薬審第118号
3月31日	日本	「新規化学物質に係る試験の項目等を定める命令第3条に規定する試験施設について」公表	昭和59年3月31日環保業第39号、薬発第229号、59基局第85号通達（化学物質GLP制度導入）
6月1日	日本	「医薬品の安全性試験の実施に基づく査察実施要領の制定について」	薬発第400号薬務局長通知
6月26日	日本	初めての国内GLP査察	
8月10日	日本	「農薬の毒性試験の適正実施に関する基準」(農薬GLP)公布	昭和59年8月10日付59農蚕第3850号別添

西暦(年) 月 日	国・地域	できごと	参考
10月29日	米国	FDA GLP（21CFRPart58）改正（案）公表	(49FR43530)
	日本	GLP査察 厚生省薬務局で実施	
1985年10月 1日	日本	化学物質 GLP 適用開始	
1986年 1月 1日	欧州	EC にスペインとポルトガルが加盟	
11月 1日	日本	「医薬品の安全性試験の実施に関する基準に係るチェックリストについて」	薬審第 60 号
12月18日	欧州	欧州委員会 Council Directive 87/18/EEC 発出	化学物質の承認申請を目的とした試験に適用する GLP に関する法律、規制及び管理規定は EEC 各国においてハーモナイズしなければならない
	日本	化審法改正	蓄積性は有さないが、難分解性及び長期毒性を有する物質について規制（指定化学物質及び第二種特定化学物質）
	米国	TSCA 改正	第II編 アスベストの危険緊急措置法 追加
1987年 9月	米国	FDA GLP の Final Rule（Revision）公表	1987年 10月 5日に運用開始 ①これまでの GLP 運用経験に基づく変更 ②EPA GLP との整合性向上
	日本	医薬品副作用被害救済・研究振興基金に改組	
1988年 3月	OECD	OECD GLP 文書「GLP 適合性モニタリング手順の指針」	Compliance Monitoring Procedures for Good Laboratory Practice（現在の Document No.2）
3月	OECD	OECD GLP 文書「施設査察および試験査察実施のためのガイダンス」	Guides for Conduct of Laboratory Inspections and Study Audits（現在の Document No.3）
3月29日	日本	動物用医薬品 GMP「動物用医薬品の製造管理及び品質管理に関する基準」	
6月 9日	欧州	欧州委員会 Council Directive 88/320/EEC 発出	各国における GLP 査察の検証を指示 対象は「全ての化学物質」
7月29日	日本	「飼料添加物の動物試験の実施に関する基準」	昭和 63 年 7 月 29 日 63 畜 A 第 3039 号農林水産省畜産局長、水産庁長官通知
10月 1日	日本	労働安全衛生規則第 34 条の 3 第 2 項の規定に基づき試験施設等が具備すべき基準を定める告示（安衛法 GLP）	昭和 63 年 10 月 1 日労働省告示 76 号
10月 5日	日本	「医薬品 GLP 及び査察に関する規定の改正について」	昭和 63 年 10 月 5 日薬発第 870 号
	米国	TSCA 改正	第III編 屋内ラドン削減法 追加

年表

西暦(年) 月 日	国・地域	できごと	参考
1989年 5月	日本	薬害エイズ訴訟	
5月10日	日本	「GLPチェックリストについて」	薬審1第13号
8月17日	米国	TSCA/FIFRA GLP改正	
9月11日	日本	「医薬品毒性試験法ガイドライン」	平成元年9月11日薬審1第24号厚生省薬務局審査第一課長・審査第二課長・生物製剤課長通知別添
10月2日	日本	医薬品の臨床試験の実施に関する基準（GCP）	平成元年10月2日薬発第874号厚生省薬務局長通知
	OECD	OECD GLP適合確認に係る決定・勧告採択	各加盟国にGLP査察制度の構築などを求める
1990年 4月	日米欧	International Conference on Harmonisation of Technical Requirements for Registration of Pharmaceuticals for Human Use（日米EU医薬品規制調和国際会議、ICH）発足	日本・米国・ヨーロッパの各医薬品規制当局と業界団体の6者により発足
10月18日	OECD	OECD GLP文書「GLPとQAの役割」	Good Laboratory Practice and the role of quality assurance（現在のDocument No.4）
10月18日	OECD	OECD GLP文書「試験施設供給業者のGLP原則適合性」	Compliance of Laboratory Suppliers with Principles of GLP（現在のDocument No.5）
1991年	日本	「安全性試験ガイドライン」発出	薬発第165号及び薬審第43号
1月29日	日本	「新医薬品等の製造（輸入）承認申請に必要な一般薬理試験のガイドラインについて」	平成3年1月29日（薬新薬第4号）
5月23日	OECD	OECD GLP文書「圃場試験へのGLP原則の適用」	The Application of the GLP Principles to Field Studies（現在のDocument No.6）
6月18日	日本	新医薬品等の再審査の申請のための市販後調査の実施に関する基準	薬発第646号
11月	日米欧	第1回ICH国際会議（ベルギー、ブリュッセル）	
1992年 2月6日	日本	日本QA研究会設立総会開催	
2月7日	欧州	欧州連合条約調印	
6月		環境と開発に関する国際連合会議（ブラジル リオ・デ・ジャネイロ）	「アジェンダ21」採択

473

西暦(年) 月 日	国・地域	できごと	参考
9月		GHTF (Global Harmonization Task Force) 創設	This was done with two aims in mind: enhancing patient safety and increasing access to safe, effective and clinically beneficial medical technologies around the world.
10月8日	米国	処方せん薬ユーザーフィー法 (Prescription Drug User Fee Act) 議会通過	FDA による審査の迅速化を図るため、製薬企業が FDA に審査手数料を支払う。FDA には審査期間の数値目標が設定。
	米国	TSCA 改正	
1993年	OECD	OECD GLP 文書「短期試験へのGLP原則の適用」	Interpretation of the GLP principles as applied to short-term studies (現在の Document No.7)
	OECD	OECD GLP 文書「GLP試験における試験責任者の役割と責任」	Interpretation of the GLP principles as applied to the role and responsibilities of the Study Director (現在の Document No.8)
4月28日	日本	薬事法改正	平成5年4月28日法律第27号〔薬事法及び医薬品副作用被害救済・研究振興基金法の一部を改正する法律1・2条による改正〕
9月3日	日本	抗ウィルス剤ソリブジン発売	
9月20日	日本	ソリブジンとフルオロウラシル系抗癌剤との併用で重篤な副作用との報告	
11月1日	欧州	European Union (EU、欧州連合) 発足	
11月19日	日本	ソリブジン自主回収	
11月19日	日本	環境基本法制定	
1994年 3月29日	日本	「動物用医薬品の製造管理及び品質管理に関する基準」	平成6年3月29日農林水産省令第18号 (動物用医薬品 GMP)
4月1日	日本	医薬品機構 (OPSR) が GLP 適合性調査を担当	
5月18日	OECD	OECD にメキシコが加盟	加盟25ヵ国
6月6日	日本	薬発第526号「医薬品の安全性試験の実施に関する基準への適合性確認等について」	
6月	日本	医薬発第151号「医薬品の安全性試験の実施に関する基準に基づく調査の実施について」別添 GLP適合性調査実施要領	
1995年	欧州	欧州医薬品審査庁設立	
1月1日	欧州	EU にオーストリア、スウェーデン、フィンランド加盟	

年表

西暦(年) 月 日	国・地域	できごと	参考
3月9日	OECD	OECD GLP 文書 No.2 GLP 適合性モニタリング手順の改訂指針 改訂	OECD Series of Principles of Good Laboratory Practice and Compliance Monitoring: No.2 Revised Guides for Compliance Monitoring Procedures for Good Laboratory Practice (1995)
3月9日	OECD	OECD GLP 文書 No.3 施設査察および試験査察実施のための改訂ガイダンス 改訂	OECD Series of Principles of Good Laboratory Practice and Compliance Monitoring: No.3 Revised Guides for Conduct of Laboratory Inspections and Study Audits (1995)
12月21日	OECD	OECD にチェコが加盟	加盟 26 ヵ国
	OECD	OECD GLP 文書 No.10 GLP 原則のコンピュータ・システムへの適用 発行	OECD Series of Principles of Good Laboratory Practice and Compliance Monitoring: No.10 The Application of the Principles of Good Laboratory Practice to Computerised Systems (1995)
	OECD	OECD GLP 文書 No.9 GLP 査察報告書作成のための手引き 発行	OECD Series of Principles of Good Laboratory Practice and Compliance Monitoring: No.9 Guidance for the Preparation of GLP Inspection Reports (1995)
	OECD	OECD GLP 改訂に向けた専門家グループ (Expert Group) が組織される	
1996年 3月	米国	「奪われし未来」(シーア・コルボーン) 発表	
3月29日	日本	薬害エイズ訴訟 和解	
5月7日	OECD	OECD にハンガリーが加盟	加盟 27 ヵ国
	米国	FIFRA 改正	Food Quality Protection Law に伴い改正。EPA はヒトの健康を守るために農薬の使用と販売並びに環境保全を監督する
6月10日	日米欧	ICH-GCP ガイドライン公表	
6月26日	日本	薬事法改正	平成 8 年法律第 104 号
10月	日本	第 1 回 GLP 研修会開催	
11月22日	OECD	OECD にポーランドが加盟	加盟 28 ヵ国
12月12日	OECD	OECD に韓国が加盟	加盟 29 ヵ国
1997年 3月10日	日本	「医薬品の市販後調査の基準に関する省令」(医薬品 GPMSP)	平成 9 年 3 月 10 日厚生省令第 10 号

475

西暦(年) 月 日	国・地域	できごと	参考
3月20日	米国	Electronic Records Final Rule 公表	Electronic Records；Electronic Signatures, 21 CFR 11, Mar. 20, 1997 Requires controls that ensure security and integrity of all electronic data.
3月26日	日本	「医薬品の安全性に関する非臨床試験の実施の基準に関する省令」	平成9年3月26日厚生省令第21号
3月27日	日本	「医薬品の臨床試験の実施の基準に関する省令」	平成9年3月27日厚生省令第28号
3月27日	日本	「GLP実地調査に係る実施要領の制定について」	平成9年3月27日薬発第254号・薬安30号
3月27日	日本	「GLP適合性調査実施要領の改正について」	医機発第256号
3月27日	日本	「医薬品の製造(輸入)承認申請の際に添付すべき医薬品の安全性に関する非臨床試験に係る資料の取扱い等について」	平成9年3月27日薬審第253号・薬安29号
3月27日	日本	「医薬品の安全性に関する非臨床試験の実施の基準に関する省令の施行について」	平成9年3月27日薬発第424号
3月27日	日本	「医薬品の臨床試験の実施に関する省令の施行について」	平成9年3月27日薬発第430号
8月29日	日本	農薬GLP 一部改正	微生物農薬の毒性試験の追加
10月21日	日本	「動物用医薬品の安全性に関する非臨床試験の実施に関する基準」(Good Laboratory Practice)	平成9年10月21日農林水産省令第74号
10月23日	日本	「動物用医薬品の臨床試験の実施に関する基準」(Good Clinical Practice)	平成9年10月23日農林水産省令第75号
11月26日	OECD	OECD GLP 原則 改訂	OECD Series of Principles of Good Laboratory Practice and Compliance Monitoring： No.1 OECD Principles of Good Laboratory Practice (as revised in 1997)
11月26日	OECD	OECD 非加盟国にも MAD 拡大	
12月	米国	HACCP (Hazard Analysis and Critical Control Point) 施行	FDAが水産食品の安全性を確保するために法制化。原材料や加工工程での衛生管理手法で食品の安全を規制。
1998年 1月22日	OECD	OECD GLP 文書 No.11 GLP 原則適用における委託者の役割と責任 発行	OECD Series of Principles of Good Laboratory Practice and Compliance Monitoring： No.11 The Role and Responsibilities of the Sponsor in the Application of the Principles of GLP (1998)

年表

西暦(年) 月 日	国・地域	できごと	参考
3月31日	日本	新医薬品の承認審査資料適合性調査に係わる実施要領について	医薬審第357号
10月	OECD 日本	OECD GLP パイロット MJV 日本訪問	対象：医薬品、化学物質、農薬 GLP 国内3施設を訪問（非公式情報）
12月 1日	日本	「新医薬品等の申請資料の信頼性の基準の遵守について」	平成10年12月1日医薬審第1058号 各都道府県衛生主管部（局）長あて厚生省医薬安全局審査管理課長通知
1999年 1月 1日	欧州	欧州単一通貨ユーロ導入	
3月 8日	欧州	欧州委員会 Commission Directive 1999/11/EC 発出	改正 OECD GLP に従って各国の規制をハーモナイズすることを求める
9月15日	OECD	OECD GLP 文書 No.6 圃場試験への GLP 原則の適用 改正	OECD Series of Principles of Good Laboratory Practice and Compliance Monitoring：No.6 (revised) The Application of the GLP Principles to Field Studies (1999)
9月15日	OECD	OECD GLP 文書 No.7 短期試験に対する GLP 原則の適用 改正	OECD Series of Principles of Good Laboratory Practice and Compliance Monitoring：No.7 (revised) The Application of the Principles of Good Laboratory Practice to Short-Term Studies (1999)
9月15日	OECD	OECD GLP 文書 No.8 GLP 試験における試験責任者の役割と責任 改正	OECD Series of Principles of Good Laboratory Practice and Compliance Monitoring：No.8 (revised) The Role and Responsibilities of the Study Directors in GLP Studies (1999)
10月 1日	日本	「農薬の毒性に関する試験の適正実施について」	平成11年10月1日付け11農産第6283号農林水産省農産園芸局長通知 農薬 GLP の全面改正、物理化学的性状試験分野の追加
10月26日	OECD	OECD GLP 文書 No.4 信頼性保証と GLP 改正	OECD Series of Principles of Good Laboratory Practice and Compliance Monitoring：No.4 (revised) Quality Assurance and GLP (1999)
10月26日	OECD	OECD GLP 文書 No.5 試験施設供給業者の GLP 原則適合性 改正	OECD Series of Principles of Good Laboratory Practice and Compliance Monitoring：No.5 (revised) Compliance of Laboratory Suppliers with GLP Principles (1999)
2000年 3月31日	日本	化審法 GLP 改正	

西暦(年)	月 日	国・地域	できごと	参考
	9月25日	OECD	OECD GLP 文書 No.12 他国における施設査察、試験査察の要請及び実施についての勧告 発行	OECD Series of Principles of Good Laboratory Practice and Compliance Monitoring： No.12 Requesting and Carrying Out Inspections and Study Audits in Another Country（2000）
	11月24日	日本	「農薬の登録申請に係る試験成績について」	平成12年11月24日12農産第8147号 農林水産省農産園芸局長通知
	12月1日	日本	行政改革大綱　閣議決定	
	12月6日	日本	「農薬の毒性に関する試験の適正実施について」（農薬 GLP）一部改正	12農産8628号 生体内等代謝（動態）試験分野、水産動植物への影響試験分野の追加 生体機能への影響試験（毒性試験分野）の追加
	12月14日	OECD	OECD にスロバキアが加盟	加盟30ヵ国
	12月27日	日本	医薬品の市販後調査の基準に関する省令の一部を改正する省令	厚生省令第151号
	12月27日	日本	市販直後調査等の実施方法に関するガイドライン	厚生省医薬安全局安全対策課長　審査管理課長　薬安第166号　医薬審第1810号
2001年	1月6日	日本	中央省庁等改革	中央省庁等改革基本法（平成10年法律第103号）による。1府22省庁から1府12省庁へ；厚生労働省、環境省発足
	4月4日	日・欧	「日・欧州共同体相互承認協定」の署名	発効は2002年1月1日
	6月21日	日本	「安全性薬理試験ガイドラインについて」	厚生労働省医薬局審査管理課長通知（医薬審発第902号）
	10月17日	日本	「農薬の毒性に関する試験の適正実施について」（農薬 GLP）一部改正	13生産4311号、ミジンコ類繁殖試験（水生分野）の追加
2002年	1月1日	日・欧	日本・EC 相互承認協定発効	
	3月11日	OECD	OECD GLP 文書 No.13 複数場所試験の組織及び管理における GLP 原則の適用 発行	OECD Series of Principles of Good Laboratory Practice and Compliance Monitoring： No.13 The Application of the OECD Principles of GLP to the Organization and Management of Multi-Site Studies（2002）
	5月	米国	FDA Animal Efficacy Rule (Final)	
	7月31日	日本	改正薬事法成立 「薬事法及び採血及び供血あっせん業取締法の一部を改正する法律」	2002年7月31日付法第96号 医療機器に係る安全対策の見直し、製造販売後の安全対策の充実、承認・許可制度の改正など。2005年4月1日施行

年表

西暦（年）月 日	国・地域	できごと	参考
8月26日		ヨハネスブルク・サミット	持続可能な開発に関する世界首脳会議（〜9月4日）
2003年 2月13日	日本	「医療用具の製造（輸入）承認申請に必要な生物学的安全性試験の基本的考え方について」	平成15年2月13日医薬審発第0213001号
5月23日	日本	食品安全基本法	法律第48号
9月30日	日本	医療用具GLP基準	薬発第0930001号
11月21日	日本	「新規化学物質等に係る試験を実施する試験施設に関する基準について」（化学物質GLP新たに発出）	平成15年11月21日薬食発第1121003号 平成15年11月17日製薬局第3号、環保企発第031121004号
	日本	化審法改正	動植物への影響に着目した審査・規制制度、環境中への放出可能性を考慮した審査制度を導入（監視化学物質、中間物等、低生産量の制度）
2004年	欧州	欧州医薬品庁（EMA）設立	
2月11日	欧州	欧州委員会 Directive 2004/10/EC 発出	Directive 2004/10/EC of the European Parliament and of the Council of 11 February 2004 on the harmonisation of laws、regulations and administrative provisions relating to the application of the principles of good laboratory practice and the verification of their applications for tests on chemical substances（codified version）
2月11日	欧州	欧州委員会 Directive 2004/9/EC 発出	Directive 2004/9/EC of the European Parliament and of the Council of 11 February 2004 on the inspection and verification of good laboratory practice（GLP）（Codified version）
4月1日	日本	独立行政法人医薬品医療機器総合機構（PMDA）設立	
5月1日	欧州	EUに10ヵ国が加盟	医薬品GMPの相互承認の開始
6月23日	日本	薬剤師法一部改正	平成16年6月23日法律第134号 薬学部6年制2006年4月1日から施行
6月	日本	「GLP適合性調査実施要領」	医機発第529号、機構が実施するGLP適合性調査の実施要領
9月22日	日本	医薬品、医薬部外品、化粧品及び医療機器の製造販売後安全管理の基準に関する省令（GVP省令）	平成16年9月22日厚生労働省令第135号
9月22日	日本	医薬品、医薬部外品、化粧品及び医療機器の品質管理の基準に関する省令（GQP省令）	平成16年9月22日厚生労働省令第136号

479

西暦(年) 月 日	国・地域	できごと	参考
11月30日	OECD	OECD GLP 文書 No.14 in vitro 試験における GLP 原則の適用について 発行	OECD Series of Principles of Good Laboratory Practice and Compliance Monitoring：No.14 The Application of the Principles of GLP to in vitro Studies (2004)
12月17日	日本	「医療機器及び体外診断用医薬品の製造管理及び品質管理の基準に関する省令」GMP/QMS 省令（GMP 省令）	平成 16 年 12 月 17 日厚生労働省令第 169 号
12月20日	日本	「医薬品の製造販売後の調査及び試験の実施の基準に関する省令」（GPSP 省令）	平成 16 年 12 月 20 日厚生労働省令第 171 号
12月24日	日本	「医薬品及び医薬部外品の製造管理及び品質管理の基準に関する省令」	厚生労働省令第 179 号
2005年 3月9日	日本	「動物用医薬品、動物用医薬部外品及び動物用医療機器の製造販売後の品質管理の基準（Good Quality Practice）」	平成 17 年 3 月 9 日農林水産省令第 19 号
3月9日	日本	「動物用医薬品、動物用医薬部外品及び動物用医療機器の製造販売後安全管理の基準（Good Vigilance Practice）」	平成 17 年 3 月 9 日農林水産省令第 20 号
	日本	「動物用医薬品、動物用医薬部外品及び動物用医療機器の製造販売後の調査及び試験の実施に関する基準（Good Post-marketing Study Practice）」	平成 17 年農林水産省令第 34 号
3月23日	日本	医療機器の臨床試験の実施の基準に関する省令	平成 17 年 3 月 23 日厚生労働省令第 36 号
3月23日	日本	医療機器の安全性に関する非臨床試験の実施の基準に関する省令	平成 17 年 3 月 23 日厚生労働省令第 37 号
3月29日	日本	動物用医療機器の安全性に関する非臨床試験の実施の基準に関する省令（動物用医療機器 GLP）	平成 17 年 3 月 29 日農林水産省令第 31 号
3月29日	日本	動物用医療機器の臨床試験の実施の基準に関する省令（動物用医療機器 GCP）	平成 17 年 3 月 29 日農林水産省令第 32 号
4月1日	日本	改正薬事法施行	平成 14 年 7 月 31 日成立
11月	OECD	OECD GLP 現地評価制度合意、相互合同訪問（Mutual Joint Visits）開始	

西暦（年）月　日		国・地域	できごと	参考
2007 年	1 月 1 日	欧州	EU にルーマニアとブルガリアが加盟	
	6 月 1 日	欧州	REACH (Registration, Evaluation, Authorization and Restriction of Chemicals) の施行	
	6 月 4 日	OECD	OECD GLP 文書 No.15 GLP 原則遵守下に運営される資料保存施設の設置及び管理　発行	OECD Series of Principles of Good Laboratory Practice and Compliance Monitoring : No.15 Establishment and Control of Archives that Operate in Compliance with the Principles of GLP (2007)
		米国	TSCA 改正	第 V 編　健康で高性能な学校　追加
2008 年	3 月 31 日	日本	「農薬の毒性及び残留性に関する試験の適正実施について」（農薬 GLP）一部改正	19 消安第 14968 号で一部改正、作物残留試験分野の追加
	4 月 10-11 日	OECD	OECD GLP イベント（イタリア）	OECD 加盟及び非加盟の計 36 ヵ国から関係者約 230 名参加。目的は、各国の OECD GLP 原則の実施状況の把握、関係者間の相互理解と協力体制促進。
	6 月 13 日	日本	厚生労働省令第 114 号「医薬品の安全性に関する非臨床試験の実施の基準に関する省令」一部改正	
		日本	厚生労働省令第 115 号「医療機器の安全性に関する非臨床試験の実施の基準に関する省令」一部改正	
	9 月	OECD	OECD GLP On-site evaluation visits 開始	Japan-Medical Products and Workplace Chemicals Team : Belgium/Korea
2010 年	5 月 7 日	OECD	OECD にチリが加盟	加盟 31 ヵ国
	7 月 21 日	OECD	OECD にスロベニアが加盟	加盟 32 ヵ国
	9 月 7 日	OECD	OECD にイスラエルが加盟	加盟 33 ヵ国
	12 月 9 日	OECD	OECD にエストニアが加盟	加盟 34 ヵ国
		米国	TSCA 改正	第 VI 編　複合木製品のためのホルムアルデヒド基準　追加
2011 年	3 月 31 日	日本	「新規化学物質等に係る試験を実施する試験施設に関する基準について」（化学物質 GLP）改正	・平成 23 年 3 月 31 日薬食発 0331 第 8 号 ・平成 23 年 3 月 29 日製局第 6 号環保企発第 110331010 号
	8 月 31 日	日本	飼料添加物の動物試験の実施に関する基準（飼料添加物 GLP）一部改正	平成 23 年 8 月 31 日・23 消安第 2690 号
2012 年	9 月	日本	環境基本法改正施行	放射性物質を公害物質と位置づける

481

西暦(年) 月 日	国・地域	できごと	参考
2013年 7月	日本	薬食審査発0711第1号「医薬品開発における生体試料中薬物濃度分析法のバリデーションに関するガイドライン」について	
11月27日	日本	薬事法等の一部を改正する法律	平成25年法律第84号「薬事法」から「医薬品、医療機器等の品質、有効性及び安全性の確保等に関する法律(略称:医薬品医療機器等法)」に名称変更(平成26年11月25日施行)
2014年 7月30日	日本	薬事法等の一部を改正する法律及び薬事法等の一部を改正する法律の施行に伴う関係政令の整備等及び経過措置に関する政令の施行に伴う関係省令の整備等に関する省令	厚生労働省令第87号(平成26年11月25日施行)
7月30日	日本	「再生医療等製品の安全性に関する非臨床試験の実施の基準に関する省令」(再生医療等製品GLP)	厚生労働省令第88号(平成26年11月25日施行)
9月26日	OECD	OECD GLP文書No.16発行	OECD Series of Principles of Good Laboratory Practice and Compliance Monitoring: No.16 Guidance on the GLP Requirements for Peer Review of Histopathology (2014)
末 時点	OECD	OECD加盟国は34ヵ国。ロシアは加盟申請中。ブラジル、中国、インド、インドネシア、南アフリカ、ラトビアについて、加盟を視野に調査中。	
末 時点	OECD	OECD非加盟のMAD参加国:アルゼンチン、ブラジル、インド、マレーシア、シンガポール、南アフリカ	
末 時点	OECD	OECD非加盟のMAD暫定参加国:タイ	

添付資料

国立医薬品食品衛生研究所安全性生物試験センター
毒性部 50 周年資料（抜粋）

添付資料

1 毒性部50年間の年表

1964年（昭和39年）10月	毒性部発足（第一室、二室、15人体制）、池田良雄薬理部長が毒性部長に移籍
1965年（昭和40年）3月	新動物舎（現10号館）竣工
1968年（昭和43年）1月	照射食品毒性試験用動物舎増設
1968年（昭和43年）7月	調査管理部（調査室＋動物管理室）新設
1970年（昭和45年）3月	照射食品毒性試験用動物舎増設
1970年（昭和45年）7月	薬品病理部（現病理部）設置に伴い調査管理部廃止、動物管理室が毒性部に新設
1978年（昭和53年）1月	池田良雄毒性部長：センター長就任、戸部満寿夫先生：毒性部長就任
1978年（昭和53年）1月	第三室、第四室、機器試験室を設置し、3室から6室体制に
1978年（昭和53年）3月	新庁舎（現センター8号館）へ引越し
1978年（昭和53年）4月	生化学検査用自動分析機導入
1978年（昭和53年）8月	センター8号館での動物実験開始
1979年（昭和54年）1月	血液検査用コールターカウンター導入
1987年（昭和62年）4月	池田良雄先生　叙勲
1987年（昭和62年）4月	戸部満寿夫先生：センター長就任、黒川雄二先生：部長就任
1989年（平成元年）5月	毒性部評価研究室新設
1991年（平成3年）4月	評価研究室が総合評価研究室（省令室）に格上
1995年（平成7年）4月	黒川雄二毒性部長：センター長就任、井上達先生：毒性部長就任
1999年（平成11年）5月	第46回日本実験動物学会総会開催（降矢強先生が年会長）
2000年（平成12年）5月	戸部満寿夫先生　叙勲

485

2000年（平成12年）11月	第14回日本動物実験代替法学会開催（金子豊蔵先生が年会長）
2001年（平成13年）6月	第28回日本トキシコロジー学会学術年会開催（井上達毒性部長が年会長）
2001年（平成13年）7月	井上達毒性部長：センター長就任
2002年（平成14年）5月	堀内茂友元動物管理室長：日本実験動物学会功労賞受賞
2002年（平成14年）7月	菅野純先生：毒性部長就任
2003年（平成15年）	北嶋聡、相賀裕美子、菅野純、井上達：日本トキシコロジー学会田邊賞受賞（J.Toxicol. Sci., 27, 87-96, 2002）
2005年（平成17年）5月	降矢強元動物管理室長：日本実験動物学会功労賞受賞
2006年（平成18年）10月	毒性部第五室（毒性オミクス等、分子毒性学）新設
2008年（平成20年）6月	第35回日本トキシコロジー学会学術年会開催（菅野純毒性部長が年会長）
2009年（平成21年）11月	黒川雄二先生　叙勲
2011年（平成23年）7月	高木篤也、北嶋聡、広瀬明彦、菅野純：日本トキシコロジー学会ファイザー賞受賞（J.Toxicol. Sci., 33, 105-116, 2008）
2012年（平成24年）1月	菅野純毒性部長が日本毒性（旧トキシコロジー）学会理事長（任期2年）就任
2013年（平成25年）6月	五十嵐勝秀、北嶋聡、相崎健一、種村健太郎、高橋祐次、森山紀子、池野絵里子、松田菜恵、菅野純：日本毒性学会田邊賞受賞（J.Toxicol. Sci., 37, 373-378, 2012）
2013年（平成25年）6月	井上達先生：日本毒性学会望月喜多司賞受賞
2013年（平成25年）7月	菅野純毒性部長が国際毒性学会連合（IUTOX）の次期理事長に選出
2014年（平成26年）7月	菅野純毒性部長が日本毒性学会学会賞受賞
2014年（平成26年）10月	毒性部50周年会開催（新宿）

添付資料

2 保健衛生上の主な社会問題と毒性部の果たした役割

1. サリドマイド事件

　昭和32年(1957)11月、ドイツのグリュネンタール社から発売された催眠薬サリドマイドは我が国でも昭和33年(1958)1月から販売された。西ドイツのレンツ博士が妊婦の服用により障害児を出産する疑いが強いと警告を発したことから、我が国では昭和37年5月に販売停止が通知され、9月には製品回収が行われた。しかし、ドイツでは数千名、日本でも1000名以上のあざらし肢症等の障害児が出生した。毒性部で動物実験の結果、サリドマイドがウサギで催奇形性を示すことを確認し、ウサギによる催奇形性試験実施の基礎を確立した。これを受け、厚生省「医薬品の胎児に及ぼす影響に関する動物試験法」が昭和40年5月に改訂された。

> 発表論文：
> ウサギでの実験：サリドマイド及びアスピリンの催奇形性作用：B.ヒトの催奇形性物質に対する感受性の種族差：異常発生への感受性、先天異常、5、201-205、1965、池田良雄、堀内茂友、吉本浜子、鈴木康夫、降矢強、川俣一也、金子豊蔵

2. イタイイタイ病とカドミウム汚染

　富山県の神通川流域に全身の激痛を訴える奇病が多発し、この病気がカドミウムによることが昭和36年に学会に発表された。毒性部ではマウスにおける塩化カドミウムの長期毒性研究を実施し、毒性の指標とされる一般的な諸検査のほかに、大腿骨のX線検査および強度試験を組入れて検討した。その結果、従来報告されているような各種の変化に加え、X線像で見られる骨萎縮像が最も鋭敏な反応であるという新知見を得た。

3. 缶入りオレンジジュース中毒事件

　昭和38年8月、39年9月に缶入りオレンジジュースに由来すると考えられる中毒事件が発生した。中毒症状としては嘔吐、下痢、発熱などが主で、中毒を起こした缶入りジュースはいずれも錫（スズ）含量が大で、対照として用いたジュースの4〜5倍の値を示した。毒性部と薬理部で高濃

度のスズを含有する缶入りオレンジジュースを動物に投与した。その結果、成熟マウス、ラットで軽度の下痢が、ネコで嘔吐、下痢が認められ、缶入りオレンジジュース中毒はスズが原因であることを示唆する知見を得た。

発表論文：

Experimental Studies on Toxicity of Tin Canned Orange Juice, J Food Hyg. Soc., 14, 69-74, 1973. Yoshihito Omori, Akira Takanaka, Satoru Tanaka, Yoshio Ikeda and Tsuyoshi Furuya.

4. 薬物乱用問題

我が国では終戦後間もなく発生した大規模なヒロポン中毒以来、モルヒネ系鎮痛剤、催眠剤、解熱鎮痛剤、シンナー、近くは幻覚剤など薬物乱用が、保健衛生上はもちろん社会的にも重要課題であった。昭和40年、国立衛生試験所10号館新築の際に、池田良雄毒性部長がミシガン大学薬理学教室で得た経験を生かして薬物依存性研究のためサル実験室を作り、完成と同時に研究を開始した。モルヒネ系薬剤の依存性研究のため基準薬であるモルヒネに対して身体的依存性の生じたサルを作成し、コデイン、フェンタニル、ペンタゾシン、LSDなどの依存性の研究を行った。

学会発表：

サルにおける薬剤の依存に関する研究（第3報）、池田良雄、堀内茂友、戸部満寿夫、近岡昭典、吉本浜子、鈴木康雄、小林和男、北条正朗、降矢強、鈴木幸夫、川俣一也、金子豊蔵、川崎靖、第36回日本薬理学会関東部会記事、日本薬理学雑誌63(6)、174§、1967

5. アンプル入り風邪薬中毒事件

昭和40年（1965）1月にアミノピリン、スルピリンを含有するアンプル入り風邪薬を飲んで数名の人が中毒死した事件が起こった。毒性部では水溶液と散剤の毒性差について実験を行い、アミノピリンなどがアンプル型水剤で服用された場合は、毒性の発現が強いこと、および多数の配合剤が毒性を増強することを明らかにした。これらの結果により厚生省はアンプル入り風邪薬の販売自粛を業者に通知、回収をうながすことにより事件は収束した。本事件に対する行政措置は急を要するというので実験は1ヶ月

ほど休日を返上して行った。

6. 食品添加物 AF-2 の発がん性

AF-2（5-ニトロ-2-フリルアクリル酸アミド）は昭和40年食品添加物として許可された殺菌剤で、広く魚肉ハム・ソーセージ、豆腐などに使用されていた。しかし昭和47年頃よりその変異原性が問題となった。毒性部ではマウスを用いた AF-2 の慢性毒性試験を実施し、前胃に腫瘍が発生することを明らかにした。この結果、昭和49年8月に AF-2 は使用禁止となった。

発表論文：

Induction of forestomach tumors in mice fed furylfuramide, 2-(2-furyl)-3-(5-nitro-2-furyl) acrylamie (AF-2), Eisei Shikenjo Hokoku, 1982, 100, 80-4, Ochiai T, Furuya T, Sekita K, Uchida O, Naito K, Kawamata K, Horiuchi S, Tobe M and Ikeda Y.

7. 米ぬか油中毒事件（油症）、PCB 汚染

昭和43年から44年にかけて、食用油によると思われる特異な症状の中毒患者が多数発生した。病因物質は熱媒体のポリ塩化ビフェニール（PCB）であった。PCB はきわめて安定な化合物で、絶縁体、潤滑油、インクなどに広く用いられ昭和45年頃から、食品、とくに魚類の汚染がひどいことが報告された。また、母乳からも検出され世界的にも大きな問題となってきた。毒性部ではマウス、ニワトリで急性および亜急性毒性試験を、マウスで催奇形性試験と慢性毒性試験を行ない、毒性プロファイルを明らかにした。

発表論文：

Proceedings : Effects of PCB administration on two generations and its chronic toxicity on the third generation in mice, Jpn J Pharmacol, 1974, 24 (0)：s：44, Kaneko T, Yoshimoto H, Horiuchi S, Ikeda Y.

8. 水俣病とメチル水銀汚染

昭和31年に熊本県水俣市で発生が確認され、昭和43年に公式にメチル水銀が原因物質と結論された。また、新潟県阿賀野川流域でも中毒患者

が発生した（第二水俣病）。当部では昭和41年より塩化メチル水銀、酢酸フェニル水銀、酢酸水銀のラットによる2年間慢性毒性試験を実施し、水銀特有の症状を示すのは塩化メチル水銀のみであることを明らかにした。一方、メチル水銀による魚貝類の汚染は世界各国における重大な関心事であり、本物質の人体摂取耐量を定める必要性があった。昭和45年夏、サルで少なくとも2年間投与の実験を行ってほしいとの依頼をWHOから受けた。メチル水銀は低級アルキル独特の臭気を有し、臭いに敏感なサルは混餌投与は殆ど不能なため、当時データが存在しなかった。毒性部で投与方法を検討した結果、塩化メチル水銀に生卵を加えることによって臭気を除き、厳密な一定量のメチル水銀を52ヶ月に亘って25頭のカニクイサルに摂取させる実験に成功した。その結果、0.1 mg/kg/day以上で独特な神経症状が発現し、0.03 mg/kg/day以下ではその症状の発現をみないことが判った。本研究は昭和48年に厚生省が定めた魚類中のメチル水銀の暫定許容量の1根拠となった。

発表論文：

Long-term toxicity study of methylmercuryic chloride in monkeys (first report), Toxicology, 1973, 1 (4)：361-75, Ikeda Y, Tobe M, Kobayashi K, Suzuki S and Kawasaki Y.

9. スモン病

スモン（SMON, subacute myelo-optico-neuropathy、亜急性脊髄視神経症）は昭和30年頃より発生し、ウイルス説が提唱されるなど長らく原因が不明であった。昭和44年にスモン調査研究協議会が厚生省の研究班として発足したが、翌年その原因物質としてキノホルムが疑われるに及んで協議会はキノホルムの神経毒性について広範な研究を開始した。毒性部はその一員としてニワトリおよびモルモットを用いて神経毒性を研究する一方、スモン患者の緑舌および緑尿について重金属分析を行った。その結果、キノホルムの連続投与によりニワトリの後肢に運動および知覚障害が生じ、末梢神経および脊髄に病変を認めた。厚生省は昭和45年9月やむを得ない場合を除いて販売を中止させる措置を取った。なお、緑舌の色素については田村善蔵東大薬学部教授により、キノホルムと鉄イオンがキレート結

合したものであることが明らかにされた。

    発表論文：
    SMONの病因に関する中毒学的研究、池田良雄、日本臨床、29、766、1971

10. 有機塩素系農薬による牛乳汚染

　昭和44年に高知県衛生研究所から、牛乳および乳製品の、有機塩素剤とくにβ-BHC（ベンゼンヘキサクロリド）による汚染が高いことが報告され、次いで各方面の機関からβ-BHCによる母乳汚染もかなり進んでいることが報告されてから、農薬として用いられていたBHCによる食品汚染は大きな社会不安を呼んだ。β-BHCの慢性毒性については従来充分なデータがなかったことから、毒性部ではサルを用いた亜急性毒性試験、マウスを用いた慢性毒性試験を行った。その結果、マウスで肝障害をおこすが、肝腫瘍は発生しないことを明らかにした。サルの実験からは精密な症状観察および臨床検査を行い、ヒトにおけるβ-BHC中毒の診断基準についての基礎的資料を提供した。さらに異性体α、γおよびTechnical BHCのマウスにおける長期毒性研究を実施したところαおよびTechnical BHCは肝腫瘍を発生させることを明らかにした。厚生省は昭和46年5月、環境汚染防止のため有機塩素殺虫剤の輸入および製造を禁止し、農林省もこれら農薬の使用に対し全面禁止に近い措置をとった。

11. 食用色素（赤色101号および食用紫1号）

　毒性部で行ったラットおよびマウスにおける赤色101号（ポンソーR、MX）の長期毒性研究から、本剤は肝腫瘍を発生させることが判明した。赤色101号についての当部のデータ、および本剤と類似の構造を持つ赤色1号（ポンソー3R）について米国FDAがラットおよびマウスで認めた肝腫瘍のデータを基にして、厚生省の食品衛生調査会は昭和40年に赤色1号および101号の使用を禁止した。また紫1号（ベンジルバイオレット4B）については大阪大学の発がん実験と毒性部で行った追試の結果、雌ラットで乳腺がんと皮膚がんが高率に発生することが確認され、昭和47年末に使用禁止となった。

発表論文:

Chronic toxicity of Ponceau MX in the rat, Food Cosmet Toxicol, 4(5): 485-92, 1966, Ikeda Y, Horiuchi S, Furuya T, Omori Y.

Carcinogenicity of Ponceau MX in the mouse, Food Cosmet Toxicol, 6(5): 591-8, 1968, Ikeda Y, Horiuchi S, Kobayashi K, Furuya T, Kohgo K.

Induction of mammary gland and skin tumours in female rats by the feeding of benzyl violet 4B, Toxicology, 2(3): 275-84. 1974, Ikeda Y, Horiuchi S, Imoto A, Kodama Y, Aida Y.

12. 合成甘味料サイクラミン酸塩（一般名チクロ）の使用禁止

　日本ではサイクラミン酸塩は昭和31年から食品添加物として指定されていた。同剤はラットに長期間投与して膀胱がんが発生したという米国での1報告から、昭和44年に多くの国で使用禁止となった。日本も同年11月食品添加物から除外し、医薬品に関しても一般的な使用を禁止する措置をとった。サイクラミン酸塩については学問的に発がんの事実を追試する必要があることと、残された唯一の合成甘味料のサッカリンの安全性についてさらに検討する必要が生じた。毒性部ではサイクラミン酸塩についてはラットにおける26ヶ月の、サッカリンについてはラットで26ヶ月、マウスでは21ヶ月の長期毒性研究を行ったが、両剤とも膀胱腫瘍発生は示さず、サイクラミン酸塩の特徴的な毒性として精子形成細胞障害が認められた。

13. 照射食品の安全性

　原子力平和利用の一環として科学技術庁はγ線照射による食品保存を目的とした照射食品の開発を企画し、昭和42年に大規模な研究班を組織し、諸種の食品についての照射の効果と照射された食品の健全性について研究を行った。毒性部では安全性の面を担当し、馬鈴薯（ジャガイモ）、玉ネギ、米、小麦、ウィンナーソーセージ、みかん、グレープフルーツ、かまぼこ等について研究を行って来た。十分な評価を行うため、一食品について、小動物の一生涯にわたる慢性毒性研究、サルにおける6ヶ月以上の毒性研究、小動物における3代にわたる次世代試験を行うことを原則とした。この結果、昭和47年8月厚生省によって馬鈴薯の発芽防止を目的と

した照射許可が下された。

14. 筋肉注射による大腿四頭筋拘縮症事件

　昭和48年に山梨県で大腿四頭筋拘縮症が多発した。原因は乳幼児への筋肉注射であった。厚生省は昭和59年に「注射剤の局所障害性に関する試験法」案を公表した。しかし、この試験法では比較対照溶液の浸透圧について触れられていない。毒性部では浸透圧を等張とした酢酸溶液を用いてウサギの筋肉の障害性を調べる試験を行い、その有用性を確認した。

発表論文：

Local Irritation of Isotonic Acetic Acid Solutions of the Rabbit *M. vastus lateralis* and Confirmation of the Injected Sites, Exp. Anim, 34 (4), 399-406, 1985, Toshiaki Ochiai, Kiyoshi Matsumoto, Kiyoshi Sekita, Osayuki Uchida, Yasushi Kawasaki and Tsuyoshi Furuya.

15. 食品添加物BHAの発がん性問題

　BHA（ブチルヒドロキシアニソール）は酸化防止のため食品添加物として使用されている。昭和57年に名古屋市立大学の伊東信行教授らのグループによりラット前胃に対してのBHAの発がん性が報告された。昭和58年4月FAO/WHOのJECFA（食品添加物に関する合同専門家委員会）でBHAの前胃における発がん性が討議され、前胃のない動物での追跡実験の必要性が指摘された。我が国では当所毒性部及び病理部の共同研究としてイヌによる6ヶ月間の混餌投与実験を行った。この結果、BHA最高濃度1.0%（w/w）（一日摂取量220 mg/kg）まで投与しても胃、食道、十二指腸、肝等に病変は認められないことを明らかにした。平成10年の食品衛生調査会の評価でもBHAの使用基準に変更はない。

発表論文：

Six-month toxicity study of butylated hydroxyanisole in beagle dogs, Food Chem Toxicol, 1986, 24 (10-11)：1223-8, Tobe M, Furuya T, Kawasaki Y, Naito K, Sekita K, Matsumoto K, Ochiai T, Usui A, Kokubo T, Kanno J et al.

16. 食品添加物臭素酸カリウムの発がん性問題

臭素酸カリウムは酸化剤として使用が認められている食品添加物で、パン生地の発酵促進用に使われている。昭和57年に当所病理部の黒川雄二先生らによりラットの腎発がん性が報告された。厚生労働省は同年パン以外への使用を禁止し、使用量を臭素酸として小麦粉1kgにつき0.030g以下とし、かつ最終製品には残存してはならないとした。昭和62年に黒川先生が毒性部長に就任した後も毒性部でその発がん性はDNAの酸化的傷害に基づくとの観点から実験を継続実施し、酸化的DNA傷害のマーカーである8-ハイドロキシデオキシグアノシンが臭素酸カリウム投与の腎で増加する事などを明らかにした。

発表論文：

Relation of 8-hydroxydeoxyganosine formationin rat kidney to lipid Peroxidation, glutathione level and relative organ weight after a single administration of potassium bromate, Jpn J Cancer Res., 82(2), 165-169, 1991, Sai K, Takagi A, Umemura T., Hasegawa R, Kurokawa Y.

A possible role for oxidative stress in potassium bromate (KbrO3) carcinogenesis, Carcinogenesis, 16(3), 593-597, 1995, Umemura T, Sai K., Takagi A., Hasegawa R., Kurokawa Y.

Oxidative DNA damage and cell proliferation in kidneys of male and female rats during 13-weeks exposure to potassium bromate (KbrO3), Arch Toxicol, 72(5), 264-269, 1998, Umemura T., Takagi A., Sai K., Hasegawa R., Kurokawa Y.

17. 人工腎臓透析器による眼障害

昭和56年から57年にかけてセルロースアセテート中空糸型人工腎臓透析器を使用した173人の患者に眼障害が発生した。厚生省は直ちに当該製品を収去するとともに、事故原因の究明を当所に依頼した。そこで、当所療品部が化学分析を毒性部が動物実験を分担した。抽出物をウサギの耳に静脈注射したところ、眼の虹彩の充血が観察された。最終的に抽出物中のアセチル化糖質（ヘミセルロース由来）が病因物質であると結論された。

発表論文：

N社透析器による眼障害事故の原因究明について、人工臓器、1984、13(2)、792-5、大場琢磨、川崎靖、降矢強、松本清司、戸部満寿夫 他

18. アスベストに良く似た形状のカーボンナノチューブの発がん性

アスベストによる被害は深刻な問題であり、日本では悪性中皮腫で今後40年で10万人が死亡するとの予測もある。このため、アスベストのような被害を二度と起こさないようにする必要がある。アスベストや人造繊維のうちアスペクト（縦横）比3倍以上、長さ約10-20μmの繊維粒子は、吸入暴露、強制経気道投与、胸腔内投与、或いは腹腔内投与により実験動物に対して中皮腫に代表される発がん性を有することが報告されている。炭素系ナノマテリアルの一つである多層型カーボンナノチューブ（MWCNT）中は、この形状に近い繊維状粒子を含んでいることが知られており、毒性部ではこの形状に基づく炭素系繊維状粒子の発がん性を調べることを目的に実験を行った。アスベスト発がんに感受性の高いp53ヘテロ欠失マウスに、MWCNT、フラーレン及び陽性対照（クロシドライト（青アスベスト））を単回腹腔内投与し、6ヶ月までの腫瘍発生を調べた結果、クロシドライト投与群と同じくMWCNT投与群で腹膜中皮腫の誘発が高頻度に認められたが、フラーレン投与群と対照群には腫瘍の発生は認められなかったことを明らかにした。発表論文はNature関連誌でニュースとしても取り上げられた（The asbestos analogy revisited, Nature Nanotechnology, 2008, 3：378-9, Kane AB & Hurt RH）。厚生労働省は平成20年2月7日「ナノマテリアル製造・取扱い作業現場における当面のばく露防止のための予防的対応について」の通達を出した。

発表論文：

Induction of mesothelioma in p53+/− mouse by intraperitoneal application of multi-wall carbon nanotube, J Toxicol Sci, 2008, 33 (1)：105-16, Takagi A, Hirose A, Nishimura T, Fukumori N, Ogata A, Ohashi N, Kitajima S, Kanno J.

参考資料
1) 国立衛生試験所百年史
2) 国立衛生試験所報告（現国立医薬品食品衛生研究所報告）等

3 歴代毒性部長紹介
（池田良雄初代部長、戸部満寿夫第二代部長）

池田良雄先生（初代部長）

御略歴
大正 6 年 3 月 7 日　和歌山県にて生誕
昭和 16 年 3 月　東京帝国大学医学部卒
昭和 39 年 10 月　毒性部長
昭和 53 年 1 月　センター長
昭和 62 年 4 月　叙勲

回顧と将来への展望

　Chemical hazards（化学物質による健康障害）ということが医学の分野では重要な位置を占めつつあり、予防医学の主課題が伝染病であった前時代に対比して現在では Chemical hazards が重要課題である。そしてその対策の基幹となるものは毒性研究であることはいうまでもない。わが国で起ったイタイイタイ病、水俣病、粉乳ヒ素中毒事件、ライスオイル中毒事件、医薬品によるいくつかの中毒事例は、これらに関連して異常なまでに強まった化学物質に対する一般国民の不安と相まって、毒性研究に対する関心と必要性をとくに増長せしめた。このような背景を下に出発した毒性部に仕事が殺到することは当然すぎることである。一つのテーマの毒性研究には多大の費用と労力を要するものであり、当部が過去 10 年間に行って来た仕事の量は当部の人員からみて実に過大であったと思われる。幸いに、新設の部の地盤をなんとかして築かねばならないとする部員の熱意と一致協力によりどうにか凌いできたが、すでに処理能力の限界に達している。毒性研究に対する行政的あるいは社会的需要がいかに大きいとはいえ、少し仕事を引受けすぎたのではないかという非難があるとすればこれは甘受しなければならないであろう。（中略）

薬理部時代からの仕事を振り返って強く感ぜられることは、ある一つの仕事で得た経験が、他の全然別の仕事の基礎となるほど重要な役目をしているということで、薬理部時代に行われていた発熱性物質試験ではウサギの体温上昇を目安とするものであるが、体温は外界の諸要因によってきわめて微妙に変動するものであるのでこの試験には厳格な動物管理を必要とし、この面にとくに留意が払われていた。一方、催奇形性試験における交配、妊娠およびその維持などにも外界要因が微妙に作用するものであり、この試験遂行にもきわめて厳格な動物管理が要求されるものである。サリドマイドのウサギでの催奇形性試験において、催奇形性という初めての試験を、しかもほとんど学問的背景のなかったウサギでの実験を可能ならしめたのは発熱性試験で得た経験である。また、メチル水銀、β-BHC、照射食品のサルによる長期あるいは短期毒性試験を行政的あるいは社会的要請に応じて早急に実施できたのも、サルによるモルヒネ系薬剤の依存性研究によってサルの飼育ならびに取扱いに充分習熟していたからである。そしてまた、身体的依存性研究のかなめは、サルのbehaviorの綿密な観察による禁断現象の適確な把握であるが、これの訓練はサルはもちろん他の動物における急性中毒症状の観察に非常に役立ったのである。

（昭和49年2月記、国立衛生試験所100年史より）

戸部満寿夫先生（第二代部長）

御略歴
昭和 4 年 2 月 15 日　群馬県吾妻郡嬬恋村にて生誕
昭和 29 年 3 月　前橋医科大（現、群馬大学医学部）卒
昭和 51 年 5 月　毒性部長
昭和 62 年 4 月　センター長
平成 12 年 5 月　叙勲

憶　う

　大学に在職中の昭和 39 年秋、シカゴに留学中の助教授から後釜にとの誘いの便りが届いた矢先、教授から"暫く池さんのところへ行ってこないか？"と宣告された。当時の常識では、上司から問われればそれは略命令と受け止める方が無難であった。池田先生が衛生試験所に居られることは、教室内の昼時、度々その独特な語り口が話題に上っていたし、薬理学会でもお会いしていたので、よく承知していたが、さて衛生試験所がどのような組織なのか殆ど無知であった。おそらく下水道に関連する都立の試験所であろう位のその時の知識であった。その国立衛生試験所に毒性部が新設されるに当たって、薬理部長から毒性部長に替わられる池田良雄先生の許に弟子入りすることになった。

　今振り返ってみると、30 年～50 年は化学物質による受難期であり、衛生試験所の存在価値を改めて世に問うた時代であったと痛感する。国会の委員会で、その件については、目下国立衛生試験所で検討中であります、とする答弁がしばしば報道された。

　主たる中毒事例の発生を時系列で見ると、水俣病（28 年）、パラチオン中毒（29 年）、砒素入りミルク・クロロキン・イタイイタイ病（初報）・スモン初報（30 年）、ペニシリンアナフィラキシー（31 年）、サリドマイド（36 年）、アンプル入り風邪薬（39 年）、阿賀野川水銀中毒（39 年）、油症（43 年）と続く。これらの事件の対応として、本省からの要請でその殆どの原因物質の毒性試験を広範に実施した。またそれに触発されて展開した

化学物質の安全対策、医薬品はもとより食品添加物（殊にタール系色素）、農薬、家庭用品、さらには一般化学物質等々を対象として、広範な試験・研究が行われた。また、これらの試験を通して得られた知見を参考として、厚生省発の各種の試験ガイドライン作成が進行した。これらのレトロスペクティブあるいはプロスペクティブな試験・研究実施により衛生試験所の使命を遂行し、厚生行政の一翼を担うことができたのではないかと思う。（中略）

ほんの一時の出向と考えた試験所で研究生活の大部分を過ごすことになろうとは思っても見なかった。だが、恐らく大学に留まれば、役にも立たない論文の数にこだわって、自己満足のうちに生涯を送っていたかもしれない。時代の要求に沿って、多少とも国の付託に応えられたのではないか、そして、国立衛生試験所の一貫した流れにも逆らうことなく、時を刻むことが出来たと憶う。この路を示された諸先輩、また道連れを諾とされた仲間に心底からの感謝を捧げたい。最後に名称は変わったが国立医薬品食品衛生研究所が、新しい時代に即応しつつ本来の使命にそって一層活躍されえることを希って、銘としたい。

（国立医薬品食品衛生研究所130周年記念講演会概要集より）

執筆者略歴

猪　好孝（いの　よしたか）

1978年3月昭和大学薬学部修士課程修了、同年4月鳥居薬品株式会社入社。研究所にて薬理試験に従事。1999年日本たばこ産業株式会社医薬総合研究所に異動し、非GLP試験の信頼性保証業務に従事。2002年同社の安全性研究所に異動し、GLP試験の信頼性保証業務に従事。研究監査室長・信頼性保証部門責任者を経て2012年3月同社を定年退職。その後、同社安全性研究所の顧問（2012年4月～2013年3月）を経て鳥居薬品株式会社信頼性保証グループ顧問（現在）。日本QA研究会副会長・GLP部会長（2006年～2010年）。武蔵野大学大学院薬科学研究科非常勤講師（2012年～）。薬学博士。薬剤師。臨床検査技師。第1種衛生管理者。

石川　雅章（いしかわ　まさあき）

1981年3月東京薬科大学薬学部製薬学科卒業、同年4月サンド薬品株式会社（現ノバルティス ファーマ株式会社）入社。営業、臨床開発、開発申請業務を経てGLP信頼性保証業務に従事。1992年信頼性保証部門責任者。その後、GLPに加えて品質・非臨床の信頼性保証責任者業務に従事。2011年株式会社ボゾリサーチセンター つくば研究所信頼性保証部門責任者（現職）。日本QA研究会会員（1992年2月～）GLP部会第一分科会長（2004年4月～2009年3月）。GLP-QAP登録番号2002002。米国Society of Quality Assurance（SQA）会員（2012年3月～）。薬剤師。

柏木　由美子（かしわぎ　ゆみこ）

1986年3月慶應義塾大学理工学部応用化学科卒業、同年4月三菱化成工業株式会社（現三菱化学株式会社）入社。横浜総合研究所農化研究所にて農薬の探索研究に従事。1991年より株式会社三菱化成安全科学研究所（現株式会社LSIメディエンス）にて化学物質の安全性評価試験の信頼性保証業務を担当。2004年より環境リスク評価センター信頼性保証部門責任者（現職）。日本QA研究会会員（1992年2月～）。GLP-QAP登録番号2001014。日本化学会会員。

野村　章（のむら あきら）

1970 年 3 月名古屋大学大学院農学研究科博士課程満期退学。1967 年 6 月株式会社野村総合研究所入社。抗ウィルス剤・抗生物質の探索研究、毒性研究、微細形態学的研究を実施／統括。医学生物学第 1 研究室長。1983 年株式会社野村生物科学研究所に転籍。毒性病理研究室長、研究監査室長。1988 年塩野義製薬株式会社に転職、GLP/GMP 監査室／品質保証管理室長、監査・保証部長、品質保証部長、理事、2002 年定年退職。2002 年より QA アドバイザー（現職）。日本 QA 研究会　1992 年設立に参画、副会長兼行政部会長、組織検討委員会委員長、GLP 部会役員（2002 年～2004 年）、副会長兼 GLP 部会長（2004 年～2006 年）、GLP／製造販売後部会監事（2006 年～2010 年）。SQA 会員、RQA 会員、日本解剖学会会員（現在）。医学博士（大阪大学）。

長谷川　弘和（はせがわ ひろかず）

1984 年 3 月名古屋大学理学部生物学科卒業、同年 4 月テルモ株式会社入社。医薬品の研究開発（探索、薬理等）に従事。1996 年より医療機器の生物学的評価、1999 年より GLP 試験の信頼性保証業務を兼務。2001 年から 2013 年まで QAM として医薬品・医療機器 GLP 試験の信頼性保証に従事。同社評価センター信頼性保証推進チームリーダー（現職）。日本 QA 研究会会員（2000 年 4 月～）、GLP 部会医療機器 GLP 検討グループ幹事（2004 年～2009 年）、GLP-QAP 登録番号 2003015。

長谷川　義和（はせがわ よしかず）

1972 年 3 月北海道大学理学部化学科卒業、同年 4 月日本電子株式会社入社。1975 年日本アップジョン株式会社（高崎総合研究所）、アップジョン・ファーマシューティカルズリミテッド、ファルマシア・アップジョン（筑波総合研究所）にて医薬品の研究・開発に従事。1998 年ファルマシア・アップジョンを退社、有限会社 IQA を設立。以後、コンサルタントとして国内外の製薬会社、前臨床受託試験施設、IT 会社を支援、日本 QA 研究会会員（1995 年～）、国際委員会委員長（2000 年～2003 年）、GLP 部会役員（2003 年～2006 年）。

松下　洋一（まつした　よういち）

1981年3月熊本大学医療技術短期大学部衛生技術学科卒業、同年3月三共株式会社（現第一三共株式会社）入社。生物研究所、安全性研究所にて医薬品の研究・開発に従事。その間、東京都立大学（現首都大学東京）理学部生物学科、筑波大学医科学修士学科卒業。2004年7月より信頼性保証部門にて非臨床の信頼性保証業務に従事（現職）。日本QA研究会会員（2006年4月～）。GLP-QAP登録番号2009016。英国Research Quality Association（RQA）会員（2008年11月～）。臨床検査技師、QMS審査員補。

宮腰　昶宏（みやこし　のぶひろ）

1970年3月東北薬科大学薬学部薬学科卒業、同年4月三共株式会社（現第一三共株式会社）入社。中央研究所、安全性研究所にて医薬品の研究・開発に従事。1994年総合研究所信頼性保証部門、信頼性保証部門責任者。2007年公益財団法人食品農医薬品安全性評価センター（前財団法人食品農医薬品安全性評価センター）理事、信頼性保証部門責任者（現職）。日本QA研究会会員（1995年～）。薬学博士（東北大学）、薬剤師。

編集顧問

降矢　強（ふるや　つよし）

1962年3月日本大学農獣医学部獣医学科卒業、同年10月厚生省国立衛生試験所に厚生技官として入所（現国立医薬品食品衛生研究所）薬理部及び毒性部にて医薬品・食品添加物・農薬・化学物質・医療機器等の安全性試験に従事。2000年3月定年退職。同年4月から2010年3月まで医薬品副作用被害救済・研究振興調査機構（現医薬品医療機器総合機構）顧問としてGLP調査に従事。2010年4月ハムリー株式会社学術顧問（現職）併任として中央薬事審議会委員（1987年～2000年）、GLP評価委員（1995年～2000年）、農薬資材審議会委員（1996年～2005年）、生活環境審議会委員（1997年～2000年）、昭和大学医学部兼任講師（1992年～2000年）、日本トキシコロジー学会功労会員。日本QA研究会支援会員。医学博士（東邦大学）獣医師。

| GLPとは ─信頼性確保の軌跡─

2015年3月30日　第1刷発行

監修　一般社団法人　日本QA研究会GLP部会
発行　株式会社薬事日報社
　　　〒101-8684
　　　東京都千代田区神田和泉町1番地
　　　電話　03-3862-2141（代表）
　　　URL　http://www.yakuji.co.jp

組版・印刷　永和印刷株式会社

©Japan Society of Quality Assurance 2015, Printed in Japan
落丁本、乱丁本は小社宛お送りください。送料小社負担にてお取り替えいたします。
ISBN978-4-8408-1297-9